Donald R. Mattison

Clinical Pharmacology During Pregnancy

妊娠期药理学

主 编 〔加〕唐纳德·R.马蒂森

主 译 阎 姝

U0339206

天津出版传媒集团

天津科技翻译出版有限公司

著作权合同登记号：图字：02-2015-249

图书在版编目（CIP）数据

妊娠期药理学/（加）唐纳德·R. 马蒂森
（Donald R. Mattison）主编;阎姝主译. —天津：天
津科技翻译出版有限公司，2020.1
书名原文：Clinical Pharmacology During
Pregnancy
ISBN 978-7-5433-3924-8

Ⅰ.①妊… Ⅱ.①唐… ②阎… Ⅲ.①妊娠期–用药
法 Ⅳ.①R984

中国版本图书馆 CIP 数据核字（2019）第 066995 号

注意

本书涉及领域的知识和实践标准在不断变化。新的研究和经验拓展我们的理解，因此须对研究方法、专业实践或医疗方法作出调整。从业者和研究人员必须始终依靠自身经验和知识来评估和使用书中提到的所有信息、方法、化合物或本书中描述的实验。在使用这些信息或方法时，他们应注意自身和他人的安全，包括注意他们负有专业责任的当事人的安全。在法律允许的最大范围内，爱思唯尔、译文的原文作者、原文编辑及原文内容提供者均不对因产品责任、疏忽或其他人身或财产伤害及/或损失承担责任，亦不对由于使用或操作文中提到的方法、产品、说明或思想而导致的人身或财产伤害及/或损失承担责任。

授权单位：Elsevier (Singapore) Pte Ltd.
出　　版：天津科技翻译出版有限公司
出 版 人：刘子媛
地　　址：天津市南开区白堤路 244 号
邮政编码：300192
电　　话：(022) 87894896
传　　真：(022) 87895650
网　　址：www. tsttpc. com
印　　刷：天津市银博印刷集团有限公司
发　　行：全国新华书店
版本记录：880mm×1230mm 32 开本 13.5 印张 360 千字
　　　　　2020 年 1 月第 1 版 2020 年 1 月第 1 次印刷
　　　　　定价：68.00 元

（如发现印装问题，可与出版社调换）

译者名单

主　译　阎　姝

副主译　田书霞　汤　湧　夏亚飞

译　者　(按姓氏汉语拼音排序)

　　　　　兰贺燕　李翔宇　刘玉波　孙　岩

　　　　　孙晓梅　汤　湧　田书霞　夏亚飞

　　　　　阎　姝

编者名单

MAHMOUD S. AHMED, PhD
Department of Obstetrics & Gynecology, University of Texas Medical Branch, Galveston, TX, USA

SARAH ARMSTRONG
Consultant in Anesthesia, The Royal Surrey County Hospital, Guildford, UK

CHESTON M. BERLIN, Jr., MD
Penn State Children's Hospital, Milton S. Hershey Medical Center, Pennsylvania State University College of Medicine, Hershey, PA, USA

BROOKIE M. BEST, PharmD, MAS CLINICAL RESEARCH
University of California, San Diego, CA, USA; Skaggs School of Pharmacy and Pharmaceutical Sciences, Division of Drug Discovery and Pharmacology, Department of Pediatrics, School of Medicine, La Jolla, CA, USA

STEFFEN A. BROWN, MD
Division of Maternal Fetal Medicine, Department of Obstetrics and Gynecology, University of New Mexico School of Medicine, Albuquerque, NM, USA

STEVE N. CARITIS, MD
University of Pittsburgh, Magee-Women's Hospital, Department of Obstetrics, Gynecology, and Reproductive Sciences, Division of Maternal-Fetal Medicine, Pittsburgh, PA, USA

NILS CHAILLET, PhD
Researcher, CIHR New Investigator Award 2008-2013, Faculty of Medicine, Department of Obstetrics and Gynecology, Université de Montréal, Montréal, Canada

SHANNON M. CLARK, MD
Department of Obstetrics and Gynecology, Division of Maternal-Fetal Medicine, University of Texas Medical Branch-Galveston, Galveston, TX, USA

MARVIN S. COHEN, MD
Associate Professor, Vice Chairman for Clinical Affairs, Director of Pediatric
Anesthesiology, Dept. of Anesthesiology, University of Texas Medical Branch,
Galveston, TX, USA

GABRIELLE CONSTANTIN, BScN
Medical Student, Faculty of Medicine, Université de Montréal, Montréal, Canada

MAGED M. COSTANTINE, MD
Department of Obstetrics and Gynecology, Division of Maternal Fetal
Medicine, University of Texas Medical Branch, Galveston, TX, USA

COURTNEY D. CUPPETT, MD
University of Pittsburgh, Magee-Women's Hospital, Department of Obstetrics,
Gynecology, and Reproductive Sciences, Division of Maternal-Fetal Medicine,
Pittsburgh, PA, USA

GIUSEPPE DEL PRIORE, MD, MPH
Indiana University Simon Cancer Center, Division of Gynecologic Oncology,
Department of Obstetrics and Gynecology, Indianapolis, IN, USA

RITA W. DRIGGERS, MD
Director, Maternal Fetal Medicine Fellowship Program, Medstar Washington
Hospital Center, Washington, DC, USA

JEAN-JACQUES DUGOUA, ND, PhD
Associate Professor, Leslie Dan Faculty of Pharmacy, University of Toronto,
MotherNature Network, Motherisk Program, Hospital for Sick Children,
Toronto, ON, Canada

THOMAS R. EASTERLING, MD
Department of Obstetrics and Gynecology, Division of Maternal Fetal
Medicine, University of Washington, Seattle, WA, USA

MAISA N. FEGHALI, MD
Medstar Washington Hospital Center, Washington, DC, USA

ROSHAN FERNANDO, MD, PhD
Consultant in Anesthesia and Honorary Senior Lecturer, University College
London Hospitals, London, UK

DAVID A. FLOCKHART, MD, PhD
Division of Clinical Pharmacology, Wishard Memorial Hospital, Indianapolis, IN, USA

WILLIAM D. FRASER, MD, MSc, FRCSC
Professor, Faculty of Medicine, Department of Obstetrics and Gynecology,
Université de Montréal, Montréal, Canada

MARLENE P. FREEMAN, MD
Associate Professor of Psychiatry, Harvard Medical School Director of Clinical
Services, Perinatal and Reproductive Psychiatry; Program Medical Director,
CTNI Massachusetts General Hospital, Boston, MA, USA

VERONIKA GAGOVIC, MD
Gastroenterology Fellow, University of Wisconsin School of Medicine and
Public Health, Madison, WI, USA

RACHEL GOW
Motherisk Program, Department of Clinical Pharmacology, Hospital for Sick
Children, Toronto, Ontario, Canada

DAVID M. HAAS
Department of OB/GYN, Indiana University School of Medicine, Indianapolis,
IN, USA

GARY D.V. HANKINS, MD
Department of Obstetrics and Gynecology, Division of Maternal Fetal
Medicine, University of Texas Medical Branch, Galveston, TX, USA

MARY F. HEBERT, PharmD, FCCP
Professor of Pharmacy, Adjunct Professor of Obstetrics & Gynecology,
University of Washington, Seattle, WA, USA

HENRY M. HESS, MD, PhD
Professor of Obstetrics and Gynecology, The University of Rochester School of
Medicine, Rochester, NY, USA

GIDEON KOREN, MD, FRCPC
Departments of Pediatrics, Pharmacology and Medical Genetics, The University
of Toronto, Toronto, Ontario, Canada; Departments of Medicine, Pediatrics,
Physiology/Pharmacology, Ivey Chair in Molecular Toxicology, The University of
Western Ontario, London, Ontario, Canada

ELIZABETH M. LARUSSO, MD
Assistant Professor of Psychiatry and of Obstetrics and Gynecology,
Dartmouth Medical School, Dartmouth-Hitchcock Medical Center, Lebanon,
NH, USA

MEN-JEAN LEE, MD
Indiana University, Division of Maternal Fetal Medicine, Department of
Obstetrics and Gynecology, Indianapolis, IN, USA

NOEL LEE, MD
Gastroenterology Fellow, University of Wisconsin School of Medicine and
Public Health, Madison, WI, USA

CAROLINE D. LYNCH, MD
Indiana University, Department of Obstetrics and Gynecology, Indianapolis, IN,
USA

CAROLINE MALTEPE
Motherisk Program, Department of Clinical Pharmacology, Hospital for Sick
Children, Toronto, Ontario, Canada

DONALD R. MATTISON, NIH, NICHD
Risk Sciences International, Ottawa, Canada and University of Ottawa,
Ottawa, Canada

MENACHEM MIODOVNIK, MD
Chairman Obstetrics and Gynecology Washington Hospital Center and Professor
of Obstetrics and Gynecology, Georgetown University, Washington, DC, USA

JENNIFER A. NAMAZY, MD
Scripps Clinic, San Diego, CA, USA

JAMES J. NOCON, MD, JD
Professor Emeritus, Department of Obstetrics and Gynecology, Indiana
University School of Medicine, Indianapolis, IN, USA; Former Director, Prenatal
Recovery Program, Wishard Memorial Hospital, Indianapolis, IN, USA; Chair,
Indiana State Commission on Prenatal Substance Abuse

LUIS D. PACHECO, MD
Department of Obstetrics and Gynecology and Anesthesia, Division of
Maternal Fetal Medicine and Surgical Critical Care, University of Texas Medical
Branch, Galveston, TX, USA

WILLIAM F. RAYBURN, MD, MBA
Division of Maternal Fetal Medicine, Department of Obstetrics and Gynecology, University of New Mexico School of Medicine, Albuquerque, NM, USA

MICHAEL D. REED
Department of Pediatrics, North East Ohio University College of Medicine, OH, USA

MARIA-MAGDALENA ROTH
Department of Dermato-Venereology, Elias University Emergency Hospital, Bucharest, Romania

ERIK RYTTING
Department of Obstetrics & Gynecology, University of Texas Medical Branch, Galveston, TX, USA

SUMONA SAHA, MD
Assistant Professor of Medicine, Division of Gastroenterology and Hepatology, University of Wisconsin School of Medicine and Public Health, Madison, WI, USA

MICHAEL SCHATZ, MD, MS
Department of Allergy, Kaiser Permanente Medical Center, San Diego, CA, USA

GABRIEL D. SHAPIRO, MPH
PhD Student, Department of Social and Preventive Medicine, Université de Montréal, Montréal, Canada

CAIUS SOLOVAN
Private practice for Dermato-Venereology, Timisoara, Romania

JASON G. UMANS, MD, PhD
Department of Medicine and of Obstetrics and Gynecology, Georgetown, Washington, DC, USA, and University and MedStar Washington Hospital Center, Georgetown-Howard Universities Center for Clinical and Translational Science, Washington, DC, USA and MedStar Health Research Institute, Hyattsville, MD, USA

中文版前言

　　妊娠期安全用药涉及母婴安全，直接关系到人口质量问题，对国家、社会和家庭都具有十分重要的意义。对临床医师和药师而言，妊娠期用药安全性的挑战在于妊娠期女性体内的药效学和药代动力学有其独特的生理特点，同时胎儿处于发育过程，各器官功能尚未发育完善，对外源性物质十分敏感，容易导致对胎儿生长发育的影响。目前，由于缺乏妊娠期用药安全的大量临床数据，使得妊娠期药物选择和使用剂量等方面的困难进一步加大。

　　为了满足妇产科临床医师和药师在妊娠期治疗中合理使用药物的迫切需求，我们组织翻译了《妊娠期药理学》一书。该书由欧美多所著名大学附属教学医院数十位一线资深专家共同编著，书中首先综述了妊娠期女性的生理变化情况以及药物在体内的影响，总结了妊娠期女性药代动力学和药效学变化的最新研究进展。随后按照药理作用类别分别详述了不同药物在妊娠期使用的药效学和药代动力学特点、不良反应发生情况以及对胎儿的影响，提出了具体的使用和监测建议。本书的特点是以大量的实验室和临床研究数据为基础，既注重理论分析，又基于大量的临床使用数据，给出了具体用药操作建议。回答了"如何治疗、如何监测效益和风险、如何确定治疗是否成功等具体临床问题"。本书可以为临床医师和药师在具体医疗过程中提供用药参考，也可以作为研究者日常研究之用。

由于译者们临床工作繁忙，加之水平有限，书中仍难免有欠妥和不足之处，衷心希望读者予以指正，以期不断完善和改进。

本书在翻译过程中得到了天津科技翻译出版有限公司和各方同仁的大力支持，在此致以真诚的谢意！

2019 年 9 月

目　录

第 1 章　引言 …………………………………………………………… 1

第 2 章　妊娠期的生理变化 …………………………………………… 5

第 3 章　妊娠对母体治疗用药药代动力学的影响 …………………… 16

第 4 章　哺乳期女性的药物治疗 ……………………………………… 38

第 5 章　胎儿药物治疗 ………………………………………………… 50

第 6 章　胎盘治疗：一个不断发展的治疗概念 ……………………… 67

第 7 章　妇产科中证明多中心 3 期随机对照试验的充分证据
　　　　是什么？ ………………………………………………… 81

第 8 章　妊娠期临床药理学研究的伦理学 …………………………… 93

第 9 章　妊娠期基因组学研究 ………………………………………… 102

第 10 章　麻醉药、抗炎药、全身和局部麻醉药以及肌肉松弛药 … 117

第 11 章　妊娠期哮喘管理 …………………………………………… 132

第 12 章　更新后的指南对妊娠期恶心、呕吐及妊娠剧吐的处理 … 143

第 13 章　妊娠期抗感染临床药物学 ………………………………… 158

第 14 章　妊娠期化学治疗 …………………………………………… 183

第 15 章　药物滥用疾病 ……………………………………………… 197

第 16 章　妊娠期糖尿病 ……………………………………………… 237

第 17 章　妊娠期心血管药物 ………………………………………… 253

第 18 章　妊娠期抗抑郁药物 ………………………………………… 271

第 19 章　子宫收缩药物和宫缩抑制药物 ·························· 281

第 20 章　妊娠期甲状腺疾病和药物治疗 ·························· 304

第 21 章　皮肤疾病的药物和局部治疗 ····························· 321

第 22 章　维生素、矿物质和微量元素的饮食补充 ·············· 338

第 23 章　草药和替代疗法 ··· 353

第 24 章　妊娠期间毒液蜇入和抗毒血清的应用 ················· 364

第 25 章　消化道疾病 ··· 383

索引 ··· 413

第 1 章

引言

Donald R. Mattison

过去十年,临床治疗学在多个不同的方面受到越来越多的关注,包括对性别差异和妊娠的重要影响[1-3]。尽管取得了不少进展,但是为这些重点人群发现和研发新药仍比较滞后[4-9]。筛选出的成年人中,特别是女性和儿童,被排除在药品研发过程之外[5,10-12]。未能对妇幼健康而进行专门的药物研发,其严重的后果是贻误女性和儿童利用目前可用的药物和治疗手段进行治疗的机会。这种将女性和儿童从药物研发和治疗知识体系中区分出来的做法给相关从业人士造成了很多临床上的挑战。在治疗学知识匮乏的情况下,合适的给药剂量无法确定[13-17]。不清楚合适的给药剂量,临床医师无法确定产品标示的推荐剂量是否能在作用部位达到理想的血药浓度,或者在推荐剂量下所达到的血药浓度是否高于或低于所需要的血药浓度,将会引起中毒反应或达不到治疗效果。同样,若关于女性和儿童的药效学未得到详尽的发展,则药效学上的不同是否会造成不同的治疗目标以及是否需要监测有效性和安全性等都不得而知[14,18-21]。

研发妊娠用药失败的结果之一就是,大多数药物不会再针对妊娠期间用药进行测试[4,22]。因此,可能包含大量有关胎儿安全信息的标记[10,23],却不包括给药剂量、给药途径、疗效及母婴安全的信息[3-5,10,11,22,23]。然而,这些是卫生保健人员对妊娠阶段进行治疗时所关心的问题。因此,执业医师治疗妊娠期女性时会使用与成年人(特别是男性)相同的推荐剂量或者根本就不接诊。然而,与面对伴随治疗而出现的挑战相比,选择放弃妊娠期女性的治疗不是更明智

1

吗？对于母亲和胎儿来说,积极治疗抑郁症存在的风险与不治疗的风险是一样的[24-26]。这与妊娠期流感相似[13,27,28]。总之,妊娠期疾病的治疗现状加重了一直存在于母体-胎盘-胎儿健康、母体妊娠期的生活质量及缺乏有关"妊娠期治疗"的关键研究三者之间的持续紧张关系。本书希望能够解决这些不平衡。

护理妊娠期女性的医疗卫生保健人员有许多优质资源能够说明药物治疗对胎儿的安全性[10,23]。然而,这些参考文献中没有一篇提供有关合适的给药剂量及妊娠期母体/胎盘治疗中使用的各种药物疗效的相关信息。我们都熟悉进行那些会造成发育毒性的治疗的潜在/实际代价,包括经济方面和社会心理方面。然而少有人曾经谨慎思考在妊娠期采取不适当的治疗方式所需要的代价;包括生长抑制、流产、子痫前期/子痫。在对母体疾病,包括感染、抑郁症、糖尿病及高血压,进行的有效治疗中,我们发现妊娠期的继续治疗对母亲、胎盘和胎儿均有益处。最后,对母亲、婴儿和家庭重要的是获益和风险之间适当的均衡,这的确也是所有临床治疗中重要的均衡[11-12]。本书为参与妊娠期女性治疗的医疗卫生专业人员提供了关于妊娠期的现代临床药理学资源,综述了妊娠对药物处置的影响,总结了妊娠期药代动力学和药效学变化的最新研究进展。接着论述了关于妊娠期的治疗、给药剂量和药物临床疗效,为医疗卫生人员怎样用药物对妊娠期女性进行适当的治疗提供了一个基本的参照。从某种程度上说,这个问题很简单——怎样治疗、怎样监测效益和风险、如何确定治疗是否成功? 本书就是探讨这些有关妊娠期女性的问题。本书旨在指导护理妊娠期女性的临床医师。我们希望忙碌的妇产科临床医师和医学生能够发现这是一本有用的指导用书。

(阎姝　译)

参考文献

[1] Zajicek A, Giacoia GP. Obstetric clinical pharmacology: coming of age. Clin Pharmacol Ther 2007;81(4):481–2.

[2] Schwartz JB. The current state of knowledge on age, sex, and their interactions on clinical pharmacology. Clin Pharmacol Ther 2007;82(1):87–96.

[3] Kearns GL, Ritschel WA, Wilson JT, Spielberg SP. Clinical pharmacology: a discipline called to action for maternal and child health. Clin Pharmacol Ther 2007;81(4):463–8.

[4] Malek A, Mattison DR. Drug development for use during pregnancy: impact of the placenta. Expert Rev Obstet Gynecol 2010;5(4):437–54.

[5] Thornton JG. Drug development and obstetrics: where are we right now? J Matern Fetal Neonatal Med 2009;22(suppl. 2):46–9.

[6] Woodcock J, Woosley R. The FDA critical path initiative and its influence on new drug development. Annu Rev Med 2008;59:1–2.

[7] The PME. Drug development for maternal health cannot be left to the whims of the market. PLoS Med 2008;5(6):e140.

[8] Hawcutt DB, Smyth RL. Drug development for children: how is pharma tackling an unmet need? IDrugs 2008;11(7):502–7.

[9] Adams CP, Brantner VV. Estimating the cost of new drug development: is it really $802 million? Health Aff 2006;25(2):420–8.

[10] Lo WY, Friedman JM. Teratogenicity of recently introduced medications in human pregnancy. Obstet Gynecol 2002;100(3):465–73.

[11] Fisk NM, Atun R. Market failure and the poverty of new drugs in maternal health. PLoS Med 2008;5(1):e22.

[12] Thornton J. The drugs we deserve. BJOG 2003;110(11):969–70.

[13] Beigi RH, Han K, Venkataramanan R, Hankins GD, Clark S, Hebert MF, et al. Pharmacokinetics of oseltamivir among pregnant and nonpregnant women. Am J Obstet Gynecol 2011;204(6 Suppl. 1):S84–8.

[14] Rothberger S, Carr D, Brateng D, Hebert M, Easterling TR. Pharmacodynamics of clonidine therapy in pregnancy: a heterogeneous maternal response impacts fetal growth. Am J Hypertens 2010;23(11):1234–40.

[15] Eyal S, Easterling TR, Carr D, Umans JG, Miodovnik M, Hankins GD, et al. Pharmacokinetics of metformin during pregnancy. Drug Metab Dispos 2010;38(5):833–40.

[16] Hebert MF, Ma X, Naraharisetti SB, Krudys KM, Umans JG, Hankins GD, et al. Are we optimizing gestational diabetes treatment with glyburide? The pharmacologic basis for better clinical practice. Clin Pharmacol Ther 2009;85(6):607–14.

[17] Andrew MA, Easterling TR, Carr DB, Shen D, Buchanan ML, Rutherford T, et al. Amoxicillin pharmacokinetics in pregnant women: modeling and simulations of dosage strategies. Clin Pharmacol Ther 2007;81(4):547–56.

[18] Na-Bangchang K, Manyando C, Ruengweerayut R, Kioy D, Mulenga M, Miller GB, et al. The pharmacokinetics and pharmacodynamics of atovaquone and proguanil for the treatment of uncomplicated falciparum malaria in third-trimester pregnant women. Eur J Clin Pharmacol 2005;61(8): 573–82.

[19] Hebert MF, Carr DB, Anderson GD, Blough D, Green GE, Brateng DA, et al. Pharmacokinetics and pharmacodynamics of atenolol during pregnancy and postpartum. J Clin Pharmacol 2005;45(1):25–33.

[20] Meibohm B, Derendorf H. Pharmacokinetic/pharmacodynamic studies in drug product development. J Pharm Sci 2002;91(1):18–31.
[21] Lu J, Pfister M, Ferrari P, Chen G, Sheiner L. Pharmacokinetic-pharmacodynamic modelling of magnesium plasma concentration and blood pressure in preeclamptic women. Clin Pharmacokinet 2002;41(13):1105–13.
[22] Feghali MN, Mattison DR. Clinical therapeutics in pregnancy. J Biomed Biotechnol 2011; 2011:783528.
[23] Adam MP, Polifka JE, Friedman JM. Evolving knowledge of the teratogenicity of medications in human pregnancy. Am J Med Genet C Semin Med Genet 2011;157(3):175–82.
[24] Markus EM, Miller LJ. The other side of the risk equation: exploring risks of untreated depression and anxiety in pregnancy. J Clin Psychiatry 2009;70(9):1314–5.
[25] Marcus SM, Heringhausen JE. Depression in childbearing women: when depression complicates pregnancy. Prim Care 2009;36(1):151–65; ix.
[26] Marcus SM. Depression during pregnancy: rates, risks and consequences – Motherisk Update 2008. Can J Clin Pharmacol 2009;16(1):e15–22.
[27] Mirochnick M, Clarke D. Oseltamivir pharmacokinetics in pregnancy: a commentary. Am J Obstet Gynecol 2011;204(6 Suppl. 1):S94–5.
[28] Greer LG, Leff RD, Rogers VL, Roberts SW, McCracken Jr GH, Wendel Jr GD, et al. Pharmacokinetics of oseltamivir according to trimester of pregnancy. Am J Obstet Gynecol 2011;204(6 Suppl. 1):S89–93.

第 2 章

妊娠期的生理变化

Luis D. Pacheco, Maged M. Costantine, Gary D. V. Hankins

2.1 妊娠期的生理变化

人类妊娠的特点是组织结构和生理方面的明显改变,几乎影响身体的所有系统和器官。这些变化很多都开始于妊娠早期。了解妊娠期的适应性对于临床医师和药理学专家来说很重要,同样这些改变对不同治疗药物的药代动力学和药效学有重要影响。关于后者的一个典型例子就是肾小球滤过的增加造成肝素摄取率增加,所以在妊娠期需要加大其用药剂量。本章讨论了妊娠期人体发生的最相关的生理变化。

2.2 心血管系统

妊娠期人体以心血管系统的复杂变化为特点,并且很可能会影响不同药物的药代动力学。表 2.1 总结了妊娠期主要的心血管变化。妊娠期心率和心搏量两者的增加使心输出量(CO)提高30% ~ 50%[1]。这些增强大部分发生在妊娠早期,因此在妊娠的前 3 个月 75% 的这类增强已经出现了。妊娠女性在 28 ~ 32 周 CO 达到最高值,之后保持稳定直到分娩[2]。当 CO 增加时,妊娠期女性会经历体循环血管阻力和肺血管阻力的显著降低[1]。妊娠初期体循环血管阻力降低,到 14 ~ 24 周降到最低。随后,血管阻力开始上升,到足月时逐渐回升到妊娠前值[1]。血压下降趋势在妊娠期的第 3 个月结束,然后在妊娠晚期上升到妊娠前水平[3]。在妊娠期 14 ~ 24 周可能会出现生理性低血压,这

表2.1 妊娠期心血管变化的总结

可变因素	变化
平均动脉压	无显著变化
中心静脉压	无变化
肺动脉阻塞压	无变化
体循环血管阻力	降低21%（14～24周最低）
肺血管阻力	降低34%
心率	增加（妊娠晚期静止状态下达到90次/分钟）
心搏量	妊娠期20周增加到最大值85mL
血浆胶体渗透压	降低14%（与妊娠期前3个月观察到的血清渗透压降低有关）
血红蛋白浓度	降低（30～32周到达最大浓度）

种情况很可能与前面提到的体循环血管阻力降低有关。

在妊娠期母体外周血容量增加40%～50%，到32周达到最大值[4]。尽管血容量增加，但是中央填充压力如中央静脉和肺阻塞压力会保持不变，以增加左、右心室的依从性[5]。

血容量增加的确切原因目前尚不明确，然而水、钠潴留引起的盐皮质激素活性增强确实发生了[6]。妊娠期抗利尿激素的生成（导致肾单位远端的水重吸收增加）也同样增加，这种情况被认为有利于血容量的增加。接着会发生二次稀释性贫血和血浆胶体渗透压的降低（由于白蛋白水平降低）。

后者的生理变化在药代动力学上有理论意义。血容量增加，毛细血管静水压升高以及白蛋白浓度降低将有望显著增加亲水物质的分布容积。由于蛋白结合能力降低，高蛋白结合物可能会显示出更高的游离水平。

2.3 呼吸系统

妊娠期呼吸系统会发生机体上和功能上的变化。表2.2总结了

表2.2 妊娠期呼吸系统变化的总结

可变因素	变化
潮气量	增加 30% ~50%（妊娠早期即开始增加）
呼吸率	不变
每分通气量	增加 30% ~50%（妊娠早期即开始增加）
血氧分压	增加（妊娠早期即开始增加）
血二氧化碳分压	减少（妊娠早期即开始减少）
动脉血 pH 值	轻微增加（妊娠早期即开始增加）
肺活量	不变
功能残气量	减少 10% ~20%（妊娠期患者在全身麻醉诱导时易患低氧血症）
总肺活量	减少 4% ~5%（妊娠晚期膈肌上移最大）

这些变化。

妊娠期雌激素浓度的急速上升会造成上呼吸道黏膜血管充血和水肿[7]。这些变化会导致妊娠期女性鼻炎和鼻出血的发病率上升。理论上，吸入性药物，如用于治疗哮喘的类固醇，更容易被妊娠期患者吸收，但尚无证据表明妊娠期服用这些药物会增加毒性反应。在主要受孕激素驱动的情况下，母体每分钟换气量增加 30%~50%，次于潮气量的增加。妊娠期的呼吸率保持不变[8]。通气量的增加会造成动脉氧气分压（PaO_2）增加到 101 ~105mmHg（1mmHg 约 0.133kPa）而动脉二氧化碳分压（$PaCO_2$）降低，妊娠期 $PaCO_2$ 的正常值是 28 ~31mmHg。这种减少在胎儿和母体之间形成 $PaCO_2$ 梯度，因此二氧化碳能够自由地通过胎盘从胎儿扩散进入母体血液，然后经由母体的肺呼吸排除。

妊娠期母体动脉血的正常 pH 值为 7.4 ~7.45，与轻微呼吸性碱中毒的 pH 值一致。后者通过增加肾排泄碳酸氢盐的量可部分纠正 pH 值，而妊娠期血清中碳酸氢盐的正常值是 18 ~21mmol/L[9]。随着妊娠时间的增长，腹内压增大（可能继发于子宫增大、肠管扩张，以及流向腹膜腔的第三间隙液,使得胶体渗透压降低)使得膈肌上移 4～5cm,造成肺表面的肺泡萎陷。Bibasilar 肺不张会导致功能残气量减少 10%～20%,并增加自右向左的血管分流[10,11]。呼气储备量的降低结合吸气储备量的增加,其结果是没有发现重要功能的变化[10]。

呼气功能的改变可能会影响某些药物的药代动力学。因为局部血管和血管通透性增加,鼻咽部和上呼吸道局部用药能够更直接被吸收进入体循环。像前面讨论的,后一种假设是理论上的,没有证据证明妊娠期使用吸入性药物会增加药物的不良反应。

2.4 泌尿系统

妊娠期多数生理变化出现在泌尿系统。表 2.3 总结了这些变化。

表2.3　妊娠期泌尿系统变化的总结

可变因素	变化
肾血流量	增加 50%。妊娠期 14 周即可观察到增加
肾小球滤过率	增加 50%。妊娠期 14 周即可观察到增加
血清肌酸酐	降低(妊娠期正常值是 0.5～0.8mg/dL)
肾素-血管紧张素-醛固酮系统	功能增强导致在妊娠期前 3 个月观察到水钠潴留
总体液量	增加至 8L。细胞外间隙增加 6L,细胞内间隙增加 2L
输尿管-膀胱肌张力	继发于黄体酮增加而降低。平滑肌松弛导致尿液淤滞,增加尿路感染的风险
尿蛋白排泄	继发于滤过率的增加而升高。妊娠期蛋白质含量 24h 内高达 260mg 认为是正常的
血清碳酸氢盐	降低 4～5mmol/L。妊娠期正常值是 18～22mmol/L(非妊娠期个体正常值是 24mmol/L)

黄体酮对平滑肌的肌松作用造成尿路扩张,形成尿液瘀滞,从而诱发妊娠期女性发生感染性并发症。

妊娠早期肾血流量增加 50%，同时引起肾小球滤过率增加约 50%。早在妊娠期第 14 周肾小球滤过率出现大幅增长[12]。这种增长的直接后果是血清中的肌酐和血尿素氮含量降低。妊娠期血清肌酐含量高于 0.8mg/dL 提示肾功能不全。

除了解毒作用，肾脏最重要的一个功能是调节钠和水的新陈代谢。孕激素有利于钠排泄，而雌激素有利于钠潴留[13]。肾小球滤过率增加会导致更多的钠被滤过，然而后者通过提高醛固酮水平来平衡这种现象，其中醛固酮有利于肾单位远端处钠的重吸收[13]。妊娠期这种净平衡引起大量的水钠潴留，造成体液总量明显增加，包括 6L 细胞外间隙液及 2L 细胞内液。这种"稀释效应"使血中钠的浓度（浓度为 135～138mmol/L）和血浆渗透压（妊娠期正常值为 280mmol/L）轻微降低[14]。非妊娠期正常血浆渗透压是 286～289mmol/L，正常的血清钠浓度是 135～145mmol/L。肾脏生理学上的变化对药代动力学有重要影响。预计肾清除的药物其半衰期更短，且体液潴留会增加亲水性药物的分布容积。锂元素就是一个典型例子。锂主要经肾脏清除，妊娠晚期的摄取率是非妊娠期的 2 倍[15]。但并不是所有经肾清除的药物其摄取率在妊娠期都会有这么大的变化（妊娠晚期地高辛的摄取率只增加 30%）。

2.5 消化系统

继发于黄体酮介导的对平滑肌蠕动的抑制作用，妊娠期胃肠道受到明显影响[16]。表 2.4 总结了这些变化。

妊娠期肝血流量数据存在相互矛盾。最近，随着多普勒超声检查的应用，研究者发现妊娠期肝动脉血流量没有变化，但是经门静脉回流的血流量增多[18]。多数肝功能检测没有变化。特别是血清转氨酶、胆红素、乳酸脱氢酶以及 γ-谷氨酰转氨酶均不受妊娠的影响。血清碱性磷酸酶的升高是继发于来自胎盘的产物，并且其含量比非妊娠状态可能高 2～4 倍[19]。其他肝脏产物均在正常范围内增长,包括血清胆固醇、纤维蛋白原、大多数凝血因子、血浆铜蓝蛋白、甲状腺结合球蛋白(CBG)及皮质醇结合球蛋白。所有这些蛋白的增加似乎都是由雌激素介导的[19]。经黄体酮调节,胆囊动力降低,导致妊娠期女性患胆结石的风险升高。后者的改变将明显影响口服药物的药代动力学,并能延长药物的吸收和起效时间。妊娠期服用的抗疟疾剂在胃肠道有明显的变化,这些变化降低了药物的治疗作用[20]。

表2.4 妊娠期消化系统变化的总结

可变因素	变化
胃排空时间	延长,增加妊娠期女性误食的风险。胃内压也增加
胃酸分泌	不变
肝血流量	肝动脉无变化;然而经超声多普勒研究证明经门静脉回流的血量增加
肝功能检测	妊娠期除了碱性磷酸酶,其他没有变化(碱性磷酸酶在妊娠期的增加继发于胎盘的贡献)
肠道/胆囊运动	降低,可能继发于黄体酮介导的平滑肌松弛作用
胰酶(淀粉酶,脂肪酶)	不变

2.6 血液凝固系统

妊娠期与白细胞计数和红细胞群的增加相关。白细胞计数的增加被认为与骨髓粒的增加相关,使得感染有时难以诊断;然而,像细胞群这样未成熟的形态通常与其含量的显著增高无关。另一方面,认为增加的30%红细胞群是继发于肾促红细胞生成素产物的增多,并且可能与胎盘激素的诱导相关。这同时会引起血浆量的上升(约45%),导致妊娠期女性的"生理性贫血",上升值会在妊娠晚期(30~32周)达到最大值[21-22]。血液稀释被认为对母体和胎儿的生存有益,当分娩时患者失去更多的是稀释血液,并且血液黏稠度的降低改善了子宫的灌注,然而红细胞群的增加能够为胎儿的氧气输送提供完善的服务。患有子痫前期的患者,尽管体液潴留,但是血管内容积减小(继发于弥漫性血管内皮损伤产生的第三间隙),这使得患者对围生期失血的耐受能力降低[23,24]。

妊娠与有利于高凝状态的凝血和纤溶途径的改变相关。因妊娠期血浆纤溶蛋白原、凝血因子(VII~X,XII)以及血管假性血友病因子的含量增加从而导致高凝状态。凝血因子XI含量降低,凝血酶原和凝血因子V含量保持不变。妊娠期蛋白质C含量通常不变,但是蛋白质S含量减少。抗凝血素III含量水平无变化。妊娠期纤溶蛋白溶解系统受到抑制,结果会引起血纤维蛋白溶酶原激活抑制剂(PAI-1)含量增加以及纤溶蛋白激活剂含量降低。妊娠期血小板功能保持正常。凝血功能筛查值维持在正常值附近。这种高凝状态导致妊娠期患者具有更高的血栓栓塞风险;然而,这种状态被认为对产后失血量的减少提供了很大的优势[25]。表2.5和表2.6总结了之前讨论的与其最相关的改变。

表2.5　妊娠期血红蛋白值

孕龄	平均血红蛋白质(g/dL)
12 周	12.2
28 周	11.8
40 周	12.9

表2.6　妊娠期间血液学变化总结

可变因素	变化
纤维蛋白原水平	增加(在妊娠早期开始升高,并在妊娠晚期达到峰值)
因子VI,VIII~X	增加
血管假性血友病因子	增加
因子II和V	不变
凝血时间(凝血酶原和活	不变

(待续)

表2.6(续)

可变因素	变化
化部分凝血活酶时间)	
蛋白质 C,抗凝血Ⅲ	不变
蛋白质 S	减少。妊娠中期的游离抗原水平减少30%,在妊娠晚期为24%,这种水平变化在妊娠期认为是正常的
纤溶酶原激活物抑制剂	水平增加2~3倍,导致纤维蛋白溶解活性降低
白细胞计数	增加。这种增加导致粒细胞增多的"左移"。妊娠30周时的峰值增加。分娩时可能会达到20 000~30 000/mm^3
血小板计数	不变

2.7　内分泌系统

妊娠期被界定为血糖上升的时期。由于人体胎盘生乳素、黄体酮、雌激素及皮质甾醇水平升高,造成胰岛素抵抗增强。仅在妊娠期出现的碳水化合物不耐受被定义为妊娠期糖尿病。大部分妊娠期糖尿病患者的管理只对饮食进行了改变。有10%的患者会要求进行药物治疗,药物主要是胰岛素、格列本脲甚至是二甲双胍。已知的文献表明,格列本脲和二甲双胍对于治疗妊娠期糖尿病可能与胰岛素的疗效一样。

妊娠期与伴随碳水化合物负荷的高血糖水平相关。与之相比,母体空腹状态下的特征是饥饿加快、脂溶解增多、肝糖原储存消耗加快[26]。胎盘激素(例如,人体胎盘催乳素)的产生被认为与妊娠期胰岛素的耐受性增强相关。妊娠期胰腺 β 细胞增加会导致胰岛素的生成增多,从而引起空腹低血糖和餐后高血糖。所有的这些变化会促进胎盘转运葡萄糖,因为胎儿主要依赖母体葡萄糖作为其能量来源[27]。

瘦素是一种主要由脂肪组织分泌的激素。妊娠期女性血清瘦素水平增加并在妊娠中期达到峰值。妊娠期的瘦素也由胎盘生成。

另一方面,妊娠期的甲状腺面临着特殊挑战。由于高雌激素环境,相比妊娠前15~16mg/L,妊娠中期甲状腺结合蛋白(血清中主要的甲状腺激素结合蛋白)增加近150%,达到30~40mg/L。这使得甲状腺生成甲状腺激素的量增多,以保持血清中其游离部分的含量[28,29]。甲状腺激素产物的增加多发生在妊娠前期,大约 20 周时达到峰值,直至足月。妊娠期其他影响甲状腺激素状态的因素包括人绒毛膜促性腺激素(HCG)的轻微促甲状腺的作用,随着妊娠期的发展母体代谢率的日益增加,除上述外,还能增加妊娠前期经胎盘转运到胎儿的甲状腺激素、激活胎盘Ⅲ型的转换过程的不活动状态(转换 T4 逆转 T3),以及加快母体肾中碘的排泄。尽管妊娠期游离 T4 和 T3 的浓度稍微下降(但保持在正常水平),这些患者临床上甲状腺功能正常[28,29]。妊娠中期促甲状腺激素(TSH)水平降低,是继发于外周甲状腺激素的负反馈,这种负反馈是由于 HCG 对甲状腺的刺激作用。在妊娠中期,TSH 正常水平的上限是 2.5mIU/L(而非妊娠期为 5mIU/L)。

妊娠期血清的皮质醇水平升高。这种升高大部分是继发于肝脏 CBG 的量增加。妊娠期游离皮质醇水平同样升高 30%。表 2.7 总结了妊娠期的内分泌变化。

表2.7　妊娠期内分泌变化的总结

可变因素	变化
游离 T3 和 T4 含量	不变
总 T3 和 T4 含量	增加,继发于因雌激素诱导的甲状腺结合球蛋白增加。这种提高早在妊娠期 6 周开始,18 周增长停滞
TSH	妊娠前半期降低,妊娠后期恢复到正常水平。妊娠期前 20 周,正常范围是 0.5~2.5mIU/L
总皮质醇含量	增加,主要受肝脏合成 CBG 增加驱动
血清游离皮质醇含量	妊娠期增加 30%

2.8　总结

妊娠与人体生理学的显著变化有关。事实上,身体的每一个器官都受到了影响,而这些变化的临床影响十分有意义。不幸的是,我们关于这些变化如何影响治疗药物的药代动力学和药效学的认识仍然十分有限。未来还需进行涉及妊娠期特殊药物药代动力学的研究。

（阎姝　译）

参考文献

[1] Clark SL, Cotton DB, Lee W, et al. Central hemodynamic assessment of normal term pregnancy. Am J Obstet Gynecol 1989;161:1439–42.

[2] Robson SC, Hunter S, Boys RJ, et al. Serial study of factors influencing changes in cardiac output during human pregnancy. Am J Physiol 1989;256:H1060–5.

[3] Seely EW, Ecker J. Chronic hypertension in pregnancy. N Engl J Med 2011;365(5):439–46.

[4] Hytten FE, Paintin DB. Increase in plasma volume during normal pregnancy. J Obstet Gynaecol Br Commonw 1963;70:402–7.

[5] Bader RA, Bader MG, Rose DJ, et al. Hemodynamics at rest and during exercise in normal pregnancy as studied by cardiac catheterization. J Clin Invest 1955;34:1524–36.

[6] Winkel CA, Milewich L, Parker CR, et al. Conversion of plasma progesterone to desoxycorticosterone in men, non pregnant, and pregnant women, and adrenalectomized subjects. J Clin Invest 1980;66:803–12.

[7] Taylor M. An experimental study of the influence of the endocrine system on the nasal respiratory mucosa. J Laryngol Otol 1961;75:972–7.

[8] McAuliffe F, Kametas N, Costello J, et al. Respiratory function in singleton and twin pregnancy. BJOG 2002;109:765–8.

[9] Elkus R, Popovich J. Respiratory physiology in pregnancy. Clin Chest Med 1992;13:555–65.

[10] Baldwin GR, Moorthi DS, Whelton JA, et al. New lung functions in pregnancy. Am J Obstet Gynecol 1977;127:235–9.

[11] Hankins GD, Harvey CJ, Clark SL, et al. The effects of maternal position and cardiac output on intrapulmonary shunt in normal third-trimester pregnancy. Obstet Gynecol 1996;88(3):327–30.

[12] Davison JM, Dunlop W. Changes in renal hemodynamics and tubular function induced by normal human pregnancy. Semin Nephrol 1984;4:198–207.

[13] Barron WM, Lindheimer MD. Renal sodium and water handling in pregnancy. Obstet Gynecol Annu 1984;13:35–69.

[14] Davison JM, Vallotton MB, Lindheimer MD. Plasma osmolality and urinary concentration and dilution during and after pregnancy. BJOG 1981;88:472–9.

[15] Schou M. Amdisen A, Steenstrup OR. Lithium and pregnancy: hazards to women given lithium during pregnancy and delivery. Br Med Journal 1973;2(5859):137–8.

[16] Parry E, Shields R, Turnbull AC. Transit time in the small intestine in pregnancy. J Obstet Gynaecol Br Commonw 1970;77:900–1.

[17] Cappell M, Garcia A. Gastric and duodenal ulcers during pregnancy. Gastroenterol Clin North Am 1998;27:169–95.

[18] Nakai A, Sekiya I, Oya A, et al. Assessment of the hepatic arterial and portal venous blood flows during pregnancy with Doppler ultrasonography. Arch Obstet Gynecol 2002;266(1):25–9.

[19] Lockitch G. Clinical biochemistry of pregnancy. Crit Rev Clin Lab Sci 1997;34:67–139.
[20] Wilby KJ, Ensom MH. Pharmacokinetics of antimalarials in pregnancy: a systematic review. Clin Pharmacokinet 2011;50(11):705–23.
[21] Pritchard JA. Changes in the blood volume during pregnancy and delivery. Anesthesiology 1965;26:393–9.
[22] Peck TM, Arias F. Hematologic changes associated with pregnancy. Clin Obstet Gynecol 1979;22:785–98.
[23] Letsky EA. Erythropoiesis in pregnancy. J Perinat Med 1995;23:39–45.
[24] Koller O. The clinical significance of hemodilution during pregnancy. Obstet Gynecol Surv 1982;37:649–52.
[25] Hehhgren M. Hemostasis during pregnancy and puerperium. Hemostasis 1996;26:244–7.
[26] Boden G. Fuel metabolism in pregnancy and in gestational diabetes mellitus. Obstet Gynecol Clin North Am 1996;23:1–10.
[27] Phelps R, Metzger B, Freinkel N. Carbohydrate metabolism in pregnancy. XVII. Diurnal profiles of plasma glucose, insulin, free fatty acids, triglycerides, cholesterol, and individual amino acids in late normal pregnancy. Am J Obstet Gynecol 1981;140:730–6.
[28] Glinoer D. The regulation of thyroid function in pregnancy: pathways of endocrine adaptation from physiology to pathology. Endocr Rev 1997;18:404–33.
[29] Glinoer D. What happens to the normal thyroid during pregnancy? Thyroid 1999;9(7):631–5.

第 3 章

妊娠对母体治疗用药药代动力学的影响

Mary F. Hebert

3.1 引言

药物有效性和安全性的变化是多因素的。药代动力学(机体如何处理药物)和药效学(机体如何响应药物)两者在药物的有效性和安全性中具有重要作用。本章将讨论有关妊娠期对药代动力学影响的相关内容。

妊娠期发生的生理学变化将导致一些药物的药代动力学发生显著变化。这些生理变化是否会造成一种单独的药物产生临床上显著的药代动力学改变,其中决定因素有很多。本章将重点讨论这些因素。一般而言,临床上对于治疗窗窄的药物来说,药代动力学的改变是十分重要的。治疗范围是包含高于最低有效浓度但低于最高耐受浓度范围内的浓度范围(图3.1)。如环孢霉素、他克莫司、锂元素、拉莫三嗪、加巴喷丁、左乙拉西坦、苯妥英钠、地高辛、万古霉素以及氨基糖苷类药物是治疗窄窗类药物的代表。这些药物的有效治疗浓度特别接近中毒浓度。

对于这些药物,药物的浓度如果稍微降低会造成药物无效或者稍微升高便会造成毒性反应。特别是当药物发生相互作用,疾病的状态或条件改变了一种治疗药物的浓度–时间曲线下面积,假设药效学没有发生变化,则用药剂量应调整至血药浓度与状态改变前相同或已被

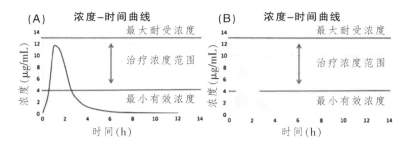

图 3.1　（A）固定口服浓度–时间曲线。上方的水平实线代表最大耐受浓度,下方的水平实线代表最小有效浓度。双箭头竖线代表这个药物的治疗浓度范围,包括最小有效浓度和最大耐受浓度之间的浓度范围;（B）固定口服浓度–时间曲线,浓度–时间曲线下面积用阴影表示,这是总药物暴露的量度。

验证的浓度。剂量调整是为了维持血药浓度在治疗窗范围内。对于治疗窗窄的药物,即使药物浓度发生 25% 的改变在临床也会被认为是显著变化。与此相反,对大多数治疗窗宽的药物,药代动力学较小的变化几乎没有临床影响。然而,给出的妊娠期间发生的药代动力学变化的大小可能造成药物暴露发生 2~6 倍的变化（图 3.2A）,即使那些治疗窗宽的药物在临床上也会受到影响。

3.2　妊娠对药代动力学参数的影响

药物的药代动力学变化导致剂量也需要改变。如前所述,妊娠期间变化的血药浓度需要更高（图 3.2A）或更低（图 3.2B）的药物给药剂量来维持治疗范围内的浓度。在某种情况下,妊娠期药物的药代动力学改变是如此巨大以至于需要考虑治疗药物的选择。例如,妊娠期口服美托洛尔血药浓度比非妊娠期血药浓度降低 2~4 倍[1,2]。鉴于妊娠期美托洛尔血药浓度变化的程度和个体差异,需要考虑给予 β 受体阻滞剂的患者,选择另一种经肾代谢的药物如阿替洛尔。妊娠期即使有预期的肾功能改变,相比美托洛尔,阿替洛尔在妊娠期患者体内的药物浓度更加一致和可靠[1-3]。虽然妊娠期

使用 β-受体阻断剂对胎儿有一定的风险,如胎儿宫内发育迟缓,如果妊娠期需要使用 β-受体阻断剂,在进行药物选择时,选择一种能够一致而可靠地达到所需的治疗作用的药物时,需要考虑药代动力学的变化。

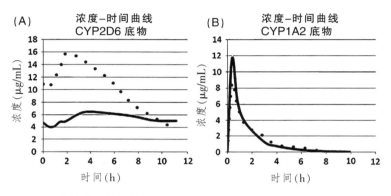

图3.2 (A)实线代表妊娠期间一种 CYP2D6 底物的浓度 – 时间曲线,虚线代表产后 3 个月的浓度–时间曲线。妊娠期新陈代谢的增加,对比非妊娠期患者给予相同剂量,其 CYP2D6 底物的 AUC 降低 2 ~ 6 倍。(B)实线代表妊娠期一种 CYP1A2 底物的浓度–时间曲线,虚线代表产后 10 天的浓度–时间曲线。妊娠期新陈代谢的抑制,对比非妊娠期,其 CYP1A2 底物的 AUC 更高。

　　下面将讨论常用预估的药代动力学参数、应用及其在妊娠期可能的变化。本章不讨论这些参数的实际计算。读者可参考许多出版物中详细讨论的用于确定药代动力学参数的数学方程[4-5]。

3.2.1　摄取率

　　摄取率(ER)是药物通过消除器官(如肝或肾)时,其从血液或血浆中消除的分数。了解药物的摄取率是高(ER > 0.7;例如,吗啡、美托洛尔、维拉帕米)、中(ER 0.3 ~ 0.7;例如,可待因、咪达唑仑、硝苯地平、二甲双胍、西咪替丁)或低(ER < 0.3;例如,苯妥英钠、吲哚美辛、环孢霉素、阿莫西林、地高辛、阿替洛尔)对于预测哪种因素会改变药

物的药代动力学参数,如固有清除率、蛋白结合率和(或)血流量,有重要意义。

3.2.2 浓度－时间曲线下面积

浓度－时间曲线下面积(AUC)是整体的全身药物暴露的量度(图3.1B)。因为我们很少能测量药物作用部位(例如,脑,肺或心脏)的药物浓度,所以通常用血液、血浆或血清浓度来确定全身药物暴露。AUC 取决于药物的给药剂量、清除率和生物利用度。对于一些药物,AUC 是药物疗效和安全性的关键因素;而对于其他药物,无论是最大浓度和(或)最小浓度都能更好地与疗效相关联。对于低 ER 的药物(口服和静脉给药),酶活性增加和(或)血浆蛋白结合率降低会导致总药物的 AUC 降低,而不改变血流。对于高肝 ER 药物经静脉给药,血流量的降低会增加总 AUC;然而,酶的活性和蛋白质结合率对总AUC 并无影响。对于高肝 ER 的药物经口服给药,由于血流量的减少所引起的 ER 降低等同于生物利用度的降低,以至于血流改变对口服AUC 没有影响。然而,增加的酶活性或降低的血浆蛋白结合率会降低总 AUC,这是通过它们对口服药生物利用度的影响。

3.2.3 生物利用度

生物利用度是给药剂量的量度,其在体循环中不会变化。有时,生物利用度的术语被用来表示从药物给药位点到体循环的吸收速度和程度。对于口服给药的药物,其生物利用度受经肠上皮细胞吸收的以及进入体循环前经肝肠循环时的首过效应的药物量影响。生物利用度的增加或减少直接影响口服 AUC 或总药物暴露量。低肝 ER 的药物,生物利用度不受酶活性、肝血流量或蛋白结合率的影响。相反,对于高肝 ER 的药物,由于酶活性增加,肝血流量减少和(或)血浆蛋白结合率降低会造成生物利用度的降低。除了上述能够改变药物的药代动力学的酶活性、蛋白质结合率和血液流动的变化外,妊娠期间其他可能影响生物利用度的生理变化还包括胃液酸度、胃肠通过时间和十二指肠绒毛肥大,这些改变会影响药物的吸收[6-9]。

3.2.4　清除率

　　清除率是用于描述身体如何新陈代谢或消除药物的一个参数。清除率直接影响总的药物暴露以及平均稳态药物浓度,并用于确定维持的给药剂量。肝药物清除率有 3 个决定性因素:肝血流量、蛋白质结合率和肝脏药物代谢酶的内在活性。肝血流量对确定药物的肝清除率有重要作用,特别是那些具有高肝摄取率的药物。生理、病理和药物引起的肝血流量的变化可以改变许多重要治疗药物的总清除率和口服生物利用度,导致患者反应的变化。对于高肝摄取率的药物,清除率直接受肝血流的影响,以至于血流量的增加会增加清除率。对于高肝摄取率的药物代谢,其限速步骤是药物向肝脏的递送。被输送到清除器官(如肝脏)的所有成分会被从体内清除,将这个过程可视化是有益处的。这个过程会继续进行,所以药物被输送到清除器官越快,药物从身体消除得越快。

　　相反,对于低摄取率的药物,限速步骤不是血流量;因此,器官血流量的变化不会改变清除率。反而,清除率受酶活性和蛋白结合率的影响,以至于酶活性的增加或蛋白结合率的降低会增加药物总清除率。对于摄取率中等的药物,其清除率取决于酶活性、蛋白结合率和器官血流量的变化。

3.2.5　蛋白结合率

　　如上所述,血浆蛋白结合率可以影响药物的药代动力学。有关药物的蛋白结合率有多个问题需要考虑。现已知,一些血浆蛋白在正常妊娠以及病理状况下会发生改变[10]。在正常妊娠过程中,妊娠 8 周白蛋白浓度平均降低约 1%,妊娠 20 周 10%,妊娠 32 周 13%[11]。妊娠期患者在病理条件下,白蛋白浓度会大幅度降低。白蛋白浓度的变化对很多药物(例如,苯妥英、丙戊酸、卡马西平)非常重要。其他血浆蛋白如 α-1 酸性糖蛋白涉及药物的结合,如倍他米松、丁哌卡因、洛匹那韦和利多卡因。已有报道,与产后相比(妊娠 2 ~ 13 周),血浆 α-1 酸性糖蛋白在妊娠晚期会降低 52%(妊娠 30 ~ 36 周)[12]。此外,有些药物集中在血红细胞内(例如,环孢素、他克莫司),对于这类药物,妊娠期贫血可能会改变与细胞的结合。在正常妊娠期已知的血容量在妊娠 8 周下降 2%,妊娠 20～32 周下降 4%[11]。某些药物,妊娠期疾病的状态或条件可能会导致严重的贫血,预计会对这些药物的结合产生更大的影响。

　　药物结合很重要有多方面原因。第一个原因是,未结合药物与作用位点保持平衡状态,因此认为活性部分能够穿过细胞膜,同样包括胎盘。未结合药物不仅会产生有利效果,而且也会有潜在的不良反应。对于能够与白蛋白高度结合的药物,如苯妥英钠,妊娠期白蛋白的改变可能与蛋白质结合的改变密切相关。Yerby 等报道,与妊娠前的状态相比,妊娠中期和晚期以及临产前和分娩时未结合的苯妥英钠百分比显著增加[13]。这在临床上特别重要,因为苯妥英钠是高度与蛋白结合的治疗窗窄的药物,其使用需要进行治疗药物的监测。

　　第二个原因是,了解蛋白结合率对解释总药物浓度至关重要。对于苯妥英钠,在解释总的药物浓度时,了解蛋白结合率是否已经发生改变是至关重要的。图 3.3A 说明了对于血浆中的总药物浓度被检测为 10,未结合的总药物浓度为 1。相反,图 3.3B 中总药物浓度是 5,但未结合的总药物浓度仍然为 1。在这个例子中,虽然总药物浓度减少了 50%,但由于未结合的浓度仍然相同,临床上则不需要进行剂量调整,这是因为药物活化型(未结合的药物浓度)是相同的。预计,如果蛋白结合率改变、酶活性无变化,则会导致总清除率改变,但是未结合药物的清除率无变化。苯妥英钠会发生这种情况,其总药物浓度降低,但不需要调整剂量,因为未结合的药物浓度没有改变。

　　另一种情况是,药物总清除率没有变化,但是蛋白结合率改变,导致总药物浓度没有变化,但未结合的药物浓度及毒性增加了。因此,如果测量总药物浓度,则需要测量未结合的药物浓度,或者精确地计算蛋白结合率的变化。例如,白蛋白浓度低的妊娠期患者,对于应用高结合率且治疗窗窄的药物来说,这样进行测量是十分重要的。如果对药物未结合比例增多的患者未测量其蛋白结合率而测量了总药物浓度,当其未结合的药物清除率没有变化时,总药物浓度降低,则给药剂量不应该进行调整。如果临床医师未考虑蛋白结合率的改变及剂量的增加,患者可能会因服用不当而引起药物毒性。

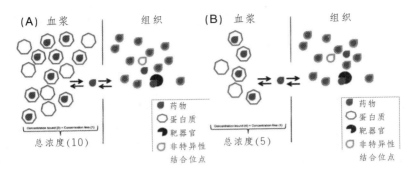

图3.3 (A)药物总浓度10,未结合的药物浓度1,结合的药物浓度9。未结合的药物与结合的药物处于平衡状态,能够跨膜转运而到达作用位点。(B)药物总浓度5,未结合的药物浓度1,结合的药物浓度4,两种情况下药物的未结合浓度或活化型是一样的。(A and B are adapted with permission from figures included in reference [4].)

妊娠期发生的生理变化可以转化成多个药代谢动力学参数的变化,这些参数的变化可以解释药物浓度的改变。例如,通常在妊娠期会发生蛋白结合率和未结合的药物清除率的变化,像苯妥英钠就是这种情况。在解释总苯妥英钠药物浓度影响时,这些患者需要考虑两个因素。值得注意的是,妊娠期不是所有蛋白结合率高的药物其未结合部分的比例都会增加。一些蛋白结合率高的药物,如咪达唑仑和格列本脲,其在妊娠期蛋白结合率几乎无变化,但清除率有显著的变化[10,14]。

3.2.6 器官血流量

肝脏和肾脏血流量的变化能够改变药物的清除率。如上所述,器官血流量的变化对于高摄取率的药物尤其重要。妊娠期心输出量明显增加,这可能会增加器官的血流量。通常情况下,与产后相比,正常妊娠期报告显示,在妊娠中期心输出量增加 35% ,妊娠晚期增加 40%[15]。令人疑虑的是,妊娠期心输出量的增加可能导致肝血流量的变化。在非感染性重症患者中,心输出量与有效肝血流量之间的相关性($r = 0.92$)很好[16]。而在减少心输出量的动物模型中,其与门静脉血流量的相关性降低[17]。可惜的是,关于评估妊娠对肝脏血流量的影响所能提供的信息有限。Nakai 等[18]研究了妊娠对肝脏血流量和门静脉血流量的影响,包括妊娠早期($n = 13$)、中期($n = 25$)、晚期($n = 29$)以及非妊娠期女性($n = 22$)。他们发现,相比于非妊娠期女性[分别为(1.82 ± 0.63)L/min 和(1.25 ± 0.46)L/min],妊娠晚期总肝脏血流量[(2.98 ± 1.13)L/min,$P < 0.05$]和门静脉血流量[(1.92 ± 0.83)L/min,$P < 0.05$]均增加。Rudolf 等[19]报道约 16 名妊娠剧吐的女性中吲哚菁绿的清除率只有一项在正常值的上限。与分娩后 10 ~ 12 周相比,Robson 等[20]发现 12 名妊娠期女性在妊娠 12 ~ 14 周、24 ~ 26 周及 36 ~ 38 周的肝血流量没有变化。Probst 等[21]进行了一项研究,将 7 名健康分娩时的妊娠期女性与非妊娠期女性相比。他们发现,分娩时肝脏血流量降至对照值的 70%。所有的研究都是支持力不足,大多数情况下没有足够可控的妊娠期女性作为实验对象。在这点上,目前还不清楚妊娠期肝血流量是否增加或保持不变。

与此相反,妊娠与肾小球滤过、肌酐清除率以及药物肾清除率增加相关[3,10,22,23]。正常妊娠期间,有效的肾血浆流量平均增加 50% ~ 85% ,相应的肾小球滤过率增加 50%[24,25]。因为预计的二甲双胍肾小管重吸收率较高,肾血浆流量的增加在一定程度上可以解释妊娠期二甲双胍的净分泌清除率的变化[26]。

3.2.7 固有清除率

固有清除率通常是指肝脏代谢药物的固有能力。它是用于描述酶活性的术语,并独立于蛋白结合率和肝血流量。

3.2.8 新陈代谢

药物代谢过程是由一种化学结构转变为另一种结构。代谢物的形成往往经药物代谢酶转变。两相代谢过程包括许多药物代谢酶即Ⅰ相（例如 CYP3A4、CYP3A5、CYP2D6、CYP1A1、CYP1A2、CYP2C8、CYP2C9、CYP2C19、CYP2E1、CYP2A6、CYP2B6、酯酶、环氧化物水解酶、二氢嘧啶脱氢酶、乙醇脱氢酶）和Ⅱ相（如 UDP-葡萄糖醛酸基转移酶、磺基转移酶、甲基转移酶、N-乙酰转移酶、儿茶酚-O-甲基转移酶、巯基嘌呤-S-甲基转移酶、组胺甲基转移酶、谷胱甘肽-S-转移酶）。Ⅰ相新陈代谢通常先于Ⅱ相代谢，但并非总是如此。典型的Ⅰ相反应包括氧化反应、还原反应、水解反应、环化和脱环反应。Ⅱ相反应包括与葡萄糖醛酸、硫酸、谷胱甘肽或氨基酸结合反应。偶尔，有代谢物会转换为母体化合物。对于某些药物，如给予无活性的化合物（前药），代谢过程则是药物转化为活性化合物所必需的一步。

　　如前所述，人体内存在许多不同的药物代谢酶。一种药物代谢所涉及的酶依赖于药物的化学结构。对于一些药物，只有一种酶参与了代谢。对其他药物，具有不同亲和力的多种酶参与了代谢物的形成。已用于评估妊娠对药物代谢酶影响的一种方法是使用探针底物作为酶活性的标记。探针底物是一种主要由单一的一种酶代谢的药物。给药后，对其药代动力学的研究已经完成。由此看来，药物清除率、代谢物经尿排泄、代谢物形成清除率、AUC 或代谢物与母体药物的浓度比等被用作酶活性的替代指标。下面将讨论妊娠对关键药物代谢酶的影响。

3.2.8.1　CYP3A

　　CYP3A 所负责代谢的药物比任何其他 P450 系酶都多。CYP3A 底物的实例见表 3.1。咪达唑仑是 CYP3A 活性的"金标准"探测底物之一。我们利用咪达唑仑作为探针药物进行了一项评估妊娠对 CYP3A 活性影响的研究。与产后相比，咪达唑仑的平均 AUC 和最大浓度在妊娠期明显降低。与产后相比，这相当于妊娠期平均咪达唑仑口服清除率明显增加 108%，且 1'-羟基咪达唑仑产物清除率增加123%。显然，妊娠期口服未结合的咪达唑仑的清除率和未结合 1'-羟基咪达唑仑产物的清除率超过产后平均分别为 86% 和更高的 99%[10]。对其他 CYP3A 底物（右美沙芬的 N-去甲基化、奈非那韦、茚地那韦）也

表3.1　细胞色素 P450 底物举例

CYP3A	CYP2D6	CYP2C9	CYP2C19	CYP1A2
阿芬太尼	阿普洛尔	双氯芬酸	西酞普兰	咖啡因
阿普唑仑	阿米替林	葡萄糖酸钠	氯吡格雷	氯氮平
氨氯地平	氯丙咪嗪	格列吡嗪	依他普仑	利多卡因
安普那韦	可待因	格列本脲	埃索美拉唑	奥氮平
丁螺环酮	异喹胍	布洛芬	美芬妥因	昂丹司琼
氯苯那敏	右美沙芬	氯沙坦	奥美拉唑	雷美替胺
西酞普兰	多塞平	萘普生	氯胍	罗哌卡因
环孢霉素	氟卡尼	奥美拉唑	舍曲林	茶碱
氨苯砜	氟西汀	苯妥英钠		氨苯蝶啶
地尔硫䓬	氟伏沙明	吡罗昔康		
依法韦仑	氟哌啶醇	磺胺甲唑		
红霉素	氢可酮	甲苯磺丁脲		
非洛地平	丙米嗪	伏立康唑		
芬太尼	美托洛尔	华法林		
茚地那韦	美西律			
伊拉地平	去甲替林			
伊曲康唑	帕罗西汀			
利多卡因	异丙嗪			
氯雷他定	普罗帕酮			
美沙酮	普萘洛尔			
咪达唑仑	利培酮			
奈非那韦	甲硫哒嗪			
尼卡地平	托特罗定			
硝苯地平	文拉法辛			
羟考酮				
辛伐他汀				
西罗莫司				
他克莫司				
唑吡坦				

已进行了妊娠期的研究。口服右美沙芬的 N－去甲基化在妊娠期增加 35%～38%[27]。同样,据报道奈非那韦口服清除率在妊娠期明显增加 25%～33%[28,29]。有趣的是,茚地那韦在妊娠期的平均 AUC 比产后降低约 3 倍[30]。相比于非妊娠状态,这些数据与在妊娠期增加的 CYP3A 活性一致。

因为 CYP3A 涉及许多药物的代谢,这一发现对指导妊娠期用药剂量具有临床意义。特别是治疗窗窄的 CYP3A 底物,如果不进行剂量调整,妊娠期的浓度可能会低于有效浓度。当妊娠期 CYP3A 底物起作用并测定出有反应时,可能需要产后减少药量以避免毒性。

3.2.8.2　CYP2D6

CYP2D6 在参与药物经 P450 酶代谢中排列第二。CYP2D6 的底物见表 3.1。由于 CYP2D6 遗传的多态性,对其认识和研究具有挑战性。这种酶的遗传变异会导致一些患者缺失这种酶,而一些此种酶活性低的人只有一个活跃的等位基因,有些有两个活跃的等位基因,有些有复等位基因。临床上,这些遗传差异导致对 CYP2D6 底物的代谢弱、强或超强。有趣的是,CYP2D6 不是一种已知的典型的经酶诱导机制的诱导酶。所以以下描述的 CYP2D6 活性明显增加令人惊讶,并且其发生机制还是未知的。

美托洛尔是 CYP2D6 活性检测的"黄金标准"探针。一项小型研究表明,与非妊娠期人群相比,妊娠期口服美托洛尔的 AUC 低 2～4 倍[1,2]。其他 CYP2D6 底物也进行了妊娠期的研究。例如,右美沙芬主要是 CYP2D6 底物(尽管如上所述其 N－去甲基化经由 CYP3A 发生)。利用右美沙芬作为 CYP2D6 探针,Tracy 等[27]报道了 CYP2D6 活性在妊娠 14～18 周增加约 25%、妊娠 24～28 周增加约 35%、妊娠 36～40 周增加约 50%。此外,我们发现可乐定主要作为 CYP2D6 的底物[31]。与非妊娠人群相比,妊娠期女性口服清除率的均值明显高出约 80%。值得注意的是,在非妊娠人群中,可乐定主要经肾脏排泄。但是,妊娠期女性只有 36% 的可乐定以原型经尿道排除,而非妊娠人群则为 59%[32－35]。有趣的是,妊娠期的 CYP2D6 活性增强程度很大,以至于可乐定的主要排泄途径,从原来的主要经肾脏排泄转换到主要经新陈代谢消除。

3.2.8.3　CYP2C9

CYP2C9 参与消除的代谢药物约占美国销售清单中前 100 种药物的 10%。CYP2C9 底物见表 3.1。CYP2C9 是苯妥英钠消除的主要代谢途径。因为苯妥英钠高蛋白结合率,考虑苯妥英钠作为 CYP2C9 探针时,利用游离的苯妥英钠清除率对于了解妊娠期苯妥英钠蛋白结合率变化十分重要。与非妊娠阶段相比,通过游离苯妥英钠清除率测量的 CYP2C9 活性在整个妊娠晚期增加约 1.5 倍[13]。

格列本脲是另一种经 CYP2C9 代谢的药物,尽管 CYP3A 和 CYP2C19 也参与其体外代谢[36-38]。在非妊娠期人群的体内,格列本脲是 CYP2C9 的底物[39-42]。等剂量下,妊娠期女性的格列本脲血药浓度比非妊娠期人群低 50%[14]。大胎龄期间未结合的格列本脲的 CL/F 和主要的代谢产物 4 - 反式 OH - 格列本脲(>2 倍增加)的未结合产物清除率的增加表明妊娠期可能需要更高的给药剂量。妊娠期间未结合的格列本脲 CL/F 增加最可能反映 CP2C9 和 CYP3A 的诱导,因为妊娠期间这些酶活性早先已经显示增强(且 CYP2C19 活性降低)[10,13,43]。

3.2.8.4　CYP1A2

CYP1A2 参与代谢的药物少于前面所讨论的酶。然而,一些作为 CYP1A2 底物的药物在妊娠期使用越来越频繁,如昂丹司琼(表 3.1)。咖啡因是检测 CYP1A2 活性常用的探针底物。据报道,由咖啡因的清除率所确定的 CYP1A2 的活性在妊娠 14~18 周降低约 30%,24~28 周降低约 50%,36~40 周降低约 70%[27]。CYP1A2 活性的明显降低可能会导致 CYP1A2 底物毒性的增加。这与 CYP3A、CYP2D6 和 CYP2C9 中了解到的效果相反,妊娠期的 3 种酶活性都显著增加,而这可能会导致药物的疗效降低。

3.2.8.5　CYP2C19

CYP2C19 的底物见表 3.1。与 CYP1A2 相似,CYP2C19 的活性似乎在妊娠期也被抑制。氯胍与环氯胍的比值被用于作为 CYP2C19 活性的探针。虽然在妊娠期慢代谢患者中 CYP2C19 活性无显著变化，但在大量快代谢型患者中，相比于产后 2 个月女性，处于妊娠晚期的女性在给药后 6h 血浆中氯胍与环氯胍的比值加倍，提示在妊娠后期 CYP2C19 的活性降低[43]。这些数据显示，妊娠期监测药物毒性以及降低 CYP2C19 底物的给药剂量值得考虑。

3.2.8.6　UGT1A4

尿苷二磷酸葡萄糖醛酸基转移酶 1A4(UGT1A4)是一种参与 2 相代谢的非 P450 酶系的酶。UGT1A4 将药物代谢为葡萄糖醛酸偶联化合物。UGT1A4 底物有很多，如阿米替林、多塞平、丙咪嗪、拉莫三嗪和异丙嗪[44,45]。UGT1A4 活性在妊娠早期开始增加，据报道在产后 2 ~ 3 周恢复到产前的水平。据报道，拉莫三嗪的清除率在妊娠期间增加了 65%。与此一致的是，在妊娠 11 周间癫痫发作频率的增加与拉莫三嗪血药浓度的减少之间的剂量比约为 50%，且已有相关报道[47]。

3.2.9　肾功能

在美国的销售排名前 100 位的药物清单上几乎有 1/3 的药物是主要经肾脏排泄的。与非妊娠期水平相比，正常妊娠期在妊娠第 9 周肌酐清除率增加 45%，在妊娠中期可达到峰值为 150% ~ 160%。在一些女性中，妊娠晚期的后 6 周的清除率会降低。偶尔，肌酐清除率在妊娠期最后 3 周会恢复到非妊娠阶段的水平[22,23]。据报道，妊娠会诱导肾小管分泌的内源性化合物如葡萄糖和氨基酸等的变化[24]。了解和解释妊娠期肾功能的变化对提供经肾脏消除药物的最优化给药剂量十分重要。

3.2.9.1　过滤

妊娠期通过肌酐清除率所得到的肾小球滤过率的变化与多种药物肾清除率的变化相关[3,10,26,48]。在有些情况下，但不是所有情况下，妊娠期的这些变化需要进行给药剂量的调整。例如，妊娠期地高辛血药浓度的改变通常需要调整给药剂量以维持治疗浓度。平均来说，相比产后 6 ~ 10 周，妊娠期地高辛的肾脏清除率增加 61%[10]。肌酐清除率与地高辛的肾清除率之间有良好的相关性($r=0.8$)[10]。即使地高辛通过活跃的主动转运进行肾脏消除,妊娠期肌酐清除率的变化似乎是地高辛的肾清除率预估变化的良好替代标记,这是由于地高辛的肾清除率的很大一部分比重是过滤的量和净分泌的量之比[10]。

二甲双胍的消除几乎是以原型经尿液排出。与产后 3~4 个月相比,在妊娠中期和晚期二甲双胍的平均肾清除率分别增加 49% 和 29%。在同一个研究报告中,妊娠中期和晚期与肾清除率的变化平行的肌酐清除率增加 29% 和 21%[26]。目前尚无足够的数据来确定妊娠期是否需要增加二甲双胍的给药剂量。

阿替洛尔是另一种以原型形式经尿排出的药物。与产后 3 个月相比,妊娠期肌酸酐清除率显著增加,妊娠中期和晚期分别为 42% 和 50%。此外,阿替洛尔肾清除率在妊娠中期和晚期分别为 38% 和 36%。肌酐清除率和阿替洛尔肾清除率之间具有非常好的相关性($r=0.7$)[3]。然而,临床上妊娠期阿替洛尔肾清除率的改变不会转换为口服清除率的明显改变,因此根据药代动力学的变化没有必要调整给药剂量。然而,妊娠过程中血流动力学和药效学的变化可能导致需要对阿替洛尔妊娠期的给药剂量进行调整。

3.2.9.2　分泌/吸收

P-糖蛋白和有机阴离子转运蛋白多肽

地高辛一直被认为是 P-糖蛋白(Pgp)活性的"金标准"探针,因为这种蛋白能够介导地高辛的分泌从而跨越肾小管上皮细胞的顶膜[49,50]。然而,其他的肾转运蛋白也参与地高辛的净分泌。有证据表明,地高辛是有机阴离子转运多肽(OATP)的底物[51,52]。人类 OATP4C1(SLC4C1)在肾脏基底外侧膜转运地高辛中具有重要作用[53]。因此,地高辛的肾小管分泌似乎是通过 Pgp 和 OATP 介导的连续转运过程。尽管妊娠期间肾小球滤过率增加,但这种增加并不能完全解释地高辛肾清除率的增加。与产后相比,妊娠期间地高辛分泌清除率高出 120%。与产后相比,妊娠期间未结合的地高辛分泌清除率也增高(平均 107%)[10]。地高辛净肾分泌清除率的成倍增加与 Pgp

肾活性的增加一致,但也可以通过妊娠期间肾脏 OATP 活性的增加来解释。

有机阴离子转运蛋白和寡肽转运蛋白

参与阿莫西林肾脏运输的转运蛋白仍在研究中。阿莫西林和丙磺舒(肾有机阴离子转运系统抑制剂)在体内的研究表明,由于丙磺舒的抑制作用,阿莫西林的肾清除率显著降低,这表明阿莫西林是有机阴离子转运蛋白的底物[54]。寡肽转运蛋白 hPepT1 和 hPepT2 位于近端小管的顶膜,并参与内源性肽的重吸收[55]。阿莫西林是 hPepT2 转运蛋白抑制剂和底物,并且与 hPepT2 的亲和性较低[56]。在妊娠中期和晚期,阿莫西林的肾清除率和净肾分泌量分别增加了超过 60% 和 50%[48]。阿莫西林肾脏分泌超过其肾清除率的 50%。净肾分泌清除率的变化可能是肾脏分泌增加或重吸收受抑制或两者的结果。

有机阳离子转运蛋白、多药耐药和有毒化合物挤压转运蛋白、血浆单胺转运体

二甲双胍是有机阳离子转运蛋白(OCT)的底物,包括 OCT1、OCT2、多药耐药和有毒化合物挤压转运蛋白(MATE)[57],以及质膜单胺转运蛋白(PMAT)[58]。人类的 OCT2 在二甲双胍肾清除中起着重要的作用[59-61]。体外和其他动物物种的几项研究表明,肾脏 OCT2 的表达和活性可以由类固醇激素调节[62-64]。与产后相比,妊娠中期和晚期的二甲双胍分泌清除率平均增加 45% 和 38%。二甲双胍肾清除率与肌酐清除率相关性良好($r = 0.8$),但肾小管净分泌清除率的相关性更好($r = 0.97$),考虑到二甲双胍的高分泌清除率这种现象并不足为奇[26]。二甲双胍净分泌清除率的增加部分原因可能是肾小管转运蛋白上调的结果(即 OCT2 的活性)。哪些转运蛋白受妊娠的影响及这些机制的变化如何需要进一步的研究。

分泌和重吸收的 pH 依赖性变化

尽管倾向于假设非妊娠期人群经肾脏清除所有药物,妊娠期女性同样会保持这样,但事实并非总是如此。例如,可乐定是一种在非妊娠人群中经尿液排出约 65% 的形态不变的药物,建议为肾脏疾病的患

者调整给药剂量。因此,假定妊娠期预期的肌酸酐清除率的增加会引起可乐定肾清除率的增加是合理的。然而,尽管我们研究的患者在妊娠期肌酐清除率增加,但可乐定的肾清除率没有变化且两者的相关性较差($r=0.26$)。事实上,妊娠期可乐定的主要消除途径从经肾脏排泄转换为经代谢消除。妊娠期肌酐清除率和可乐定的肾清除率的变化之间的矛盾与可乐定的化学性质有关。可乐定的 pKa 是 8.05,这就造成了可乐定肾清除率和尿液 pH 值(范围 5.8 ~ 7.5)之间的相关性很高($r=0.82$, $P<0.001$),纠正 GFR[32]。这个例子提示预测妊娠对药物药代动力学的影响很难,对每种药物治疗都需要进行评估。

3.2.10　分布容积

分布容积不是物理空间,而是表观空间。分布容积是体内药物总量所需的表观体积,假设药物在整个身体均匀分布且在样本采集位点与外周静脉血浆的浓度相同。某些药物(如甲苯磺丁脲、苯妥英钠、庆大霉素、华法林)是已知的分布容积小的药物(0.1 ~ 1L/kg),而其他的药物(如哌替啶、普萘洛尔、地高辛)是已知的分布容积大的药物(1 ~ 10L/kg)。单次静脉注射给药,药物的分布容积影响在稳态或最大血药浓度条件下峰浓度与谷浓度之间的差别。分配的体积可以被用于确定要达到一定的浓度所需要的负荷剂量。分布容积可以用于确定达到一定的浓度所需要的负荷剂量。

妊娠期的许多生理变化可能会导致药物分布容积的改变。例如,单胎妊娠期建议的总体重增加取决于妊娠期女性的 BMI 和身高,但是范围为 6 ~ 18kg。尽管有建议,但很多女性会超过这些体重增加的指导参照。增加的体重中,约 62% 是水,30% 是脂肪,8% 是蛋白质。血容量通常会增加 30% ~ 45%,妊娠 28 周和 34 周达到峰值。妊娠期体内总水分增加 6 ~ 8L,足月时达到峰值[65]。增加药物的分布容积不会改变平均血药稳态浓度,但是这会导致峰浓度降低而谷浓度升高。表观分布容积依赖于药物的脂溶性或水溶性、血浆蛋白结合以及组织结合。与产后 3 ~ 4 个月女性相比,妊娠期女性二甲双胍口服分布容积明显增大[26]。

3.2.11　药物半衰期

药物半衰期是血浆药物浓度降低一半所需要的时间,它有助于确定给药频率。半衰期取决于清除率和分布容积两者,清除率的降低,正如 CYP1A2 或 CYP2C19 的底物,或者分布容积的增加将会延长半衰期,造成给药间隔的延长。药物清除率增加(例如,CYP3A、CYP2D6 或 CYP2C9 底物或者那些经肾消除的药物)或分布容积减小,药物会缩短半衰期,需要增加给药频率。由于半衰期取决于清除率和分布容积两者,如果清除率和分布容积的增加类似,药物的半衰期无变化,例如,咪达唑仑和美托洛尔[1,2,10]。虽然妊娠期肾功能的改变相对于一些肝药酶的变化幅度小,但改变后的肾功能可以使一些药物的药代动力学发生改变。与产后 3 个月的女性相比,我们发现经肾消除的两种药物,阿替洛尔和阿莫西林在妊娠中期和晚期的半衰期缩短,尽管这些变化很小[3,48]。与此相反,与产后 3 ~ 4 个月的女性相比,同样经肾消除的二甲双胍在妊娠中期的半衰期延长,这表明妊娠期的分布容积增加[26]。

3.3　总结

妊娠期患者的药物反应变化很大。在某种程度上,药代动力学的改变能够解释这些变化。这种药物的化学和药代动力学的特性,影响妊娠对药物的处理和反应的作用形式。蛋白结合的变化对高蛋白结合率的药物十分重要,在解释总药物血药浓度时应当考虑到。肝血流量会影响高摄取率药物的肝清除率。妊娠期经肾消除的药物及那些经 CYP3A、CYP2D6、CYP2C9 和 UGT 代谢消除的药物其清除率有可能增加。而妊娠期那些经 CYP1A2 和 CYP2C19 代谢消除的药物的清除率可能会降低。妊娠期的生理变化可能会对药物的药代动力学、给药剂量和药物的选择等有显著影响。考虑妊娠期发生的药代动力学变化会有助于将患者对药物反应的可变性最小化,这对于治疗窗窄的药物尤为重要。应将药代动力学的变化视为在确定最佳的药物选择和给药剂量中的一个部分。

（阎姝 译）

参考文献

[1] Högstedt S, Lindberg B, Peng DR, Regårdh CG, Rane A. Pregnancy-induced increase in metoprolol metabolism. Clin Pharmacol Ther 1985;37:688–92.

[2] Högstedt S, Lindberg B, Rane A. Increased oral clearance of metoprolol in pregnancy. Eur J Clin Pharmacol 1983;24:217–20.

[3] Hebert MF, Carr DB, Anderson GD, Blough D, Green GE, Brateng DA, et al. Pharmacokinetics and pharmacodynamics of atenolol during pregnancy and postpartum. J Clin Pharmacol 2005;45:25–33.

[4] Winter ME. Basic Clinical Pharmacokinetics. 4th ed. Philadelphia: Lippincott Williams & Wilkins; 2004.

[5] Rowland M, Tozer TN. Clinical Pharmacokinetics and Pharmacodynamics Concepts and Applications. 4th ed. Philadelphia: Lippincott Williams & Wilkins; 2011.

[6] Everson GT. Gastrointestinal motility in pregnancy. Gastroenterol Clin North Am 1992;21:751–76.

[7] Kelly TF, Savides TJ. Gastrointestinal disease in pregnancy. In: Creasy RK, Resnik R, Iams JD, editors. Maternal-Fetal Medicine: Principles and Practices. 6th ed. Philadelphia: Saunders; 2009. p. 1041–58.

[8] Steinlauf AF, Chang PK, Traube M. Gastrointestinal complications. In: Burrow GN, Duffy TP, Copel JA, editors. Medical Complications During Pregnancy. 6th ed. Philadelphia: Saunders; 2004. p. 259–78.

[9] Van Thiel DH, Schade RR. Pregnancy: its physiologic course, nutrient cost, and effects on gastrointestinal function. In: Rustgi VK, Cooper JN, editors. Gastrointestinal and Hepatic Complications in Pregnancy. New York: John Wiley & Sons; 1986. p. 1–292.

[10] Hebert MF, Easterling TR, Kirby B, Carr DB, Buchanan ML, Rutherford T, et al. Effects of pregnancy on CYP3A and P-glycoprotein activities as measured by disposition of midazolam and digoxin: a University of Washington specialized center of research study. Clin Pharmacol Ther 2008;84:248–53.

[11] Murphy MM, Scott JM, McParlin JM, Fernandez-Ballart JD. The pregnancy-related decrease in fasting plasma homocysteine is not explained by folic acid supplementation, hemodilution, or a decrease in albumin in a longitudinal study. Am J Clin Nutr 2002;76:614–9.

[12] Aweeka FT, Stek A, Best BM, Hu C, Holland D, Hermes A, et al. Lopinavir protein binding in HIV-1-infected pregnant women. HIV Med 2010;11:232–8.

[13] Yerby MS, Friel PN, McCormick K, Koerner M, Van Allen M, Leavitt AM, et al. Pharmacokinetics of anticonvulsants in pregnancy: alterations in plasma protein binding. Epilepsy Res 1990;5:223–8.

[14] Hebert MF, Ma X, Naraharisetti SB, Krudys KM, Umans JG, Hankins GD, et al. Are we optimizing gestational diabetes treatment with glyburide? The pharmacologic basis for better clinical practice. Clin Pharmacol Ther 2009;85:607–14.

[15] Easterling TR, Benedetti TJ, Schmucker BC, Millard SP. Maternal hemody-namics in normal and preeclamptic pregnancies: a longitudinal study. Obstet Gynecol 1990;76:1061-9.

[16] Mizushima Y, Tohira H, Mizobata Y, Matsuoka T, Yokota J. Assessment of effective hepatic blood flow in critically ill patients by noninvasive pulse dye-densitometry. Surg Today 2003;33:101-5.

[17] Bracht H, Takala J, Tenhunen JJ, et al. Hepatosplanchnic blood flow control and oxygen extraction are modified by the underlying mechanism of impaired perfusion. Crit Care Med 2005;33:645-53.

[18] Nakai A, Sekiya I, Oya A, Koshino T, Araki T. Assessment of the hepatic arte-rial and portal venous blood flows during pregnancy with Doppler ultrasonog-raphy. Arch Gynecol Obstet 2002;266:25-9.

[19] Rudolf VK, Rudolf H, Towe J. Indocyaningrun (Ujoviridin®)-Test bei Patien-tinnen mit Hyperemesis gravidarum. Zbl Hynakol 1982;104:748-52.

[20] Robson SC, Mutch E, Boys RJ, Woodhouse KW. Apparent liver blood flow during pregnancy: a serial study using indocyanine green clearance. Br J Ob-stet Gynaecol 1990;97:720-4.

[21] Probst P, Paumgartner G, Caucig H, Frohlich H, Grabner G. Studies on clear-ance and placental transfer of indocyanine green during labor. Clin Chim Acta 1970;29:157-60.

[22] Davison JM, Dunlop W, Ezimokhai M. 24-hour creatinine clearance during the third trimester of normal pregnancy. Br J Obstet Gynaecol 1980;87:106-9.

[23] Davison JM, Noble MC. Serial changes in 24 hour creatinine clearance dur-ing normal menstrual cycles and the first trimester of pregnancy. Br J Obstet Gynaecol 1981;88:10-7.

[24] Davison JM, Dunlop W. Renal hemodynamics and tubular function in normal human pregnancy. Kidney Int 1980;18:152-61.

[25] Sturgiss SN, Dunlop W, Davison JM. Renal haemodynamics and tubular func-tion in human pregnancy. Baillieres Clin Obstet Gynaecol 1994;8:209-34.

[26] Eyal S, Easterling TR, Carr D, Umans JG, Miodovnik M, Hankins GD, et al. Pharmacokinetics of metformin during pregnancy. Drug Metab Dispos 2010;38:833-40.

[27] Tracy TS, Venkataramanan R, Glover DD, Caritis SN for the National Insti-tute for Child Health and Human Development Network of Maternal-Fetal-Medicine Units. Temporal changes in drug metabolism (CYP1A2, CYP2D6 and CYP3A activity) during pregnancy. Am J Obstet Gynecol 2005;192: 633-9.

[28] Villani P, Floridia M, Pirillo MF, Cusato M, Tamburrini E, Cavaliere AF, et al. Pharmacokinetics of nelfinavir in HIV-1 infected pregnant and nonpregnant women. Br J Clin Pharmacol 2006;62:309-15.

[29] Greiner B, Eichelbaum M, Fritz P, Kreichgauer HP, von Richter O, Zundler J., et al. The role of intestinal P-glycoprotein in the interaction of digoxin and rifampin. J Clin Invest 1999;104:147-53.

[30] Unadkat JD, Wara DW, Hughes MD, Maathias AA, Holland DT, Paul ME, et al. Pharmacokinetics and safety of indinavir in human immunodeficien-cy virus-infected pregnant women. Antimicrob Agents Chemother 2007;51: 783-6.

[31] Claessens AJ, Risler LJ, Eyal S, Shen DD, Easterling TR, Hebert MF. CYP2D6 mediates 4-hydroxylation of clonidine in vitro: implication for pregnancy-in-duced changes in clonidine clearance. Drug Metab Dispos 2010;38:1393-6.

[32] Buchanan ML, Easterling TR, Carr DB, Shen DD, Risler LJ, Nelson WL, et al. Clonidine pharmacokinetics in pregnancy. Drug Metab Dispos 2009; 37:702–5.

[33] Cunningham FE, Baughman VL, Peters J, Laurito CE. Comparative pharmacokinetics of oral versus sublingual clonidine. J Clin Anesth 1994;6:430–3.

[34] Porchet HC, Piletta P, Dayer P. Pharmacokinetic–pharmacodynamic modeling of the effects of clonidine on pain threshold, blood pressure, and salivary flow. Eur J Clin Pharmacol 1992;42:655–62.

[35] Arndts D. New aspects of clinical pharmacology of clonidine. Chest 1983;83:397–400.

[36] Naritomi Y, Terashita S, Kagayama A. Identification and relative contributions of human cytochrome P450 isoforms involved in the metabolism of glibenclamide and lansoprazole: evaluation of an approach based on the in vitro substrate disappearance rate. Xenobiotica 2004;34:415–7.

[37] Van Giersbergen PLM, Treiber A, Clozel M, Bodin F, Dingemanse J. In vivo and in vitro studies exploring the pharmacokinetic interaction between bosentan, a dual endothelin receptor antagonist and glyburide. Clin Pharmacol Ther 2002;71:253–62.

[38] Zhou L, Naraharisetti SB, Liu L, Wang H, Lin YS, Isoherranen N, et al. Contributions of human cytochrome P450 enzymes to glyburide metabolism. Biopharm Drug Dispos 2010;31:228–42.

[39] Kirchheiner J, Brockmöller J, Meineke I, Bauer S, Rohde W, Meisel C, et al. Impact of CYP2C9 amino acid polymorphisms on glyburide kinetics and on the insulin and glucose response in healthy volunteers. Clin Pharmacol Ther 2002;71:286–96.

[40] Yin OQP, Tomlinson B, Chow MSS. CYP2C9 but not CYP2C19 polymorphisms affect the pharmacokinetics and pharmacodynamics of glyburide in Chinese subjects. Clin Pharmacol Ther 2005;78:370–7.

[41] Niemi M, Cascorbi I, Timm R, Kroemer HK, Neuvonen PJ, Kivisto KT. Glyburide and glimepiride pharmacokinetics in subjects with different CYP2C9 genotypes. Clin Pharmacol Ther 2005;78:90–2.

[42] Zhang YF, Chen XY, Guo YJ, Si DY, Zhou H, Zhong DF. Impact of cytochrome P450 CYP2C9 variant allele CYP2C9*3 on the pharmacokinetics of glibenclamide and lornoxicam in Chinese subjects. Yao Xue Xue Bao 2005;40:796–9.

[43] McGready R, Stepniewska K, Seaton E, Cho T, Cho D, Ginsberg A, et al. Pregnancy and use of oral contraceptives reduces the biotransformation of proguanil to cycloguanil. Eur J Clin Pharmacol 2003;59:553–7.

[44] Zhou J, Tracy TS, Remmel RP. Glucuronidation of dihydrotestosterone and trans-androsterone by recombinant UDP-glucuronosyltransferase (UGT) 1A4: evidence for multiple UGT1A4 aglycone binding sites. Drug Metab Dispos 2010;38:431–40.

[45] Green MD, Bishop WP, Tephly TR. Expressed human UGT1.4 protein catalyzes the formation of quaternary ammonium-linked glucuronides. Drug Metab Dispos 1995;23:299–302.

[46] Tran TA, Leppik IE, Blesi K, Sathanandan ST, Remmel R. Lamotrigine clearance during pregnancy. Neurology 2002;59:251–5.

[47] de Haan GJ, Edelbroek P, Segers J, Engelsman M, Lindhout D, Dévilé-Notschaele M, et al. Gestation-induced changes in lamotrigine pharmacokinetics: a monotherapy study. Neurology 2004;63:571–3.

[48] Andrew MA, Easterling TR, Carr DB, Shen D, Buchanan ML, Rutherford T, et al. Amoxicillin pharmacokinetics in pregnant women: modeling and simulations of dosage strategies. Clin Pharmacol Ther 2007;81:547–56.

[49] Tanigawara Y, Okamura N, Hirai M, Yasuhara M, Ueda K, Kioka N, et al. Transport of digoxin by human P-glycoprotein expressed in a porcine kidney epithelial cell line (LLC-PK1). J Pharmacol Exp Ther 1992;263:840–5.

[50] Ernest S, Rajaraman S, Megyesi J, Bello-Reuss EN. Expression of MDR1 (multidrug resistance) gene and its protein in normal human kidney. Nephron 1997;77:284–9.

[51] Kullak-Ublick GA, Ismair MG, Stieger B, Landmann L, Huber R, Pizzagalli F, et al. Organic anion-transporting polypeptide B (OATP-B) and its functional comparison with three other OATPs of human liver. Gastroenterology 2001;120:525–33.

[52] Lau YY, Wu C-Y, Okochi H, Benet LZ. Ex situ inhibition of hepatic uptake and efflux significantly changes metabolism: hepatic enzyme-transporter interplay. J Pharmacol Exp Ther 2004;308:1040–5.

[53] Lowes S, Cavet ME, Simmons NL. Evidence for a non-MDR1 component in digoxin secretion by intestinal Caco-2 epithelial layers. Eur J Pharmacol 2003;458:49–56.

[54] Shanson DC, McNabb R, Hijipieris P. The effect of probenecid on serum amoxicillin concentrations up to 18 hours after a single 3 g oral dose of amoxicillin: possible implications for preventing endocarditis. J Antimicrob Chemother 1984;13:629–32.

[55] Daniel H, Kottra G. The proton oligopeptide cotransporter family SLC15 in physiology and pharmacology. Pflueg Arch Eur J Physiol 2004;447:610–8.

[56] Li M, Anderson GD, Phillips BR, Kong W, Shen DD, Wang J. Interactions of amoxicillin and cefaclor with human renal organic anion and peptide transporters. Drug Metab Dispos 2006;34:547–55.

[57] Becker ML, Visser LE, van Schaik RH, Hofman A, Uitterlinden AG, Stricker BH. Genetic variation in the multidrug and toxin extrusion 1 transporter protein influences the glucose-lowering effect of metformin in patients with diabetes: a preliminary study. Diabetes 2009;58:745–9.

[58] Zhou M, Xia L, Wang J. Metformin transport by a newly cloned proton-stimulated organic cation transporter (plasma membrane monoamine transporter) expressed in human intestine. Drug Metab Dispos 2007;35:1956–62.

[59] Song IS, Shin HJ, Shim EJ, Jung IS, Kim WY, Shon JH, Shin JG. Genetic variants of the organic cation transporter 2 influence the disposition of metformin. Clin Pharmacol Ther 2008;84:559–62.

[60] Wang ZJ, Yin OQ, Tomlinson B, Chow MS. OCT2 polymorphisms and in-vivo renal functional consequence: studies with metformin and cimetidine. Pharmacogenet Genomics 2008;18:637–45.

[61] Chen Y, Li S, Brown C, Cheatham S, Castro RA, Leabman MK, et al. Effect of genetic variation in the organic cation transporter 2 on the renal elimination of metformin. Pharmacogenet Genomics 2009;19:497–504.

[62] Urakami Y, Nakamura N, Takahashi K, Okuda M, Saito H, Hashimoto Y, et al. Gender differences in expression of organic cation transporter OCT2 in rat kidney. FEBS Lett 1999;461:339–42.

[63] Shu Y, Bello CL, Mangravite LM, Feng B, Giacomini KM. Functional characteristics and steroid hormone-mediated regulation of an organic cation transporter in Madin–Darby canine kidney cells. J Pharmacol Exp Ther 2001;299:392–8.

[64] Alnouti Y, Petrick JS, Klaassen CD. Tissue distribution and ontogeny of organic cation transporters in mice. Drug Metab Dispos 2006;34:477–82.

[65] Blackburn ST. Maternal, Fetal & Neonatal Physiology. A Clinical Perspective. 3rd ed. St. Louis: Saunders Elsevier; 2007.

第 4 章

哺乳期女性的药物治疗

Cheston M. Berlin

4.1 哺乳期女性的用药

妊娠期及产后的女性可能都需要进行药物治疗。在这两种情况下,在能为母体提供必需的药物治疗的前提下,尽可能地保护婴儿是非常重要的。妊娠期中婴儿可能由于长期接触来自母体的药物而早产。除了哺乳期婴幼儿接触到的药物,在妊娠期所接触到的药物也可能在哺乳期加强药物的不良反应。这些情况在产后阶段尤为显著,但是对于某些药物来说,它们对婴幼儿的不良反应窗可能会更长,如抗抑郁药等。

4.2 母乳中药物的临床药理学

药物从母体循环到乳腺细胞肺泡腔转运的决定因素主要有:①分子量;②与母体血浆蛋白的结合;③脂溶性;④电离度。转运速度最快或者数量最多的药物是那些高脂溶性、不带电荷、低分子量和不与或与母体血浆蛋白结合很少的药物。药物转运到乳腺细胞肺泡腔主要有四种扩散机制:跨细胞转运、细胞间转运、被动转运和离子载体转运(极性化合物与载体蛋白结合)[1]。其中大部分药物的转运都可能是跨细胞转运方式。细胞间的转运通路可避免其进入细胞内,这可能会导致母乳中出现一些高分子化合物,如免疫球蛋白(来源于母体血浆)和单克隆抗体药物,如依那西普(分子量52 000)。高分子量的药物也确实可以出现在母乳中,最为显著的就是来源于母体血液中的抗体。许多新兴的药物都是高分子量实体,如单克隆抗体。与产妇血清中 1450 ~ 2000ng/mL 的量相比,如依那西普之类的药物在母乳中的量就非常少了,仅 2 ~ 5ng/mL[2]。由于药物剂量极少,且在婴幼儿胃肠道中几乎不被吸收,导致这些蛋白基本没有药理活性。事实上,分子量低于 200 道尔顿或 300 道尔顿的药物都会进入到母乳中,但婴幼儿吸收的药物剂量(浓度乘以体积)在药理作用上往往是无关紧要的,对于大多数药物来说,可能只有不到母体药量的 1% ~ 2% 被转运到母乳中[3]。

4.3　分娩中

在这段时期内密切相关的是母体被给予的麻醉类型。这种药物的暴露接触可能会延迟母体泌乳,影响母亲的精神状态和看护能力。婴儿可能会表现出经胎盘转运所产生的影响,这种转运受储存和摄取的影响。有一种比较重要的看法是无论产后使用麻醉剂的类别,可能转运至婴儿的量远小于分娩时经胎盘转运的量。

4.4　全身麻醉

4.4.1　不稳定的麻醉药

关于在母乳中此类化合物浓度的数据较少,主要是由于在给药以后母体较快的代谢冲洗,等到母亲醒来照顾婴儿时她的血药浓度就很低或者根本不存在。

4.4.1.1　氟烷

关于母亲全身麻醉后测量氟烷在母乳中含量尚无相关报道。据报道,在麻醉后 11 ~ 20 天仍能在患者呼出的气体中检测到氟烷[4]。在手术室连续工作 5h 以上,一名女性麻醉医师在她的母乳中检测到 2ppm (1ppm = 10−6)的氟烷[5]。基于这个检测报告,可以合理地推测母体因剖宫产或者分娩产生的并发症而使用氟烷,氟烷则会出现在乳汁中。

4.4.1.2 地氟烷和七氟烷

这两种吸入麻醉剂高度氟化,不易溶解在脂肪和其他周围组织中,因此其吸收和恢复都非常快。虽然在牛奶中检测这两种化合物尚未报道,但这一标准很可能是非常低的或本来就不存在,因为它们的脂溶性很低。

4.4.2 静脉注射麻醉剂

4.4.2.1 氯胺酮

关于在产后女性的乳汁中检测出氯胺酮,目前尚无相关报道。氯胺酮的半衰期约为 3h,因此分娩后数小时允许母亲母乳喂养,传递给婴儿的这种药量极少。

4.4.2.2 异丙酚

这种药物是一种脂类物质,必须通过脂肪乳的方式给予母体。这种药物的半衰期约为 2h。这种药物在母乳中发现的量是非常低的,通常母乳中的含量为 1mg/L 或更少[6]。在乳汁中这么低的量不会被婴儿吸收。

4.4.2.3 依托咪酯

母乳中依托咪酯的浓度是非常低的(低于 1mg/L),并且在给药 4h 后清除。在母体中的半衰期约为 3h[7]。

4.4.2.4 硫喷妥钠

母乳中硫喷妥钠的浓度通常为 2mg/dL 或更少,这取决于母体接受静脉给药后取样的时间。最后一次给药 4h 后,血清浓度通常下降到小于 1mg/dL[7]。一项关于比较母乳喂养与非母乳喂养的两种婴儿中硫喷妥钠排泄的研究,发现排泄量无明显差异[8]。在哺乳期进行母乳喂养的婴儿是不可能接收大剂量的硫喷妥钠。这种药一直备受争议,因为它是死刑中用于注射处死的一种成分。在美国该药自 2009 年以来已经停产,而从国外供应商处的输出品成为诉讼的来源。

4.4.3 通用声明

有趣的猜测是母乳喂养最初的困难(特别是母乳不足)是否可能是

由于母乳中残余的全身麻醉药(吸入或者静脉注射)。当母亲从全身麻醉中苏醒过来时,开始或继续进行母乳喂养对于母亲(和婴儿)是安全的[9,10]。

4.5　硬膜外麻醉

　　常见的用于硬膜外麻醉的药物是丁哌卡因或罗哌卡因。阿片类药物芬太尼通常会被加到注射液中进行给药。这些局部麻醉药能够快速缓解疼痛,应用通常的给药浓度不会造成明显的肌肉松弛。这两种药物与母体的血浆蛋白结合率都很高,因此转入到母乳中的量是有限的。近期的两项有前瞻性的随机对照研究表明,母乳喂养中接受硬膜外麻醉是用局部麻醉药和(或)芬太尼两者之间并没有出任何明显的差别[11,12]。建议指出,接受哌替啶单药治疗的女性成功进行母乳喂养的概率较低。Chang 和 Heaman 报道了 53 例接受罗哌卡因或丁哌卡因药物的女性(平均滴注时间为 3.5h),与未接受麻醉的组别相比,这对神经行为包括母乳喂养没有影响[13]。这两种局麻药不经或仅有极少量经胃肠道吸收,结果是即使有少量药物存在于母乳中,婴儿应该也不会受到影响。Rosen 和 Lawrence 研究了 83 对母子,结果发现母乳喂养和人工喂养的婴儿在喂养与最初减重的能力上没有任何差别[14]。

4.6　催乳剂

　　几种药物和许多膳食补充剂一直致力于提高泌乳,包括开始的母乳形成及母乳量的增加。没有研究可以确定这些物质是有效的[15,16]。建议母亲尽量不要使用纯度和功效不确定的膳食补充剂。没有能替代医师、医院和哺乳顾问提供哺乳支持的替代品。

4.7　产后即早期

　　在产后即早期内,对母亲药物监督管理的主要关注点是:①疼痛缓解;②由于妊娠而中止治疗的慢性疾病,在产后恢复其药物治疗;③关于新诊断条件下的治疗。

4.8 疼痛

对于产后即早期疼痛的缓解(剖宫产、外阴切开术),给予对乙酰氨基酚或非甾体抗炎药合适的剂量可能就足够了。近来受到关注的是使用高剂量对乙酰氨基酚治疗慢性疾病,特别是与使用含有酒精(乙醇)的饮料合用时。对乙酰氨基酚或者非甾体抗炎药难以控制疼痛时,应该给予适当的麻醉药物。

4.8.1 吗啡

不管母体的给药途径是哪种(口服给药、静脉内给药、硬膜外给药、鞘内给药),吗啡的含量及其活性代谢物即吗啡-6-葡糖苷酸转化进入母乳的量是很少的,不太可能引起婴儿的症状,除非是非常小的婴儿或早产儿。例如,硬膜外给予母体 4mg 吗啡,在母乳中药物的峰值含量 82μg/L。如果经胃肠道外给予吗啡(5~15mg),则峰值为 500μg/L[17]。吗啡的半衰期约为 3h(成人),因此,如果给予母体任何剂量吗啡后 3h,母乳中的水平会非常低并且很可能没有临床效果。

4.8.2 可待因

可待因的活性代谢物是吗啡,而吗啡的代谢物是吗啡-6-葡糖苷酸。参与该代谢过程的酶系是:CYP2D 参与代谢可待因,UGT2B7 参与代谢吗啡、可待因-6-葡糖苷酸、吗啡-6-葡糖苷酸。这两种酶系都有遗传变异倾向。有些患者能够快速代谢可待因,并在给药后很短的时间内就产生更高浓度的吗啡和活性代谢产物。增加的浓度会造成不良反应的增强,特别是对母体和哺乳期婴儿有嗜睡和中枢神经系统抑制的作用[18,19]。已有 1 例吗啡中毒死亡的报道[18]。谨慎起见,产后极早期母体要避免使用可待因,也许无论婴儿年龄多大,哺乳期母亲都应避免使用。大月龄的婴儿,尤其是除了母乳之外还吃固体食物的婴儿,即使母亲属于快代谢型,婴儿可能也没有明显症状[19]。

4.8.3　哌替啶

对剖宫产以及缓解产后疼痛而给予哌替啶后,在母乳和婴儿血浆中也出现了这种药物[20,21]。发现婴儿血浆中的水平是产妇血浆中水平的 1.4%[20]。为控制产后疼痛而给予哌替啶与给予等效剂量的吗啡相比,3~4 天大的婴儿警觉性受到抑制[21,22]。根据早期新生儿神经行为量表,Hodgkinson 等得出对于产后第 1 天和第 2 天的婴儿,其中有 13 项受到抑制(包括警觉性、站立及吮吸能力)。这种影响呈剂量依赖性[23]。对于分娩时和产后疼痛,吗啡似乎是首选的阿片类药物。

4.8.4　氢可酮

氢可酮代谢为活性更强的代谢物氢吗啡酮,这两种成分都能够排泄进入母乳中。如果每日给药剂量控制在 30mg/d,应该不会影响进行母乳喂养的婴儿[24,25]。对于较大的婴儿,估算的婴儿可能会接触到的平均镇静剂的剂量是治疗剂量的 0.7%。

人们一直担心阿片类药物通过母乳喂养传递给婴儿具有潜在毒性。不良反应事件通常与婴儿很小时母体接受高剂量给药相关。

4.9　美沙酮

在妊娠期间接受美沙酮而麻醉品成瘾的女性应该鼓励进行母乳喂养,并且继续服用美沙酮[26]。接受母乳喂养的婴儿对于美沙酮发作较慢且新生儿戒断综合征不会太严重。他们也不太需要接受戒断综合征的药物治疗[27]。母乳中美沙酮的浓度很低:21~314ng/mL[28]。母体接受的给药剂量中,仅有 1%~3% 被排泄进入母乳[29]。这些婴儿仍然需要在医院进行非常密切的观察,出院后也需要监测可能出现的戒断症状。

4.10　妊娠前用药恢复

精神药品可能是个例外,几乎所有针对急性和慢性母体状况的药物对于进行母乳喂养的婴儿是安全的。母体接受药物治疗后而引起婴儿的不良反应非常罕见,通常局限于月龄 2 个月以下的婴儿[30,31]。Anderson 等在几个数据库中搜索了 1966—2002 年的资料,总结发现了 100 个有关不良反应的报道[30]。没有报道显示不良反应是与药物的使用绝对相关的,这些报道中有 53 个是可能相关,47 个是很可能相关。100 名婴儿中有 3 人死亡,其中 1 名是婴儿猝死综合征。这些报道发表于有关对婴儿很小时母亲应用可待因的顾虑之前。只有4%的报道中婴儿的月龄超过了 6 个月。大约 1000 种药物的信息在 Lact-Med 网站上[32](见下文)。

4.11　精神和神经营养药物

4.11.1　抗抑郁药、抗精神病药、镇静剂、抗癫痫药、有关注意缺陷多动障碍的药物

这些药物被集合在一起,因其靶器官都是大脑;这些化合物的药效作用涉及中枢神经系统中神经递质的改变。这些改变可能是神经递质的数量、神经元上感受器的敏感性或活性受体的数量。这些药物包括抗抑郁药、抗精神病药、镇静剂、抗癫痫药,以及治疗注意缺陷多动障碍的药物。这些化合物可能在妊娠期和哺乳期能够进行传递。这组药物可能是医师治疗母体用药中面临的最大挑战,母亲需要一种或多种药物,但对婴儿的影响或多重影响是什么? 因为它们都会影响神经递质的功能,又因为会影响胎儿和新生婴儿的中枢神经受体的发育,那么这种对神经发育的影响是永久性的吗? 临床证据还远远不够;长期研究也不可行。有限的资料表明,从长远发展来看,这些药物的影响可能不会太明显或者是难以衡量,因为可变因素有很多,例如遗传背景,以及社会和经济地位[33]。将哺乳期的药物影响从由于妊娠期接触药物而产生的影响中分离出来是不可能的。母亲们需要知道的重要信息是:①所有的这些药物都能在母乳中测量到;②母乳中的药物含量很低,通常情况在婴儿血浆中检测不到;③长期研究(在童年和

青春期)是不可行的。接触药物的敏感期和不良反应可能在第 1 周或第 1 个月中出现。

　　因为妊娠期间和产后阶段众所周知的抑郁症的发病率,妇产科医师对抗抑郁药特别感兴趣。处于妊娠期和产后前 3 个月的女性有多达 18% ~20% 的女性患抑郁症[34,35]。目前使用的大多数抗抑郁药物都属于选择性 5 - 羟色胺再摄取抑制剂(SSRI)类药物。它们的半衰期会持续 15 ~36h[36]。几种 SSRI 类药物(氟西汀、舍曲林)也有活性代谢产物,这可能将药理作用延长 4 ~ 16 天。新生儿戒断综合征与 SSRI 类药物的使用有关。不同婴儿的症状有所不同,这些症状通常包括喂食困难、神经过敏、震颤、打喷嚏及入睡困难[37]。症状通常是轻微的并且会在 2 周内消退[38]。

4.12　产后哺乳期母亲不得给予的药物

　　这个名单里的药物很少,包括:

　　药物滥用(可卡因、吗啡);

　　几种 β 受体阻滞剂如阿替洛尔和索他洛尔。这些药物母体排除的剂量百分比高,并且已有以母乳喂养的婴儿出现相关症状的报道[39];

　　锂——报道指出在以母乳喂养的婴儿血液中浓度很大(为母体血液中浓度的 11% ~56%)[40]。报道中有 24 例婴儿没有症状;4 例(都是月龄 2 个月以下)报道有症状[41];

　　胺碘酮——母体的给药剂量的 3.5% ~45% 可能被排入母乳中[42]。这种药物中包括 39% 的碘,可能会阻断甲状腺功能。在成人体内的半衰期是 100 天[43]。药物在婴儿血清中的浓度能达到母亲血清中浓度的 25%[44]。

4.13　口服避孕药

　　关于哺乳期女性使用口服避孕药(OCP)有两个问题:母乳的质量和生成量。对于不服用 OCP 和服用不同种类的 OCP 的母亲,其的母乳质量似乎没有变化。已经有许多研究表明母乳的供应量会减少,尤其是给予高剂量雌性激素化合物后,特别是在分娩后开始的几个星期。孕激素似乎不会像雌性激素类化合物那样抑制泌乳。母乳喂养医学学会将纯孕激素化合物作为避孕的第二选择,将雌激素类避孕药作为第三选择[45]。第一个选择是:哺乳期闭经法(LAM)、自然计划生育、避孕屏障和宫内节育器。有意向使用 LAM 的母亲需要参照医师或哺乳顾问的建议了解如何使用 LAM。正确使用的情况下有效率是 98%[46]。

4.14 总结

关于可能经母乳喂养转入婴儿体内的药物的重要经验是:2 周大婴儿特别容易受不良反应影响;剂量(母体)响应(婴儿)的关系;个体之间对药物的响应存在很大差异;母亲和婴儿两者的药理遗传特性在对药物不良反应响应中扮演重要角色[47]。

最后,精确的分析方法已应用于鉴定极小剂量的化合物(例如纳克每升母乳),而这很难与生物测量相对应。

4.15 信息来源

在 LactMed 网站能找到最新、最全面的官方信息[32]。这是国家医学图书馆 TOXNET(毒理学数据网)的网站。大约有 1000 种药物,包括引用了中草药制剂;这些信息经同行审查,以事实为依据,每年都在不断地更新。LactMed 网站可以存储在手机上。iPhone/触控式 iPod 及安卓版 LactMed 软件的下载网站是 http://toxnet. nlm. nih. gov/help/lactmedapp. htm.。另一个来源是 Briggs 等也提供了关于妊娠期用药的详细信息[48]。

(阎姝 译)

参考文献

[1] Berlin CM. Neonatal and pediatric pharmacology. In: Yaffe SJ, Aranda JV, editors. Neonatal and Pediatric Pharmacology: Therapeutic Principles in Practice. 4th ed. Philadelphia: Lippincott Williams & Wilkins; 2011. p. 210–20.

[2] Berthelsen BG, Fjeldsoe-Nielsen H, Nielsen CT, Hellmuth E. Etanercept concentrations in maternal serum, umbilical cord serum, breast milk and child serum during breastfeeding. Rheumatology 2010;49:2225–7.

[3] Bennett PH, Notarianni LJ. Risk from drugs in breast milk; an analysis by relative dose. Br J Clin Pharmacol 1996;42:673–4.

[4] Corbett TH, Ball GL. Respiratory excretion of halothane after clinical and occupational exposure. Anesthesiology 1973;39:342–5.

[5] Cote CJ, Kenepp NB, Reed SB, Strobel GE. Trace concentrations of halothane in human breast milk. Br J Anaesth 1976;48:541–3.

[6] http://toxnet.nlm.nih.gov/cgi-bin/sis/search/f?/temp/~SrnBRA:1 (propofol).

[7] Esener Z, Sarihasan B, Guven H, Ustun E. Thiopentone and etomidate concentrations in maternal and umbilical plasma, and in colostrum. Br J Anaesth 1992;69:586–8.

[8] Morgan DJ, Beamiss CG, Blackman GL, Paull JD. Urinary excretion of placentally transferred thiopentone by the human neonate. Dev Pharmacol Ther 1982;5:136–42.

[9] Hale TW. Anesthetic medications in breastfeeding mothers. J Hum Lact 1999;15:185–94.

[10] Montgomery A, Hale TW, Academy of Breastfeeding Medicine Protocol Committee. ABM Clinical Protocol #15: analgesia and anesthesia for the breastfeeding mother. Breastfeed Med 2006;1:271–7.

[11] Beilin Y, Bodian CA, Weiser J, Hossain S, Arnold I, Feierman DE, et al. Effect of labor epidural analgesia with and without fentanyl on infant breastfeeding: a prospective, randomized, double-blind study. Anesthesiology 2005;103:1211–7.

[12] Wilson MJ, MacArthur C, Cooper GM, Bick D, Moore PA, Shennan A, et al. Epidural analgesia and breastfeeding: a randomised controlled trial of epidural techniques with and without fentanyl and a non-epidural comparison group. Anaesthesia 2010;65:145–53.

[13] Chang ZM, Heaman MI. Epidural analgesia during labor and delivery: effects on the initiation and continuation of effective breastfeeding. J Hum Lact 2005;21:305–14.

[14] Rosen AR, Lawrence RA. The effect of epidural anesthesia on infant feeding. J Univ Roch Med Ctr 1994;6:3–7.

[15] Academy of Breastfeeding Medicine Protocol Committee. ABM Clinical Protocol #9: use of galactogogues in initiating or augmenting the rate of maternal milk secretion (first revision January 2011). Breastfeed Med 2011;6:41–9.

[16] Anderson PO, Valdes V. A critical review of pharmaceutical galactagogues. Breastfeed Med 2007;2:229–42.

[17] Feilberg VL, Rosenborg D, Broen Christensen C, Mogensen JV. Excretion of morphine in human breast milk. Acta Anaesthesiol Scand 1989;33:426–8.

[18] Koren G, Cairns J, Chitayat D, Gaedigk A, Leeder SJ. Pharmacogenetics of morphine poisoning in a breastfed neonate of a codeine-prescribed mother. Lancet 2006;368:33–5.

[19] Madadi P, Ross CJD, Hayden MR, Carleton BC, Gaedigk A, Leeder SJ, et al. Pharmacogenetics of neonatal opioid toxicity following maternal use of codeine during breastfeeding: a case–control study. Clin Pharmacol Ther 2009;85:31–5.

[20] Al-Tamimi Y, Ilett KF, Paech MJ, O'Halloran SJ, Hartman PE. Estimation of infant dose and exposure to pethidine and norpethidine via breast milk following patient-controlled epidural pethidine for analgesia post caesarean delivery. Int J Obstet Anesth 2011;20:28–34.

[21] Wittels B, Scott DT, Sinatra RS. Exogenous opioids in human breast milk and acute neonatal neurobehavior: a preliminary study. Anesthesiology 1990;73:864–9.

[22] Wittels, B., Glosten, BT., Faure, E.A., Moawad, A.H., Ismail, M., Hibbard, J., et al. Postcesarean analgesia with both epidural morphine and intravenous patient-controlled analgesia: neurobehavioral outcomes among nursing neonates. Anesth Analg 1997;85:600–6.

[23] Hodgkinson R, Bhatt M, Wang CN. Double-blind comparison of the neurobehavior of neonates following the administration of different doses of meperidine to the mother. Canad Anaesth Soc J (Can J Anesth) 1978;25:405–41.

[24] Sauberan JB, Anderson PO, Lane JR, Rafie S, Nguyen N, Rossi SS, et al. Breast milk hydrocodone and hydromorphone levels in mothers using hydrocodone for postpartum pain. Obstet Gynecol 2011;117:611–7.

[25] Anderson PO, Sauberan JB, Lane JR, Rossi SS. Hydrocodone excretion into breast milk: the first two reported cases. Breastfeed Med 2007;2:10–4.

[26] Academy of Breastfeeding Medicine Protocol Committee. ABM Clinical Protocol #21: guidelines for breastfeeding and the drug-dependent woman. Breastfeed Med 2009;4:225–8.

[27] Abdel-Latif ME, Pinner J, Clews S, Cooke F, Lui K, Oei J. Effects of breast milk on the severity and outcome of neonatal abstinence syndrome among infants of drug-dependent mothers. Pediatrics 2007;117:e1163–1169.

[28] Jansson LM, Choo R, Harrow C, Velez M, Schroeder JR, Lowe R, et al. Methadone maintenance and long-term lactation. J Hum Lact 2007;23:184–90.

[29] http://toxnet.nlm.nih.gov/cgi-bin/sis/search/f?/temp/~nMXQon:1 (methadone).

[30] Anderson PO, Pochop SL, Manoguerra AS. Adverse drug reactions in breastfed infants: less than imagined. Clin Pediatr 2003;42:325–40.

[31] Ito S, Blajchman A, Stephenson M, Eliopoulos C, Koren G. Prospective follow-up of adverse reactions in breastfed infants exposed to maternal medication. Am J Obstet Gynecol 1993;168:1393–9.

[32] LactMed (drugs and lactation database). http://toxnet.nlm.nih.gov/cgi-bin/sis/htmlgen?LACT

[33] Nulman I, Rovet J, Stewart DE, Wolpin J, Pace-Asciak P, Shuhaiber S, et al. Child development following exposure to tricyclic antidepressants or fluoxetine throughout fetal life: a prospective, controlled study. Am J Psychiatry 2002;159:1889–95.

[34] Marcus SM. Depression during pregnancy: rates, risks, and consequences – motherisk update 2008. Can J Clin Pharmacol 2009;16:e15–22.

[35] Gavin NI, Gaynes BN, Lohr KN, Meltzer-Brody S, Gartlehner G, Swinson T. Perinatal depression: a systematic review of prevalence and incidence. Obstet Gynecol 2005;106:1071–83.

[36] Davanzo R, Copertino M, De Cunto A, Minen F, Amaddeo A. Antidepressant drugs and breastfeeding: a review of the literature. Breastfeed Med 2011;6:89–98.

[37] Monk C, Fitelson EM, Werner E. Mood disorders and their pharmacological treatment during pregnancy: is the future child affected?. Pediatr Res 2011;69:3R–10R.

[38] Moses-Kolko EL, Bogen D, Bregar A, Uhl K, Levin B, Wisner KL. Neonatal signs after late in utero exposure to serotonin reuptake inhibitors: literature review and implications for clinical applications. JAMA 2005;293:2372–83.

[39] Atkinson H, Begg EJ. Concentrations of beta-blocking drugs in human milk. J Pediatr 1990;116:156.

[40] Viguera AC, Newport DJ, Ritchie J, Stowe Z, Whitfield T, Mogielnicki J, et al. Lithium in breast milk and nursing infants: clinical implications. Am J Psychiatry 2007;164:342–5.

[41] http://toxnet.nlm.nih.gov/cgi-bin/sis/search/f?/temp/~r7lQ4W:1 (lithium).

[42] http://toxnet.nlm.nih.gov/cgi-bin/sis/search/f?/temp/~yGm4ch:1 (amiodarone).

[43] Basaria S, Cooper DS. Amiodarone and the thyroid. Am J Med 2005:118, 706–714.

[44] McKenna WJ, Harris L, Rowland E, Storey G, Holt D. Amiodarone therapy during pregnancy. Am J Cardiol 1983;51:1231–3.

[45] Academy of Breastfeeding Medicine Protocol Committee. ABM Clinical Protocol #13: contraception during breastfeeding. Breastfeed Med 2006; 1:43–50.

[46] Labbok MH, Hight-Laukaran V, Peterson AE, Fletcher V, von Hertzen H, Van Look PFA. Multicultural study of the lactational amenorrhea method (LAM): I. efficacy, duration, and implications for clinical application. Contraception 1997;55:327–36.

[47] Berlin Jr CM, Paul IM, Vesell ES. Safety issues of maternal drug therapy during breastfeeding. Clin Pharmacol Ther 2009;85:20–2.

[48] Briggs GG, Freeman RK, Yaffe SJ. Drugs in Pregnancy and Lactation. 9th ed. Philadelphia: Wolters Kluwer/Lippincott Williams & Wilkins; 2011.

第 5 章

胎儿药物治疗

Erik Rytting, Mahmoud S. Ahmed

5.1 引言

当对妊娠期用药进行规定时,通常来说是为了应对影响产妇健康的状况。小心谨慎地选择适当的药物和给药剂量以减小药物经胎盘转运,并使胎儿药物暴露的任何不良后果最小化。然而,本章的重点是针对影响胎儿的治疗药物条件的药物管理,而不是对于母亲。为了在胎儿体内达到药物的治疗浓度,需要努力规避胎盘作为屏障的功能。在这种情况下,降低母体对不需要的药物的接触很重要,这种情况可能会影响其生活质量。

本章第 1 部分将讨论可能会被批准的胎儿药物治疗的几种医学指征。由于重点是药物治疗,读者参考有关其他胎儿医学干预的其他来源的详细信息,如脊髓脊膜突出的产前修复[1],治疗胎儿贫血的输血[2]及其他[3]。

本章第 2 部分将介绍有关胎儿药物输送的方案,包括给予母体药物的经胎盘转运、直接胎儿注射、基因治疗、干细胞移植以及纳米医学。对于与这种挑战性课题相关的伦理学,本章将进行简单讨论(另请参阅第 8 章,其中对妊娠期临床药理学的伦理学方面进行了讨论)。

5.2 胎儿治疗的适应证

表 5.1 列出了一些胎儿治疗的一般适应证,有关这种情况的详细

信息见表5.2。然而,因为这个表格并不是详细清单,本节将明确一些对胎儿药物治疗有益的其他设计。

表5.1　有关胎儿药物治疗的适应证及使用的药物举例

胎儿药物治疗适应证	药物
心律失常	地高辛、氟卡尼、索他洛尔
内分泌系统疾病	
先天性肾上腺皮质增生症	地塞米松
胎儿甲状腺疾病	左甲状腺素
血液系统疾病	
同种免疫性血小板减少症	丙种球蛋白
红细胞异源免疫	抗 D 免疫球蛋白
肺成熟	地塞米松、倍他米松

表5.2　用于胎儿药物治疗的部分药物的药代动力学考量(见表5.1)

药物	典型给药剂量	注释	参考文献
地高辛	0.5mg,每天2次,服用2天,然后0.25~0.7mg/d	治疗浓度1.0~2.5ng/mL;胎儿/母体比:0.3~1.3;积液降低经胎盘转运;Pgp的底物	[66-74]
氟卡尼	100mg,每天3~4次	治疗浓度0.2~1.0μg/mL;胎儿/母体比:0.5~1.0;即使妊娠期积液仍能通过胎盘	[66,73,75-79]
索他洛尔	80~160mg,每天2~3次	治疗浓度2~7μg/mL(心房扑动);胎儿/母体比:1.0±0.5	[66,78,80-87]
地塞米松(用于肺成熟)	6mg,4个肌肉内剂量,间隔12h	胎儿/母体比范围0.2(给药后50min)至0.44(给药后265min);一小部分被胎盘代谢为无活性的11-类固醇	[88-92]
倍他米松	12mg,2个肌肉内剂量,间隔24h	胎儿/母体比:0.28±0.04;一小部分被胎盘代谢为无活性的11-类固醇	[93-97]

(待续)

表5.2(续)

药物	典型给药剂量	注释	参考文献
左旋甲状腺激素	案例研究报告羊膜腔给药剂量范围50～800μg(中间剂量250μg),每1～4周	可能有必要同时给予母体抗甲状腺药物;开始给予小剂量(150μg),如有必要可增加剂量;脐带穿刺术应限制	[15,98－101]
丙种球蛋白	1～2g/(kg·W),iv,依据风险	常结合泼尼松使用	[102]
抗D免疫球蛋白	1500IU,单次肌内注射,在妊娠期28周	双剂量方案:28周给予500IU、34周给予1250IU,这个方案可能对保持足够的抗D水平直到足月更有效	[103－105]
地塞米松(用于先天性肾上腺增生)	20μg/(kg·d),给药剂量基于妊娠前体重,分为3个剂量	见上述地塞米松的注解	[11]

胎儿治疗最常见的药物干预是产前给予糖皮质激素,这种方案适用于在早产的情况下促进胎儿的肺成熟。地塞米松和倍他米松是用于这一情况的最常用药物,已经证明,这种方案临床上可显著减少呼吸窘迫综合征、新生儿死亡率、脑室出血、坏死性小肠结肠炎、重症监护入住及出生48h内的全身的感染[4,5]。

胎儿心律失常影响1%的妊娠[6]。尽管间歇性的期外收缩是常见的,可能不需要处理,但持续性胎儿心律失常需要给予足够重视,因为这可能在48h内导致积液现象,而这种状况的预后较差[6-9]。积液会影响经胎盘转运,因此需要进行胎儿药物注射[9]。最常见的胎儿心律失常是室性心动过速、心房扑动以及与完全的心传导阻滞相关的严重心动过缓。用于治疗胎儿心动过速的药物包括地高辛、氟卡尼、索他洛尔、普鲁卡因、普萘洛尔、胺碘酮、腺苷;而对于因心传导阻滞造成的心动过缓的类固醇和拟交感神经药物的使用仍有疑问[7]。对大多数抗心律失常药物进行精心的监控是很有必要的,这是因为治疗窗窄,以及地高辛和维拉帕米联合给药可能会引起胎儿死亡[10]。胎儿抗心律失常治疗而引起的母体不良反应包括心悸、二度房室传导阻滞、文氏现象和低血压[10]。

先天性肾上腺皮质增生症通常是由于 21 - 羟化酶缺乏（CYP21A2）[8]。皮质醇生成减少导致雄激素合成过量,从而引起女性生殖器男性化。一项对 13 个国家的调查研究发现,这种情况总的发生率是 15 000 个新生儿中有 1 例,但在皮克爱斯基摩人中比率高达 282 个新生儿中就有 1 例[11]。采用地塞米松进行宫内治疗能够减少雄激素的异常水平,对于受影响女性的错误的性别分配,这种治疗可以预防这种破坏性的后果。外生殖器分化发生于妊娠 7 ~ 12 周,因此治疗妊娠高危患者必须在更早的时候,最佳时间是第 5 周。对于妊娠 7 周的胎儿性别测定,无细胞 DNA 测试提供了非侵入性检测,从而对男性胎儿能够迅速中止使用地塞米松[12,13]。绒毛膜取样（CVS）可以在 10 ~ 12 周进行,此时对于未受影响的女性胎儿可以停止治疗[11]。对于受到影响的女性胎儿地塞米松治疗（每天 3 次）将持续整个妊娠期。胎儿地塞米松的治疗造成的母体不良反应包括水肿、皮纹、体重增加、库欣面部特征、面部毛发、葡萄糖不耐症、高血压、肠胃疾病以及情绪烦躁[8,11,14]。

先天性甲状腺功能低下,每 4500 名妊娠女性中约有 1 名受到影响,通常是治疗母体甲状腺功能亢进造成的次要状况,如 Graves 病[8]。胎儿甲状腺肿会干扰胎儿吞咽,造成羊水过多及胎膜早破。此外,胎儿甲状腺肿能够引起出生时气管压迫和窒息。胎儿甲状腺功能减退能够采用左甲状腺素成功治愈。左甲状腺素经羊膜腔注射给药,这是由于其经胎盘转移的量很低[8,15]。

可以被治疗的胎儿血液系统疾病包括同种免疫性血小板减少症和红细胞异源免疫两种。胎儿和新生儿同种免疫性血小板减少症（FNAIT）的发生率是 1/1500,这是由于母体针对胎儿血小板特异性抗原的抗体介导的应答所引起的;这可能导致子宫内胎儿颅内出血[16]。对妊娠期有风险患 FNAIT 的女性通常只在其前一个孩子有障碍后才进行鉴定,但是对母体进行静脉内给予丙种球蛋白能够成功地增加胎儿血小板计数[8,16]。红细胞异源免疫——对胎儿红细胞抗原的母体抗体反应——能够导致溶血、胎儿贫血和胎儿水肿[8]。对怀有 Rh 阳性胎儿的

Rh 阴性母亲给予预防性抗 D 免疫球蛋白能够减少对宫内输血的需要,从而治疗同种免疫性溶血病[17]。应当注意的是,对于其他类型的红细胞异源免疫除了抗 RhD 还没有可利用的预防性免疫球蛋白[18]。

除了前面提到的适应证,还有许多试验治疗的胎儿状况正处在不同的测试阶段。羊水过多(羊水过量)影响约 1% 的妊娠女性,其中55% 是先天性的、25% 与胎儿糖尿病相关[6,19]。人们对于羊水抽取和吲哚美辛给药用于治疗羊水过多已进行了研究,但不是作为随机对照试验[19]。吲哚美辛很可能会减少胎儿尿液的生成,并引起轻微的母体不良反应[6]。虽然对于胎儿宫内生长受限的一些治疗方法目前正在调查中,需要进一步研究和随机对照试验来确定疗效[20],但很显然戒烟能够降低低出生体重和早产率[21]。胸膜固定术中注射溶链菌制剂至胸膜腔似乎有望治疗处于提早的妊娠中期的非水肿胎儿乳糜胸[22,23]。对于先天性非免疫胎儿水肿已采用将地高辛和呋塞米注射至胎儿血管内的治疗方案[24],而感染诱导的非免疫胎儿水肿已经采用经胎盘转运的抗病毒制剂或抗生素类药物进行治疗[25]。宫内胎儿的恶性肿瘤很少被诊断出来[26],但这也可能展现了有关潜在胎儿化疗的未来区域。同样也有经母体给药胎儿直接或间接受益的例子,其中包括安胎药预防早产、青霉素治疗梅毒[6]、螺旋霉素治疗弓形体病[6]、分娩前给予青霉素减少新生儿败血症[27],以及通过采用高效抗反转录病毒治疗降低母婴 HIV 病毒传播率[28]。

5.3 实现胎儿药物治疗的策略

5.3.1 经胎盘的药物转运

许多用于胎儿的药物被给予母体,药物给药剂量的一部分穿越胎盘到达胎儿的血液循环。虽然这种药物转运方式可能会引起母体的不良反应,但相对于直接对胎儿进行注射的侵入性和风险性,通常优选这种方式。要了解此过程,对作为功能屏障的人类胎盘的作用进行简单介绍是很重要的(图 5.1)。

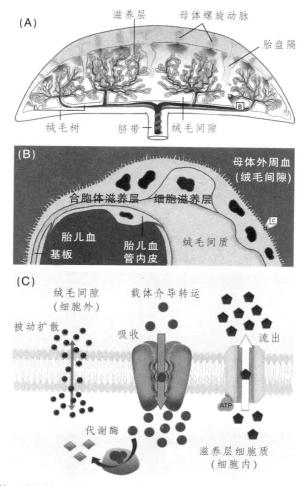

图5.1 母体-胎儿转运机制。(A)人类胎盘形态的概述显示胎儿血管从脐带分支成绒毛树状,这些被母体血液浸润并经螺旋动脉输入胎盘。绒毛结构表面上的滋养层细胞将母体血液与胎儿血液循环在绒毛间隙中分离,见图 B。(B)胎盘绒毛的细胞组成,其中多核合胞体滋养层细胞是由前体细胞滋养层细胞的融合而形成。滋养细胞和胎儿血管内皮细胞通过基底膜隔开。C 图详细描述了滋养细胞层内的几个转运机制。(C)滋养层细胞的转运机制,不同形状代表不同的分子。被动扩散取决于任意化合物的浓度梯度(异生物质或中间代谢物)。两种类型的载体转运(摄取和排出)包含跨越细胞膜磷脂双分子层的转运蛋白。分子通过代谢酶的生物转化也同样被表现[59-65]。

　　人类胎盘是胎儿起源处的一种组织,它位于母体和胎儿血液循环的连接处。妊娠期胎盘功能包括新生儿/成人的几个器官。例如,胎盘负责气体交换,在母体体循环中摄取营养物质,消除代谢废物,以及生物合成调节自分泌和(或)旁分泌功能的特定激素(类固醇和蛋白质)。总之,胎盘功能首先是确保着床,支持正常胚胎器官的形成和发育,维持健康的妊娠直到分娩。

　　在20世纪早期,人类的胎盘一直被视为一种类似于血脑屏障,但有"保护"胎儿免于暴露外源性物质和环境毒素作用的屏障。20世纪60年代的"反应停"导致先天畸形的事件打破了这种理念,提供证据证明了人类和其他哺乳类动物的胎盘在化合物经胎盘转运方面存在差异。目前,人们认为小分子化合物(<1000Da,包括目前大多数的药物)可通过简单扩散自由穿过介于母体和胎儿血液循环之间的胎盘。然而,介于母体和胎儿之间血液循环的化合物的双向转运,通过胎盘以简单扩散的方式进行,但这并不能排除其中同时包括其他两种转运方式,即易化扩散和主动转运[29,30]。

　　药物经两个过程中任意一种方式转运是由一种蛋白质介导的,这种蛋白质通常对一种特定化合物或一类化合物具有选择性。第一个过程是易化扩散,这个过程不需要代谢能量,是基于化合物的浓度梯度进行转运,直到达到稳定平衡。第二个过程是主动转运,这是一个单向过程,需要代谢能量,并且能够逆浓度梯度转运化合物。例如,细胞膜上的吸收转运蛋白负责转运母体的许多营养物质到胎儿的血液循环中[31]。另一方面,排出转运蛋白(如Pgp,乳腺癌耐药蛋白和多药耐药相关蛋白)负责将化合物从胎儿转运到母体血液循环中[32]。排出转运蛋白对于减少胎儿暴露于外源性物质是至关重要的,它们中每个都负责转运出不同数量的药物。

　　几种绒毛膜组织代谢酶负责药物的胎盘生物转化[33,34]。胎盘酶有时与肝脏内的酶是相同的,但在大多数情况下,它们的活性≤肝药酶的10%。如CYP19/芳香酶,众所周知,在类固醇生成中所起的作用涉及外源性物质胎盘的生物转化[35],因此经其他肝药酶的生物转化还没有在胎盘中被确定[36,37]。例如,CYP3A4参与许多药物的肝生物转化,但其活性在胎盘中还没有被检测到。

因此,胎盘代谢酶和排出转运蛋白明确了人类胎盘可以作为一种功能屏障,这种屏障能够控制药物经胎盘转运。这些蛋白质的活性在转录和翻译水平上被调控。其活性在不同个体间及同一个体的不同孕周间均存在差异[38-41]。经母体给予的用于胎儿治疗的药物,根据经胎盘转运的最大化,吸收转运蛋白摄取的底物更有可能在胎儿血液循环中达到治疗浓度。另一方面,作为排出转运蛋白和(或)代谢酶底物的药物更有可能引起母体的不良反应,因为在胎儿血液循环中达到药物的治疗浓度需要更高的给药剂量。

5.3.2 对胎儿直接注射

超声引导注射可被引导进入脐带、羊水、静脉内或胎儿的特定组织[2]。当治疗药物的水溶性或化学性质限制胎盘转运时,这种方式可能更有利[2,4]。尽管如此,还需要考虑这种方式的重要缺点。胎动不仅会造成初始注射的挑战性,还可能会导致注射针的移位[27,42]。由于CVS或羊膜穿刺术而流产的整体风险是 0.5% ~1%。当有必要进行重复注射时,感染和胎儿死亡的风险会成倍增长[2,4]。

5.3.3 基因治疗

胎儿的基因治疗对许多疾病都有益,包括囊性纤维化、血友病、宫内发育迟缓、杜氏肌营养不良以及 β - 地中海贫血症[43]。胎儿期进行基因治疗可以发挥独特优势,这个时期可以接触到不断扩增的干细胞,这在胎儿出生后是不可能实现的。与相对不成熟的胎儿免疫系统允许规避相比,可以限制转基因表达的免疫反应类型。此外,载体暴露于胎儿胸腺能够诱导对抗原的终身耐受,因此如果有必要,出生后能够重复注射相同的抗原[43,44]。然而,适当载体的选择以及一系列未知的风险使得目前疗效受到阻碍,比如妊娠早期进行注射造成流产概率的增加、诱导早产、感染、免疫反应、干涉胎儿正常发育、诱变作用、生殖系整合以及母体伤害,从而可能影响未来生育[43,44]。

5.3.4 干细胞移植

干细胞移植可能对子宫内的疾病有疗效,包括血红蛋白病、免疫缺陷以及先天性代谢缺陷[45]。如同提议的基因治疗,预料中较小胎儿的免疫系统会很容易接受干细胞移植,但是迄今为止,这种治疗仅在有免疫缺陷的胎儿中实现,免疫缺陷可能能够促进移植成功[45,46]。干细胞的来源包括母亲的骨髓、父亲的骨髓、胎儿肝脏和羊水[46,47]。利用羊水中干细胞的优势是免除了对供体来源的需要。腹膜内注射转导的羊水干细胞似乎是一个有希望的方案[47,48]。

5.3.5 纳米粒子

对于药物输送,纳米粒子呈现了许多优点,包括控制药物持续释放以减少给药次数并促进患者的顺应性,通过被动的和(或)主动靶向处理的药物导向的高效性潜能,对治疗有效载荷的保护,以及促进某些化合物的生物利用度。除了传统的小分子药物,纳米粒子也可用于递送多肽、蛋白质、基因、siRNA 和疫苗[49]。用于药物输送而开发的纳米粒子种类包括脂质体、固体脂质纳米粒、高分子纳米粒、聚合物胶束和树枝聚合物。多功能纳米粒子,同时结合药物输送和生物医学诊断成像功能,作为"治疗诊断"工具近期也得到了关注[50]。

基于靶向纳米粒的药物输送系统展示了增加到达胎儿的药物数量的潜能,从而能够降低母体不必要的暴露于药物所引起的不良反应。人胎盘小叶的体外双重灌注是体内胎盘转运和代谢的典型示范。迄今为止,这种模型已经应用于纳米粒子的几种设置,并用于阐明粒子的组成、大小和电荷对胎盘转运纳米粒子的影响。小体积阴离子的脂质体能够增加甲状腺激素经胎盘转运,并减少其代谢为 rT3[51]。尽管 15~30nm 粒径的聚乙二醇化的金纳米粒子未从母传递到胎儿循环中[52],但最小的经胎盘运输的荧光第四代聚酰胺树枝状聚合物(5~6nm,胎儿/母体比率 0.073±0.02)已有报道[53]。通过胎盘的聚苯乙烯微球粒径达到 240nm,并且对 50 ~ 80nm 规格粒子的高胎儿/母体比率已有报道[54]。这些研究表明,粒径不是影响转运的唯一决定因素。这并不奇怪,因为大分子物质如 IgG 和维生素 B[12] 可以通过载体介导的机制经胎盘转运,但对其他大分子如肝素的转运几乎可以忽略[53]。由于它们的粒径,大部分纳米粒子难以通过紧密连接蛋白或滋养细胞的孔[55],但用于胎儿治疗的纳米粒子可以利用胎盘的受体,如 FcR 受体,以进行受体介导的细胞进入过程[56]。胎盘纳米粒子研究未来的发展必须包括对胎儿安全的评估,以确保在提高药物转运的同时没有不良反应[55]。

5.4　特别注意事项

　　妊娠期间母体进行药物治疗需要平衡母体的获益与胎儿的风险,但在对胎儿进行治疗的情况下,我们必须权衡母体潜在的风险与胎儿的获益。尽管胎儿药物治疗有可能造成母体不良反应,通常优选经胎盘治疗以避免与胎儿注射治疗有关的风险。一个试图对婴儿进行心脏内注射治疗的极端例子,针头刺穿治疗目标,穿过胎儿心脏到达另一侧,并且导致了母体严重的不良反应[57]。

　　虽然预期的靶向疗法需要的给药剂量更低,并且可能降低对母体的不良反应,但是适当的给药剂量需要确定。对比预期的与成人和儿童相关的药代动力学,胎儿药物治疗与不同的药代动力学相关。相比成人,胎儿的细胞外液较多,脂肪含量较少,代谢酶的活性较低,肾分泌率较低,胃肠道吸收较少,胎儿大脑接收 CO 的比例更高[2,10]。此外,因为羊水循环,药物的消除被改变[2]。

　　最后,必须考虑胎儿药物治疗的伦理学。在一些情况下,提前分娩可能被视为高风险胎儿治疗的替代选择,但这取决于胎龄、肺成熟度、新生儿器官的可用性以及母亲的选择[7]。每种疾病的风险和潜在获益是独一无二的,Noble 和 Rodeck 的建议被作为优秀的指南[58];母亲能够给予知情同意是很重要的,这意味着她明白每种干预所有可能的结果。胎儿的药物治疗方案必须由研究伦理委员会批准。侵入性治疗必须在拯救生命或预防疾病方面的可能性高;对胎儿健康的风险必须最小化;而对母体健康的风险必须是可以忽略不计的。母亲同意的权利之外是她拒绝的权利,并且需要为家庭提供支持性辅导[58]。如果对于妊娠和分娩不造成威胁,基于对孩子提供更好的未来、更多的希望考虑,参与试验的妊娠期女性的牺牲、忍受不必要的不良反应、遭受侵入性操作看起来是值得鼓励的。

致谢

有关图 5.1,作者要感谢 Sanaalarab Al Enazy 的帮助以及 Wayne Snodgrass 的有用建议。E. R. 由研究职业发展奖支持(K12HD052023:建设跨学科研究事业的女性健康计划,BIRCWH),该支持出自国家过敏和传染病研究所(NIAID)、儿童健康和人类发展尤妮斯肯尼迪·施莱佛研究所(NICHD)以及主任办公室(OD)、国立卫生研究院。内容完全由作者负责,并不一定代表 NIAID、NICHD、OD 或美国国立卫生研究院的官方观点。

(阎姝 译)

参考文献

[1] Adzick NS, Thom EA, Spong CY, Brock III JW, Burrows PK, Johnson MP, et al. A randomized trial of prenatal versus postnatal repair of myelomeningocele. N Engl J Med 2011;364:993–1004.

[2] Miller RK. Fetal drug therapy: principles and issues. Clin Obstet Gynecol 1991;34:241–50.

[3] Kohl T. Minimally invasive fetoscopic interventions: an overview in 2010. Surg Endosc 2010;24:2056–67.

[4] Evans MI, Pryde PG, Reichler A, Bardicef M, Johnson MP. Fetal drug therapy. West J Med 1993;159:325–32.

[5] Roberts D, Dalziel S. Antenatal corticosteroids for accelerating fetal lung maturation for women at risk of preterm birth. Cochrane Database Syst Rev 2006;CD004454.

[6] Rosenberg AA, Galan HL. Fetal drug therapy. Pediatr Clin North Am 1997;44:113–35.

[7] Api O, Carvalho JS. Fetal dysrhythmias. Best Pract Res Clin Obstet Gynaecol 2008;22:31–48.

[8] Yankowitz J, Weiner C. Medical fetal therapy. Baillieres Clin Obstet Gynaecol 1995;9:553–70.

[9] Kleinman CS, Nehgme RA. Cardiac arrhythmias in the human fetus. Pediatr Cardiol 2004;25:234–51.

[10] Ward RM. Pharmacology of the maternal–placental–fetal-unit and fetal therapy. Prog Pediatr Cardiol 1996;5:79–89.

[11] Nimkarn S, New MI. Congenital adrenal hyperplasia due to 21-hydroxylase deficiency: a paradigm for prenatal diagnosis and treatment. Ann N Y Acad Sci 2010;1192:5–11.

[12] Devaney SA, Palomaki GE, Scott JA, Bianchi DW. Noninvasive fetal sex determination using cell-free fetal DNA: a systematic review and meta-analysis. JAMA 2011;306:627–36.

[13] Rijnders RJ, Christiaens GC, Bossers B, van der Smagt JJ, van der Schoot CE, de Haas M. Clinical applications of cell-free fetal DNA from maternal plasma. Obstet Gynecol 2004;103:157–64.

[14] Merce Fernandez-Balsells M, Muthusamy K, Smushkin G, Lampropulos JF, Elamin MB, Abu Elnour NO, et al. Prenatal dexamethasone use for the prevention of virilization in pregnancies at risk for classical congenital adrenal hyperplasia because of 21-hydroxylase (CYP21A2) deficiency: a systematic review and meta-analyses. Clin Endocrinol (Oxf) 2010;73:436–44.

[15] Bliddal S, Rasmussen AK, Sundberg K, Brocks V, Skovbo P, Feldt-Rasmussen U. Graves' disease in two pregnancies complicated by fetal goitrous hypothyroidism: successful in utero treatment with levothyroxine. Thyroid 2011;21:75–81.

[16] van den Akker ES, Oepkes D. Fetal and neonatal alloimmune thrombocytopenia. Best Pract Res Clin Obstet Gynaecol 2008;22:3–14.

[17] Illanes S, Soothill P. Noninvasive approach for the management of hemolytic disease of the fetus. Expert Rev Hematol 2009;2:577–82.

[18] Moise KJ. Fetal anemia due to non-Rhesus-D red-cell alloimmunization. Semin Fetal Neonatal Med 2008;13:207–14.

[19] Harman CR. Amniotic fluid abnormalities. Semin Perinatol 2008;32:288–94.

[20] von Dadelszen P, Dwinnell S, Magee LA, Carleton BC, Gruslin A, Lee B, et al. Sildenafil citrate therapy for severe early-onset intrauterine growth restriction. BJOG 2011;118:624–8.

[21] Hui L, Challis D. Diagnosis and management of fetal growth restriction: the role of fetal therapy. Best Pract Res Clin Obstet Gynaecol 2008;22:139–58.

[22] Nygaard U, Sundberg K, Nielsen HS, Hertel S, Jorgensen C. New treatment of early fetal chylothorax. Obstet Gynecol 2007;109:1088–92.

[23] Yang YS, Ma GC, Shih JC, Chen CP, Chou CH, Yeh KT, et al. Experimental treatment of bilateral fetal chylothorax using in utero pleurodesis. Ultrasound Obstet Gynecol 2012;39:56–62.

[24] Anandakumar C, Biswas A, Wong YC, Chia D, Annapoorna V, Arulkumaran S, et al. Management of non-immune hydrops: 8 years' experience. Ultrasound Obstet Gynecol 1996;8:196–200.

[25] Randenberg AL. Nonimmune hydrops fetalis part I: etiology and pathophysiology. Neonatal Netw 2010;29:281–95.

[26] Sebire NJ, Jauniaux E. Fetal and placental malignancies: prenatal diagnosis and management. Ultrasound Obstet Gynecol 2009;33:235–44.

[27] Rayburn WF. Fetal drug therapy: an overview of selected conditions. Obstet Gynecol Surv 1992;47:1–9.

[28] Siegfried N, van der ML, Brocklehurst P, Sint TT. Antiretrovirals for reducing the risk of mother-to-child transmission of HIV infection. Cochrane Database Syst Rev 2011;CD003510.

[29] Vahakangas K, Myllynen P. Drug transporters in the human blood–placental barrier. Br J Pharmacol 2009;158:665–78.

[30] Prouillac C, Lecoeur S. The role of the placenta in fetal exposure to xenobiotics: importance of membrane transporters and human models for transfer studies. Drug Metab Dispos 2010;38:1623–35.

[31] Ganapathy V, Prasad PD, Ganapathy ME, Leibach FH. Placental transporters relevant to drug distribution across the maternal–fetal interface. J Pharmacol Exp Ther 2000;294:413–20.

[32] Young AM, Allen CE, Audus KL. Efflux transporters of the human placenta. Adv Drug Deliv Rev 2003;55:125–32.

[33] Pasanen M, Pelkonen O. The expression and environmental regulation of P450 enzymes in human placenta. Crit Rev Toxicol 1994;24:211–29.

[34] Pasanen M. The expression and regulation of drug metabolism in human placenta. Adv Drug Deliv Rev 1999;38:81–97.

[35] Nanovskaya TN, Deshmukh SV, Nekhayeva IA, Zharikova OL, Hankins GD, Ahmed MS. Methadone metabolism by human placenta. Biochem Pharmacol 2004;68:583–91.

[36] Deshmukh SV, Nanovskaya TN, Hankins GD, Ahmed MS. N-demethylation of levo-alpha-acetylmethadol by human placental aromatase. Biochem Pharmacol 2004;67:885–92.

[37] Deshmukh SV, Nanovskaya TN, Ahmed MS. Aromatase is the major enzyme metabolizing buprenorphine in human placenta. J Pharmacol Exp Ther 2003;306:1099–105.

[38] Hakkola J, Pasanen M, Hukkanen J, Pelkonen O, Maenpaa J, Edwards RJ, et al. Expression of xenobiotic-metabolizing cytochrome P450 forms in human full-term placenta. Biochem Pharmacol 1996;51:403–11.

[39] Hakkola J, Raunio H, Purkunen R, Pelkonen O, Saarikoski S, Cresteil T, et al. Detection of cytochrome P450 gene expression in human placenta in first trimester of pregnancy. Biochem Pharmacol 1996;52:379–83.

[40] Nanovskaya TN, Nekhayeva IA, Hankins GD, Ahmed MS. Transfer of methadone across the dually perfused preterm human placental lobule. Am J Obstet Gynecol 2008;198; 126–124.

[41] Hemauer SJ, Patrikeeva SL, Nanovskaya TN, Hankins GD, Ahmed MS. Opiates inhibit paclitaxel uptake by P-glycoprotein in preparations of human placental inside-out vesicles. Biochem Pharmacol 2009;78:1272–8.

[42] Fan SZ, Susetio L, Tsai MC. Neuromuscular blockade of the fetus with pancuronium or pipecuronium for intra-uterine procedures. Anaesthesia 1994;49:284–6.

[43] David AL, Peebles D. Gene therapy for the fetus: is there a future? Best Pract Res Clin Obstet Gynaecol 2008;22:203–18.

[44] Davey MG, Flake AW. Genetic therapy for the fetus: a once in a lifetime opportunity. Hum Gene Ther 2011;22:383–5.

[45] Pschera H. Current status in intrauterine fetal stem cell therapy. J Obstet Gynaecol Res 1998;24:419–24.

[46] Tiblad E, Westgren M. Fetal stem-cell transplantation. Best Pract Res Clin Obstet Gynaecol 2008;22:189–201.

[47] Shaw SW, David AL, De Coppi P. Clinical applications of prenatal and postnatal therapy using stem cells retrieved from amniotic fluid. Curr Opin Obstet Gynecol 2011;23:109–16.

[48] Mehta V, Abi NK, Waddington S, David AL. Organ targeted prenatal gene therapy – how far are we? Prenat Diagn 2011;31:720–34.

[49] Rytting E, Nguyen J, Wang X, Kissel T. Biodegradable polymeric nanocarriers for pulmonary drug delivery. Expert Opin Drug Deliv 2008;5:629–39.

[50] Janib SM, Moses AS, MacKay JA. Imaging and drug delivery using theranostic nanoparticles. Adv Drug Deliv Rev 2010;62:1052–63.

[51] Bajoria R, Fisk NM, Contractor SF. Liposomal thyroxine: a noninvasive model for transplacental fetal therapy. J Clin Endocrinol Metab 1997;82:3271–7.

[52] Myllynen PK, Loughran MJ, Howard CV, Sormunen R, Walsh AA, Vahakangas KH. Kinetics of gold nanoparticles in the human placenta. Reprod Toxicol 2008;26:130–7.

[53] Menjoge AR, Rinderknecht AL, Navath RS, Faridnia M, Kim CJ, Romero R, et al. Transfer of PAMAM dendrimers across human placenta: prospects of its use as drug carrier during pregnancy. J Control Release 2011;150:326–38.

[54] Wick P, Malek A, Manser P, Meili D, Maeder-Althaus X, Diener L, et al. Barrier capacity of human placenta for nanosized materials. Environ Health Perspect 2010;118:432–6.

[55] Saunders M. Transplacental transport of nanomaterials. Wiley Interdiscip Rev Nanomed Nanobiotechnol 2009;1:671–84.

[56] Menezes V, Malek A, Keelan JA. Nanoparticulate drug delivery in pregnancy: placental passage and fetal exposure. Curr Pharm Biotechnol 2011;12: 731–42.

[57] Coke GA, Baschat AA, Mighty HE, Malinow AM. Maternal cardiac arrest associated with attempted fetal injection of potassium chloride. Int J Obstet Anesth 2004;13:287–90.

[58] Noble R, Rodeck CH. Ethical considerations of fetal therapy. Best Pract Res Clin Obstet Gynaecol 2008;22:219–31.

[59] Sastry BV. Techniques to study human placental transport. Adv Drug Deliv Rev 1999;38:17–39.

[60] Weiss L. Cell and Tissue Biology: A Textbook of Histology. 6th ed. Baltimore: Urban & Schwarzenberg; 1988.

[61] Baergen RN. Overview and microscopic survey of the placenta. In: Baergen RN, editor. Manual of Pathology of the Human Placenta. New York: Springer; 2011. p. 85–108.

[62] Ernst LM. Placenta. In: Ernst LM, Ruchelli ED, Huff DS, editors. Color Atlas of Fetal and Neonatal Histology. New York: Springer; 2011. p. 363–88.

[63] Huppertz B. The anatomy of the normal placenta. J Clin Pathol 2008;61: 1296–302.

[64] Castellucci M, Kaufmann P. Basic structure of the villous trees. In: Benirschke K, Kaufmann P, Baergen RN, editors. Pathology of the Human Placenta. New York: Springer; 2006. p. 50–120.

[65] Moe AJ. Placental amino acid transport. Am J Physiol 1995;268:C1321–31.

[66] Jaeggi ET, Tulzer G. Pharmacological and interventional fetal cardiovascular treatment. In: Anderson R, Baker E, Redington A, Rigby M, Penny D, Wernovsky G, editors. Paediatric Cardiology. Philadelphia: Churchill Livingstone/Elsevier; 2010. p. 199–218.

[67] Nagashima M, Asai T, Suzuki C, Matsushima M, Ogawa A. Intrauterine supraventricular tachyarrhythmias and transplacental digitalisation. Arch Dis Child 1986;61:996–1000.

[68] Azancot-Benisty A, Jacqz-Aigrain E, Guirgis NM, Decrepy A, Oury JF, Blot P. Clinical and pharmacologic study of fetal supraventricular tachyarrhythmias. J Pediatr 1992;121:608–13.

[69] Younis JS, Granat M. Insufficient transplacental digoxin transfer in severe hydrops fetalis. Am J Obstet Gynecol 1987;157:1268-9.

[70] Weiner CP, Thompson MI. Direct treatment of fetal supraventricular tachycardia after failed transplacental therapy. Am J Obstet Gynecol 1988;158: 570-3.

[71] Wiggins Jr JW, Bowes W, Clewell W, Manco-Johnson M, Manchester D, Johnson R, et al. Echocardiographic diagnosis and intravenous digoxin management of fetal tachyarrhythmias and congestive heart failure. Am J Dis Child 1986;140:202-4.

[72] Spinnato JA, Shaver DC, Flinn GS, Sibai BM, Watson DL, Marin-Garcia J. Fetal supraventricular tachycardia: in utero therapy with digoxin and quinidine. Obstet Gynecol 1984;64:730-5.

[73] Kofinas AD, Simon NV, Sagel H, Lyttle E, Smith N, King K. Treatment of fetal supraventricular tachycardia with flecainide acetate after digoxin failure. Am J Obstet Gynecol 1991;165:630-1.

[74] Hunter J, Hirst BH. Intestinal secretion of drugs. The role of P-glycoprotein and related drug efflux systems in limiting oral drug absorption. Adv Drug Deliv Rev 1997;25:129-57.

[75] Amano K, Harada Y, Shoda T, Nishijima M, Hiraishi S. Successful treatment of supraventricular tachycardia with flecainide acetate: a case report. Fetal Diagn Ther 1997;12:328-31.

[76] Palmer CM, Norris MC. Placental transfer of flecainide. Am J Dis Child 1990;144:144.

[77] Barjot P, Hamel P, Calmelet P, Maragnes P, Herlicoviez M. Flecainide against fetal supraventricular tachycardia complicated by hydrops fetalis. Acta Obstet Gynecol Scand 1998;77:353-8.

[78] Wagner X, Jouglard J, Moulin M, Miller AM, Petitjean J, Pisapia A. Coadministration of flecainide acetate and sotalol during pregnancy: lack of teratogenic effects, passage across the placenta, and excretion in human breast milk. Am Heart J 1990;119:700-2.

[79] Bourget P, Pons JC, Delouis C, Fermont L, Frydman R. Flecainide distribution, transplacental passage, and accumulation in the amniotic fluid during the third trimester of pregnancy. Ann Pharmacother 1994;28:1031-4.

[80] O'Hare MF, Murnaghan GA, Russell CJ, Leahey WJ, Varma MP, McDevitt DG. Sotalol as a hypotensive agent in pregnancy. Br J Obstet Gynaecol 1980;87:814-20.

[81] Erkkola R, Lammintausta R, Liukko P, Anttila M. Transfer of propranolol and sotalol across the human placenta. Their effect on maternal and fetal plasma renin activity. Acta Obstet Gynecol Scand 1982;61:31-4.

[82] Hackett LP, Wojnar-Horton RE, Dusci LJ, Ilett KF, Roberts MJ. Excretion of sotalol in breast milk. Br J Clin Pharmacol 1990;29:277-8.

[83] Darwiche A, Vanlieferinghen P, Lemery D, Paire M, Lusson JR. [Amiodarone and fetal supraventricular tachycardia. Apropos of a case with neonatal hypothyroidism]. Arch Fr Pediatr 1992;49:729-31.

[84] Oudijk MA, Ruskamp JM, Ververs FF, Ambachtsheer EB, Stoutenbeek P, Visser GH, et al. Treatment of fetal tachycardia with sotalol: transplacental pharmacokinetics and pharmacodynamics. J Am Coll Cardiol 2003;42:765-70.

[85] Lisowski LA, Verheijen PM, Benatar AA, Soyeur DJ, Stoutenbeek P, Brenner JI, et al. Atrial flutter in the perinatal age group: diagnosis, management and outcome. J Am Coll Cardiol 2000;35:771-7.

[86] Oudijk MA, Michon MM, Kleinman CS, Kapusta L, Stoutenbeek P, Visser GH, et al. Sotalol in the treatment of fetal dysrhythmias. Circulation 2000;101:2721-6.

[87] Oudijk MA, Ruskamp JM, Ambachtsheer BE, Ververs TF, Stoutenbeek P, Visser GH, et al. Drug treatment of fetal tachycardias. Paediatr Drugs 2002;4:49-63.

[88] Ballard PL, Ballard RA. Scientific basis and therapeutic regimens for use of antenatal glucocorticoids. Am J Obstet Gynecol 1995;173:254-62.

[89] Tsuei SE, Petersen MC, Ashley JJ, McBride WG, Moore RG. Disposition of synthetic glucocorticoids. II. Dexamethasone in parturient women. Clin Pharmacol Ther 1980;28:88-98.

[90] Levitz M, Jansen V, Dancis J. The transfer and metabolism of corticosteroids in the perfused human placenta. Am J Obstet Gynecol 1978;132:363-6.

[91] Dancis J, Jansen V, Levitz M. Placental transfer of steroids: effect of binding to serum albumin and to placenta. Am J Physiol 1980;238:E208-13.

[92] Smith MA, Thomford PJ, Mattison DR, Slikker Jr W. Transport and metabolism of dexamethasone in the dually perfused human placenta. Reprod Toxicol 1988;2:37-43.

[93] DellaTorre M, Hibbard JU, Jeong H, Fischer JH. Betamethasone in pregnancy: influence of maternal body weight and multiple gestation on pharmacokinetics. Am J Obstet Gynecol 2010;203; 254-212.

[94] Petersen MC, Nation RL, Ashley JJ, McBride WG. The placental transfer of betamethasone. Eur J Clin Pharmacol 1980;18:245-7.

[95] Anderson AB, Gennser G, Jeremy JY, Ohrlander S, Sayers L, Turnbull AC. Placental transfer and metabolism of betamethasone in human pregnancy. Obstet Gynecol 1977;49:471-4.

[96] Stark MJ, Wright IM, Clifton VL. Sex-specific alterations in placental 11beta-hydroxysteroid dehydrogenase 2 activity and early postnatal clinical course following antenatal betamethasone. Am J Physiol Regul Integr Comp Physiol 2009;297:R510-4.

[97] Murphy VE, Fittock RJ, Zarzycki PK, Delahunty MM, Smith R, Clifton VL. Metabolism of synthetic steroids by the human placenta. Placenta 2007;28:39-46.

[98] Stoppa-Vaucher S, Van Vliet G, Deladoey J. Discovery of a fetal goiter on prenatal ultrasound in women treated for Graves' disease: first, do no harm. Thyroid 2011;21:931-3.

[99] Hashimoto H, Hashimoto K, Suehara N. Successful in utero treatment of fetal goitrous hypothyroidism: case report and review of the literature. Fetal Diagn Ther 2006;21:360-5.

[100] Miyata I, Abe-Gotyo N, Tajima A, Yoshikawa H, Teramoto S, Seo M, et al. Successful intrauterine therapy for fetal goitrous hypothyroidism during late gestation. Endocr J 2007;54:813-7.

[101] Ribault V, Castanet M, Bertrand AM, Guibourdenche J, Vuillard E, Luton D, et al. Experience with intraamniotic thyroxine treatment in nonimmune fetal goitrous hypothyroidism in 12 cases. J Clin Endocrinol Metab 2009;94: 3731-9.

[102] Bussel JB, Berkowitz RL, Hung C, Kolb EA, Wissert M, Primiani A, et al. Intracranial hemorrhage in alloimmune thrombocytopenia: stratified management to prevent recurrence in the subsequent affected fetus. Am J Obstet Gynecol 2010;203;135.e1-e14.

[103] Moise Jr KJ. Management of rhesus alloimmunization in pregnancy. Obstet Gynecol 2008;112:164–76.

[104] Davies J, Chant R, Simpson S, Powell R. Routine antenatal anti-D prophylaxis – is the protection adequate? Transfus Med 2011;21:421–6.

[105] Turner RM, Lloyd-Jones M, Anumba DO, Smith GC, Spiegelhalter DJ, Squires H, et al. Routine antenatal anti-D prophylaxis in women who are Rh(D) negative: meta-analyses adjusted for differences in study design and quality. PLoS One 2012;7:e30711.

加入本书读者交流群

学习妊娠期药理知识，与同行共进步

▶ 入群指南详见本书 最后一页

第 6 章

胎盘治疗：一个不断发展的治疗概念

Michael D. Reed, Donald R. Mattison

6.1　引言

从临床药理学的角度来看，人们通常认为胎盘是作为从母体到胎儿的通路或者反过来[1-4]。除了少数例外，它一般不被作为治疗靶点。然而我们认为，随着我们对胎盘功能认识的增加以及基于产科临床药理学的科学和应用的拓宽，对于母体和（或）胎儿，胎盘有可能成为一个重要的作用靶点。现今应用这种战略的临床上重大疾病包括预防垂直传播的 HIV-1 病毒从母体传染给胎儿，以及对于疟疾的治疗，此时胎盘是疟原虫的重要聚集处。本章批判性地回顾我们已知的胎盘功能是什么，及贯穿整个妊娠期的调整，以及如何操控胎盘才能有利于治疗。

6.2　胎盘作为药物作用靶点：过去

一个早期借助于胎盘功能以治疗为目的的例子不仅失败了还导致意想不到的悲剧性结果，这个例子是关于应用己烯雌酚（DES）的经验。DES 的经验强调，在对母体、胎盘和（或）胎儿室进行广泛的基于药物的处理前，需要对疾病过程、药物药效学和急性、慢性及生殖毒性有很好的理解[5]。DES 是一种合成的雌激素，结构与雌二醇相似，有很强的雌激素样活性，现在已很少使用。从 20 世纪 40 年代到 1971

67

年,DES 被普遍用于预防自然流产。在芝加哥产科医院进行的一项创新性随机对照试验,研究表明,事实上 DES 并不能预防妊娠流产并且可能会造成稽留流产[6]。当时未知但最近才说明的是,DES 有益的临床疗效很可能是由于药物对胎盘形成和滋养层干细胞分化的阳性作用产生的[7]。遗憾的是,母体 DES 的药理学作用会导致男性和女性胎儿生殖系统畸形的发生率升高,以及育龄期女性阴道透明细胞腺癌的后续发展[6-8]。许多环境化学物质和污染物自身或其代谢物同样能够对母体、胎盘和(或)胎儿造成相似或独特的破坏性负面影响[5],这使得我们对妊娠期单个化合物的评估复杂化。对妊娠期治疗药物的母体—胎儿的效益—风险预测,以及许多其他惨痛经验都强调了对其进行认真研究的重要性。

6.2.1　胎盘功能

胎盘是母体和胎儿联系的纽带,为胎儿及其自身的生长和发育进行营养物质的代谢和转运。胎儿或胎盘产生的新陈代谢废物通过转运到母体的体循环中进行消除。胎盘独特的功能是作为生成类固醇和蛋白质类激素的内分泌器官的作用。在研究经胎盘治疗时,这些特性必须被考虑进去,以提高胎盘、胎儿或母体疾病治疗的成功率。有关胎盘解剖学、生理学和妊娠期胎盘成熟的详细说明见第 5 章。然而,为了完整性,我们对关于这些组织学和生理学功能进行了简单的综述。对于母体和胎儿健康,理解与胎盘功能相关的药物作用靶点很重要。

简单地说,胎儿与母体循环是被整个妊娠期都在改变的胎盘组织所分开;在解剖结构上,进行母体—胎儿交换的表面积增大,而母体和胎儿之间血液的间隔减小。在形态学上,随着妊娠期发展,合胞体滋养层的厚度会减小,而细胞滋养层则变得不连续。同样也能观察到绒毛结构的变化,随着微绒毛数量的增加,促进了母体和胎儿之间的交换。这些绒毛和合胞体滋养层允许母体和胎儿血液循环近距离接触,同时在两者血液循环之间提供一个运输屏障[1,9,10]。

人体胎盘中,合胞体滋养层是由滋养层细胞融合形成的,在胎盘表面形成一种面向母体血液的合胞体。合胞体滋养层细胞的质膜是极化的；与母体血液直接接触的刷状缘膜以及基底膜面向胎儿血液循环。刷状缘膜具有一个微绒毛结构，能有效地放大其表面积，而基膜则缺乏这种结构。

多种滋养层种类间以及母体与胎儿组织间连接的解剖结构差异，导致胎盘功能的物种特异性变异，从而影响了临床前阶段药物开发的数据收集。人体胎盘的绒毛结构是独特的。如扩散、跨越胎盘的电势，母体和胎儿血流量的大小、转运蛋白和新陈代谢的差异及母体与胎儿血液循环之间其他的交换机制，这些因素都需要被考虑，因为药物的经胎盘转运和新陈代谢在不同物种之间有显著变化。人类和许多其他种类动物的母体—胎儿药物分布通常不一致，这是由于其胎盘形态和功能的解剖学差异造成的[9-11]。基于动物的临床前致畸研究的最重大事件（反应停事件）打破了人们的错误观点，即胎盘是一种屏障并能控制母婴之间转运[11-13]。这些解剖学和生理学上的差异也能够导致对致畸影响的错误判断。地西泮和水杨酸类药物的广泛使用在动物实验中显示了致畸作用，而在人体试验中这些药物没有增加这种影响的风险。先前广泛使用的疗效明确的药物本笃（抗敏安加维生素 B_6）在动物实验中显示能够造成心脏和肢体缺陷，导致其在美国的庞大诉讼并最终退出美国市场，尽管没有报道指出该药物在人体中会增加致畸效应[13]，但这种合并用药仍然是对妊娠期恶心呕吐相关的最有效的干预治疗（见第 12 章）。造成这些误导和一些错误的调查结果的直接原因存在于胎盘结构和功能的种间差异。尽管存在这些差异，但用于筛选可能的胎盘毒性或致畸作用的作用机制，最好的方法在当今仍然是动物筛选[11]。

治疗胎盘疾病的药物应该集中分布在胎盘，很少进入母体或胎儿且毒性很小。用于治疗母体的药物开发应该最小限度地转运到胎儿血液循环，并且对胎盘和胎儿健康的影响最小化。治疗胎儿疾病的药物进入胎儿血液循环应该不受阻碍，并且对母体或胎盘的不利影响应保持最小限度[1,14]。

6.2.2　胎盘转运机制

合胞体滋养层，人体胎盘的最外层，是母体与胎儿血液循环之间进行药物及代谢产物、营养物质、代谢废物和气体交换的主要场所。营养物质、气体、电解质和溶质通过胎盘的有效转运是胎儿生长和发育的关键。进行转运的机制有多种,并且依据不同的转运机制,转运的方向可能是面向母体血液循环也可能是面向胎儿血液循环。

　　正如第 5 章指出,胎盘以其不同的功能执行多种重要的、复杂的并且同步的功能,这些功能随着妊娠期的发展而变化。药物能够从母体转运到胎室,转运的方式可以通过简单的被动转运、易化扩散、主动转运、滤过作用或者胞吞途径。药物的理化性质实际上会影响它的母－婴处置方式。对被提及的药物理化性质的结构修饰包括分子量/大小、生理和病理 pH 值条件下的电离度,这些修饰与药物的水/油溶解度、膜转运蛋白及药物代谢酶的亲和力相关联,这仅是药物治疗众多作用靶点中的一小部分。分子量 <600 道尔顿的外源性化合物能够以被动扩散的方式通过胎盘,而分子量 ≥1000 道尔顿的化合物如肝素和胰岛素,通过胎盘的量就很少。具有体积小、高脂溶性、低血浆蛋白结合率的药物经胎盘的转运主要取决于母体、胎儿的血流量,还可能涉及膜转运蛋白。基于胎盘疾病治疗(见下文,例如疟疾)的重要药物可能与胎盘组织有高亲和力和结合率和(或)在合胞体滋养层出现积聚[15]。药物可能被释放进入胎儿血液循环或者释放回到母体血液循环而没能到达胎室内,这取决于药物固有理化特性。与个体或者联合的母体或胎儿的药物清除率相比,这些转运过程的比率会大不相同[1-5,9,10,15-19]。

6.3　胎盘:药物作用靶点

　　如上所述,胎盘是一个多功能动态的器官,在整个妊娠期都在不断变化,其唯一的目的就是维持母－婴体内平衡直到新生儿分娩的最佳时间。对于以一个或多个功能为治疗靶点的针对性治疗而言,妊娠期的多种干扰因素使其复杂化[20]。尽管如此,随着我们对母－婴生理病理学认识的增加,相应的数字技术改进,这些技术能够促进更复杂的患者监护及更安全的解剖操作,现在有针对性的治疗策略已经能够实现并将进一步扩大。关于母体或胎儿合理的治疗,如酶的代谢能力(CYP),与药物的结合能力(转移酶),促进或抑制药物从一个位置移到另一个位置的单向和双向转运蛋白等技术已成熟用于药理学的处理[16,19-25]。同样,与其生化特征相关的具体操作,模拟构效关系的药物开发计划将会促进更安全、有效的治疗[1-4,16,18]。

表6.1~6.3分别概述了已知的CYP胎盘表达,相对于胎龄而言,结合的和单一的转运蛋白相关的酶对保持母体—胎儿体内平衡是活跃的。基于胎盘对异生物质处置的全部影响必须考虑母体和胎儿总体的功能活性。这种功能的能力和活性过程的改变对整个妊娠期母体、胎盘、胎儿之间的药物处置都很重要。一般情况下,胎儿的组织活动过程的增强,反之胎盘的代谢活动减弱,如此以至在胎儿刚出生时,胎盘的代谢活动最低[23]。有关妊娠期药物处置矛盾的数据,这种妊娠期个体的发生可能性可作为现有文献的基础。例如,能量依赖性胎盘转运泵Pgp在足月胎盘中并不重要,但在妊娠早期阶段对于防止异生物质进入胎室很重要。这种贯穿于整个妊娠期的个性化模式对于地高辛胎盘转运的速率和程度很重要,而这种药是用于治疗胎儿心律失常的(见第5章)[22]。

表6.1 参与细胞色素P450酶相关的药物代谢的胎盘表达

特异酶	胎盘成熟度		可诱导性
	妊娠早期	足月妊娠	
CYP1A1	R, P, A	A, P, R	是
CYP1A2	R	A, P	是
CYP2C8/9/19	R	ND	是
CYP2D6	R	ND	是
CYP2E1	A, R	A, P*, R*	是
CYP3A4-7	P, R	P*, R	是

CYP,细胞色素P450同工酶。

A,活性;ND,没有实质性的活性/检测到过量;P,蛋白质;R,mRNA。

*CYP2E1仅在足月妊娠期大量摄入乙醇的母体中检测到。

Adapted from reference 23.

表6.2 人体胎盘中细胞转运蛋白的表达

转运蛋白	胎盘		
	妊娠早期	妊娠中期	妊娠晚期
ABCB1	R, P	R, P	R, P, A
ABCB4	R	NA	R
ABCC1	R	NA	R, P, A
ABCC2	R, P	R, P	R, P
ABCC3	R	NA	R, P, A
ABCC4	NA	NA	R, P
ABCC5	R	R	R, P, A
ABCC6	NA	NA	NA
ABCC10	NA	NA	NA
ABCC11	NA	NA	R
ABCG2	R, P	R, P	R, P, A
NET	NA	NA	R, A
SERT	NA	NA	R, P, A
OCT1	NA	NA	R, A
OCT2	NA	NA	R
OCT3	R	NA	R, P, A
OCTN1	NA	NA	NA
OCTN2	NA	NA	R, P, A
OAT1	NA	NA	NA
OAT4	P	NA	R, P
OATP1A2	R	NA	R
OATP1B1	R	NA	ND
OATP2B1	P	P	R, P, A
OATP3A1	R	NA	R
OATP4A1	R	NA	R, P

A,活性;NA,数据无法提供;ND,检测不到;NET,去甲肾上腺素转运蛋白;OAT,有机阴离子转运蛋白;OATP,有机阴离子转运多肽;OCT,有机阳离子转运蛋白;P,蛋白质;R,mRNA;SERT,5-HT。

Adapted from reference 23.

表 6.3　与 Pgp 和(或)乳腺癌耐药蛋白结合的治疗性药物的替代品

Pgp	BCRP
环孢霉素	格列本脲
地高辛	甲氨蝶呤
红霉素	硫酸雌激素
茚地那韦	齐夫多定
左氧氟沙星	
吗啡	
苯巴比妥	
苯妥英钠	
利托那韦	
沙奎那韦	
维拉帕米	

Pgp,P-糖蛋白;BCRP,乳腺癌耐药蛋白。

Adapted from reference 18.

可以想象,如果避免这种情况的药物被开发出来,其作用是作为一种纯粹的拮抗剂,也就是具有高亲和力而没有内在活性,它能够占据特殊的胎盘转运蛋白、酶或者其他靶点以拮抗相关药物的影响。这样的化合物可以单独使用,也可以与其他有治疗作用的化合物联合使用,其目的是阻断药物转运进入胎室,使得药物在母体体内蓄积,或者相反,阻断从胎室向母体血液循环转运使得药物在胎室药物蓄积或持续作用。这种方案现今应用于地高辛治疗胎儿心律失常,治疗中同时给予 Pgp 抑制剂(如维拉帕米),以提高胎室地高辛的血药浓度[22]。如上所述,这种方案的成功存在变数,但很显然是取决于胎儿的胎龄[22]。

6.4　现今胎盘作为药物作用靶点

6.4.1　妊娠期糖尿病

妊娠期身体不舒适或不受控制的糖尿病已经明确显示了它能够显

著增加母体和胎儿连续不良反应的风险,其中许多是很严重的并且有效治疗会被减弱或抑制[9,26]。然而,在对母体糖尿病进行治疗药物选择时,重要的关注点是严格预防胎儿低血糖症[9,17,27-29]。对于母体糖尿病的药物治疗而设计的最佳治疗方案是一项将胎盘作为研究目标的同期案例研究。在这种情况下,目标是开发胎盘对药物分布的已知影响,摄入的药物全部经母体处理以限制对胎儿的暴露[9,17,27,29]。

通过对母体和胎盘功能的操作以影响药物体内处置达到对母体最佳治疗效果,其中最好的例子就是格列本脲(GBC,优降糖)[9,17,27,29]。GBC 是一种口服降血糖药,通过刺激胰岛 β 细胞分泌胰岛素,常用于治疗糖尿病,包括妊娠期的糖尿病。这种特定药物给药剂量方案是利用已知的有关药物蛋白的结合率、母体的药物清除率、药物与胎盘 - 胎儿转运蛋白的亲和力的影响进行设定,以达到期望的治疗效果。GBC 能够与母体血浆蛋白高度结合(主要是白蛋白),结合的程度是 99.8%。药物与母体血液循环中血浆蛋白的高度结合实质上大大减少了可以经胎盘转运的游离活性药物的量。药物在母体内相对较短的消除半衰期($t_{1/2}$)能够加强这种效果,能够使存在于母体血液循环中可以经胎盘转运的游离 GBC 的持续时间最小化。GBC 第三个也是非常重要的特点是其作为底物与多种转出蛋白的高亲和力,包括 Pgp、多重耐药蛋白 1(MRP1)、2(MRP2)或 3(MRP3)以及乳腺癌耐药蛋白(BCRP)。最近的数据表明,GBC 可能优先经 BCRP 从胎儿转运到母体血液循环中[9,15,18]。当所有这三种特点结合在一起时,特别是后者可能是限制药物进入胎室途径的最重要因素,高效、安全的母体治疗方案能够通过易于获得的针对特定母体和胎盘功能的药物构效关系进行设定。

6.4.2 妊娠期疟疾

妊娠期疟疾不仅是医疗也是公众关心的问题,这是由于关乎对妊娠期女性(贫血、发热、脑部感染、低血糖症和死亡)、胎盘、胎儿(流产、死胎、先天性感染)以及新生儿(早熟、生长受限、感染和死亡)的影响[14,30,31]。由于耐药性的出现并迅速扩大使得治疗变得复杂，因此需要进行联合治疗。此外，在相同的人群中能够同时发现疟疾和HIV，它们对于母体、胎盘和胎儿的伤害相互作用[31,32]。最后，特别重要的是疟疾和胎盘之间的相互作用，因为胎盘疟疾可能直到出现不良的妊娠后果前都没有症状显示[33-35]。

在为妊娠期疟疾进行药物开发时遭遇了两个重大障碍：疟疾是在发展中国家常见的疾病，并折磨着妊娠期女性[30,31,36,37]。现有的治疗方法有关其药代动力学、药效学、安全性和有效性的特征性很差，然而对研究现有药物和进行新药研发的工具一应俱全。令这种情况进一步复杂化的事实是恶性疟原虫，人类疟疾中最常见的一类，与非妊娠期女性相比，其在妊娠期女性中显示了差异性。在疟疾感染的红细胞表面具有黏附蛋白，这种蛋白似乎能够与胎盘表面的硫酸软骨素进行相互作用[34]。这些以及其他细胞紊乱造成感染的红细胞倾向于优先聚集在胎盘的绒毛间隙，从而导致滋养层基膜增厚。对于因感染造成分泌的细胞因子的大量释放，其随后的情况可能是对分泌的细胞因子大量释放进行响应的自适应机制，这些细胞因子的释放则是对感染的响应。滋养层基膜的增厚损伤了绒膜绒毛的合胞体滋胚层[35]，造成对母体和胎儿与这种寄生虫病有关的不良后果。因此，一个有效的治疗方案不仅要着眼于消灭胎盘和外周的寄生虫，还要同时兼顾对因胎盘疟疾而增多的选择性趋化因子和细胞因子的靶向拮抗[35]。

6.4.3 妊娠期 HIV-1 感染

如上所述，关于胎盘作为一种"屏障"，胎盘屏障已经有几十年不提倡了，这种认识在大多数情况下是错误的。这个神话已经消亡几十年了[1,3,12]。但是，在一些情况下，当向胎儿转运病毒时胎盘确实起到屏障作用。巨细胞病毒容易穿过合胞体滋养层到达胎儿，而 HIV-1 病毒通过的量很少。未经治疗感染 HIV-1 的母亲其后代中超过 90% 的孩子显示了 HIV-1 阴性，这反映了母体和胎盘传染的重要性[28]。妊娠期对婴儿使用抗病毒药，HIV-1 的母亲对孩子传染可以降到 <1%。最常见的用于防止母亲对孩子传染的抗病毒药物是齐多夫定（ZDV）—1994

年给予母体 ZDV 的单药治疗很明显降低了 2/3 的母体向胎儿的 HIV-1
传播[39]。ZDV 在胎盘代谢成其活性部分,并抑制胎盘细胞内 HIV-1
复制[38]。

对于 HIV-1 在子宫内转运的确切机制知之甚少,但是对胎盘作为
主要靶点的作用很明确。对 HIV-1 阳性女性的足月胎盘进行组织学
检查显示,合胞体滋养层、细胞滋养层和绒毛血管内皮细胞感染了
HIV-1。在 16 周对胎盘的类似组织学检查显示,合胞体滋养层、细胞
滋养层有病毒感染,而绒膜绒毛涉及的很少[38]。这些所有数据结合
强调了胎盘作为主要治疗靶点的重要性,以防止母亲对孩子传播的
HIV-1 感染。进一步支持这个论点是显示 HIV-1 血清反应阳性的母体
中其人类 β 防御素的表达增加的数据资料,这是一种母体 – 胎儿循环
接界处的一种自然防御机制[40]。

如妊娠期的疟疾感染,许多因素也会影响为防止母体对胎儿传播
所进行的母体 HIV 治疗的疗效。关于妊娠期药物的药代动力学变化
的理解和说明(见第 3 章)对母体和胎儿药物治疗的有效性和安全性
最为重要。尽管胎盘灌注良好,但如果给予母体抗病毒药物的给药剂
量方案未说明整个妊娠期所观察的药物处置的变化,使得预防不足,
从而导致 HIV-1 耐药性或药物引起的不良反应的发生。辅助治疗抗
病毒药物的组织和血液中药物浓度能够造成对胎儿的预防不足和
(或)HV-1 耐药性的产生,然而太大的给药剂量可能增加母体和(或)
胎儿出现不良反应的风险。

6.5　胎盘作为药物作用靶点的展望

母体治疗的理想药物是这样一种药物,它既不能到达胎室也不能
有效地改变对胎盘功能产生不良影响的母体生理功能。同样,理想的
经母体给予胎室为靶点的药物应该对母体或胎儿没有不良反应。据
我们所知,这个“理想”的药物现在并不存在,但很快“它们”就会出
现。此外,药物经母体摄入以抑制或刺激单个或多个胎盘功能,从而
实现预期的治疗目的。

纳米材料的价值是作为一种药物传递方法,更具体地说是能够靶

向特定药物的作用部位,作为用于药物传递的方法,引起了人们的广泛关注。纳米颗粒聚合物构建体能够有助于设计具有新型理化性质的化合物,这种构建体的数量在过去 10 年中显著增加[41]。基于制造特点大小、电荷及崩解特性的纳米化合物(如药物)的能力,正在进行的研究中以母体 – 胎盘 – 胎室作为特定靶点也不足为奇[41-43]。我们设想,纳米技术将促进很多种特殊化合物的研发,这是一些能够针对特定胎盘特征的化合物,也就是靶向特定的母体位点、特定的胎盘位点和(或)胎室穿透并结合到特定的胎儿位点[41-43]。然而,在充分实现这些优点之前,关于纳米药物的系统研究将有助于对胎盘解剖学和生理学的深刻认识[43]。胎盘成像的提出,特别是有关转运机制[44]和其他功能,应该加快这种新疗法实现的速度。

最后,有关胎盘功能基因组学将进一步扩大对特定胎盘疾病和功能的治疗医疗设备[45,46]。有关检测围生期家族遗传疾病以及它们在妊娠期多个时间点的敏感性的能力,基因技术对其有很大作用[45]。用于生殖和围生期药物的药物基因组学正处于起步阶段[46]。虽然围生期用药中几种临床有效的药物在其官方数据中包含药理学信息,但与同期的围生期治疗的相关性极其有限。胎盘的受体、转运蛋白、酶和其他功能的药物基因组学将被开发用于治疗目的。就本身而言,胎盘表观遗传学是有关胎盘疾病治疗所最感兴趣的,并且可能通过利用经胎盘到达胎儿的途径以进行对胎室的操作[47]。况且,用于定义特定治疗靶点的信息作为研究进展以越来越快的速度被记录下来,并且连续出现在我们的专业技能中。一个关于这种进步的最近的例子记录了在偏瘦和肥胖的妊娠女性中几种人体胎盘蛋白的差异表达,这可能会造成很多母体、胎盘和胎儿紊乱的多种治疗方案产生[48]。这仅仅是个开始。

总结

对于母体和胎儿的健康和生存能力,直到分娩的胎儿发育,胎盘是最重要结构。不过,现今多数用于妊娠期的治疗方案集中于对胎盘的操作来对母体或胎儿进行治疗。对用于或集中于胎盘的有关母体

－胎儿健康的治疗方法，与日俱增的信息表明了其重要性。在分子生物学、技术、影像学及基因组学方面的进步只是其中的一小部分，这些方面的进步能够促进对胎盘的解剖学、生理学、成熟及病理生理学更好的理解，并且可以作为对胎盘进行有效治疗的基础。

（阎姝　译）

参考文献

[1] Malek A, Mattison DR. Drug development for use during pregnancy: impact of the placenta. Expert Rev Obstet Gynecol 2010;5:437–54.

[2] Myllynen P, Kummu M, Sieppi E. ABCB1 and ABCG2 expression in the placenta and fetus: an interspecies comparison. Expert Opin Drug Metab Toxicol 2010;6:1385–98.

[3] Vahakangas K, Myllynen P. Drug transporters in the human blood–placental barrier. Br J Pharmacol 2009;158:665–78.

[4] Myllynen P, Immonen E, Kummu M, Vahakangas K. Developmental expression of drug metabolizing enzymes and transporter proteins in human placenta and fetal tissues. Expert Opin Drug Metab Toxicol 2009;5(12):1483–99.

[5] Miller KP, Borgeest C, Greenfeld C, Tomic D, Flaws JA. In utero effects of chemicals on reproductive tissues in females. Toxicol Applied Pharmacol 2004;198:111–31.

[6] Hoover RN, Hyer M, Pfeiffer RM, Adam E, Bond B, Cheville AL, et al. Adverse health outcomes in women exposed in utero to diethylstilbestrol. N Engl J Med 2011;365:14.

[7] Tremblay GB, Kunath T, Bergeron D, Lopointe L, Champigny C, Bader J, et al. Diethylstilbestrol regulates trophoblast stem cell differentiation as a ligand of orphan nuclear receptor ERRB. Genes Develop 2001;15:833–8.

[8] Levine RU, Berkowitz KM. Conservative management and pregnancy outcome in diethylstilbestrol-exposed women with and without gross genital tract abnormalities. Am J Obstet Gynecol 1993;169(5):1125–9.

[9] Pollex EK, Denice SF, Koren G. Oral hypoglycemic therapy: understanding the mechanisms of transplacental transfer. J Matern-Fetal Neonat Med 2010;23:224–8.

[10] Eshkokoli T, Sheiner E, BenZvi Z, Feinstein V, Holcberg G. Drug transport across the placenta. Curr Pharmaceut Biotech 2011;12:707–14.

[11] Daston GP. Laboratory models and their role in assessing teratogenesis. Am J Med Genet (Part C) 2011;157:183–7.

[12] Ito T, Hideki A, Handa H. Teratogenic effects of thalidomide: molecular mechanisms. Cell Mol Life Sci 2011;68:1569–79.

[13] Koren G, Pastuszak A, Ito S. Drugs in pregnancy. N Engl J Med 1998;338:1128–37.

[14] van Hasselt JG, Andrew MA, Hebert MF, Tarning J, Vicini P, Mattison DR. The status of pharmacometrics in pregnancy: highlights from the 3(rd) American Conference on Pharmacometrics. Br J Clin Pharmacol 2012. doi:10.1111/j.1365-2125.2012.04280.x. [Epub ahead of print]

[15] Pollex EK, Hutson JR. Genetic polymorphisms in placental transporters: implications for fetal drug exposure to oral antidiabetic agents. Expert Opin Drug Metab Toxicol 2011;7(3):325–39.

[16] Syme MR, Paxton JW, Keelan JA. Drug transfer and metabolism by the human placenta. Clin Pharmacokinet 2004;43:487–514.

[17] Gedeon C, Koren G. Designing pregnancy centered medications: drugs which do not cross the human placenta. Placenta 2006;27:861–8.

[18] Hutson JR, Koren G, Matthews SG. Placental P-glycoprotein and breast cancer resistance protein: influence of polymorphisms on fetal drug exposure and physiology. Placenta 2010;31:351–7.

[19] Nanovskaya TN, Patrikeeva S, Hemauer S, Fokina V, Mattison D, Hankins GD, et al. Effect of albumin on transplacental transfer and distribution of rosiglitazone and glyburide. J Matern Fetal Neonatal Med 2008;21(3):197–207.

[20] Evseenko DA, Paxton JW, Keelan JA. Independent regulation of apical and basolateral drug transporter expression and function in placental trophoblasts by cytokines, steroids, and growth factors. Drug Metab Dispo 2007;35:595–601.

[21] Behravan J, Piquette-Miller M. Drug transport across the placenta, role of the ABC drug efflux transporters. Expert Opin Drug Metab Toxicol 2007;3: 819–30.

[22] Holcberg G, Sapir O, Tsadkin M, Huleihel M, Lazer S, Katz M, et al. Lack of interaction of digoxin and P-glycoprotein inhibitors, quinidine, verapamil in human placenta in vitro. Eur J Obstet Gynecol Repro Biol 2003;109:133–7.

[23] Myllynen P, Immonen E, Kummu M, Vähäkangas K. Developmental expression of drug metabolizing enzymes and transporter proteins in human placenta and fetal tissues. Expert Opin Drug Metab Toxicol 2009;5:1483–99.

[24] Ceckova-Novotna M, Pavek P, Staud F. P-glycoprotein in the placenta: expression, localization, regulation and function. Rep Toxicol 2006;22:400–10.

[25] Vähäkangas K, Myllynen P. Drug transporters in the human blood–placental barrier. Br J Pharmacol 2009;158:665–78.

[26] Ballas J, Moore TR, Ramos GA. Management of diabetes in pregnancy. Curr Diabet Rep 2012;12:33–42.

[27] Hebert MF, Ma X, Naraharisetti SB, Krudys KM, Umans JG, Hankins GD, et al. Are we optimizing gestational diabetes treatment with glyburide? The pharmacologic basis for better clinical practice. Clin Pharmacol Ther 2009;85:607–14.

[28] Zharikova OL, Fokina VM, Nanovskaya TN, Hill RA, Mattison DR, Hankins GD, et al. Identification of the major human hepatic and placental enzymes responsible for the biotransformation of glyburide. Biochem Pharmacol 2009;78:1483–90.

[29] Jain S, Zharikova OL, Ravindran S, Nanovskya TN, Mattison DR, Hankins GDV, et al. Glyburide metabolism by placentas of healthy and gestational diabetics. Am J Perinatol 2008;25(3):169–74.

[30] White NJ, McGready RM, Nosten FH. New medicines for tropical diseases in pregnancy: catch-22. PLoS Med 2008(6):5; e133.

[31] Riijken MJ, McGready R, Boel ME, Poespoprodjo R, Singh N, Syafruddin D, et al. Malaria in pregnancy in the Asia-Pacific region. Lancet Infect Dis 2012;12:75–88.

[32] Flateau C, LeLoup G, Pialoux G. Consequences of HIV infection on malaria and therapeutic implications: a systematic review. Lancet Infect Dis 2011;11:541–56.

[33] Kattenberg JH, Ochodo EA, Boer KR, Schallig HDFH, Mens PF, Leeflang MMG. Systematic review and meta-analysis: rapid diagnostic tests versus placental histology, microscopy and PCR for malaria in pregnant women. Malaria J 2011;10:321.

[34] Higgins MK. The structure of chondroitin sulfate-binding domain important in pacental malaria. J Biolog Chem 2008;28:21842-6.

[35] Mens PF, Bojtor EC, Schallig HDFH. Molecular interactions in the placenta during malaria infection. Eur J Obst Gynecol Repro Biol 2010;152:126-32.

[36] The PME. Drug development for maternal health cannot be left to the whims of the market. PLoS Med 2008(6):5; e140.

[37] Fisk NM, Atun R. Market failure and the poverty of new drugs in maternal health. PLoS Med 2008(1):5; e22.

[38] Al-husaini AM. Role of placenta in the vertical transmission of human immunodeficiency virus. J Perinatol 2009;29:331-6.

[39] Stek AM. Antiretroviral medications during pregnanacy for therapy or prophylaxsis. HIV/AIDS Reports 2009;6:68-76.

[40] Aguilar-Jimenez W, Zapata W, Rugeles MT. Differential expression of human beta defensins in placenta and detection of allelic variants in the DEFB1 gene from HIV-1 positive mothers. Biomedica 2011;31(1):44-54.

[41] Wick P, Malek A, Manser P, Meili D, Maeder-Althaus X, Diener L, et al. Barrier capacity of human placenta for nanosized materials. Environ Health Perspect 2010;118:432-6.

[42] Keelan JA. Nanoparticles versus the placenta. Nature Nanotechnol 2011;6:321-8.

[43] Menezes V, Malek A, Keelan JA. Nanoparticulate drug delivery in pregnancy: placental passage and fetal exposure. Curr Pharmaceut Biotech 2011;12: 731-42.

[44] Solder E, Rohr I, Kremser C, Hutzler P, Debbage PL. Imaging of placental transport mechanisms. Eur J Obst Gynecol Repro Biol 2009;144:114-20.

[45] Bodurtha J, Strauss J. Genomics and perinatal care. N Engl J Med 2012;366: 64-73.

[46] Alfirevic A, Alfirevic Z, Pirmohamed M. Pharmacogenetics in reproductive and perinatal medicine. Pharmacogenomics 2010;11:65-79.

[47] Novakovic B, Saffery R. DNA methylation profiling highlights the unique nature of the human placental epigenome. Epigenomics 2010;2:627-38.

[48] Oliva K, Barker G, Riley C, Bailey MJ, Permezel M, Rice GE, Lappas M. The effect of pre-existing maternal obesity on the placental proteome: two dimensional difference gel electrophoresis coupled with mass spectrometry. J Mol Endocrinol 2012;48:139-49.

第 7 章

妇产科中证明多中心 3 期随机对照试验的充分证据是什么？

Gabrielle Constantin, Gabriel Shapiro, Nils Chaillet, William D. Fraser

7.1 引言

随机对照试验（RCT）是评价一种新型药物或技术的金标准。从行业的角度看，试验是在获得监管机构审批过程中的一个关键组成部分，"成功"或"阳性"的试验推动药物进一步沿着首次在人体研究向注册过程的进步。未能完成这个过程的药物并不少见，许多药物在 3 期临床试验时都以失败而告终。在 10 年间（1991—2000 年），10 大美国和欧洲制药企业，整体的"成功率"为 11%。有关女性健康实验的成功率在各项研究中最低（低于 5%）[1]。Strand 和 Jobe[2] 已经注意到了有关围生期药物的大量阴性试验，建议根据形势需要进行批判性的分析。

阴性试验具有各种代价，包括经济以及在未经证实且没有相关利益的试验治疗中参与者对潜在毒性的接触。还有就是"机会成本"，因为只有有限数量的试验可以在给定时间内开展。另一方面，阴性试验能够给予我们有关生物学和病理学方面的重要信息，帮助我们避免无效的治疗。这些信息在一个调查研究的道路上引领着我们，并为我们指明新的方向。然而，大量围生期领域的阴性试验确实说明我们对试验所基于的初步信息缺乏，以及对什么样的干预可能有效的相关见解不足。

在过去的几十年中,存在妊娠期新药临床试验管理缺乏的现象。这些试验多数是在研究者的带领下进行的,因为制药公司已经将他们的努力集中在别处。可利用的有限的资金来自政府机构。这使得对"正是如此"的迫切需要:投资成功概率高的治疗评估。这也引出了一个问题:对于看似有希望的妊娠期药物试验失败原因可以被鉴定吗?在这次审查中,提供了阴性试验的例子,其中存在可以指导这些实验基本原理的证据,并对其水平和质量进行了探讨。在这种情况下,对于能足以推动试验向 3 期临床进行的试验证据,我们认为这些证据的水平变化很大。我们断定可以从阴性试验中学习,以便可以提高实验设计,更好地选择研究的问题和结果,以及可以对 3 期试验的各种潜在候选者进行更好的筛选。

事实上,对于指导母婴类药物领域的 3 期 RCT 的决策,证明这种决策所需要的证据还没有得到充分的确定。这次审查的主要目的是提出可以被研究人员和资助机构实施的标准,以评价是否有充足的证据支持试验继续进行到 3 期。此外,我们将尝试确定 3 期试验失败的风险因素。

7.2　决定是否进行试验的证据、均势以及伦理思考

"有方法学缺陷的试验既是浪费资源也是缺乏职业道德。"[3]同样可以说这是基于证据不足的试验。

临床试验是:"保证是否有充足的但不是决定性的证据,证明对登记的人群采取干预措施进行评估,是否会得到良好的风险 – 效益比。"[4]平衡是一种伦理学标准,它被用于评估 RCT 试验进行到何时将违背伦理。有些作者采用平衡作为试验的充分理由。但是,情况不应如此。均势是证明试验的必要但不是充分条件。3 期试验花费很大,因此,可以进行 3 期试验的数量也是有限的,远远低于现有和潜在的可以进行试验的治疗方法的数量。当科学界对给定的试验开绿灯,他们会在某些方面对其他人"说不",因为资金是有限的,不是每个临床问题会支付其自身的试验经费。

平衡的明确定义已被推荐为"医学界专家对某些情况的医学处置手段存在疑惑或者冲突"[5]。医学研究人员和机构审查委员会的成员（伦理委员会）"对专家医疗界的不可知论或知识冲突这种状态有责任对解决上述情况的、被推荐的随机临床试验进行评估"[5]。

正如 Strand 和 Jobe 所述："进行大型 RCT（3 期试验）以证明初步资料表明治疗或者干预结果会对患者产生临床上重要的改善。在大型多中心 RCT 的主要作用是验证初级假设,更好地量化临床效果的大小,更好地确定暴露于介入患者人数增加而产生的潜在风险,并确定这种干预是否可以转化为临床实践。"[7]试验的假设"通常起因于科学原理和早期经验,有时还包括实验室或动物研究的信息"[6]。需要注意的是,进行 3 期临床试验的决定不仅需要经验证据的支持,还需要合理的生物学原理阐述,以及顺利进行的 2 期试验研究。

7.2.1　总结证据

只有在对现有的证据进行审查和评估之后才能批准进行 3 期试验,通常采用 Meta 分析。被推荐的 RCT 必须加入到现有的知识数据库中;因此,重要的是在现有知识数据库确定什么信息丢失了,以便对试验进行设计填补这些知识空白。对于制订相应的研究问题、评估目标人群、估计效应值以及评估可行性,深入理解现有的证据是关键。

如果现有的证据是可靠的并且已经提供了明确的答案,就没有必要进行研究,虽然可能需要针对特殊目标群体的研究或者更大的研究以优化治疗策略或规定最佳"剂量"[5]。出现的哲学问题是:构成了充足的证据,以便于考虑一种治疗方案是有效的。如果从多个小试验所得出评估显示出显著差异,尽管个体试验没有呈现出统计学上的显著差异,那么应该得出什么样的结论呢？一个额外的大型RCT 合乎情理吗？考虑到研究中已经强调了 Meta 分析的调查结果和相同治疗方法的最大试验之间的差异,以致于这个问题更是难以解决[7,8]。

当出现"平衡"时,试验是必要的,即当现有的治疗(或者,在某些情况下,没有可利用的有效的治疗方法时使用安慰剂)与实验治疗之间保持"合理"的平衡时。不充分的证据证明试验的合理(在这种情况下,需要更多的预备/基础研究)与伦理上过剩的不可接受的附加试验的状态之间存在一种微妙的平衡。有关平衡的存在和缺乏其意见的相同协议,对于这种协议不同的 IRB 可以明显不一致[4]。这可能反映了 IRB 专业知识的变化。同时,什么样的证据能够充分证明一种试验的合理,这也反映了相关指导方针的缺乏。

7.3 与其他治疗领域相比,为什么妊娠期药物试验的失败率这么高?

有关 3 期试验失败的危险因素的调查,或许对开发一套标准能够证明引导这样一个试验的决策是有益的。药物开发的阶梯式过程可见于大多数主要的治疗领域中,像心脏病学领域和神经科学领域不常在妊娠期患者中应用于药物的开发。因为一些新药物专门为产科使用而开发,"产科药物开发"的过程本质上是"再利用"[9]。"对于庞大人群需要治疗的疾病,进行药物开发是通过对目标的系统搜索,并在体外和动物中对候选药物功效性、安全性和药代动力学特性进行测试,如果临床前研究成功,接下来再进行人体研究。研究过程中逐步向管理机构提交数据……考虑特殊疾病的药物销售面向特殊人群(如年龄、性别、种族/民族)的指示和方法,作为这种情况的支持是通过监管提交和产品标签上的描述[4-6]。遗憾的是,针对妊娠期女性的药物开发未通过有组织的搜索目标及治疗性分子而被提出[13-17]"。缺乏系统的方法很可能是产科药物试验成功率较低的主要原因。

选择性回顾了一些阴性围生期试验之后,Strand 和 Jobe 建议利用失败的原因验证主要的假设。一般来说,阴性实验的基本原理通常是基于小试验或对多个小实验进行的方法学上并不可靠的 Mata 分析。初始资料的缺乏连同患者的数量有限,问题的主要结果以及对新生儿疾病的生物学认识理解不足限制了可靠地设计有阳性结果的试验的能力[2]。一个单一的小型试验有产生 α 误差和发表偏倚的可能性。另一方面基于更有力的证据，其他围生期试验得到的同样是阴性结果。在一些情况下，临床护理的变化可能否定了所有益处。Strand 和 Jobe[2] 已经注意到，试验中设立的假设可能是基于对目标条件其基本生物学的不足或错误的理解。失败或不可能的盲目治疗导致了偏见的产生。对于发现微小但临床上很重要的差异，进行的研究可能显得动力不足。"中心效应"或跨越中心的变化，特别是在进行复杂干预的情况下，可能会淡化影响并降低发现差异的能力。

Gordion 等[10]研究了 656 项 3 期药物试验的"损耗率"（一种新疗法的失败继续沿着药物产品线下行），这些试验是 1990—2002 年大型制药公司在一系列治疗领域中开展的。其中有 42% 在 3 期试验期间失败。造成其中 73 项 3 期试验失败（可获得的唯一充足的公开资料进行分析）的原因被确定是功效性和安全性的问题，及"缺乏差异化"。一项附加的研究[1]得出了非常相近的结论。损耗的主要原因是有效性（约占失败试验的 30%）和安全性（毒理学和临床安全性约占 30%）的缺乏。Gordion 等[10]发现 50% 的药物在 3 期试验阶段失败，它们无法被证明是有效的：相比安慰剂，试验不能证明这些药物在医学上更有效（差异化不足）。这令人感到很奇怪，毕竟 2 期试验研究的主要目的就是证明有效性。在其余失败的药物试验中，31% 的问题是安全性的问题。"与目前市面上的药物相比，发现其余的 19% 既不是较安全的（也就是鉴于类似的功效，相比活性对照药物未能证明其安全性更高）也不是更有效的（也就是鉴于相似的安全性，相比活性对照药物未能证明其更有效）"。

少数几个因素已被确定，这有助于解释未能显示效果的原因。"药物机制越不明确以及缺少客观终点，药物试验失败的风险就会越大。"相比 25% 药物机制明确并且有更加客观终点的药物，结合了两个高风险因素的药物——新机制和缺少客观的终点——现今的 70% 是失败的。涉及新机制药物的研究可能会包含假设的效果，而不是已证明的效果。

我们对涉及一种新机制的药物如何评估其效果的合理性呢？由

Malek 和 Mattison[9] 提出的用以识别围生期适用药物的标准可被用于辅助判断一个打算用于围生期的药物是否适宜以及合适剂量。下列的问题应该得到解决:①对于治疗有利益的状况(母体、胎盘或者胎儿状况)有潜在效果的分子类别中,被推荐的分子就是最好的选择吗?有关疾病过程的潜伏期妊娠模型有助于指导评价优先应用于人类的分子吗?②在可利用的分子类别中,对于药代动力学、药效学、安全性或有效性,被提出的分子会有关于这几方面的更可取的理由吗?③在设计临床试验中,给药剂量怎么确定?怎么对治疗的效果进行评估?可进行采样的媒介(例如,母体尿液、血液、呼出气体或羊水)中,药物治疗浓度大小被确定了吗?整个妊娠期过程中药代动力学和药效学会发生变化吗?这些变化将如何改变给药剂量和治疗端点监控?④临床试验将如何监测药物毒性或不良反应,以及在什么时间段对潜在的不良事件进行监测?"关于药物开发应该基于我们对试图治疗的母体、胎盘或胎儿疾病的相关理解,认识到在治疗靶点之外可能存在其他药物活性(毒性)位点"[9]。

  2 期试验前导研究中终点指标客观性的缺乏是导致 3 期试验失败的另一个原因。在 2 期试验中,与那些有更加客观的终点的试验相比,缺少客观的终点的试验失败率往往约高 10%[10]。如果端点能够被诊断试验测量,对于这些诊断试验要求其结果能被"容易重复,或有一个经专业测量并被广泛使用的量度",那么这个端点就被认为是客观的。"如果依赖于不易重复的测量方式,极少使用的量度或者是患者的自我报告",那么这些终点就被认为不够客观[10]。

7.4 2 期试验的作用

  试验所讨论的药物生物活性、给药剂量和安全性需要十分透彻。3 期试验失败的一个很重要的危险因素是没有进行 2 期试验或者进行得不充分。2 期试验的目的是确定通过许多客观或主观的终点能否检测到药理活性,与安慰剂或阳性对照相比,其活性程度有多大。另外,其他目标是药物给药剂量的确定和有关 3 期试验规划设计的信息收集。安全仍然是第二阶段设计中强有力的组成部分。严重的毒性可能会在 2 期试验中首次观察到。

在重症监护领域,许多大型临床研究是基于"缺乏充分 2 期试验数据且对机制了解有限的小样本试验"[11]。对于一些大型围生期试验也可以这么说。

"成功的 2 期设计应该已经确定候选药物在测试的指征和利益相关的目标人群中显示了活性。进展顺利的 2 期设计也将提供一些信息,这些信息与进行关键研究的适当剂量以及 3 期试验需要的样本量的评估相关。然后,团队必须判断这种药物对于进一步研发是否符合期望值[12]。"引用 Retzios 的观点:"我们可以把 2 期临床试验中的不足划分为以下几类:①设计不足;② 2 期试验终点与基于临床效益的 3 期试验的终点的连接较差;③执行不当。这些原因不是相互排斥的;一个失败的设计可能涉及其中好几个原因。"[12]

7.5 如何提高成功率

建立一个可以改进试验以提高成功率的框架是可能的,集中于通过系统地确立并坚持试验中严格的先决条件以避免上述已明确的失败的危险因素。与产科相比,许多治疗领域在 3 期试验阶段拥有更高的成功率[1]。产科的成功率可以通过借鉴其他临床领域的策略加以提高。

3 期阶段的频繁失败证明有安全性和有效性的问题,这些问题来源于对潜在的生物学机制认识不足和早期临床试验提供的证据不足。实验医学范例必须在产科方面加强,以提高预测及影响临床结果的能力。资助机构必须提高对临床试验总体调度和规划的效率,在药物研发前期阶段充分关注概念验证的临床试验,用以证明大量的后期研究。最后,更有预测性的动物模型必须应用在为产科人群开发的治疗药物的研究中[1]。虽然动物模型在围生期研究中起关键作用,但是它们在药物研发过程中的实用性在一定程度上受到了阻碍,这是因为对妊娠期潜在的生物学过程的认识有限。此外,在产科研究中,人类妊娠与其他动物妊娠的差异呈现了特殊的挑战。

很小的治疗效果也可以有重要的临床价值,所以 3 期试验必须有足够的能力去发现这些疗效。其他治疗领域已经在 3 期试验中发现了较小的但是很重要的临床疗效。例如,MRC/BHF 心脏保护研究对超过 20 000 的高危人群进行了研究,证明了全因死亡率从 14.7% 降到 12.9%($P = 0.0 003$),冠心病死亡率从 6.9% 降到 5.7%($P = 0.0 005$)。像这种他汀类的试验已经导致了临床护理实质性的变化,尽管相比其他治疗领域小规模试验中所发现效果的不明显,该实验显示了很小的绝对影响值(全因死亡率 1.8%,冠心病死亡率 1.2%)[2]。

基于识别危险因素提高试验成功率的框架已经被提出并应用于多个医学分支。一个典型的例子就是重症监护领域。比如在产科,重症监护已经历了很多阴性的 3 期临床试验。McAuley 等[11]提出了一个阶梯式方法来判断重症监护的 3 期 RCT,以提高得到阳性结果的可能性。这一框架的构建源于日益认识到对重症监护领域提高临床试验的需求,而这一需求还未在产科得到显著的认可。

用于证明重症监护 3 期试验的阶梯式方法有很多适用于产科的宝贵经验。例如,常见的妊娠期并发症和重症监护损伤的一个共同点是给定条件下原因的多样性。因此,结果的判断必须有足够明确的说明原因的临床设计,或在某些情况下减少研究人群的多样性(适当的患者筛选)。此外,由于对受试者招募不足或较高的人员流失率,3 期试验通常不能达到计划的样本量。有效的人员招募和跟进随访策略可能需要资助机构和研究带头人更有力的承诺。

7.6 从经验中学习——抗氧化剂和子痫前期的例子

除了研究其他临床领域面临的挑战并借鉴它们的成功经验外,我们能够从我们自身的经验中学习。通过研究一个试图证明抗氧化剂在预防子痫前期中的有效性的失败的 3 期临床试验,这是一个强而有力的自我反思的机会。

氧化应激被认为在多种产科临床疾病中扮演重要角色,包括子痫前期,它是造成孕产妇死亡及围生期发病的一个重要原因。有实质性的证据证明氧化应激与子痫前期之间的联系，但是对这种现象仍存在不确定性，无论其是主要的还是次要的。

1999 年，Chappell 等[13] 报道了对妊娠期女性预防性给予抗氧化剂类药物维生素 C 和 E 效果的研究结果。有子痫前期危险因素的女性被包括在试验中，大多是子宫动脉多普勒阳性筛查结果。在能够达到全样本量之前试验被停止，因为正如中期分析时所发现的，阳性治疗组中经历子痫前期女性的比例降低。事实上，2 期试验主要的终点是内皮功能障碍的生化指标（PAI-1∶PAI-2），而不是子痫前期。然而，这个标记与临床试验的关系尚不明确。此外，在该研究开始时，有关给予的维生素 C 和 E 的剂量是否能起到抗氧化作用剂量的信息可利用的很少。

因此，尽管这项 2 期研究的结果令人振奋，但它的局限性使得随后的 3 期试验失败的风险很高：缺乏剂量摸索的数据，作用机制不明确，由于 2 期试验的早期停止有出现 α - 误差的高风险。随后，进行了九项大型多中心试验，包括子痫前期高风险的患者和那些未经产的人群是唯一确定的风险因素，用以评估维生素 C 和 E 预防子痫前期的作用[14]。所得到的结果都是阴性的。其中一项试验是由本章的资深专家（WDF）带头进行的，完成招募之前被叫停的原因是，其中一项独立试验的并发报告被提出了问题，这项独立试验是关于医疗干预对低出生体重风险所产生的可能影响[15]。

这种情况可以避免吗？回想起来，考虑到最初 2 期研究中的局限性，最稳妥的办法可能是简单的尝试利用严格的设计规划和预先设计的终止规则对调查结果进行重复，同时收集更多的有关生物学机制的数据。或者，最起码，能够通过国际合作进行一个试验而不是在加拿大、英国、美国、澳大利亚及巴西独立进行？

在这样的背景下进行 3 期研究的决定应该基于达成跨学科的共识，包括基础科学家和临床受试者两者。从全球的角度来看，为了最有效地利用稀缺资源，国际经验和合作应该被用于优选研究问题，因此一项研究只有符合第二阶段水平的最严格标准才能优先进入 3 期研究。

这种"累计"失败的结果使得即使那些已经长期领导和支持子痫前期临床研究的研究人员也表示了对大型试验影响的质疑。"因此10多年来,许多大型且昂贵的多中心随机试验未能显示子痫前期发病率明显降低,或者,当出现阳性结果时,其临床意义很小并且治疗的数量很大。"[16]

总结和建议

正如我们在本章中已经提出的,我们所面临的问题之一是缺乏明确的标准,即关于构成向 3 期产科药物试验进行的充分证据是什么。由于这些研究引起的高风险,系统标准的缺乏值得关注:组织大型的妥善的 RCT 价格昂贵、耗时长、有限的资源紧张[17]。产科试验同样从有限数量的患者中借鉴。通过改善构成资源显著浪费的规划,阴性结局的 3 期试验本是可以避免的。然而,这一章中强调的另一个关键问题是,认识到必须在第一时间建立这种系统标准的科学文献的缺乏。

为了合理进行,3 期临床试验要求严格的 2 期研究,2 期研究已经从方法论的角度严格进行;在明确的终点证明某种度量的有效性——无论是疾病本身还是已经被证明是疾病的病理生理学一部分的标记;当引入了新的分子,或者药物被改用于一种指征而不是其最初打算用于的指征时,应当清楚地理解作用机制。2 期研究需要同样充分证明其安全性,需要确定最可能产生临床作用的适当给药剂量。

如果要对新治疗药物的 2 期研究证明进行编译和评估,必须使用严格执行的系统评估对研究进行评估,这种系统评估需要充分考虑个体实验中潜在的发表偏倚和第一类误差。2 期试验没有依照充分的统计学严谨性进行或者研究结果存在统计学疑问的案例,"有希望的"研究结果应该在进一步的 2 期研究中进行重复,而不是过早地进入 3 期试验。当一项研究的 Meta 分析和 RCT 结果矛盾时,必须进行慎重的考虑以确保对于是否继续 3 期研究的决定是基于对所有现有数据的全面审查。

可以采取一些措施来改善对产科临床试验的 IRB 审查的一致性。

对新治疗药物现有证据的总结和评估是一项需要时间和技巧的复杂任务。必不可少的是,资助机构配备必要的专业知识和资源用以做出这样的决断。研究人员可以帮助在3期RCT的提案中加入强有力的2期研究证据的证明和已知的生物学作用机制。

基础科学和临床试验研究人员多中心的进一步合作,以及领域中所有专家之间的公开交流,对产科药物试验领域的稀有资源的最优化利用有很大帮助。出于这个原因,我们呼吁致力于这一学科所有的研究人员参与评估和评论同行公布的研究。小型或初步研究的评论性综述应该明确其优点和缺点;这无疑将有助于明确进一步研究的有前途的方法,并且尽量减少所有后续试验失败的风险。

（阎姝　译）

参考文献

[1] Kola I, Landis J. Can the pharmaceutical industry reduce attrition rates? Nat Rev Drug Discov 2004;3:711-5.

[2] Strand M, Jobe AH. The multiple negative randomized controlled trials in perinatology: why? Semin Perinatol 2003;27(4):343-50.

[3] Morley R, Farewell V. Methodological issues in randomized controlled trials. Semin Neonatol 2000;5(2):141-8.

[4] Stark AR, Tyson JE, Hibberd PL. Variation among institutional review boards in evaluating the design of a multicenter randomized trial. J Perinatol 2010;30:163-9.

[5] van der Graaf R, van Delden JJ. Equipoise should be amended, not abandoned. Clin Trials 2011;2011(8):408-16.

[6] Field D, Elbourne D. The randomized controlled trial. Curr Paediatrics 2003;14:519-24.

[7] Villar J, Carroli G, Belizan JM. Predictive ability of meta-analyses of randomized controlled trials. Lancet 1995;345(8952):772-6.

[8] LeLorier J, Gregoire G, Benhaddad A, Lapierre J, Derderian F. Discrepancies between meta-analyses and subsequent large randomized, controlled trials. N Engl J Med 1997;337(8):536-42.

[9] Malek A, Mattison DR. Drug development for use during pregnancy: impact of the placenta. Expert Rev Obstet Gynecol 2010;5(4): 437-354.

[10] Gordian M, Singh N, Zemmel R, Elias T. (2006). Why products fail in phase III. IN VIVO 2006;24:49-54.

[11] McAuley DF, O'Kane C, Griffiths MJ. A stepwise approach to justify phase III randomized clinical trials and enhance the likelihood of a positive result. Crit Care Med 2010;38(10 suppl.):S523-7.

[12] Retzios A. Why do so many phase III clinical trials fail? Bay Clinical R&D Services 2009; Retrieved from http://www.adrclinresearch.com/Pages/WhyPivotalClinicalTrialsFail_abstract.aspx.

[13] Chappell LC, Seed PT, Briley AL, et al. Effect of antioxidants on the occurrence of pre-eclampsia in women at increased risk: a randomised trial. Lancet 1999;354:810–6.

[14] Rumbold A, Duley L, Crowther CA, Haslam RR. Antioxidants for preventing pre-eclampsia. Cochrane Database Syst Rev 2008;1:CD004227.

[15] Fraser WD. International trial of antioxidant for the prevention of preeclampsia. http://controlled-trials.com.

[16] Lindheimer MD, Sibai BM. Antioxidant supplementation in pre-eclampsia. Lancet 2006;367(9517):1119–20.

[17] Chan JK, Ueda SM, Sugiyama VE, Stave CD, Shin JY, Monk BJ, et al. Analysis of phase II studies on targeted agents and subsequent phase III trials: what are the predictors for success? J Clin Oncol 2008;26(9):1511–8.

第 8 章

妊娠期临床药理学研究的伦理学

Marvin S. Cohen

世界上如果没有伦理学就没有伦理学冲突。然而,临床研究中存在内在的矛盾。研究对象面临着多重损害,而没有任何明确的直接利益。相反,她们被暴露于多种危险中的唯一收益仅仅是可能获取对自身或后代有利的医学知识。1979 年,联邦政府委托贝尔委员会推荐能够保证安全和伦理合理的研究方式[1]。他们的报告提倡伦理研究的三个原则。第一原则是善行原则,要求所有的风险最小化及利益相称;第二原则是自主原则,要求应严格实现知情同意过程。公正原则是贝尔报告中定义的第三个原则,直接指出社会上所有机构均摊研究的利益和风险。美国联邦局成立了机构审查委员会(IRB)并颁布了审查政策,以确保这些建议顺利执行[2]。

然而,尽管这一成就鼓励保证安全并符合伦理的研究,但大多数药物仍然缺乏妊娠期相关特殊效应的研究[3]。近期,有关妊娠期精神药理学药物的 Cochrane 报道中感叹,我们对妊娠期患者规定和使用这些药物的相关知识还十分欠缺[4]。不知道是否继续使用这些药物,妊娠期女性及其家属都经历了这样的担忧。偶尔的头痛或上呼吸道感染可能需要思考几个小时,思考这名妊娠期患者是否需要服用非处方药进行治疗。

2009 年,黑斯廷斯中心发表了一篇论文,表明了医护人员和媒体两者对妊娠期风险持续性的偏差。医师很少为腹痛的妊娠期患者安排 CT 扫描,尽管误诊成阑尾炎的风险比 CT 扫描时妊娠期患者或胎儿接触的辐射剂量所带来的风险要高[5]。

对于妊娠期安全药物的多次在线搜索发现,即使在最好的网站,利用很容易理解的语言,也表示不赞成妊娠期使用任何药物。例如,"电子医疗"网站在介绍畸形学和妊娠期药物的使用一章中有这样一句话:"因为妊娠期使用任何药物都可能有风险,又因为并不是所有的风险都是已知的,妊娠期最安全的用药方案是尽可能少地使用药物。"[6]同一篇文章指出,尽管一些研究中引用的药物其相关的胎儿畸形并发症的概率为1%~3%,而文章作者并没有找到能够证明这个数字的证据。

表8.1总结了保证伦理研究所需要满足的条件。

伦理研究需要临床均势性。为了开展临床研究项目,对于特殊诊断的最佳治疗方案必须是没有科学共识的。换句话说就是对于一个给定的临床疾病,在多种可选的治疗方案中没有最可取的特殊治疗方案。通常一个实证研究不足以改变医师的临床均势。只有在大量的研究显示相同的结果时,才能认为是这种治疗方案真正的进步。

表8.1 伦理临床研究的必要条件[7]

能够得到有益社会的有用知识

之前的理论和动物研究表明有很大把握能够得到阳性结果

为了保证科学有效性,需要包含人体实验进行验证

研究员和课题的临床均势

良好的风险-效益比率

课题的公平选拔过程

完全的知情同意过程

独立审查、授权和后续研究的设计、协议和结果

受试者在任何时候退出的机会

安全处理所有的数据和个人识别信息的协议

及时通知并治疗所有并发症

研究课题的临床平等也应该明确。如果因为相信会获得最佳的治疗方案而将潜在课题纳入研究,这是有风险的,这样会对证明这种治疗方案的研究性学习产生误解。这个错误被称为治疗误解。在许多研究中,临床研究员可能是治疗患者的临床治疗小组的一分子。这很容易使患者认为其主治医师只希望她得到最好的治疗,因此,同意

参与这项研究是最好的治疗方案。这就是治疗误解,因为实际上是没有"最好的治疗"方案。

确定一个良好的风险 – 效益比,需要详细了解该项研究的风险和效益。参与研究对个人的好处包括可能接受新的和改进的方案,从而在研究中直接受益。间接的好处包括能够更多地咨询医疗小组、得到有希望的承诺,医疗团队频繁地询问及成为一名优秀志愿者的心理益处。如果对弱势群体的供给能够维持在一定水平并且不过度强制,补偿和最低限度的支付也是一个可以接受的好处。研究参与的风险包括医疗程序和实验性治疗本身的并发症、多次咨询访问的不便以及可能会侵犯隐私。

严格的知情同意过程的必要组成部分见表8.2。

表8.2　知情同意的必要组成部分[8]

能力
信息公开
不强制
选择权
授权许可

有关妊娠期患者的研究与任何其他临床研究的区别是什么? 关于妊娠期患者我们有两个受试者,而不是一个:母亲和胎儿。这项研究的风险和收益必须平衡这两者。然而,对这样的计算胎儿显然不会同意。正因如此,维护成活胎儿的利益是母亲和研究人员共同的责任,但给予参与这项研究的知情同意必须是母亲。

Chervenak 和 McCullough 医师发表了大量关于妊娠课题的伦理研究。他们提供了一个富有成效的围绕妊娠课题的伦理问题研究工作方式的建议。他们是基于道德水平去了解胎儿[9,10]。因此,预产的胎儿有道德地位,只因为母亲决定着胎儿的命运。因此,这种道德地位是由母亲赋予的,并且可以在胎儿出生之前随时撤回。母亲必须考虑到对于胎儿研究的风险和收益,以及对她自身的风险和收益。因为她被授权给予同意这种尊重妊娠期患者自主权的做法。这种方式表示了对妊娠期患者自主权的尊重,因为她被授予了赞成的权利。这样同时保护了胎儿和母亲免受不应有的损害,因为对这两个实体危害的可能性都被考虑在内。保证了母亲在她妊娠过程中积极参与且不被他人干扰。最后,在治疗过程中支持她个人自由选择的权利。

联邦法规和判例法赞同这种做法。这些法规的 B 部分规定,只有加入研究的母亲需要签署知情同意书,这可能对于自身作为一个妊娠期受试者或对于自己和胎儿两者都有益处[11]。(对母亲或研究者没有益处的 I 期研究将会在接下来考虑。)该法规对于只有有利于胎儿的研究例外,在这种情况下,联邦法规规定必须尝试获得父亲的同意。一些仅对胎儿有益的药物可能会在妊娠期进行研究。这些药物包括有助于胎儿肺成熟的类固醇和治疗胎儿心动过速的地高辛。仅对于胎儿有利的这类研究的 1 个例子,氟卡尼作为地高辛的替代药品治疗胎儿室上性心动过速[12]。无论是妇产科界还是许多女性团体通过抨击妊娠期女性的自主权,争议把父亲同意也列入这种类型的研究中。

在过去,妊娠期女性被排除在大多数与药物有关的研究之外。1977 年,FDA 发布了"进行药品临床评价时一般要考虑的问题"[13],这些规定排除了所有有生育潜力的女性参加第一阶段和第二阶段早期的研究。1993 年,FDA 试图发布更自由的指导方针来纠正这种情况,包括研究项目中的所有人群[14]。然而,正如我们看到的那样,仍然缺乏对妊娠问题的药理学研究。

在有关妊娠期女性的联邦法规一节,除其他人群如儿童和囚犯,政府可能会加强危险意识,即妊娠期女性是一个弱势群体。的确,因为对胎儿和自身两者负有的责任,妊娠期受试者可以被认为是一个特殊的群体。但必须明确指出,"妊娠本身不会造成决策能力的减弱"[15]。将妊娠期患者归类到弱势群体则不可避免地掩盖了这个事实。这个不成功的标签是因为伦理委员会对批准研究过分犹豫,包括妊娠期女性。

涉及妊娠期患者的伦理研究通常理解为需要对患者和胎儿风险和效益进行平衡。但 Brody 正确地指出,书面 B 部分要求我们只能尽量减少风险[16]。它没有提到权衡风险和收益。对于假设安全性和有效性有良好理论基础的药物,降低风险的研究流程应该是可以先从适当的动物实验开始,通过一个循序渐进的过程来完成。现已证明,在动物中安全且有希望的药物需要在非妊娠期患者中进行研究,从而将妊娠期患者的风险降到最低。只有在此之后才应对妊娠期女性进行研究。另外,许多药物对于妊娠期患者已广泛进行临床应用而没有严重的或频繁的不良反应,即使从来没有对它们进行正式的妊娠期研究。这些药物应该是该类药物中第一个在妊娠期受试者中进行研究的药物。2005 年,欧洲药品管理局(EMEA)关于妊娠期接触药品的指南中鼓励对这些药物的并发症进行系统的数据收集作为增加我们知识的一种方式,而对于这方面缺乏相应双盲随机研究[17]。这些药物的药代动力学研究也可以以最小风险的方式完成,因为即使没有这种研究,它们也会被开处方用于治疗患者。

例如,Ⅰ期的研究没有治疗益处,查询有关对胎儿的最小风险,需要更严格的标准,因为在这些研究中无论对于母体还是胎儿都没有直接益处。但是,"最低风险"这个概念可能会引起歧义。联邦法规定义的最小风险是作为研究对象在进行日常活动中能够接受的风险[2]。这些风险可能包括过马路时被车撞或在海中游泳时溺水的危险。但这些不应该是一个普通人面对的日常风险吗? 或者假设这应该是一名在住院或治疗中显然经历过更大日常风险的患者需要面对的? 一般由特定研究导致的日常风险应该被用于确定最小风险,因为这是最严格的标准。

妊娠期受试者的知情同意的过程应该非常坚定,因为包括妊娠期女性的研究涉及两个受试对象。许多影响预产婴儿的决定可能是不能挽回的。受试者必须能够清楚地理解对于她自身和她的胎儿的风险－收益计算。对这种理解进行书面记录是可取的,因为这将确保该受试者已进行了必要的决定。

关于妊娠期青少年的规定取决于各个州。每一个研究者必须熟悉适用于自己所在地区的标准。在大多数情况下,青少年研究中受试者的父母之一必须给予同意,而青少年自己也应明确其理解并同意加入这个研究项目中。

在研究协议进行中可能会出现不可预见的并发症,而这可能需要决定终止妊娠。该研究小组不应该参与这些决定。相反,应该咨询基层医护人员。在最早的知情同意阶段将患者的主治医师包括在内可能会有好处。

最近很多研究中严重的不良行为被披露出来,这是由于研究者们明显的利益冲突引起的[18,19]。虽然这种偏差尚未在妊娠期患者的药理学研究中报道,但这也可能是因为这类研究缺乏的原因。当寄托公众信任的研究员过分束缚次要利益而威胁到患者对他的信任时,研究中的利益冲突就会发生。研究人员的主要职责一定是研究课题的最大利益和研究的科学有效性。这是不言而喻的,但研究本身正在受到威胁,因为似乎财富和名望是难以抑制的人类驱动器,这些能够用来评判任何人包括学术界的科学家[20]。对于学术推广和认可的渴望是另一个作为绊脚石的例子,我们大家都必须警惕。"发表或失败"的老话已经被"获得资助或被解雇"所取代,这就营造了一个非常有竞争力的学术氛围。

2003 年发表在 JAMA 上的一项研究[21]发现,有超过 25% 的学术研究者与企业有财务关系。同样的研究发现,企业赞助的研究有时会使用有缺陷的控制体系,而发表的结论往往是非常积极的。虽然没有发现直接的联系,但得出的推论是私人资助的研究偏向阳性结果。

甚至,利益冲突的出现可能会干扰受试者加入研究中的意愿。他们可能会问:"在我的牺牲中研究者只是站在物质利益的角度,那为什么我还要把自己置于风险中?"

为了尽量减少利益冲突并履行我们的职责以尊重我们的受试者,现在所有有关财务权益的披露都被强制执行[22]。人们希望通过公开确认可能的冲突,使得研究者将会更加专注于他的主要职责,而受试者将会更加了解她接触到的总风险。这些冲突必须向 IRB 公开,并在适当的情况下通过他们向保荐机构和国立卫生研究院(NIH)或 FDA 报告。披露的标准同样适用于发表研究结果。一般来说,你应该向受试者、机构或公司公开任何你感觉的不安。

对患者及研究对象的个人健康信息(PHI)的保护是在这个电子数据时代的一个主要问题。详见表 8.3[23]。

表8.3　PHI(1)

姓名
比国家更具体的地址
社会保险号
病历号
健康计划注册
电话和传真号码
电子邮件地址
网址
任何其他可以用于识别一个人的信息

防止个人健康信息在未经同意的情况下被公开,体现了对人格的尊重。更实际的是避免因违反隐私而引起多重危害。这些危害包括经济损失、社会尴尬、心理伤害和法律纠纷。

成功的策略可以最大限度地减少违反隐私的行为。选择一个无害的课题名字是很重要的。必须执行关于编码电子数据、确保所有纸质数据和电子严格存储的协议。工作人员应接受持续的培训,包括有关个体受试者私人空间的口头交流的限制指令。

在侵犯隐私的情况下,受试者必须立即被告知并将违反情况报告给监管部门。

本章回顾了围绕妊娠期受试者临床研究的伦理问题。适用于研究生物伦理学的原则是善行、自主和公正。研究人员必须尽量减少对母亲和胎儿两者的风险。妊娠期女性不仅要考虑自己的风险和收益,而且也要考虑她们胎儿的风险和收益。利益冲突必须最小化,隐私保护必须得到保证。最后,对于任何方法或体系,只能希望通过我们人类的努力尽量减少固有的伦理挑战,对此强调是非常重要的。正当的道德实施在临床研究中的唯一保证是研究者的道德品性和道德行为。

进一步讨论的问题

1. 一个女人由于美容原因更喜欢某种治疗方式,但没有任何科学证据可以证明这种方式疗效更好或并发症较少。这仍然是临床均势的状态吗？

2. 如果有一个统一的同意过程和形式，我们如何才能确保知情同意过程对于每个受试者的需要都是个性化的？

3. 研究人员是否需要在制药公司中被禁止持有股票？

（夏亚飞　译）

参考文献

[1] HHS, editor. Belmont Report: Ethical Principles and Guidelines for the Protection of Human Subjects of Research. U.S. Government; 1979.

[2] Department of Health and Human Services. 45 CFR Part 46. Final regulations amending basic HHS policy for the protection of human research subjects. Federal Register 1981;46(16):8366–91.

[3] Macklin R. Enrolling pregnant women in biomedical research. Lancet 2010; 375:632–3.

[4] Frank E, Novick D, Kupfer D. Beyond the question of placebo controls: ethical issues in psychopharmacological drug studies. Psychopharmacology 2003;171:19–26.

[5] Lyerly AD, Mitchell LM, Armstrong EM, et al. Risk and the pregnant body. Hastings Cent Rep 2009;39:34–42.

[6] Scheinfeld NS. Teratology and drug use during pregnancy. Emedicine medscape 2011.

[7] Emanuel EJ, Wendler D, Grady C. An ethical framework for biomedical research. In: Emanuel EJ, Grady C, Crouch RA, Lie RK, Miller FG, Wendler D, editors. The Oxford Textbook of Clinical Research Ethics. New York: Oxford University Press; 2008.

[8] Lo B. Ethical Issues in Clinical Research: A Practical Guide. Philadelphia, PA: Lippincott Williams & Wilkins; 2010.

[9] Chervenak FA, McCullough LB. A comprehensive ethical framework for fetal research and its application to fetal surgery for spina bifida. Am J Obstet Gynecol 2002;187:10–4.

[10] McCullough LB, Coverdale JH, Chervenak FA. A comprehensive ethical framework for responsibly designing and conducting pharmacologic research that involves pregnant women. Am J Obstet Gynecol 2005;193:901–7.

[11] HHS, editor. Code of Federal Regulations TITLE 45 Public Welfare Part 46. 2009.

[12] Allan LD, Chita SK, Sharland GK. Flecainide in the treatment of fetal tachycardias. Br Heart J 1991;65:46–8.

[13] Food and Drug Administration. General Considerations for the Clinical Evaluation of Drugs. Washington, DC: U.S. Government Printing Office; 1977.

[14] Merkatz RB, Temple R, Sobel S. Women in clinical trials of new drugs – a change in food and drug administration policy. N Engl J Med 1993;329:292–6.

[15] Brody BA. Research on the vulnerable sick. In: Khan JP, Mastroanni A, Sugarman J, editors. Beyond Consent: Seeking Justice in Research. New York: Oxford University Press; 1998. p. 32–46.

[16] Brody B. The Ethics of Biomedical Research: An International Perspective. New York: Oxford University Press; 1998.
[17] Guideline on the Exposure to Medicinal Products During Pregnancy: Need for Post-Authorisation Data (Agency, E.M., ed.), London. 2005.
[18] Stolbeberg S. The biotech death of Jesse Gelsinger. New York Times. New York: New York Times Corporation; 1999.
[19] Dealy H. Did regulators fail over selective serotonin reuptake inhibitors. Br J Med 2006;333:92–5.
[20] Hampson LA, Bekelman JE, Gross CP. Empirical data on conflicts of interest. In: Emanuel EJ, Wendler D, Lie RK, Grady C, editors. The Oxford Textbook of Clinical Research Ethics. New York: Oxford University Publishing; 2008.
[21] Als-Nielsen B, Chen W, Gluud C, Kjaergard LL. Association of funding and conclusions in randomized drug trials: a reflection of treatment effect or adverse events? JAMA 2003;290:921–8.
[22] Responsibility of applicants for promoting objectivity in research for which PHS funding is sought (Health, N.I. o., ed.). U.S. Government Printing Office.
[23] HHS, editor. HIPAA privacy rule: information for researchers. U.S. Government; 2007.

加入本书读者交流群

学习妊娠期药理知识，与同行共进步

► 入群指南详见本书 最后一页

第 9 章

妊娠期基因组学研究

David M. Haas，David A. Flockhart

9.1 药物基因组学

"如果不是因为个体之间的差异很大，药物可能会成为一门科学，而不是一门艺术。"

Sir William Osler，1892

许多药物开发和临床实践指南不能直接反映药物疗效的不确定性，在许多情况下假定药物对患者的影响通常可以预测，而证据表明并非如此。大量患者对于药物治疗没有反应，伴随药物治疗的不良事件常危及患者的生活质量，限制治疗的依从性，但是在极少数情况下是可以致命的。对于药物疗效不确定性的原因往往在于很容易理解的临床因素，包括疾病的严重程度、年龄、体重、性别、种族或药物相互作用。但是，其他因素也可能很重要，在现成的临床预测因素中比如药物反应可以替代生物标记物不足的状况。在许多情况下，新的生物标记物的需求十分迫切，尤其是对于诸如精神类疾病或癌症这样的疾病，治疗无效或未知毒性将立即导致明显的症状。

新时期"个体化医疗"的确切目标是提高疗效，预示着发展日益复杂的有关药物反应的新生物标记物，而不可预料的不良反应发生也是一个很大的问题。显然，这样的不良事件对公众健康产生了相当大的损害。在迄今发表的关于住院发病率最大规模的研究中，表明严重的药品不良反应(ADR)的发生率为 6.7%,而致命性 ADR 为 0.32%,据估计 1 年内在 2 000 000 例患者中有 216 000 例患者经历了严重的 ADR,而有超过 100 000 例患者经历了致命性 ADR,使得这些不良反应成为介于第四和第六死亡原因之间的一大致死原因[1]。在 1994 年,估计每年成本费是 1000 亿美元(约 6391 亿元)。现结果能发现能够预测并预防不良反应的生物标记物,这将会同样具有很大的潜在价值。

在临床实践中,药物反应的生物标志物已经不是什么新鲜事了。如检测用于监测华法林反应的国际标准化比值(INR),检测乳腺肿瘤用于引导抗雌激素治疗的雌激素或黄体酮受体的存在,以及检测患者 HIV 或丙型肝炎的病毒载量,这些检测都是医护人员已经熟练的所有日常实践中的一个常规部分。关于药物反应,在临床上我们了解到在某些状况下有用的生物标记物是最有价值的,这些状况包括药物反应的明显变化及明确的临床决策,例如测试药物、给药剂量或治疗方法结果的改变。同样需要清楚的是为了测试是有用处的,它对现有的可及范围内的临床预测因素必须是可重复的。例如,设计一种用来预测抗高血压药物功效的测试方法,这种方法相比血压常规测量的预测能力低,那么这种测试方法就没有应用价值了。

对于这种预测科学,基因组学的出现带来了一系列强大的新工具。虽然蛋白质组学和代谢组学有很大的发展前景,它与生殖系基因组学联系,对于我们从父母继承的基因序列的研究,我们有最丰富的经验。为什么药物基因学(或药物基因组学)这门科学在这方面有重要价值,其原因有很多。尤其在这些原因中简单的事实是 DNA 是非常稳定且容易扩增的,其中存在人类基因组图谱和国际人类基因组单体型图(http://www.genome.gov/10001688)。此外,DNA 检测的成本持续大幅度下降。

然而,药物基因学和药物基因组学两学科之间差异的许多定义已被提出,简单地说,一个有说服力的区别似乎是"药物基因学"是指对个体的候选基因的研究,而"药物基因组学"是指对整个基因途径甚至整个基因组的研究。

9.2　遗传学和多态性

　　约30亿核苷酸对序列的遗传变异使得我们的DNA构成有多种形式,但人与人之间最常见的区别是单核苷酸多态性(SNP)。这些是单一核苷酸变化,如果它们发生在1%或更多的人口中,则会被称为"多态性"。换言之,这是因为变体一般在给定人群中往往是稳定存在的,然而在低于1%的人群中往往容易显现出来。这样的变体有1200~1500万,它们已经被人类基因组计划精心编目分类,并公布在公开的数据库中,称为dbSNP数据库(http://www.ncbi.nlm.nih.gov/projects/SNP/)。因为SNP的变异性是最常见和最容易理解的形式,它们构成了第一个全基因组关联测试研究(GWA)的基础,这种研究已用于测试普通变体与人类病理学的几乎每一种形式之间的关联(http://www.genome.gov/gwastudies/)。

　　变异的其他重要形式包括基因序列的缺失和插入,聚集在一起的短序列的可变数目串联重复以及在同方向定向[2],拷贝数变异:在基因组本身内基因序列的区域被高度保真的复制[3]。

　　因为只有约1.5%的人类基因组序列被用于约24 000个基因,这些基因是人类蛋白质合成指定的遗传密码,我们假设,不是所有的基因组序列与治疗反应相关,并且不是所有的这种可变性的具有功能的或临床意义的结果。这就是说,大量的变体在编码单核苷酸多态性(cSNP)方面通过"非同义"变化,这些变体已经被发现,并且在内含子和调节区中功能上越来越多的重要变体也已经被确定[4]。

　　人们已经开始运用GWA鉴别SNP和药物反应之间新的遗传相关性,并且有大量的重要发现。包括SLC转运体与肌肉毒性,这与患者使用他汀类药物有关[5],以及IL17通路中的基因与骨骼肌肉毒性,这与患有乳腺癌的患者使用芳香化酶抑制剂有关[6]。有这样一个广泛的共识,即在这种努力下会出现大量多个基因关联的新模式[7],使得涉及构成预测模式的大量变体的测试将会成为工作常规。这种预测模式已经在乳腺癌中普遍使用,其中同时检测肿瘤中 20 ~ 100 种 RNA 的阵列已常规地用于预测个别患者进行化疗的价值[8]。

在这重大研究领域内,我们对影响药物分布的遗传因素的认识远远超过我们对影响药物反应因素的认识。部分原因是因为药代动力学的变化相对容易检测,而对整体药物反应的"表型"的检测更为复杂。另外,人们将过去 20 年中对多数药物代谢酶和药物转运蛋白的克隆通过与人类基因组的测序中产生并分类在 dbSNP 数据库中的基因多态性信息相结合,已经能够对药物代谢和转运的可变性进行全面描述。随着搜索、识别,然后运用明确的遗传特征作为药物反应的预测因素的做法越来越普遍,显然医师、药剂师和护士,这样的医疗服务提供者的临床团体,在仔细定义、有价值的临床表现型及它们自身基因和基因组的关联中发挥越来越大的作用。

9.3　影响药代动力学变化的基因

众所周知,药代动力学的变化对被代谢的药物是最明显的,并且大多数这种变化反过来是由于肝脏和胃肠道中的酶对药物代谢的能力不一致而造成的。越来越多的文献也明确指出,肾脏、血脑屏障、肝脏中药物转运体活性的不同以及人与人之间个体组织水平的差异,两者使得药代动力学的变化十分显著[9]。

依据代谢的变化,所涉及的关键酶包括细胞色素 P450 家族中进行 I 相药物代谢的药物代谢酶和 II 相酶包括进行乙酰化、葡醛酸结合化、硫酸化、甲基化反应的酶,并加入谷胱甘肽,所有这些酶能够提高疏水性的小分子物质的溶解度,并加速它们从体内消除。

被发现的第一个药物治疗的遗传相关性是对非洲裔美国士兵应用的涉及葡萄糖 – 6 – 磷酸脱氢酶(G6PDH)的药物和磺胺类药物,以及对肺结核患者应用异烟肼时体内的 N – 乙酰转移酶。自那时起,50 年中对由细胞色素 P450 酶代谢的药物的研究已经进行了明确的记载,CYP2B6,CYP2C9,CYP2D6,CYP2C19 和 CYP3A5 作为最重要的酶表现出重要的遗传变异。

细胞色素 2B6 是治疗 HIV 的药物代谢的主要代谢通道,其中包括 NNRTI 类药物(非核苷反转录酶抑制剂)、奈韦拉平和依法韦仑[10],而且它对于美沙酮[11]、环磷酰胺[12]和胺碘酮[13]的新陈代谢也很重要。携带*6 等位基因的患者这种酶的功能降低,并且该变体与所有这些药物的新陈代谢率降低及较高的血药浓度相关联。

CYP2C9 被广泛认为是参与清除华法林的活性 S 对映异构体的主要酶。显著降低遗传变异的活性导致 S – 华法林浓度升高,进而需要降低华法林的给药剂量,并且这种影响很明显,即运用测试数以千计基因的全基因组关联研究进行鉴定[14]。

CYP2D6 是遗传变异的细胞色素 P450 酶中被研究的最多的一种。导致完全"敲除"或酶活性损失的变体存在于 7% 的白种人及 2% ~ 5% 非洲和亚洲人群中[15]。此外,*10 等位基因的变体能够降低酶活性但未将其消除,这种变体存在于超过 40% 的亚洲人群中,同样的,在 10% ~ 20% 的非洲人群中,*17 等位基因能够降低酶活性[15]。这些变化导致超过 40 药物(www. drug-interactions. com)的新陈代谢发生临床上重要的改变,这些药物包括可待因[16]、他莫昔芬[17],被代谢的大量 β – 阻断剂类药物,以及多数临床可用的抗抑郁药,包括氟西汀、帕罗西汀和文拉法辛。由 CYP2D6 遗传变异引起的这些药物及其代谢物血药浓度的变化已经被深入研究[18],对于文拉法辛的研究显示这些变化似乎足以导致临床上的显著改变并建议调整给药剂量[19]。CYP2D6 基因中的遗传变异的一个著名的例子就是拷贝数变异的存在,已证明在一些家庭中存在整个基因多达 13 份拷贝数,并以孟德尔法则方式通过传代传承下来[20]。

CYP2C19 也是遗传变量,其功能缺失变体被指定为*2 和*3 等位基因,它们存在于 15% ~ 30% 的亚洲人群及 2% ~ 5% 白种人和非洲人群中。然而大量的药物通过这种酶进行代谢[21],它是氯吡格雷代谢到其活性代谢物的主要途径,因为这种药物在心脏科被广泛使用,已经引起了高度关注。大量研究表明,在心血管预后治疗中,采用氯吡格雷治疗期间已明确由 CYP2C19 引起的血浆葡萄糖的变化与血小板功能的改变有关系[22],但不是所有研究结论都如此[23]。

最近,已经报道了 CYP3A5 遗传学的重要变化影响了多种药物的血药浓度,这些药物是长春新碱[24]、环孢霉素、他克莫司[25]及受影响最显著的用于抑制子宫收缩的硝苯地平[26]。这些变体与母体药物的高浓度相关,并且可能会导致临床上显著的毒性。

这些基因代表了遗传药理学"VIP"基因中被研究最多的基因的一部分,最近 GWA 研究和对涉及特殊疾病在内通过多种不同基因的靶向途径的研究结果使得临床检测得以发展。这些基因已经被遗传药理学和基因组学知识库(PharmGKB)收集整理到一个容易获取的目录中,网址是 www. pharmgkb. org。

9.4　遗传药理学检测的现状

遗传药理学测试在多重情况下具有辅助诊断和治疗的潜力。事实上,截至 2011 年 7 月有 15 种不同的药物或药品类别有商品化的遗传药理学检测方法(表 9.1)。

一些遗传药理学检测已经上升成为药物治疗中治疗的标准。结肠癌患者往往以抗表皮生长因子(EGFR)的单克隆抗体即西妥昔单抗的形式进行治疗。患者 KRAS 基因密码子 12 或 13 的突变会引起对西妥昔单抗治疗的抵抗性[27]。因此,美国临床肿瘤协会(ASCO)建议,有待进行抗 EGFR 治疗的转移性结直肠癌患者应当进行 KRAS 基因突变的肿瘤检测。如果检测到密码子 12 或 13 发生突变,那么患者就不应该接受抗 EGFR 疗法作为治疗方案的一部分[27]。

皮肤的药物不良反应 Stevens-Johnson 综合征(SJS)是人们服用一些药物如阿巴卡、卡马西平时引起的严重安全隐患[28,29]。对 HLA-B*5701 的遗传药理学筛查能够有助于辨别那些对阿巴卡韦这种药物发生严重不良反应风险的患者。这种 HLA-B 等位基因的携带者不应给予阿巴卡韦进行治疗。在发达国家,这种测试现已被广泛应用于对需要使用阿巴卡韦的患者进行筛选,从而避免 SJS[30]。此外,HLA-B*

1502 检测已成为亚洲人规定的卡马西平的治疗标准,来避免严重的皮肤过敏反应[28]。

表9.1 截至2011年7月15种药物/治疗方法及其可获得的遗传药理学检测

药物/治疗方法	检测
阿巴卡韦*	HLA-B*5701
治疗结肠癌的西妥昔单抗*	KRAS
伊马替尼*	BCR-ABL
治疗乳腺癌的化疗方法(多种不同的)	Oncotype Dx 和 MammaPrint
卡马西平*	HLA-B*1502
氯吡格雷	CYP2C19
他莫昔芬	CYP2D6
二甲双胍	OATP3
5-氟尿嘧啶	DPYD-TYMS
氯氮平	HLA-DQB1 中2个 SNP
QT 间期延长药物	Familion
伊立替康	UGT1A1
咪唑硫嘌呤和疏嘌呤	TPMT
华法林	CYP2C9 及 VKCoR
干扰素	IL 28b

*部分临床设置保健的标准。

对于那些患有慢性髓细胞性白血病的患者,伊马替尼能够抑制 BCR-ABL 激活的酪氨酸激酶,中断信号转导通路,否则将会导致白血病转化。以这种方式,伊马替尼对患者有显著生存益处[31]。然而,在 BCR-ABL 基因中的突变否定了伊马替尼的益处。因为伊马替尼治疗很昂贵,在这种情况下使用遗传药理学检测,能够避免医生为基因突变的患者开具昂贵的治疗处方却没有治疗效果的情况发生。

市售药物遗传学检测试剂盒如 OncotypeDx 和 MammaPrint 已经应

用到患有乳腺癌而即将接受化疗的女性患者[32,33]。ASCO 和其他组织已经将这些检测加入他们的指南中作为预测疗效的项目,特别是对于他莫昔芬的治疗[34]。这些市售检测的例子还没有保健建议的标准。同样有数据支持其对个体化治疗有潜在价值的检测包括针对他莫昔芬[35,36]或文拉法辛[19]的 CYP2D6 检测、针对氯吡格雷抗血小板治疗的 CYP2C19 检测[23]以及针对开始使用华法林治疗的 CYP2C9 和 VKCoR 的检测[37-39]。

其他测试可用于不同的条件和(或)药物治疗。在本章记录的期间,现有的证据或治疗指南还不能支持剩下的检测被开发实践成普遍应用的方法。然而,随着以下几项的出现,包括新遗传药理学检测、药物遗传建模策略及为避免不良反应而进行个体化药物治疗的需求,遗传药理学检测在未来几年很可能会大力推广使用。

9.5 妊娠期药物基因组学潜在的治疗领域

大多数妊娠期女性因各种情况服用药物。流行病学研究已经证明,妊娠期女性 90% 以上服用处方药,并且大多数服用处方类药物在一种以上[40,41]。甚至在排除产前维生素和补充的铁之后,70% 以上的妊娠期女性在妊娠期服用处方药[41]。妊娠期女性通常服用的许多药物是遗传药理学检测的潜在候选对象。基于药物代谢途径或充当靶目标的受体,妊娠期治疗对于遗传药理学研究可能是一个成熟的领域。

由于是大多数新生儿的发病和死亡的原因,早产是产科护理和研究的一个重点。使用保胎药物阻止宫缩是常用的治疗手段,但这种方式成功情况不同[42]。许多宫缩抑制剂是药物代谢酶多态性的底物。硝苯地平是一种钙通道阻滞剂,在产科通常用于抑制子宫收缩和延迟生育。硝苯地平经由 CYP3A 家族代谢。最近的研究证明 CYP3A5 的基因多态性和同时使用已知的 CYP3A 抑制剂能够影响母体血液中硝苯地平的血药浓度[26]。对早产治疗的另一潜在的遗传药理学目标是吲哚美辛。吲哚美辛是一种用于抑制宫缩的非甾体抗炎药,经由多态性的 CYP2C9 和 CYP2C19 新陈代谢[43]。这些酶的单核苷酸多态性可能会影响这些宫缩抑制剂的血药浓度。因为这两种药物可能是用于早产的更好的一线用药[44],这些遗传药理学的影响还需要进一步探究。

抑郁症是妊娠期女性的常见疾病。在妊娠期间,SSRI 是治疗抑郁症和其他情绪障碍的一线药物。SSRI 类药物经多种不同的多态酶新陈代谢(表9.2)。抑郁症通常被指出在妊娠期间治疗不足。一些疾病处理不足的原因可能是由于影响妊娠期生理功能的血药浓度与导致血药浓度降低的遗传药理学多态性两者之间的结合。对于在 SSRI治疗中有效的这些酶,其单核苷酸多态性的影响是一个值得积极研究的领域[45,46]。

表9.2　SSRI 的药物代谢酶

药物	负责新陈代谢的酶
氟西汀(百忧解)	CYP2D6,CYP2C9
舍曲林(左洛复)	CYP2D6,CYP2C9,CYP2B6,CYP2C19,CYP3A4
文法拉辛(郁复伸)	CYP2D6
帕罗西汀(赛乐特)	CYP2D6
氟伏沙明(无郁宁)	CYP1A2
丁胺苯丙酮(安非他酮,耐烟盼)*	CYP2B6
西酞普兰(喜普妙)	CYP3A4,CYP2C19
依他普仑(立普能)	CYP3A4,CYP2C19

* 丁胺苯丙酮不是 SSRI 类药物,而是一种羟色胺去甲肾上腺素再摄取抑制剂。

妊娠期恶心呕吐(NVP)影响高达 80% 的妊娠期女性[47,48]。轻度和重度患者的 NVP 对女性的生活质量有显著影响,加重了医疗保健的费用和工作时间的损失[48,49]。用于 NVP 的多种止吐药的作用机制不同。举几个例子来说,这些药物包括维生素 B_6、多西拉敏、异丙嗪、甲氧氯普胺和昂丹司琼。从麻醉的研究中了解到,呕吐和止吐药物的疗效是遗传药理学的潜在研究目标。昂丹司琼经 CYP2D6 代谢。广泛和快速 CYP2D6 代谢型与昂丹司琼无效相关联[50]。此外,5 - 羟色胺受体 5-HT3 多态性促进 5 - 羟色胺调节恶心呕吐的作用[51]。5-HT3B 受体的变体与恶心呕吐的加重有关,这是由于对5 - 羟色胺结合反应的增强[52]。5-HT3 受体的变体也与 NVP 的严重性相关(个人观点,来自我们中心的数据)。因此,辨别患有 NVP 女性的受试者可能利用不同的药物以控制女性的 NVP,这是有可能的。利用遗传药理学进行 NPV 的个体化治疗也是其中调查的一个领域。

在一小部分妊娠期药物治疗的领域中,遗传药理学可能能够发挥作用[46,53,54]。随着产科学加入,在药理学研究中基因组学有助于个体化治疗的积极开展,将对母体益处最大化及对母体和胎儿的风险最小化。考虑到母体和胎儿,妊娠期最为优化的治疗方案是关键。作为一种工具,为实现最大的治疗获益和最小风险,遗传药理学可能能够提供新的解决方案。

9.6　遗传药理学实验的研究设计和方法

在遗传药理学实验中收集高质量的实验数据是非常困难的。基因检测价格昂贵,新的单核苷酸多态性频繁地被发现。不过,遗传药理学分析的重要组成部分能够有助于推动该领域向前发展。

一般情况下,对试验的分析集中在两个或多个组测量结果的平均值变化。异常值常常会被剔除或进行具有统计学意义的补充。然而,在遗传药理学领域,通常是那些相同的异常值,位于钟形曲线尾部的受试者,是最重要的分析对象。有些受试者对于药物有最强烈的反应或最弱的反应,通常这些人可能具有新陈代谢和受体途径的遗传多态性,这也是导致上述情况的原因。例如,某种药物对其没有疗效的受试者可能拥有如 CYP2D6 这样的某种酶的单核苷酸多态性,这使得他们成为超快代谢型,因此体内没有足够的药物得以发挥疗效。在这种情况下,提前得知 CYP2D6 的状态能够指导给药剂量的增加或采用不同的药物进行治疗。

从随机临床试验中获取基因型信息的前瞻性设置在逻辑上很难实现。虽然基因分型的成本下降,但基因分型的方法需要进一步考虑。检测特定候选通路的基因可能效率高,但这会错过关键的基因。使用 GWA 试验或完整的 DNA 测序可能过于昂贵,而且得到很多无关数据。此外,这些会使数据分析变得复杂。对于限制所需数据并提高信息使用的效率,使用通路已知的 GWA 方法可能是一个可行的方法。

由于基因型筛选人群进入试验所需的费用和时间,更新的自适应试验设计已被用于做中期研究的调整[55]。这些调整可能是基于基因型。例如,药物试验到一半,对研究中的受试者可以进行基因型的分组,以节省成本。然后中期分析可能表明,当前给药剂量对于具有某一单核酸多态性的受试者完全没有效果。在接下来的时间内,适应性试验的设计可以考虑对那些拥有单核苷酸多态性的受试者进行给药剂量的调整。通过这种方式,适应性试验设计可以提高试验效率,使研究人员能够较早地证明药品的有效或无效,提高受试者的安全保障,并节省大量时间和成本[55]。

随着遗传药理学研究更加普遍及基因分型的成本降低,个体化遗传药理学的临床试验也将会越来越普及。前期基因分型以及根据基因分型的随机分层开始出现在研究中。在这些方面,遗传药理学在未来将成为用于个体化药物治疗的重要的工具。

(汤湧　译)

参考文献

[1] Lazarou J, Pomeranz BH, Corey PN. Incidence of adverse drug reactions in hospitalized patients: a meta-analysis of prospective studies. JAMA 1998;279:1200–5.
[2] Naslund K, Saetre P, von Salome J, Bergstrom TF, Jareborg N, Jazin E. Genome-wide prediction of human VNTRs. Genomics 2005;85:24–35.

[3] Sebat J, Lakshmi B, Troge J, Alexander J, Young J, Lundin P, et al. Large-scale copy number polymorphism in the human genome. Science 2004;305:525–8.

[4] Wang L, Weinshilboum RM. Pharmacogenomics: candidate gene identification, functional validation and mechanisms. Hum Mol Genet 2008;17:R174–179.

[5] Voora D, Shah SH, Spasojevic I, Ali S, Reed CR, Salisbury BA, et al. The SL-CO1B1*5 genetic variant is associated with statin-induced side effects. J Am Coll Cardiol 2009;54:1609–16.

[6] Ingle JN, Schaid DJ, Goss PE, Liu M, Mushiroda T, Chapman JA, et al. Genome-wide associations and functional genomic studies of musculoskeletal adverse events in women receiving aromatase inhibitors. J Clin Oncol 2010;28:4674–82.

[7] Motsinger-Reif AA, Jorgenson E, Relling MV, Kroetz DL, Weinshilboum R, Cox NJ, et al. Genome-wide association studies in pharmacogenomics: successes and lessons. Pharmacogenet Genomics 2010. doi: 10.1097/FPC.0b013e32833d7b45.

[8] van 't Veer LJ, Bernards R. Enabling personalized cancer medicine through analysis of gene-expression patterns. Nature 2008;452:564–70.

[9] Cropp CD, Yee SW, Giacomini KM. Genetic variation in drug transporters in ethnic populations. Clin Pharmacol Ther 2008;84:412–6.

[10] Ward BA, Gorski JC, Jones DR, Hall SD, Flockhart DA, Desta Z. The cytochrome P450 2B6 (CYP2B6) is the main catalyst of efavirenz primary and secondary metabolism: implication for HIV/AIDS therapy and utility of efavirenz as a substrate marker of CYP2B6 catalytic activity. J Pharmacol Exp Ther 2003;306:287–300.

[11] Totah RA, Sheffels P, Roberts T, Whittington D, Thummel K, Kharasch ED. Role of CYP2B6 in stereoselective human methadone metabolism. Anesthesiology 2008;108:363–74.

[12] Takada K, Arefayene M, Desta Z, Yarboro CH, Boumpas DT, Balow JE, et al. Cytochrome P450 pharmacogenetics as a predictor of toxicity and clinical response to pulse cyclophosphamide in lupus nephritis. Arthr Rheum 2004;50:2202–10.

[13] Yanagihara Y, Kariya S, Ohtani M, Uchino K, Aoyama T, Yamamura Y, et al. Involvement of CYP2B6 in n-demethylation of ketamine in human liver microsomes. Drug Metab Dispos 2001;29:887–90.

[14] Cooper GM, Johnson JA, Langaee TY, Feng H, Stanaway IB, Schwarz UI, et al. A genome-wide scan for common genetic variants with a large influence on warfarin maintenance dose. Blood 2008;112:1022–7.

[15] Bernard S, Neville KA, Nguyen AT, Flockhart DA. Interethnic differences in genetic polymorphisms of CYP2D6 in the U.S. population: clinical implications. Oncologist 2006;11:126–35.

[16] Caraco Y, Sheller J, Wood AJ. Pharmacogenetic determination of the effects of codeine and prediction of drug interactions. J Pharmacol Exp Ther 1996;278:1165–74.

[17] Jin Y, Desta Z, Stearns V, Ward B, Ho H, Lee KH, et al. CYP2D6 genotype, antidepressant use, and tamoxifen metabolism during adjuvant breast cancer treatment. J Natl Cancer Inst 2005;97:30–9.

[18] Preskorn SH. Pharmacogenomics, informatics, and individual drug therapy in psychiatry: past, present and future. J Psychopharmacol 2006;20:85–94.

[19] Lobello KW, Preskorn SH, Guico-Pabia CJ, Jiang Q, Paul J, Nichols AI, et al. Cytochrome P450 2D6 phenotype predicts antidepressant efficacy of venlafaxine: a secondary analysis of 4 studies in major depressive disorder. J Clin Psychiatry 2010;71:1482–7.

[20] Ingelman-Sundberg M, Sim SC, Gomez A, Rodriguez-Antona C. Influence of cytochrome P450 polymorphisms on drug therapies: pharmacogenetic, pharmacoepigenetic and clinical aspects. Pharmacol Ther 2007;116:496–526.

[21] Desta Z, Zhao X, Shin JG, Flockhart DA. Clinical significance of the cytochrome P450 2C19 genetic polymorphism. Clin Pharmacokinet 2002;41: 913–58.

[22] Beitelshees AL, Horenstein RB, Vesely MR, Mehra MR, Shuldiner AR. Pharmacogenetics and clopidogrel response in patients undergoing percutaneous coronary interventions. Clin Pharmacol Ther 2011;89:455–9.

[23] Scott SA, Sangkuhl K, Gardner EE, Stein CM, Hulot JS, Johnson JA, et al. Clinical Pharmacogenetics Implementation consortium guidelines for cytochrome P450-2C19 (CYP2C19) genotype and clopidogrel therapy. Clin Pharmacol Ther 2011;90:328–32.

[24] Egbelakin A, Ferguson MJ, MacGill EA, Lehmann AS, Topletz AR, Quinney SK, et al. Increased risk of vincristine neurotoxicity associated with low CYP3A5 expression genotype in children with acute lymphoblastic leukemia. Pediatr Blood Cancer 2011;56:361–7.

[25] Ferraris JR, Argibay PF, Costa L, Jimenez G, Coccia PA, Ghezzi LF, et al. Influence of CYP3A5 polymorphism on tacrolimus maintenance doses and serum levels after renal transplantation: age dependency and pharmacological interaction with steroids. Pediatr Transplant 2011;15:525–32.

[26] Haas DM, Quinney SK, McCormick CL, Jones DR, Renbarger JL. A pilot study of the impact of genotype on nifedipine pharmacokinetics when used as a tocolytic. J Matern Fetal Neonatal Med 2012;25:419–23.

[27] Allegra CJ, Jessup JM, Somerfield MR, Hamilton SR, Hammond EH, Hayes DF, et al. American Society of Clinical Oncology provisional clinical opinion: testing for KRAS gene mutations in patients with metastatic colorectal carcinoma to predict response to anti-epidermal growth factor receptor monoclonal antibody therapy. J Clin Oncol 2009;27:2091–6.

[28] Aihara M. Pharmacogenetics of cutaneous adverse drug reactions. J Dermatol 2011;38:246–54.

[29] Chung W-H, Hung S-I, Chen Y-T. Human leukocyte antigens and drug hypersensitivity. Curr Opin Allergy Clin Immunol 2007;7:317–23.

[30] Phillips EJ, Mallal SA. Pharmacogenetics of drug hypersensitivity. Pharmacogenomics 2010;11:973–87.

[31] Peterson C. Drug therapy of cancer. Eur J Clin Pharmacol 2011;67:437–47.

[32] Chen E, Tong KB, Malin JL. Cost-effectiveness of 70-gene MammaPrint signature in node-negative breast cancer. Am J Manag Care 2010;16: e333–342.

[33] Mook S, Van 't Veer LJ, Rutgers EJ, Piccart-Gebhart MJ, Cardoso F. Individualization of therapy using Mammaprint: from development to the MINDACT Trial. Cancer Genomics Proteomics 2007;4:147–55.

[34] Harris L, Fritsche H, Mennel R, Norton L, Ravdin P, Taube S, et al. American Society of Clinical Oncology 2007 update of recommendations for the use of tumor markers in breast cancer. J Clin Oncol 2007;25:5287–312.

[35] Borges S, Desta Z, Jin Y, Faouzi A, Robarge JD, Philips S, et al. Composite functional genetic and comedication CYP2D6 activity score in predicting tamoxifen drug exposure among breast cancer patients. J Clin Pharmacol 2010;50:450–8.

[36] Higgins MJ, Rae JM, Flockhart DA, Hayes DF, Stearns V. Pharmacogenetics of tamoxifen: who should undergo CYP2D6 genetic testing? J Natl Compr Canc Netw 2009;7:203–13.

[37] Grossniklaus D. Testing of VKORC1 and CYP2C9 alleles to guide warfarin dosing. Test category: pharmacogenomic (treatment). PLoS Curr 2010;2.

[38] Moreau C, Pautas E, Gouin-Thibault I, Golmard JL, Mahe I, Mulot C, et al. Predicting the warfarin maintenance dose in elderly inpatients at treatment initiation: accuracy of dosing algorithms incorporating or not VKORC1/CYP2C9 genotypes. J Thromb Haemost 2011;9:711–8.

[39] Zambon CF, Pengo V, Padrini R, Basso D, Schiavon S, Fogar P, et al. VKORC1, CYP2C9 and CYP4F2 genetic-based algorithm for warfarin dosing: an Italian retrospective study. Pharmacogenomics 2011;12:15–25.

[40] Glover DD, Amonkar M, Rybeck BF, Tracy TS. Prescription, over-the-counter, and herbal medicine use in a rural, obstetric population. Am J Obstet Gynecol 2003;188:1039–45.

[41] Refuerzo JS, Blackwell SC, Sokol RJ, Lajeunesse L, Firchau K, Kruger M, et al. Use of over-the-counter medications and herbal remedies in pregnancy. Am J Perinatol 2005;22:321–4.

[42] ACOG practice bulletin. Management of preterm labor. Number 43, May 2003. Obstet Gynecol 2003;101:1039–47.

[43] Nakajima M, Inoue T, Shimada N, Tokudome S, Yamamoto T, Kuroiwa Y. Cytochrome P450 2C9 catalyzes indomethacin O-demethylation in human liver microsomes. Drug Metab Dispos 1998;26:261–6.

[44] Haas DM, Imperiale TF, Kirkpatrick PR, Klein RW, Zollinger TW, Golichowski AM. Tocolytic therapy: a meta-analysis and decision analysis. Obstet Gynecol 2009;113:585–94.

[45] Porcelli S, Drago A, Fabbri C, Gibiino S, Calati R, Serretti A. Pharmacogenetics of antidepressant response. J Psychiatry Neurosci 2011;36:87–113.

[46] Haas DM, Hebert MF, Soldin OP, Flockhart DA, Madadi P, Nocon JJ, et al. Pharmacotherapy and pregnancy: highlights from the Second International Conference for Individualized Pharmacotherapy in Pregnancy. Clin Transl Sci 2009;2:439–43.

[47] Emelianova S, Mazzotta P, Einarson A, Koren G. Prevalence and severity of nausea and vomiting of pregnancy and effect of vitamin supplementation. Clin Invest Med 1999;22:106–10.

[48] Mazzotta P, Maltepe C, Navioz Y, Magee LA, Koren G. Attitudes, management and consequences of nausea and vomiting of pregnancy in the United States and Canada. Int J Gynaecol Obstet 2000;70:359–65.

[49] Mazzotta P, Stewart D, Atanackovic G, Koren G, Magee LA. Psychosocial morbidity among women with nausea and vomiting of pregnancy: prevalence and association with anti-emetic therapy. J Psychosom Obstet Gynecol 2000;21:129–36.

[50] Candiotti KA, Birnbach DJ, Lubarsky DA, Nhuch F, Kamat A, Koch WH, et al. The impact of pharmacogenomics on postoperative nausea and vomiting: do CYP2D6 allele copy number and polymorphisms affect the success or failure of ondansetron prophylaxis? Anesthesiology 2005;102:543–9.

[51] Andrews PL, Bhandari P. The 5-hydroxytryptamine receptor antagonists as antiemetics: preclinical evaluation and mechanism of action. Eur J Cancer 29A Suppl. 1993;1:S11–16.

[52] Krzywkowski K, Davies PA, Feinberg-Zadek PL, Brauner-Osborne H, Jensen AA. High-frequency HTR3B variant associated with major depression dramatically augments the signaling of the human 5-HT3AB receptor. Proc Natl Acad Sci USA 2008;105:722–7.

[53] Haas DM, Gallauresi B, Shields K, Zeitlin D, Clark SM, Hebert MF, et al. Pharmacotherapy and pregnancy: highlights from the Third International Conference for Individualized Pharmacotherapy in Pregnancy. Clin Transl Sci 2011;4:204-9.

[54] Haas DM, Renbarger JL, Denne S, Ahmed MS, Easterling TR, Feibus K, et al. Pharmacotherapy and pregnancy: highlights from the First International Conference for Individualized Pharmacotherapy in Pregnancy. Clin Transl Sci 2009;2:11-4.

[55] Cirulli J, McMillian WD, Saba M, Stenehjem D. Adaptive trial design: its growing role in clinical research and implications for pharmacists. Am J Health Syst Pharm 2011;68:807-13.

加入本书读者交流群

学习妊娠期药理知识,与同行共进步

▶ 入群指南详见本书 最后一页

第 10 章

麻醉药、抗炎药、全身和局部麻醉药以及肌肉松弛药

Sarah Armstrong，Roshan Fernando

10.1 引言

在所有妊娠期使用的药物中，对于全身和局部麻醉药的挑战，包括优化产妇的生理功能，保护以及维持子宫胎盘血流以及携氧，从而避免由于胎儿暴露于药物中所引起的不良反应。

近些年来，分娩过程中母亲和胎儿暴露于麻醉药物下的可能性显著增加。据估计，在发展中国家中，1%~2%妊娠期女性会经历与妊娠期无关的手术麻醉。在这些麻醉中，大约42%发生于妊娠早期，35%发生于妊娠中期，23%发生于妊娠晚期[1]。择期手术及相应麻醉操作应该尽可能避免妊娠期，而是选择在生产6周后妊娠生理变化恢复后进行。虽然尚无切实证据，但目前的观点认为如果必须实施麻醉，则应推迟到妊娠中期进行，以减少致畸以及流产的风险。为了保护母亲的生命，不管孕周多少，急诊手术必须予以施行。

在全球，分娩过程中使用全身或者局部麻醉比例差别很大。总体硬膜外麻醉率（包括手术分娩和无痛分娩）在美国的一些地区高达95%。全球总体剖宫产比率也在持续增加。近期最高为中国，2008年约为46%[2]。这迫使母亲和胎儿暴露于麻醉药的概率增加。对于剖宫产分娩，局部麻醉使用广泛，并且相对于全身麻醉更可能被首选。局部麻醉减少了全身麻醉相关的风险，包括胃内容误吸、插管失败、术中苏醒、产妇术后胃肠梗阻和胎儿暴露于药物。没有研究证明局部麻

醉相比于全身麻醉后对妊娠结局更有利。任何麻醉技术使用之前，都
应该为母亲和胎儿准备复苏设备。

10.2 全身麻醉

表10.1 妊娠期全身麻醉的适应证

产妇疾病或需要紧急手术但不适宜局部麻醉外伤

胎儿意外分娩（威胁到胎儿或产妇）

产妇拒绝使用局部麻醉

有局部麻醉的禁忌证（例如，凝血障碍或感染）

局部麻醉失败或不充分

分娩时有大出血的风险（例如，胎盘前置或宫缩乏力）

　　全身麻醉药分为静脉麻醉药以及挥发性吸入麻醉药。表10.1列
出了在妊娠期使用全身麻醉的适应证，包括需要紧急手术的产妇疾病
或者局部麻醉药不适用的剖宫产。正如其他章节中提到的，由于妊娠
期女性在妊娠期药代动力学和药效学特性发生了改变，所以用以全身
麻醉的药物应该以滴定的形式加入。
　　子宫胎盘循环无法自主调节，所以胎儿灌注严格依赖于母亲的心
脏收缩压。在全身麻醉中低血压很常见，由于挥发性或者静脉内麻醉
剂引起的全身血管阻力减少的情况尤其常见，加之仰卧姿态会进一步
加重血容量过低和主动脉－下腔静脉压迫。进入妊娠中期的妊娠期
女性在经历全身麻醉时，应该在仰卧后向左侧倾斜15°，以降低子宫的
主动脉－下腔静脉压迫。必须注意通过使用静脉输液以及血管加压
药，小心维持妊娠期女性的心脏收缩压。

10.3 吸入麻醉药

　　挥发性药物的最低肺泡有效浓度（MAC）是用来描述麻醉蒸汽效
能的术语。传统的 MAC 是指50％的动物对切皮刺激不发生体动反应

时的肺泡气中吸入麻醉药的浓度,其值与药物效能呈负相关,效能越高,MAC 值越低。

虽然现代麻醉药物从第一次使用至今已经有 160 年的历史,但挥发性麻醉药物的作用机制仍未阐明[3]。研究认为,通过已发现的突触前和突触后效应,吸入性的麻醉药物在中枢神经系统的不同层面发挥作用。它们通过干扰突触前神经末梢兴奋性或者抑制性递质的释放、改变神经递质的再摄取,或者改变神经递质与突触后受体的结合阻滞突触传递[4]。脂溶性与麻醉效能的高度相关揭示吸入性麻醉剂有一个疏水性作用位点,并且可能与神经元的质膜直接作用。

神经组织在妊娠期对挥发性麻醉药具有更高的敏感性。在黄体酮和内源性脑啡肽的影响下,挥发性麻醉药的 MAC 下降 30%[5,6]。同时,每分钟的肺泡体积在妊娠早期则增加 25%(由呼吸频率增加 15% 以及潮气量增加 40% 共同引起)。吸入性诱导技术的使用使得全身麻醉的诱导过程更加迅速。在大部分产妇全身麻醉病例中,在快速序贯静脉诱导前会预先以 100% 纯氧给氧,同时结合环状软骨压迫来保护气道通畅避免肺吸入的可能性。随后维持 0.5 ~ 1.0 倍 MAC 的挥发性麻醉剂(以空气/氧气混合物或氧化亚氮/氧气混合物稀释)。氧化亚氮肺泡吸收迅速,可防止紧急剖宫产手术中的意外苏醒,在辅助麻醉中依然有重要价值。啮齿类动物长时间吸入高浓度的氧化亚氮(浓度超过 50% 持续 24h 以上)被证明具有微弱致畸性[7]。关于氧化亚氮的致畸性到目前为止并未在临床实践中得到证实。不充足的全身麻醉或者镇痛可能引起意外苏醒和母体儿茶酚胺基础性释放,对胎儿更加有害。

由于高脂溶性和低分子量,常用的挥发性麻醉剂(恩氟烷、异氟烷、七氟烷、地氟烷和三氟溴氯乙烷)容易快速穿透子宫胎盘到达胎儿。在分娩时使用会延长分娩时间,已被证明会导致新生儿 Apgar 分数降低[8]。低剂量的挥发性麻醉剂结合氧化亚氮会改善子宫血流量但也会引起子宫松弛。在胎儿分娩后,可使用持续增高浓度的氧化亚氮、全身性阿片类药物和催产素Ⅳ来减少挥发性麻醉剂的需求量,并且促进子宫收缩。氧化亚氮溶解性差,可以被血液快速清除进入肺泡,有效稀释了肺泡中的空气及有效氧,所以在室内空气中可能会引起组织缺氧,分娩后的婴儿可能发生弥漫性组织缺氧,因此,在分娩前,立即给暴露于高浓度氧化亚氮的胎儿补充氧气是明智的[9]。

10.4 静脉麻醉剂

快速序贯诱导(RSI),是先给予强有效的静脉麻醉剂引起意识丧失,随后迅速给予神经肌肉阻滞剂达到肌松效果以便于气管插管。静脉麻醉剂的选择和剂量至关重要,必须在有利的插管姿势与麻醉后迅速复苏间取得平衡,也要在母体足够的血药浓度和后续血流动力学危险事件及胎儿分娩间取得平衡。静脉麻醉剂的脂溶性增强了其透过胎盘的能力。

10.4.1 硫喷妥

硫喷妥作为研究最广泛的静脉麻醉剂,被证明在妊娠期患者中是安全的。口服 3 ~ 7mg/kg,4mg/kg 被广泛认为不容易导致胎儿抑制,而超过 7mg/kg 的剂量有可能会[10]。硫喷妥快速通过胎盘,服用 30s 后可以在脐静脉血中检出。然而,硫喷妥在胎儿体内快速平衡,因而不会造成神经系统蓄积导致胎儿抑制,由于约有 80% 的硫喷妥与蛋白结合,母体到胎儿以及胎儿到母体的转移受母体和胎儿的蛋白浓度影响很大。较高的胎儿母体比率提示硫喷妥钠自由扩散,但分娩时药物浓度的个体差异说明这一过程中影响因素很多[1]。一些麻醉师使用美索比妥而不是硫喷妥作为麻醉诱导剂,来自体外灌注研究的证据提示美索比妥快速在母体与胎儿间快速分布。

10.4.2 丙泊酚

丙泊酚是目前在麻醉实践中最广泛使用的药物,它使麻醉诱导快速平稳。对于喉镜检查和插管而言,减小了心血管反应,比巴比妥类药物更有效而且在分娩过程中不会有影响脐带气体的倾向,增加的母体血流量加强了胎盘组织的吸收和透过[11]。蛋白结合和胎盘传输在很大程度上受血浆蛋白浓度的影响,并且可以通过降低母体血浆蛋白浓度而增加。丙泊酚在导致新生儿呼吸抑制和为产妇提供足够的麻醉深度方面受到关注[12]。其另外一个缺点是从服用到达起效部位需要一个较长的平衡时间,致使从注射到催眠状态延长。在一项对照研究中,对比了给予 5mg/kg 硫喷妥钠和 2.4mg/kg 丙泊酚的母亲的脑电图。50% 接受丙泊酚的女性显示出快速的低电压(8 ~9Hz)波,在她们的脑电图中显示了一个轻微的麻醉平面以及由此而产生的潜意识,而硫喷妥钠组的比例为 10%[13]。在其他研究中发现丙泊酚无法引起产妇麻醉[14,15]。一些研究发现,即使在一个可能使妊娠期女性意识清醒的低剂量下,与硫喷妥钠对比,丙泊酚的使用会导致新生儿 Apgar 得分偏低。因此,到目前为止,在妊娠期,与硫喷妥相比丙泊酚的使用并没有显著优势[16]。

10.4.3　氯胺酮

这种苯环己哌啶衍生物,在不到 2% 的产科全麻病例中以 1 ~ 2mg/kg 的剂量用于诱导麻醉[17]。其起效迅速,可以镇痛,达到催眠以及可靠的记忆缺失,对哮喘或者中度血容量不足的患者有效。它可以快速透过胎盘,与大剂量时不同,1mg/kg 的氯胺酮与增加子宫张力不相关。由于其拟交感神经的效果,氯胺酮的使用限制于先兆子痫和高血压的情况。由于它可以使子宫张力和窒息风险增加,所以不应用于妊娠早期和中期。虽然都是剂量相关并且通常较少发生于妊娠期女性,氯胺酮导致幻觉和紧急事件的问题仍然受到关注[18]。Apgar 评分及脐带的气体可能与其他第四期静脉诱导剂相似。

10.4.4　依托咪酯

羧酸咪唑盐已经用于血流动力不稳的妊娠期女性,它对于保持基线收缩压至关重要。然而,目前在妊娠期女性方面并没有充足和较好的对比研究。可能产生的不良反应包括:注射疼痛、术后恶心、痉挛和抑制肾上腺。依托咪酯仅在能证明其对于胎儿潜在益处大于风险的情况下,适用于妊娠期女性。

10.4.5　苯二氮䓬类药物

这一系列药物很少作为单独的麻醉剂使用,由于其在产妇体内起效和失效相对缓慢以及致新生儿抑郁的作用。它们可以被用于联合诱导剂中。在动物研究中,苯二氮䓬类药物与唇腭裂相关,但是在人类中这种关联具有争议,并且单剂量与致畸性无关[19,20]。而长期使用由于与新生儿退瘾症有关联应该避免。

10.4.6　妊娠期全身阿片类药物

作为全身麻醉类药物的一种,短效和长效作用的全身阿片类药物可以达到镇痛的效果,使插管更加容易,减少对于外科手术的压力反应。全身阿片类药物向胎儿的胎盘分布为被动转运,尽管如此,阿片类药物用于妊娠期减少疼痛已经有几十年的历史。与非妊娠人群比较,产妇使用阿片类药物会产生一些不良反应,包括恶心、呕吐、瘙痒、镇静、呼吸抑制、尿潴留和便秘。

另外,当待产妊娠期女性拒绝轴索麻醉或存在禁忌证时,则不得不使用静脉内滴注芬太尼或者瑞芬太尼这类阿片类药物的所谓患者自控镇痛法。瑞芬太尼是一种短效的 μ-阿片受体激动剂[21]。其优势是起效和失效迅速(特定情境下在针对产妇和新生儿的研究中半衰期均为3min),被非特异性组织酯酶水解并由尿排出。两个药物均能引起严重的呼吸抑制,因此所有待产妇必须在充分监护下使用上述镇痛技术并监测产妇脉搏血氧饱和度及胎儿的胎心率。

静脉注射哌替啶会快速透过胎盘,仅2h之后胎儿和母体的血药浓度比例就可能超过1.0。这被认为是由于母体内的药物代谢率高于胎儿的代谢率[22],并与新生儿中枢神经系统和呼吸抑制有关。

吗啡也能迅速透过胎盘(尽管转运受膜限制,似乎存在一个快速胎盘洗脱),并已证明与减少胎儿生物物理评分相关[23]。芬太尼具有高亲脂性,可以快速转运到胎盘。在早期妊娠时在胎盘(起作用如同一个药物仓库)和胎儿大脑被检测到[24]。尽管胎儿/母亲保留比相对较低,产妇给予阿芬太尼与新生儿1min Apgar评分降低有关[25,26]。产妇给予舒芬太尼后胎儿/母体的血药浓度比高达 0.81。对人类胎盘的研究确定,这种迅速透过胎盘的特性受胎儿 pH 值和妊娠期女性与胎儿血浆蛋白结合能力不同的影响[27]。

10.5　神经肌肉阻滞剂

　　妊娠期,个体药物代谢率是有差异的,反映了每个药物代谢器官体系各自的妊娠相关变化。神经肌肉阻滞剂在所有需要气管插管术的全身麻醉中应用,包括去极化或非去极化型制剂。它们高极性、完全离子化的分子无法大量通过胎盘,胎儿体内的肌松药的血药浓度是母亲血液的 10% ~ 20%[28]。很少观察到由全身麻醉中使用的肌松药诱导发生的新生儿肌张力减退现象。

　　去极化的肌松药包括琥珀酰胆碱,使骨骼肌肉纤维的质膜去极化,使其抵抗乙酰胆碱的进一步刺激。其迅速麻痹作用(30 ~ 90s)和较短的失效时间(2 ~ 5min),有利于确保对存在误吸风险的妊娠中期和妊娠晚期产妇进行气管插管操作时的安全。其由血浆胆碱酯酶代谢。

　　非去极化神经肌肉阻滞剂通过完全阻断乙酰胆碱与突触后受体的结合而发挥作用。这类药物包括氨基甾体类药物(泮库溴铵、维库溴铵和罗库溴铵)和苄基异喹啉类药物(阿曲库铵、氯铵和美维库铵)。与琥珀酰胆碱相比,这类药物起效时间(1.5 ~ 3min)和失效时间(20 ~ 60min)较长。氨基甾体类药物整体经肝肾代谢和排泄。阿曲库铵通过酯水解作用(少部分)和自发的霍夫曼降解(大部分)分解为非活性代谢产物劳丹素。

　　妊娠期血浆胆碱酯酶水平发生显著的生理性下降(从妊娠早期的初始阶段到产后的几周下降 30%)。这在理论上会导致琥珀酰胆碱效应延长,但实际被妊娠期女性增加的分布容积所抵消。产妇用药剂量超过 300mg 时(推荐剂量为 1 ~ 2mg/kg)才可以在脐静脉血中检测到[29]。胎儿的拟胆碱酯酶缺失或反复高剂量的琥珀酰胆碱可能导致神经肌肉阻滞[11,30]。研究表明在妊娠期,罗库溴铵在 0.6mg/kg 时起效时间不变但作用时间延长[31]。而维库溴铵在标准剂量 0.2mg/kg 时起效变快,作用持续时间同样延长[32]。舒更葡糖是一种罗库溴铵的逆转剂,对维库溴铵也有一定作用。其出现有利于上述两种肌松药在产科中的广泛使用,尽管其本身还需要更多的研究证明其应用在产妇待产时及产后的安全性[33,34]。非去极化肌松药常以丸剂方式给药,虽然其转移速率相对较低,胎儿血药浓度仍会伴随着时间的延长而增加[35]。

在剖宫产分娩过程中,仅需要单剂量的琥珀酰胆碱,但紧接着需要小剂量短效、非去极化型神经肌肉阻滞剂。对于其他手术则需要长效神经肌肉阻滞,此时可以采用非去极化型神经肌肉阻断剂,但必须有足够的逆转肌松作用的时间。在任何情况下,都推荐监测神经肌肉功能。我们都知道硫酸镁可以用来减少非去极化型神经肌肉阻断剂的需求量,延长它们的效果,一旦发生先兆子痫和子痫时应该考虑使用。

10.6 局部麻醉剂

产妇局部麻醉对于妊娠期意外手术、无痛分娩、手术或者器械助产的益处是明确的,中枢轴索阻断的优点见表 10.2。采用渗透型的局部麻醉剂,例如外阴切开术和宫颈旁阻断。应该注意的是,局部技术存在严重的禁忌证和并发症,当同意局部麻醉时,患者应被告知。

表 10.2 产科学中使用局部麻醉的优点

更高的产妇满意度
使产妇依从性增强
减少儿茶酚胺的分泌,有可能改善胎盘血流
对于手术中的麻醉
减少 GA 风险(减轻产妇吸气、肠梗阻、意识,避免胎儿暴露于全身麻醉药)
改善呼吸功能
改进母婴联结、更容易母乳喂养、更少的产后抑郁症
良好的术后镇痛
以低剂量硬脊膜外麻醉来增加移动(0.125% 丁哌卡因和 $2\mu g/mL$ 芬太尼)

局部麻醉药为弱碱性,由于其 pKa 值 > 7.4,在生理性 pH 值条件下,主要以离子状态存在。每个药都拥有一个芳香亲脂性基团和一个亲水基团,由基团间的连接命名分为酯类或者酰胺类。在产科中常用的局部麻醉剂拥有低分子量、高脂溶性、低电离,包括丁哌卡因、左丁哌卡因,利多卡因和罗哌卡因(酰胺类)以及氯普鲁卡因(酯类)。这些制剂结合于钠离子通道受体,阻碍离子的跨神经细胞膜流动。阻碍动作电位的起始和传导以及随后的感觉神经传导。局部麻醉药由简单扩散透过胎盘。由于胎儿的相对酸性环境,存在胎儿对局部麻醉剂的蓄积现象(也被称为离子捕获)。局麻药向胎儿的转移受整体剂量,给药部位以及使用肾上腺素等辅助剂的影响。

局部麻醉药的选择和所需浓度取决于阻滞所需的起效时间,期望的指证[手术(偶然手术或分娩手术)或者分娩镇痛]以及妊娠期女性和胎儿的条件。丁哌卡因的 pKa 值为 8.1,利多卡因为 7.9。这意味着在生理性 pH 值下,布比卡因由更多的离子形式构成,无法渗透过磷脂膜,导致作用起效延缓。作用持续时间与蛋白结合程度相关。具有高蛋白结合率的药物由于受胎盘转运限制而具有低的母体 – 胎儿转移率(例如,丁哌卡因的蛋白结合率为 90% ,利多卡因为 50%)。妊娠会改变蛋白结合情况(生理性的低蛋白血症结合 α1 – 糖蛋白浓度的增加)进而改变游离型药物的量,使得需要的剂量减少并且有可能发生毒性反应[1]。神经组织对局部麻醉剂的敏感性增加,同样会导致中毒的风险。

由于下腔静脉的压迫导致硬膜外静脉丛的膨胀,蛛网膜下腔的体积和硬脑膜外间隙减少。这会导致血管内意外注射的风险加大以及中枢轴索阻断时局部麻醉药会大量的扩散,两者均会增加并发症的风险。

10.6.1　丁哌卡因

丁哌卡因(0.125% ~ 0.5%)经常用在硬脑膜外和蛛网膜下阻断,浓度越高,阻断能力越强,其比起利多卡因(120 ~ 180min)起效更慢,持续时间更长。丁哌卡因的毒性被认为与难治性心室纤维性颤动有关,导致商业化制备的经过分离的丁哌卡因的 S(−)对映异构体(左丁哌卡因)毒性。

10.6.2 利多卡因

利多卡因相比于 2 − 氯普鲁卡因和丁哌卡因拥有一个中等的起效时间。1.5% ~2% 的浓度常常使用于硬脑膜外麻醉。肾上腺素常常与利多卡因一起使用,作为一个辅助物减少全身吸收。延长阻滞持续时间,以及增加阻滞强度(包括感觉和运动)。如不使用,可能会有增加麻醉不充分的风险以及局部麻醉毒性风险,尤其在额外添加利多卡因剂量时。碳酸氢盐可以用来缓冲利多卡因,增加联合药物的数量和促进药物渗透进入神经组织。有研究发现在硬膜外麻醉中使用利多卡因时,新生儿神经行为与使用等剂量丁哌卡因时的不同,但这些不同被证明并无临床意义[36,37]。

10.6.3 2 − 氯普鲁卡因

作为一个酯类的局部麻醉剂,与胎盘转运有限的酰胺类局麻药相比,2 − 氯普鲁卡因代谢快速。因此,其在美国广泛适用于需要仪器或手术分娩情况下的硬脑膜外麻醉。因为其起效非常迅速(约 5min),较少参与离子捕获,有较少的中毒风险。由于存在带黏性的蛛网膜炎的风险,它不能使用于蛛网膜下系。

10.6.4 罗哌卡因

这个酰胺类的局麻药,起效时间介于利多卡因与丁哌卡因之间,其在剖宫产分娩中的安全性已被证明。其持续时间与丁哌卡因相似(120 ~180min),但由于临床使用的是 S(−)对映异构体形式,故表现出较少的心脏毒性。与丁哌卡因相比,罗哌卡因可以在较少的运动阻碍情况下提供麻醉和镇痛。但这在临床上并不重要[38]。

10.6.5 辅助的阿片类药物

在产科局部麻醉中使用阿片类药物的基本考虑是使用局部麻醉

药和阿片类药物能够对母体全身和胎儿的影响最小化。已有大量的人类和动物研究证实,在轴索麻醉中阿片类药物和局部麻醉药的联合应用,可以减少高达 30% 局部麻醉药的需求剂量。这将降低局部麻醉毒性风险和运动障碍等这些对于产妇而言不利事件的发生率。轴索的阿片类药物改善镇痛质量,被认为通过直接作用于脊柱和脊柱上的阿片类受体发挥作用。常用的阿片类药物的剂量范围见表 10.3。

表 10.3　常用的轴索阿片类药物的剂量范围

阿片类药物	硬脊膜外剂量	蛛网膜下腔剂量
芬太尼	$50 \sim 100 \mu g$	$10 \sim 25 \mu g$
舒芬太尼	$25 \sim 50 \mu g$	$2.5 \sim 15 \mu g$
吗啡	$2.0 \sim 3.0 mg$	$100 \sim 200 \mu g$
二醋吗啡	$4.0 \sim 6.0 mg$	$200 \sim 400 \mu g$

　　考虑到具体品种,芬太尼是在产科麻醉中最常使用和最广泛研究过的辅助阿片类药物。它是一个高效的亲脂性苄基哌啶类衍生物。芬太尼在轴索注射之后快速结合于脊髓的背角受体,鞘内注射后会产生 5min 之内的快速麻醉,硬膜外的为 10min。较之于较低脂溶性的阿片类药物如吗啡,头部转移以及中枢呼吸抑制的发生率较少。舒芬太尼拥有镇痛效能,五倍于芬太尼并且起效快速。尽管如此,由于对这些药物的快速全身吸收,可能会发生早期的呼吸抑制,在与其他药物均等剂量下不良反应均等。单剂量给药后,这些阿片类药物起效快速的特性使得它们能满足分娩镇痛和紧急分娩的需要,但限制了其在手术后镇痛中的使用。

　　吗啡是一种亲水性菲类衍生物,药效比芬太尼小 100 倍。相较于芬太尼和舒芬太尼,起效时间缓慢(鞘内注射 15min,硬膜外注射 30min)。持续作用时间显著延长($12 \sim 24h$)。吗啡较差的脂溶性会推迟其与脊髓后角受体的结合,促进自由药物在可能迁移进颅内的脑脊液(CSF)中蓄积,导致迟发性呼吸抑制。在蛛网膜下腔和硬脑膜外麻醉中,吗啡有天花板效应(鞘内注射为 100μg,硬脑膜外注射为 3.75mg),超过之后阵痛受益有限,但不良反应发生率升高[39,40]。对于正常分娩和剖宫产分娩的阵痛,轴索的吗啡与芬太尼效果相同,在术后缓解疼痛方面效果强于芬太尼。尽管如此,相比于芬太尼增加的不良反应发生率以及不良反应,例如恶心、呕吐、镇静、尿潴留、呼吸抑制和瘙痒限制了其使用。目前硬膜外缓释吗啡制剂引起了人们新的兴趣,吗啡被包裹进脂质泡沫颗粒中,可以延长其作用持续时间,减少不良反应[41]。

对于脊髓腔内吗啡镇痛法,二醋吗啡是一个合适的替代药物,其主要在英国使用,亲脂性强于吗啡,因此起效时间更快。尽管在 CSF 中的半衰期较短,但其代谢成为它的活性成分(吗啡和 6 - 乙酰吗啡),延长了其作用持续时间。对于术中的镇痛与芬太尼性质类似,另外有延长术后镇痛的优点[42]。尽管如此,在剖宫产分娩后给予 200μg 剂量的药物,与瘙痒具有剂量依赖性的不良反应在高达 90% 的女性中有发生[43]。

10.6.6　轴索阿片类药物的胎儿作用

脊髓和硬脑膜外的阿片类药物扩散进入母体血液中并被快速输送到子宫,所有商用阿片类药物的分子量都较小,能够通过扩散快速通过胎盘。吗啡导致新生儿抑制的风险因给药间隔减少和更高的母体全身吗啡水平而增加。芬太尼引起的新生儿呼吸抑制的风险似乎较小,并且只有在硬膜外高剂量多次给药导致母体全身蓄积的情况下才有报道[44]。

10.7　总结

全身麻醉利用药物制剂来使妊娠期女性失去意识和知觉。由于存在误吸风险,在前三个诱导期之后需要通过神经肌肉阻断实现 RSI 以保持呼吸道通畅。这些药物以不同的量穿过胎盘。静脉制剂应该被小心滴定,在确保产妇麻醉和镇痛的情况下,最小化胎儿暴露量。
在多种情况下,局部麻醉和镇痛是更恰当的,因为其伤害母体和胎儿
的潜在风险较少。

(李翔宇 译)

参考文献

[1] Naughton NN, Cohen SE. Nonobstetric surgery during pregnancy. In: Chestnut DH, editor. Obstetric Anesthesia: Principles and Practice. 2nd ed. St. Louis: Mosby; 1999, p. 279.

[2] Lumbiganon P, Laopaiboon M, Gulmezoglu AM, Souza JP, Taneepanichskul S, Ruyan P, et al. Method of delivery and pregnancy outcomes in Asia: the WHO global survey on maternal and perinatal health 2007-08. Lancet 2010;375: 490-9.

[3] Sear JW. What makes a molecule an anaesthetic? Studies on the mechanisms of anaesthesia using a physicochemical approach. Br J Anaesth 2009;103:50-60.

[4] Hemmings Jr HC. Sodium channels and the synaptic mechanisms of inhaled anaesthetics. Br J Anaesth 2009;103:61-9.

[5] Chan MT, Mainland P, Gin T. Minimum alveolar concentration of halothane and enflurane are decreased in early pregnancy. Anesthesiology 1996;85:782-6.

[6] Gin T, Chan MT. Decreased minimum alveolar concentration of isoflurane in pregnant humans. Anesthesiology 1994;81:829-32.

[7] Crawford JS, Lewis M. Nitrous oxide in early human pregnancy. Anaesthesia 1986;41:900-5.

[8] Lumley J, Walker A, Marum J, Wood C. Time: an important variable at Caesarean section. J Obstet Gynaecol Br Commonw 1970;77:10-23.

[9] Mankowitz E, Brock-Utne JG, Downing JW. Nitrous oxide elimination by the newborn. Anaesthesia 1981;36:1014-6.

[10] Crawford JS. Principles and Practises of Obstetric Anaesthesia. 5th ed. Oxford: Blackwell Science; 1984.

[11] Zakowski MI, Herman NL. The placenta: anatomy, physiology and transfer of drugs. In: Chestnut, editor. Obstetric Anaesthesia: Principles and Practice. 3rd ed. Philadelphia: Elsevier Mosby; 2004. p. 49-65.

[12] Robins K, Lyons G. Intraoperative awareness during general anesthesia for cesarean delivery. Anesth Analg 2009;109:886-90.

[13] Celleno D, Capogna G, Emanuelli M, Varrassi G, Muratori F, Costantino P, et al. Which induction drug for cesarean section? A comparison of thiopental sodium, propofol, and midazolam. J Clin Anesth 1993;5:284-8.

[14] Capogna G, Celleno D, Sebastiani M, Muratori F, Costantino P, Cipriani G, et al. Propofol and thiopentone for caesarean section revisited: maternal effects and neonatal outcome. Int J Obstet Anesth 1991;1:19-23.

[15] Russell R. Propofol should be the agent of choice for caesarean section under general anaesthesia. Int J Obstet Anesth 2003;12:276–9.

[16] Gin T. Propofol during pregnancy. Acta Anaesthesiol Sin 1994;32:127–32.

[17] Paech MJ, Scott KL, Clavisi O, Chua S, McDonnell N. A prospective study of awareness and recall associated with general anaesthesia for caesarean section. Int J Obstet Anesth 2008;17:298–303.

[18] Schultetus RR, Hill CR, Dharamraj CM, Banner TE, Berman LS. Wakefulness during cesarean section after anesthetic induction with ketamine, thiopental, or ketamine and thiopental combined. Anesth Analg 1986;65: 723–8.

[19] Safra MJ, Oakley Jr GP. Association between cleft lip with or without cleft palate and prenatal exposure to diazepam. Lancet 1975;2:478–80.

[20] Rosenberg L, Mitchell AA, Parsells JL, Pashayan H, Louik C, Shapiro S. Lack of relation of oral clefts to diazepam use during pregnancy. N Engl J Med 1983;309:1282–5.

[21] Hinova A, Fernando R. Systemic remifentanil for labor analgesia. Anesth Analg 2009;109:1925–9.

[22] Shnider SM, Moya F. Effects of meperidine on the newborn infant. Am J Obstet Gynecol 1964;89:1009–15.

[23] Kopecky EA, Ryan ML, Barrett JF, Seaward PG, Ryan G, Koren G, et al. Fetal response to maternally administered morphine. Am J Obstet Gynecol 2000;183:424–30.

[24] Cooper J, Jauniaux E, Gulbis B, Quick D, Bromley L. Placental transfer of fentanyl in early human pregnancy and its detection in fetal brain. Br J Anaesth 1999;82:929–31.

[25] Gin T, Ngan-Kee WD, Siu YK, Stuart JC, Tan PE, Lam KK. Alfentanil given immediately before the induction of anesthesia for elective cesarean delivery. Anesth Analg 2000;90:1167–72.

[26] Gepts E, Heytens L, Camu F. Pharmacokinetics and placental transfer of intravenous and epidural alfentanil in parturient women. Anesth Analg 1986;65:1155–60.

[27] Johnson RF, Herman N, Arney TL, Johnson HV, Paschall RL, Downing JW. The placental transfer of sufentanil: effects of fetal pH, protein binding, and sufentanil concentration. Anesth Analg 1997;84:1262–8.

[28] Ni Mhuireachtaigh R, O'Gorman DA. Anesthesia in pregnant patients for nonobstetric surgery. J Clin Anesth 2006;18:60–6.

[29] Kvisselgaard N, Moya F. Investigation of placental thresholds to succinylcholine. Anesthesiology 1961;22:7–10.

[30] Owens WD, Zeitlin GL. Hypoventilation in a newborn following administration of succinylcholine to the mother: a case report. Anesth Analg 1975;54:38–40.

[31] Puhringer FK, Sparr HJ, Mitterschiffthaler G, Agoston S, Benzer A. Extended duration of action of rocuronium in postpartum patients. Anesth Analg 1997;84:352–4.

[32] Baraka A, Jabbour S, Tabboush Z, Sibai A, Bijjani A, Karam K. Onset of vecuronium neuromuscular block is more rapid in patients undergoing caesarean section. Can J Anaesth 1992;39:135–8.

[33] Puhringer FK, Gordon M, Demeyer I, Sparr HJ, Ingimarsson J, Klarin B, et al. Sugammadex rapidly reverses moderate rocuronium- or vecuronium-induced

neuromuscular block during sevoflurane anaesthesia: a dose-response relationship. Br J Anaesth 2010;105:610-9.

[34] Puhringer FK, Kristen P, Rex C. Sugammadex reversal of rocuronium-induced neuromuscular block in Caesarean section patients: a series of seven cases. Br J Anaesth 2010;105:657-60.

[35] Iwama H, Kaneko T, Tobishima S, Komatsu T, Watanabe K, Akutsu H. Time dependency of the ratio of umbilical vein/maternal artery concentrations of vecuronium in caesarean section. Acta Anaesthesiol Scand 1999;43:9-12.

[36] Kileff ME, James 3rd FM, Dewan DM, Floyd HM. Neonatal neurobehavioral responses after epidural anesthesia for cesarean section using lidocaine and bupivacaine. Anesth Analg 1984;63:413-7.

[37] Abboud TK, D'Onofrio L, Reyes A, Mosaad P, Zhu J, Mantilla M, et al. Isoflurane or halothane for cesarean section: comparative maternal and neonatal effects. Acta Anaesthesiol Scand 1989;33:578-81.

[38] Beilin Y, Halpern S. Focused review: ropivacaine versus bupivacaine for epidural labor analgesia. Anesth Analg 2010;111:482-7.

[39] Palmer CM, Emerson S, Volgoropolous D, Alves D. Dose-response relationship of intrathecal morphine for postcesarean analgesia. Anesthesiology 1999;90:437-44.

[40] Palmer CM, Nogami WM, Van Maren G, Alves DM. Postcesarean epidural morphine: a dose-response study. Anesth Analg 2000;90:887-91.

[41] Carvalho B, Riley E, Cohen SE, Gambling D, Palmer C, Huffnagle HJ, et al. Single-dose, sustained-release epidural morphine in the management of postoperative pain after elective cesarean delivery: results of a multicenter randomized controlled study. Anesth Analg 2005;100:1150-8.

[42] Lane S, Evans P, Arfeen Z, Misra U. A comparison of intrathecal fentanyl and diamorphine as adjuncts in spinal anaesthesia for Caesarean section. Anaesthesia 2005;60:453-7.

[43] Wrench IJ, Sanghera S, Pinder A, Power L, Adams MG. Dose response to intrathecal diamorphine for elective caesarean section and compliance with a national audit standard. Int J Obstet Anesth 2007;16:17-21.

[44] Hughes SC. Respiratory depression following intraspinal narcotics: expect it! Int J Obstet Anesth 1997;6:145-6.

第 11 章

妊娠期哮喘管理

Jennifer A. Namazy, Michael Schatz

11.1 引言

哮喘是最常见的具有潜在严重医学问题的疾病之一,会使妊娠复杂化,会对产妇的生活质量和围生结局产生不利影响。因此,妊娠期对哮喘的优化管理对母亲和婴儿都很重要。本章对产妇哮喘管理和评估进行综述。

11.2 妊娠对哮喘进程的影响

妊娠期,哮喘进程可能会严重、改善或者维持不变,全部数据显示,这几种情况的发生概率基本相同。最近对 1739 名妊娠期哮喘女性进行的大规模前瞻性研究显示,基于症状、肺部功能以及用药进行严格评分,在妊娠期 30% 哮喘患者病情恶化而 23% 改善[1]。妊娠前哮喘症状更为严重的女性,在妊娠期哮喘加重或恶化的可能性更大[2]。

不同妊娠阶段哮喘进展不同,妊娠早期哮喘患者一般耐受性良好,很少有急性发作。有报道称,在妊娠期的 17 ~ 36 周,症状增多以及急性加重更为频繁。与此相反,相较于妊娠早期,总的来说妊娠期 37 ~ 40 周的患哮喘女性一般症状更轻、哮喘急性加重更少发生[3]。

用来解释妊娠期哮喘进展改变的机制尚不明确。在性激素、肾上腺皮质激素和前列腺素水平上,与妊娠相关的众多改变可能导致妊娠期哮喘进程的改变。另外,暴露于胎儿抗原导致的免疫功能改变,可能使一些妊娠期哮喘患者发生哮喘恶化的倾向增加[4]。甚至胎儿性别也可能起了一定作用,有资料显示,怀有女性胎儿的妊娠女性症状会更严重[5]。

存在额外的影响因素导致妊娠期哮喘的临床进展。对大多数女性来说,妊娠是一种压力来源,会加重哮喘。妊娠期治疗依从性的改变会带来哮喘控制的相应改变。由于母亲对于药物对胎儿安全性的担心,最常见的是依从性降低。一项研究发现,患哮喘的女性在妊娠期 5 ~ 13 周明显减少了哮喘药物的使用。在妊娠早期,吸入糖皮质激素处方下降了 23%,短效 β 受体激动剂处方减少了 13%,急救糖皮质激素处方下降了 54%[6]。

医师治疗的不积极也会影响妊娠期哮喘的严重程度。目前的一项研究发现,被划分为"控制不良"的女性中,只有不到 40% 在妊娠期使用了控制药物[7]。另一项研究分析了因急性哮喘被送到急诊室的 51 各妊娠女性和 500 名非妊娠女性。虽然两组的哮喘严重程度基于峰值流速似乎相似,妊娠女性明显较少被开具口服甾体激素处方(38% 比 64%)。与这种治疗不足可能相关的是:2 周之后,妊娠女性较之非妊娠女性有 3 倍的可能性出现持续恶化[8,9]。

妊娠期感染会明确影响妊娠期哮喘的进程。细胞免疫的一定程度减少会使妊娠期患者更容易受病毒感染,据报道上呼吸道感染是哮喘加重的最常见因素[10]。鼻窦炎,一种已知的哮喘诱发因素,被证实在妊娠女性中更加常见(6 倍于非妊娠期女性)[11]。另据报道,在妊娠期间,肺炎在哮喘妊娠女性中更加常见,5 倍于非哮喘妊娠女性[12]。

11.3　哮喘对妊娠的影响

一项最大规模的评价产妇结局的控制研究收集了 36 985 名在瑞士医学出生登记处登记的女性哮喘患者的数据。将这些数据与研究同期(1984—1995 年)的 132 万总出生人口进行对比,结果发现与对照组相比,妊娠期哮喘患者先兆子痫(OR 1.15)、围生期死亡率(OR 1.21)、早产出生数(OR 1.15)和低出生体重儿(OR 1.21)发生率明显增加,但是先天畸形率无明显差别(OR 1.05)[13]。一项较新的瑞士医学出生登记处的报告确认,越严重的哮喘患者,风险越大[14]。一项对跨度数十年,并且包含大量妊娠期女性(超过 1000 000 名低出生体重儿和超过 250 000 名的早产儿)的大量文献进行的最新 Meta 分析显示,患哮喘的妊娠女性出现多种不良围生期结局的可能明显增加,包括:低出生体重儿、月龄不足、早产儿和先兆子痫[15]。

对于导致哮喘妊娠女性存在围生期风险增加可能性的机制,前期研究中已经证实的包括:组织缺氧,由控制不良的哮喘引发的其他生理影响,治疗哮喘药物的使用,与哮喘相关但并不是由疾病本身或其治疗引起的致病或人群因素,例如胎盘功能异常。

当前几项前瞻性研究[16-24]证实,妊娠期患有轻度至中度哮喘通常不会对产妇和胎儿造成最终不利影响。相反,未得到良好控制或相对严重的妊娠期哮喘会使得产妇或胎儿出现不良事件的风险加大[22,25,26]。

11.4 哮喘的管理

妊娠期哮喘治疗的最终目的是维持充足的胎儿供氧,防止母亲缺氧发作。哮喘管理可以被概括为四种类别:评估和监测,患者教育,控制病情恶化和药物治疗[27]。

第一步是评估严重程度(对于未实施药物控制的患者)或者控制评估情况(对于已经实施药物控制的患者)。对于未经治疗的患者,通过评估白天和夜间症状发生的频率,急救治疗的使用,活动受限和呼吸系统的功能(理想的肺量测量法,最小峰流率)(表 11.1)。基于此,开始严重性评估控制治疗。患者应该按月监测哮喘控制情况(表 11.2),如果对于治疗的反应不充分,应该及时调整其治疗水平（表 11.3）。

表 11.1　妊娠期患者哮喘严重程度分类*

哮喘严重程度	症状频率	夜间唤醒	对正常活动的干扰	FEV1 或最大流量（预测的个人最佳百分比）
间歇性	每周 2 天或更少	每月 2 次或更少	无	>80%
轻度持久	每周超过 2 天，但并不是每天	每月超过 2 次		>80%
中度持久	每天都有症状	每周超过 1 次	有一些限制	60%～80%
剧烈持久	每天自始至终	每周 4 次或更多		<60%

FEV1，一秒用力呼气量。

* Data from Dumbrowski MP, Schatz M; ACOG Committee on Practice Bulletins-Obstetrics. ACOG practice bulletin: clinical management guidelines for obstetrician-gynecologists number 90, February 2008: asthma in pregnancy. Obstet Gynecol 2008;111: 457-464.

表 11.2　产妇哮喘控制评估*

变量	控制很好的哮喘	未很好控制的哮喘	控制很差的哮喘
症状发生频率	每周≤2 天	每周 >2 天	一整天
夜间唤醒的频率	每月≤2 次	每周 1～3 次	每周≥4 次
对正常活动的干扰	无	部分	严重
使用短效 β 受体激动剂来控制症状	每周≤2 天	每周 >2 天	每天数次
FEVF 或最大流量（可预测的或个人最佳百分比）	>80	60～80	<60
恶化后需要使用全身糖皮质激素	过去的 12 个月中 0～1 次	过去的 12 个月中≥2 次	过去的 12 个月中≥2 次

* Data from Schatz M, Dombrowski M. Asthma in pregnancy. N Engl J Med 2009; 360:1862-1869.

表11.3　妊娠期哮喘治疗步骤*

步骤	首选的控制药物	可替代的控制药物
1	无	—
2	低剂量 ICS	LTRA,茶碱
3	中等剂量 ICS	低剂量 ICS + LABA,LTRA 或茶碱
4	中等剂量 ICS + LABA	中等剂量的 ICS + LTRA 或茶碱
5	大剂量 ICS + LABA	—
6	大剂量 ICS + LABA + 口服泼尼松	—

ICS,吸入性糖皮质激素;LTRA,白三烯受体拮抗剂;LABA,长效 β 受体激动剂。

*Data from Schatz M, Dombrowski M. Asthma in pregnancy. N Engl J Med 2009; 360:1862 – 1869.

11.5　药物治疗

控制哮喘的药物通常被分为长期控制药物和急救治疗药物。长期控制药物被用于维持治疗以防止哮喘发作,包括吸入糖皮质激素、色甘酸、长效 β 受体激动剂、白三烯受体拮抗剂和茶碱。急诊治疗,最常见的是吸入性短效 β 受体激动剂,可立即缓解症状。口服糖皮质激素既能用于急救治疗也可对用于严重持续性哮喘的长期治疗。

11.5.1　吸入性糖皮质激素

吸入性糖皮质激素是妊娠期控制治疗的基础药物。许多研究证实增加的围生期风险(包括先兆子痫、早产、低出生体重儿和先天性畸形)与吸入性糖皮质激素有关[23,28-33]。近期一项针对 4000 名妊娠期使用吸入性糖皮质激素女性的研究发现,与妊娠期使用吸入性糖皮质激素相关的围生期死亡的风险未见增加[34]。一些大规模研究认为吸入性糖皮质激素的使用与整体或特定的畸形缺乏关联[33,35-37]。一项研究[38]显示,高剂量吸入性糖皮质激素药物与整体畸形有关,但研究团队同时发现哮喘急性加重与先天性畸形有关,因此这一结论可能受到患者本身病情严重这一因素的干扰[26]。

由于拥有最多的已公开的人类妊娠期安全数据,布地奈德被认为是妊娠期哮喘首选的吸入性糖皮质激素药物。这并不是说其他吸入性糖皮质激素制剂是不安全的。因此,对于在妊娠前就使用布地奈德外的其他吸入性糖皮质激素且控制良好的患者,这些药物可以在妊娠期继续使用,尤其是在更换药物可能会不利于哮喘控制的情况下。吸入性糖皮质激素的剂量分为低、中、高三种(表11.4)。

表11.4 对比吸入性糖皮质激素的每日剂量*.**

糖皮质激素	数量	低剂量	中等剂量	高剂量
倍氯米松	每喷 40μg	2～6 喷	6～12 喷	>12 喷
HFA	每喷 80μg	1～3 喷	3～6 喷	>6 喷
布地奈德	每次吸入 90μg			
	每次吸入 180μg	2～6 喷	6～12 喷	>12 喷
环索奈德	每揿 80μg	2～4 喷	4～8 喷	>8 喷
	每揿 160μg	1～2 喷	2～4 喷	>4 喷
氟尼缩松 HFA	每喷 80μg	4 喷	4～8 喷	超过 8 喷
氟替卡松 HFA	每喷 44μg	2～6 喷	–	–
	每喷 110μg	2 喷	2～4 喷	>4 喷
	每喷 220μg	1 喷	1～2 喷	>2 喷
氟替卡松 DPI	每次吸入 50μg	2～6 喷	–	–
	每次吸入 100μg	1～3 喷	3～5 喷	>5 喷
	没次吸入 250μg	1 喷	1～2 喷	>2 喷
莫米松	每揿 110μg	2 喷	3～4 喷	>4 喷
	每揿 220μg	1 喷	2 喷	>2 喷

DPI,干粉吸入器;HFA,氢氟烷烃。

* 每日喷的总数常常分为每天两次的规则。

** Data from [27] and Kelly HW Comparison of inhaled corticosteroids: an update. Ann Pharmacother 2009;43:519－27.

11.5.2　吸入型 β 受体激动剂

　　吸入型短效 β 受体激动剂是妊娠期哮喘急救治疗的选择。由于研究最为充分，吸入型沙丁胺醇是妊娠期女性首选短效 β 受体激动剂[28]。其他药物在有独特优势或耐受良好的情况下也可以使用。在最近的一项病例对照研究中，妊娠期支气管扩张药物的使用，与婴儿腹裂畸形的风险增加有关（OR 2.1；95% 置信区间：1.2 ~ 3.6）[39]。在另一项包含 4558 名女性的队列研究中，妊娠期暴露于支气管扩张药物会增加心脏畸形的风险（OR 1.4；95% 置信区间：1.1 ~ 1.7）[35]。一项更近期的病例对照研究同样支持这样的关联（OR 2.20；95% 置信区间：1.05 ~ 4.61）[40]。但此项观察结果也可能是多种因素混杂的结果。哮喘加重与支气管扩张药物使用增加和先天畸形相关。另外，一些因素诸如肥胖或较低的家庭社会地位与需要更多支气管扩张药物的更加严重的哮喘和先天畸形有关。总的来说，对于轻度到中度哮喘症状，应该在 20min 内使用吸入型沙丁胺醇（2 ~ 6 次吸气）或者喷雾沙丁胺醇治疗两次；对于严重的急性加重期症状可以使用更高的剂量。

　　对于妊娠期哮喘，长效 β 受体激动剂是首选的附加控制治疗药物，用于使用中等剂量吸入性糖皮质激素药物未达有效控制的症状。由于长效和短效的吸入型 β 受体激动剂有相似的药理和毒理性质，长效 β 受体激动剂被认为在安全性上与沙丁胺醇相当。常用的长效 β 受体激动剂包括沙美特罗和福莫特罗，它们在妊娠期使用情况的监测数据有限：在非妊娠期患者中观察到，长效 β 受体激动剂与严重甚至致命性哮喘急性加重风险增加可能有关。因此，长效 β 受体激动剂不再推荐作为哮喘的单药治疗，而是与吸入性糖皮质激素组成固定联合制剂使用。专家小组建议，只要同时加用吸入性糖皮质激素，使用长效 β 受体激动剂的益处超过风险[41]。

11.5.3　白三烯调节剂

　　扎鲁司特与孟鲁司特均为选择性白三烯受体拮抗剂用于哮喘的

维持治疗。两者均为妊娠 B 类;尽管如此,妊娠期使用白三烯受体拮抗剂的数据极其有限。一项包含 96 例患者的已发表研究支持其在妊娠期使用的安全性[42]。另一项针对 180 名孟鲁司特暴露妊娠女性的研究发现,主要先天畸形率基线未见增加[43]。孟鲁司特可以作为 1 天 1 次的药物治疗,剂量随年龄变化。对于成人来说,其标准剂量为每天 10mg。

11.5.4　色甘酸和茶碱

考虑到吸入性糖皮质激素相较于色甘酸和茶碱在防止哮喘症状方面的优势,后两者被认为可作为轻度持续型哮喘的二线治疗方案。茶碱也是一种选择,作为中重度持续性哮喘的附加治疗,但并不是首选。已有数据发表支持妊娠期使用色甘酸和茶碱[41]。茶碱的使用还受其许多不良反应所限,潜在的药物相互作用会导致可能的毒性。妊娠期应该监测血药浓度水平并且维持在 $5 \sim 12 \mu g/mL$。色甘酸目前只允许喷雾使用。

11.5.5　口服糖皮质激素

一些严重哮喘的患者需要有规律地口服糖皮质激素以实现充分的哮喘控制。口服糖皮质激素也是缓解急性发作症状的首选用药之一。典型给药方式为每天 $1 \sim 2$ 次给药 $40 \sim 60mg$,治疗 $3 \sim 10$ 天。观察了 $52 \sim 185$ 名暴露女性,口服糖皮质激素与早产[23, 28]和低出生体重儿[28]相关。对几项病例对照试验的 Meta 分析显示用药导致胎儿出现口面裂风险增加[44]。但近期一项大型队列研究不支持这一结论[36]。由于口服糖皮质激素存在的风险小于严重哮喘恶化给妊娠期和胎儿带来的致死性风险,妊娠期存在明显用药指征时,推荐使用口服糖皮质激素[41]。

总结

哮喘是常见的医学问题,妊娠期会恶化。除了影响妊娠期女性生活质量外,不受控制的哮喘会导致不良的围生期结果。针对妊娠期哮喘选择合适治疗方法的相关知识对临床医生非常重要。

(李翔宇 译)

参考文献

[1] Schatz M, Dombrowski M, Wise R. Asthma morbidity during pregnancy can be predicted by severity classification. J Allergy Clin Immunol 2003;112:283–8.
[2] Belanger K, Hellenbrand M, Holford T, Bracken M. Effect of pregnancy on maternal asthma symptoms and medication use. Obstet Gynecol 2010;115:559–67.
[3] Schatz M, Zeiger RS, Harden KM, Hoffman CP, Forsythe AB, Chilingar LM, et al. The course of asthma during pregnancy, post-partum, and with successive pregnancies: a prospective analysis. J Allergy Clin Immunol 1988;81:509–17.
[4] Gluck J, Gluck P. The effect of pregnancy on the course of asthma. Immunol Allergy Clin N Am 2000;20:729–43.
[5] Murphy VE, Gibson PG, Smith R, Clifton VL. Asthma during pregnancy: mechanisms and treatment implications. Eur Respir J 2005;25:731–50.
[6] Enriquez R, Wu P, Griffin MR, Gebretsadik T, Shintani A, Mitchel E, et al. Cessation of asthma medication in early pregnancy. Am J Onstet Gynecol 2006;195:149–53.
[7] Louik C, Schatz M, Hernandez-Diaz S, Werler MM, Mitchell AA. Asthma in pregnancy and its pharmacologic treatment. Ann Allergy Asthma Immunol 2010;105:110–7.
[8] Cydulka R, Emerman C, Schreiber D, Molander K, Woodruff P, Camargo C. Acute asthma among pregnant women presenting to the emergency department. Am J Respir Crit Care Med 1999;160:887–92.
[9] McCallister J, Benninger C, Frey H, Phillips G, Mastronarde J. Pregnancy related treatment disparities of acute asthma exacerbations in the emergency department. Respir Med 2011;105:1434–40.
[10] Murphy VE, Gibson P, Talbot PI, Clifton VL. Severe asthma exacerbations during pregnancy. Obstet Gynecol 2005;106:1046–54.
[11] Sorri M, Hartikainen A, Karja I. Rhinitis during pregnancy. Rhinology 1980;18:83–6.
[12] Munn M, Groome L, Atterbury J. Pneumonia as a complication of pregnancy. J Matern Fetal Med 1999;8:151–4.
[13] Kallen B, Rydhstroem H, Aberg A. Asthma during pregnancy – a population based study. Eur J Epidemiol 2000;16:167–71.
[14] Kallen B, Otterblad Olausson P. Use of anti-asthmatic drugs during pregnancy. 2. Infant characteristics excluding congenital malformations. Eur J Clin Pharmacol 2007;63:375–81.
[15] Murphy V, Namazy J, Powell H, Schatz M, Chambers C, Attia J, et al. A meta-analysis of adverse perinatal outcomes in women with asthma. BJOG 2011;118:1314–23.

[16] Triche EW, Saftlas AF, Belanger K, Leaderer BP, Bracken MB. Association of asthma diagnosis, severity, symptoms, and treatment with risk of preeclampsia. Obstet Gynecol 2004;104:585-93.

[17] Jana N, Vasishta K, Saha SC, Khunnu B. Effect of bronchial asthma on the course of pregnancy, labour and perinatal outcome. J Obstet Gynaecol (Tokyo 1995) 1995;21:227-32.

[18] Stenius-Aarniala BS, Hedman J, Teramo KA. Acute asthma during pregnancy. Thorax 1996;51:411-4.

[19] Minerbi-Codish I, Fraser D, Avnun L, Glezerman M, Heimer D. Influence of asthma in pregnancy on labor and the newborn. Respiration 1998;65:130-5.

[20] Mihrshahi S, Belousova E, Marks GB, Peat JK. Childhood Asthma Prevention Team. Pregnancy and birth outcomes in families with asthma. J Asthma 2003;40:181-7.

[21] Stenius-Aarniala B, Piirila P, Teramo K. Asthma and pregnancy: a prospective study of 198 pregnancies. Thorax 1988;43:12-8.

[22] Dombrowski MP, Schatz M, Wise R, Momirova V, Landon M, Mabie W, et al. Asthma during pregnancy. Obstet Gynecol 2004;103:5-12.

[23] Bracken MB, Triche EW, Belanger K, Saftlas A, Beckett WS, Leaderer BP. Asthma symptoms, severity, and drug therapy: a prospective study of effects on 2205 pregnancies. Obstet Gynecol 2003;102:739-52.

[24] Schatz M, Zeiger RS, Hoffman CP, Harden K, Forsythe A, Chilingar L, et al. Perinatal outcomes in the pregnancies of asthmatic women: a prospective controlled analysis. Am J Respir Crit Care Med 1995;151:1170-4.

[25] Firoozi F, Lemiere C, Ducharme FM, Beauchesne MF, Perreault S, Berard A, et al. Effect of maternal moderate to severe asthma on perinatal outcomes. Respir Med 2010;104:1278-87.

[26] Blais L, Forget A. Asthma exacerbations during the first trimester of pregnancy and the risk of congenital malformations among asthmatic women. J Allergy Clin Immunol 2008;121:1379-84; 1384 e1371.

[27] Expert Panel Report 3 (EPR-3): Guidelines for the Diagnosis and Management of Asthma-Summary Report 2007. J Allergy Clin Immunol 2007;120:S94-138.

[28] Schatz M, Dombrowski MP, Wise R, Momirova V, Landon M, Mabie W, et al. The relationship of asthma medication use to perinatal outcomes. J Allergy Clin Immunol 2004;113:1040-5.

[29] Schatz M, Zeiger RS, Harden K, Hoffman CC, Chilingar L, Petitti D. The safety of asthma and allergy medications during pregnancy. J Allergy Clin Immunol 1997;100:301-6.

[30] Norjavaara E, de Verdier MG. Normal pregnancy outcomes in a population-based study including 2,968 pregnant women exposed to budesonide. J Allergy Clin Immunol 2003;111:736-42.

[31] Martel MJ, Rey E, Beauchesne MF, Perreault S, Lefebvre G, Forget A, et al. Use of inhaled corticosteroids during pregnancy and risk of pregnancy in-duced hypertension: nested case-control study. BMJ 2005;330:230.

[32] Kallen B, Rydhstroem H, Aberg A. Congenital malformations after the use of inhaled budesonide in early pregnancy. Obstet Gynecol 1999;93:392-5.

[33] Bakhireva LN, Jones KL, Schatz M, Johnson D, Chambers CD, Organization of Teratology Information Services Research Group. Asthma medication use in pregnancy and fetal growth. J Allergy Clin Immunol 2005;116:503-9.

[34] Breton MC, Beauchesne MF, Lemiere C, Rey E, Forget A, Blais L. Risk of peri-
natal mortality associated with inhaled corticosteroid use for the treatment of
asthma during pregnancy. J Allergy Clin Immunol 2010;126:772-77.e2.

[35] Kallen B, Otterblad Olausson P. Use of anti-asthmatic drugs during preg-
nancy. 3. Congenital malformations in the infants. Eur J Clin Pharmacol
2007;63:383-8.

[36] Hyiid A, Molgaard-Nielesen D. Corticosteroid use during pregnancy and the
risk of orofacial clefts. CMAJ 2011;183:796-804.

[37] Blais L, Beauchesne MF, Rey E, Malo JL, Forget A. Use of inhaled corticoste-
roids during the first trimester of pregnancy and the risk of congenital malfor-
mations among women with asthma. Thorax 2007;62:320-8.

[38] Blais L, Beauchesne MF, Lemiere C, Elftouh N. High doses of inhaled cortico-
steroids during the first trimester of pregnancy and congenital malformations.
J Allergy Clin Immunol 2009;124:1229-34; e1224.

[39] Lin S, Munsie J, Herdt-Losavio M. Maternal asthma medication use and the
risk of gastroschisis. Am J Epidemiol 2008;168:73-9.

[40] Lin S, Herdt-Losavio M, Gensburg L, Marshall E, Druschel C. Maternal asth-
ma medication use and the risk of congenital heart defects. Birth Defects Res
(part A) 2009;85:161-8.

[41] Busse WW. NAEPP expert panel report. Managing asthma during pregnancy:
recommendations for pharmacologic treatment – 2004 update. J Allergy Clin
Immunol 2005;115:34-46.

[42] Bakhireva LN, Jones KL, Schatz M, Klonoff-Cohen HS, Johnson D, Slymen
DJ, et al. Safety of leukotriene receptor antagonists in pregnancy. J Allergy Clin
Immunol 2007;119:618-25.

[43] Sarkar M, Koren G, Kalra S, Ying A, Smorlesi C, DeSantis M, et al. Montelu-
kast use during pregnancy; a multicentre, prospective, comparative study of
infant outcomes. Eur J Clin Pharmacol 2009;65:1259-64.

[44] Park-Wyllie L, Mazzotta P, Pastuszak A, Moretti ME, Beique L, Hunnisett
L, et al. Birth defects after maternal exposure to corticosteroids: prospec-
tive cohort study and meta-analysis of epidemiologic studies. Teratology
2000;62:385-92.

第 **12** 章

更新后的指南对妊娠期恶心、呕吐及妊娠剧吐的处理

Caroline Maltepe, Rachel Gow, Gideon Koren

12.1 引言

妊娠期恶心呕吐(NVP)也许是人们了解最少的常见临床症状,在所有妊娠期女性中发生率高达85%。最常用的词汇"妊娠晨吐"会造成误导,因为症状〔恶心、干呕和(或)呕吐〕会持续一白天和(或)晚上[1-5]。NVP 的严重程度范围从轻微到严重,在妊娠期 4~9 周之间开始,在 7~12 周间恶化。重要的是,如果症状在妊娠期 10 周后开始的,应当调查是否有其他原因(参考不同的诊断)。典型情况下症状在12~16 周之间减弱;尽管如此,高达 15% 的妊娠期女性会经历症状时间超过 16 周,甚至经历整个妊娠期[1-5]。

NVP 症状,不管是轻微的、中等的,还是严重的,会对妊娠期女性的整体健康有负面影响,影响家庭、工作和社会生活。对于生活质量的影响,不仅是身体上的,也有精神上的。妊娠期女性常常会描述孤独、疲劳、无助、抑郁、焦虑、失望、应对困难和易怒[6-10]。多达70% 的人发现她们育婴能力受到影响,妊娠期女性会在她们孩子身上花费较少的时间,大约82% 的人反映她们的日常生活受到打扰[8-9]。NVP 造成的经济负担特别明显。2007 年,Piwko 等报道了症状从轻微到严重的 NVP 妊娠期女性的每周花费(包括社会成本、患者和医保系统)。每个妊娠期女性每周因 NVP 造成的支出,轻微症状者是$ 132,中等症

状者是 \$ 355 , 严重症状者为 \$ 653[10] 。

　　医疗从业者常常不知道该如何给予 NVP 患者最好的治疗。患者和医生都常常由于担心对胎儿的潜在风险而恐惧在妊娠期使用药物治疗。医生可以通过咨询和基于证据的指南实施早期症状管理,以极大地改善患者的生活质量,减少妊娠期女性和胎儿并发症的风险,从而避免住院治疗。

12.2　妊娠剧吐

　　0.5% ~ 2% 的妊娠期女性,受到被称为妊娠剧吐(HG)这一最严重形式 NVP 的影响[3] 。HG 被定义为严重持续性的恶心和呕吐,比妊娠前体重减少超过 5% 。脱水、电解质不平衡和营养不良,通常需要住院治疗[3, 11 - 13] 。以下并发症在患有 HG 的妊娠期女性中有过报道:由于维生素 B_1 的缺乏而引起的韦尼克脑病,由于维生素 K 急性缺乏而引起的凝血病,或由于维生素 B_{12} 和 B_6 缺乏引起的周围神经病变或贫血症,低钠血症,肾损伤和食管贲门黏膜撕裂综合征[11, 13 - 14] 。进一步的研究表明,如果妊娠期女性在之前妊娠中也因为 HG 曾经住院,那么她再次住院的风险将在 29 倍以上[15] 。

　　HG 妊娠期女性有更严重的心理障碍,包括抑郁症。在一些病例中,妊娠期女性会选择终止妊娠[16] 。也有对妊娠期女性产后造成消极影响的报告,例如更长的产后恢复的时间、肌肉疼痛和厌食,尤其对于那些体重明显减轻的产妇而言更是如此[17 - 18] 。此外,总的来说,住院治疗以及对 HG 的治疗,对于患者和社会会造成比较大的经济影响。一项2005 年的研究发现,HG 住院治疗的平均成本是每位患者 \$ 5900 ,平均住院天数 2.6 天[19] 。一项调查早期治疗的研究发现,在症状出现之前或刚开始出现时给予治疗可以有效减少症状的严重性,并减少 HG 的复发[20] 。

12.3　病因学和风险因素

　　NVP/HG 的病因是多方面的,并且大部分仍不清楚。最常见的理论是在妊娠前 3 个月激素的改变,尤其是人毛绒膜促性腺(hCG)激素、雌激素和黄体酮[14]。多次妊娠的妊娠期女性 hCG 水平更高,反过来会使 NVP 的症状恶化。前 3 个月期间的恶心症状也与和症候密切相关的胃慢波节律障碍有关[21]。此外,遗传学影响(例如家族性复发和怀有女性胎儿)、潜在的心理学问题、肝功能异常、其他激素失衡(例如甲状腺功能失调)、细胞因子水平升高、多种维生素缺乏(例如维生素 B_6、B_1 和 K)、幽门螺杆菌感染以及进化适应理论(妊娠期女性和胎儿对毒素的自我保护)被提出作为病因学的一部分[11-14, 19, 21-24]。

12.4 鉴别诊断

在妊娠早期症状每天出现时,它们一般是由 NVP 自身引起的。但当症状在妊娠 10 周后出现时,基本可以确信它们是由其他原因导致的。许多与妊娠有关或无关的情况会引起恶心和(或)呕吐,例如胃肠道紊乱、泌尿生殖道异常、代谢和神经系统紊乱、药物毒性或不耐受、心理障碍和妊娠相关的并发症[1, 3, 11, 21, 24]。谨慎进行鉴别诊断很重要(表 12.1),因为如果漏诊或误诊则可能导致严重的并发症。进一步来说,详细询问病史和观察症状非常重要,因为患者可能没有提供疾病所有相关的信息。相关信号和(或)症状,例如腹部压痛或疼痛、发热、头痛、腹泻、便秘或甲状腺肿的出现同样可以指向其他疾病[1]。超声波对于检测胎儿畸形(三倍体或单倍体)以及胆囊、肝脏和肾脏异常很有效。值得注意的是,严重的 NVP/HG 会导致实验室检查异常(例如肝酶、胆红素、淀粉酶和脂肪酶的升高),并影响鉴别诊断[1, 3, 11]。

表 12.1　导致恶心和呕吐的其他影响因素 *[1, 3, 11, 21, 24]

中枢神经系统异常	代谢和内分泌紊乱
偏头痛	甲状腺功能亢进
肿瘤	高钙血症
平衡异常(例如,梅尼埃病、迷路炎、晕动病)	阿迪生病
心理和精神异常(例如,抑郁、焦虑)	糖尿病

(待续)

表 12.1（续）

颅内压升高（例如，假脑瘤、脑出血、脑水肿）	糖尿病酮症酸中毒
胃肠道异常	**生殖泌尿道异常**
■ 胰腺炎	■ 尿毒症
■ 胃食管反流疾病	■ 肾结石
■ 胃肠炎	■ 卵巢扭转
■ 肝炎	■ 卟啉病
■ 阑尾炎	■ 肾盂肾炎
■ 肠梗阻	**妊娠相关情况**
■ 幽门螺杆菌感染	■ 先兆子痫
■ 肠激惹综合征	■ 妊娠期急性脂肪肝
■ 消化道溃疡	■ 妊娠期滋养细胞疾病
■ 胆道疾病	■ HELLP 综合征
■ 食管失弛症	■ 多胞胎
■ 胃肌轻瘫	**其他**
■ 胆囊炎	■ 病毒/细菌感染
	■ 药物毒性、不耐受或依赖性

* Permission to adapt by the Association of Professors of Gynecology and Obstetrics.

12.5　NVP 和 HG 的护理

在女性中，NVP 和（或）HG 的症状和影响是不同的。因此，治疗方法也因人而异。为所有女性提供有关日常饮食和生活习惯的改变、非药物和药物治疗的建议是非常重要的。对于一些女性来说，日常饮食和生活习惯的改变难以坚持，那么非药物治疗缺乏有效性，那么此时药物治疗是必需的。

12.5.1　日常饮食和生活方式

由妊娠和 NVP 引起的对食物和气味的反感会严重影响一个女性的日常生活，对于一些女性来说会导致体重降低和脱水。为了减少症状，常见的膳食策略包括少食多餐或每 1~2 小时进行高糖低脂型饮食来避免空腹或饥饿感,由此防止低血糖和胃胀气[5,5-27]。重要的是,Jednak 等指出以摄入蛋白质为主的饮食可以明显减少恶心,因此应该在所有的进餐和零食中添加蛋白质[肉和(或)替代品][26]。对于吃固体食物有困难的女性来说,可以添加液状营养食品。为保持充足的水分,在进餐和零食之间,喝冷一点的液体很重要[5]。附加症状处理见表 12.2。

表 12.2　NVP 的症状处理[1,5,25-31]

饮食

- 每隔 1 ~ 2 小时少量进食
- 食用干的、咸味的、清淡的、较软的食物
- 在进餐和零食中添加蛋白质或替代品(例如,坚果、种子、豆类、乳酪、坚果奶油)
- 饮水时间距离饭前或饭后 20 分钟
- 每天摄入 2L 以上液体,类似于雪糕、冰棒、冰激凌一类的冷饮有助于保持水分
- 增加摄入电解质有助于阻止脱水(例如,运动饮料、维生素水)
- 为尽可能消除口中的苦味和金属味,吃一些糖块、树胶和冷饮
- 为防止便秘,在饮食中增加膳食纤维,例如,欧车前、水果;如有必要,可每天服用多库酯钠
- 为防止打嗝和胃胀,选择无乳糖食物;如有必要,每日或按需服用西甲硅油
- 对于酸性症状,例如嗳气、胃灼热、消化不良症、反流,改变饮食,必要时每天或按需服用抑酸药、H_2^- 抑制剂或 PPI

生活方式及其他

- 为了改善嗅觉,试着闻闻柠檬、酸橙或橙子,注意通气,调整室内温度,吃点冷食或零食
- 如果出现多涎现象,建议吐出多余的口水并且增加刷牙频次
- 吃饭或零食后避免漱口
- 保证充足睡眠,避免过度劳累
- 起床前吃些零食,并且慢些起床
- 饭后不要躺着
- 如有可能,向家庭成员或朋友寻求帮助
- 如果缺铁,仍可继续服用 prenatal 维生素,将剂量减半并且分次服用以增加耐受性
- 也可在妊娠前 3 个月停用 prenatal 维生素,改为儿童多种维生素咀嚼片 + 叶酸方案,并在妊娠 12 周之后再重新服用 prenatal 维生素

12.5.2　胃酸过多和消化不良的治疗

　　考虑到消化不良和胃食管反流是妊娠期常见症状(影响着 40% ~ 85% 的女性)以及胃节律紊乱与 NVP 相关,如果患者存在任何胃酸过多症状和(或)消化问题,医生都应该关注[28]。

　　2009 年的一项研究证实,在没有对止吐方案做出改变的情况下,加用抑酸类药物[例如抗酸剂、H_2^- 受体拮抗剂和(或)质子泵抑制剂]能明显减少 NVP 症状[28]。通过使用抗酸剂、H_2^- 受体拮抗剂(例如碳酸钙和雷尼替丁)和质子泵抑制剂(常用奥美拉唑)可以安全地治疗妊娠期女性胃酸和消化不良[28-31]。研究了超过 5000 名使用质子泵抑制剂的妊娠期女性,未发现用药与大畸形风险增加有关[30-31]。

　　进一步讲,许多研究以及一项 Meta 分析证明,幽门螺杆菌感染与 HG 和(或)严重的 NVP 相关[32-33]。对于所有在之前妊娠中有 HG 或目前正在经历轻度到重度 NVP 的女性,幽门螺杆据筛查应该成为标准检查项。随后对于幽门螺杆菌进行抗生素和 PPI 治疗会改进 NVP 症状[1, 5, 32-33]。

12.5.3　非药物治疗

　　由于越来越多的对于妊娠期服用药物的担心,非药物治疗手段是一个好的选择。维生素 B_6 和生姜是最常用的方法,对维生素 B_6 的研究充分,妊娠期可以安全服用,剂量可以高达 200mg/d[1,5,34]。生姜的作用已通过随机试验证实,可以安全服用,剂量可高达 1000mg/d(相当于干姜粉)[1,3,5,35]。另外,传统针灸或 P6(内关穴)穴位按压用于治疗 NVP 也是安全的,但有效性数据有限[1,3,5,36]。关于使用心理疗法和催眠医学治疗 NVP,有小规模研究和病例报道[1, 37-38]。当女性经历难以忍受和更严重的症状时,许多研究者推荐心理咨询和支持治疗[38,39]。

12.5.4　药物治疗

　　有许多止吐药可以在不同的安全性和有效性水平上以单药治疗

或多药联合治疗的形式缓解 NVP 症状[1,3,5]。仅仅由于概率因素,所有的妊娠者都有 1% ~ 3% 的基线风险生出一个有出生缺陷的孩子[25]。卫生保健的提供者应该评估最佳的治疗过程,不仅仅基于症状的严重性,而且基于患者的主观描述以及对她日常生活的影响。重要的是,许多止吐药有抗胆碱作用,因此如果患者对抗胆碱药存在不良反应,就需要修改治疗方案,调整用药剂量或者用药频次、疗程[11-13]。医生应该对患者反复重申治疗依从性的重要性以维持对症状的控制,并根据患者改善情况逐步减少其用药。

多伦多儿童医院的妈妈风险项目拥有全世界范围内唯一专门致力于为女性提供咨询的 NVP 服务热线,并为 NVP 的治疗方法建立了一套基于最佳有效证据的方案(图 12.1)[5]。加拿大和美国的妇产科学院[3,40]以及妇产科教授协会[1]推荐琥珀酸多西拉敏和维生素 B₆ 联合治疗作为治疗 NVP 的一线方案。这个方案最初被称为镇吐灵,在 1983 年曾因对致畸性的担心而被主动放弃。但此后的多个研究,包括两个 Meta 分析证实了它的安全性[41,42]。在加拿大,这个药被称为 Diclectin®,基于其大量的安全性数据而成为加拿大卫生部门唯一认可的妊娠期治疗药物。进一步讲,在 2009 年的一项研究中,妊娠期 Diclectin® 的使用与任何有关神经发育的长期效应无关[43]。至于其疗效,一项发表于 2010 年的随机安慰剂对照试验证实在 280 名美国女性中,Diclectin® 相较于安慰剂有效[44]。

在一些前瞻性研究中,妊娠期甲氧氯普胺的使用与出生缺陷的风险增加无关[45-47]。发表于 2009 年的一项针对超过 3400 名女性的研究显示妊娠期前 3 个月用药未增加发生出生缺陷的风险[47]。作为一种胃动力药,甲氧氯普胺对那些同时患有胃灼热和消化不良的女性有效。重要的是,建议女性在服用甲氧氯普胺后 30 分钟内吃饭。

多潘立酮也被报道过用于治疗 NVP,但未见相关病例报道或研究的证明文献[45,46]。Choi 等于 2009 年进行的一项初步研究调查了 146 名由于胃肠道症状而在妊娠早期无意间暴露于多潘立酮的女性,未发现大畸形的风险增加[48]。人们对多潘立酮的安全性知之甚少,但预期是乐观的。

每天服用 4 倍剂量(例如,睡前 2 倍,早晨 1 倍,下午 1 倍)多西拉敏 12.5mg 联合维生素 B_6 25 mg。依照症状的严重程度调整安排和剂量*

当服用 4 倍剂量多西拉敏 12.5mg 联合维生素 B_6 25mg 时,每 4~6 小时加服茶苯海明,每天 50~100mg,最高至 200mg,口服或直肠给药(如果呕吐频繁,在服用多西拉敏联合维生素 B_6 前 30~45 分钟,服用茶苯海明);或每 4~6 小时,口服或直肠给药 12.5~25mg 的异丙嗪

无脱水

加服以下任意一种

- 每 4~6 小时口服或肌内注射氯丙嗪 10~25mg,或每 6~8 小时直肠给药 50~100mg
- 每 8 小时口服或肌内注射甲氧氯普胺 5~10mg
- 每 6~8 小时口服昂丹司琼 4~8mg
- 每 6~8 小时口服或肌内注射普鲁氯嗪 5~10mg
- 每 4~6 小时口服、直肠给药或肌内注射异丙嗪 12.5~25mg

脱水

开始补水治疗

- 静脉补液(当地协议)[1]
- 多种维生素静脉补充
- 每 4~6 小时静脉注射多西拉敏 50mg(用 50mL 生理盐水滴注 20 分钟)

静脉添加以下任何一种

- 氯丙嗪,每 4~6 小时 25~50mg
- 甲氧氯普胺,每 8 小时 5~10mg
- 普鲁氯嗪,每 6~8 小时 5~10mg
- 异丙嗪,每 4~6 小时 12.5~25mg

注意

使用以下计算法则来假设 NVP 的其他原因已被排除。无论在任何一步,当有指示时,要考虑全肠胃外营养。

你可以在任何时间添加以下任何或全部:

- 维生素 B_6,每 8 小时口服 25~50mg[2]
- 干姜粉,胶囊或提取物,最高至 1000mg/d[3]
- 指压按摩或针灸 P6 穴位(内关穴)

*研究显示,高至 8 倍剂量的多西拉敏 10mg 联合维生素 B_6 10mg 没有增加主要畸形的基线风险或任何其他负面影响。对多西拉敏联合维生素 B_6 和其他 H_1 受体阻断剂的潜在副作用实施监控。

①没有研究对比过 NVP 的各种补液
②已证实高达每天 200mg 的维生素 B6 的安全性
③没有制定姜制品标准
④由于可能增加唇腭裂风险,在妊娠期的第一个 10 周里,不推荐使用类固醇

静脉添加以下任何一种

- 甲泼尼龙,每 8 小时 15~20mg 或每小时 1mg,持续 24 小时[4]
- 昂当司琼,每 12 小时 8mg,超过 15 分钟或每小时 1mg,持续 24 小时

*改编自 Elnarson 等,2007[92]。

图 12.1 NVP 疗法的流程方案(如果未见改善,继续到下一步)。Permission to reprint by the Association of Professors of Gynecology and Obstetrics.

吩噻嗪类药物,例如奋乃静、异丙嗪和氯丙嗪,是最常使用的止吐药和抗精神病药。至于 NVP/HG,各种研究证实未见大畸形风险增加[1,13,15,56]。当连续使用直到妊娠晚期时,有报道出现新生儿戒断症状,包括锥体外系反应[13]。

昂丹司琼是一个选择性的血清素 5-HT3 受体拮抗剂,因用于治疗化疗相关的恶心和呕吐而闻名。尽管费用较高、安全性有限,但它仍然被广泛使用。对大约 230 名妊娠期暴露于昂丹司琼的女性的研究和病例报道显示,未见出生缺陷风险增加[1,45,49]。值得注意的是,由于便秘是常见的副作用,可能需要使用大便软化剂[1]。

氟哌利多是一种曾被用于治疗妊娠剧吐的丁酰苯类的镇静剂[45,50,51]。2001 年 Turcotte 等发现接受氟哌利多和苯海拉明的治疗组($n = 28$)与对照组($n = 54$)相比,在任何妊娠结局上未见差别[50]。在一项 2003 年的研究,Ferreira 等考查了不同剂量的氟哌利多合并苯海拉明的两批患者(总病例数:$n = 101$),发现大畸形增加,但与对照组相比差别并不明显($n = 54$)[51]。这两个非随机的前瞻性研究发现随着治疗进行,恶心和呕吐症状下降。

曲美苄胺是一种老的止吐剂,结构上与抗组胺药类似,曾有减少NVP 症状的报道。对超过 1000 名妊娠期暴露女性(多数处于妊娠前3 个月)的研究显示:曲美苄胺与大畸形风险增加无关[46,52-54]。

抗组胺药,例如茶苯海明或美克洛嗪曾广泛用于治疗 NVP,被视为当时的突破性进展,可以每天服用或者按需服用直到症状改善[1,3,5,45,55]。大量研究证明了其有效性。一项包含 24 项不同研究的Meta 分析证实,其不会导致出生缺陷风险增加[46,55]。

作为最后的方法,糖皮质激素,特别是甲泼尼龙曾被用于治疗NVP/HG。但关于其有效性的报道存在争议[56-58]。推荐在妊娠 3 个月之后使用,因为糖皮质激素与兔唇风险轻微增加有关[56,57]。在整个妊娠期使用糖皮质激素与较高的早产率和低出生体重儿有关[58]。值得注意的是,有必要监测胎儿生长,以及妊娠期女性的血压和血糖。

12.5.5　HG 的处理

当妊娠期患者表现出持续的恶心、脱水、无法控制的呕吐和(或)过度的体重减少,就有必要进行住院治疗。对大多数患者来说,静脉输液和止吐药可以改善症状。对一些女性来说,治疗无效且症状持续和体重减少时,应该考虑肠内或肠外的营养来改善母亲和胎儿的健康[1,59-61]。

表12.3　妊娠剧吐患者的营养支持[*]

评估

- 妊娠前体重缺失 >5%
- 妊娠前的营养储备
- 个体生理需要以及妊娠的额外需求
- 任何疾病进程或目前的治疗可能会影响营养需要或营养耐受
- 临床和实验室调查结果(尿输出、脉搏、体温、肤色、肌肉力量、全身疲劳、电解质异常)

纠正血容量不足

(例如:酸中毒。血清碳酸氢盐减少,血清乳酸升高,电解质紊乱)

- 静脉注射、电解液和补充维生素
- 乳酸林格液有效
- 大体积的生理盐水可能会引起高氯血酸中毒

营养支持

肠内:通过口服或管饲

肠胃外:当心严重损耗,和(或)持久的胃肠功能紊乱

- 评估患者的状态、紧迫性和不同种喂养方式的影响
- 考虑可能发生的管饲并发症(例如:送气、腹泻)
- 考虑通过营养师或饮食学家咨询
- 如果决定肠内维持,鉴别出最合适的方案
- 考虑肠胃外营养潜在的并发症(例如:导管留置、败血症和代谢性问题);需要密切监测
- 监视再喂养症状(例如:低血钾、低磷血症、低镁血症、硫胺素缺乏)

肠内营养

流体热量和维生素补充,例如如下之一:

- 膳食替代配方
- 为流体受限患者的浓缩配方
- 高蛋白质配方
- 为消化受损的患者提供的元素和半元素的配方
- 为助推精选的大量营养元素的模块化配方

(待续)

表12.3(续)

肠胃外营养

- 使用高脂肪解决方案,通过外周血管提供足够的热量以短期维持。如果对持续经口喂养无法耐受,在持续 1~2 周后,由于产生静脉炎而外周静脉营养不能继续

- 一个有代表性的外部营养方案,例如 63g 的氨基酸、150g 的葡萄糖和 100g 的脂肪[总共 1762kcal(约 7375J)],包含维生素、矿物质和必需的电解质,配成每天 2000mL 的总体积

- 对于无法忍受口服喂养或那些呕吐持续超过几天的患者,需要高热量、高葡萄糖配方。

- 一个典型的中枢静脉方案可以提供足够的营养摄取量,通过一个足够长的合理的液状体积,例如每天 2400kcal(约 10 046J)包含 100g 氨基酸,在 2000mL 以内

* Adapted from[59] and incorporating recommendations from[62].

** 所给出的配方例子。每个配方依患者而设计,并且分别被计算。一旦一名医生确定需要肠胃外的营养,一名注册过的富有 TPN 经验的营养学家和医学营养治疗,应积极地参与到患者的护理中。

再版被美国妇产科学教授协会允许。

　　目前有文献提出,通过鼻胃管、胃或空肠营养管的肠内营养可被用于补充或替代经口进食并已被成功地用于 HG 患者[1,59-61]。肠内营养可以维持肠道功能,避免萎缩。更重要的是其更加经济,比起肠外营养风险更少[1,59-61]。尽管如此,经外周静脉穿刺中心静脉置管(PICC)给肠外营养的方案看起来被更多的剧吐患者所接受。而全胃肠外营养(TPN)虽与严重的并发症有关,但仍被成功使用了超过 30年[61]。有趣的是,与使用 PICC 方案的女性(9%)相比,中心静脉置管的女性(50%)并发症发生率更高[61]。医生应该针对每个人的基础状况评估患者的营养需求,应该先尝试使用低风险的肠内而非肠外营养。妊娠期女性在通过静脉输液改善症状后,必须给予有效的口服止吐剂治疗以避免由于相似的症状而二次入院[1,59-61]。HG 妊娠期女性的营养支持方案在表 12.3 中列出。

总结

　　虽然 NVP 是妊娠期最常见的身体异常,但许多医生不知道如何

最好地治疗患者。NVP/HG 的最佳处理方案是多方面的并且常常是复杂的。治疗方案应该个体化,为患者提供膳食管理、非药物和药物治疗方面的咨询服务。重要的是,由于有研究证实症状的复发率很高,因此对女性来说最好在早期接受治疗以减轻未来妊娠期症状的严重性,并有效地避免住院治疗和改善生活质量。

(阎姝 译)

参考文献

[1] Association of Professors of Gynecology and Obstetrics. APGO Educational series on women's health issues. Nausea and vomiting of pregnancy. Boston, Massachusetts: Jespersen & Associates, LLC; 2011. P. 1–26.

[2] Jewell D, Young G. Interventions for nausea and vomiting in early pregnancy. Cochrane Database Syst Rev. 2003;Issue 4; Art. No. CD000145.

[3] ACOG (American College of Obstetrics and Gynecology). Practice bulletin: nausea and vomiting of pregnancy. Obstet Gynecol 2004;103(4):803–14.

[4] Gadsby R, Barnie-Adshead AM, Jagger C. A prospective study of nausea and vomiting during pregnancy. Br J Gen Practice 1993;43:245–8.

[5] Einarson A, Maltepe C, Boskovic R, Koren G. Treatment of nausea and vomiting in pregnancy: an updated algorithm. Can Fam Physician 2007;53(12):2109–11.

[6] Magee LA, Chandra K, Mazzotta P, Stewart D, Koren G, Guyatt GH. Development of a health-related quality of life instrument for nausea and vomiting of pregnancy. Am J Obstet Gynecol 2002;186(5):S232–8.

[7] Mazzotta P, Stewart D, Atanackovic G, Koren G, Magee LA. Psychosocial morbidity among women with nausea and vomiting of pregnancy: prevalence and association with anti-emetic therapy. J Psychosom Obstet Gynecol 2000;21(3):129–36.

[8] Smith C, Crowther C, Beilby J, Dandead J. The impact of nausea and vomiting on women: a burden of early pregnancy. Aust NZ J Obstet Gynaecol 2000;40(4):397–401.

[9] O'Brien B, Naber S. Nausea and vomiting during pregnancy: effects on the quality of women's lives. Birth 1992;19:138–43.

[10] Piwko C, Ungar WJ, Einarson TR, Wolpin J, Koren G. The weekly cost of nausea and vomiting of pregnancy for women calling the Toronto Motherisk Program. Curr Med Res Opin 2007;23(4):833–40.

[11] Goodwin TM. Hyperemesis gravidarum. Obstet Gynecol Clin North Am 2008;35:401–17.

[12] Ismail SK, Kenny L. Review on hyperemesis gravidarum. Best Pract Res Clin Gastroenterol 2007;21(5):755–69; Review.

[13] Bottomley C, Bourne T. Management strategies for hyperemesis. Best Pract Res Clin Obstet Gynaecol 2009;23(4):549–64; Review.

[14] Verberg MF, Gillott DJ, Al-Fardan N, Grudzinskas JG. Hyperemesis gravidarum, a literature review. Hum Reprod Update 2005;11(5):527–39; Review.

[15] Fell DB, Dodds L, Joseph KS, Allen VM, Butler B. Risk factors for hyperemesis gravidarum requiring hospital admission during pregnancy. Obstet Gynecol 2006;107(2 Pt 1):277–84.

[16] Mazzotta P, Magee L, Koren G. Therapeutic abortions due to severe morning sickness – Motherisk Update. Can Fam Phys 1997;43:1055–7.

[17] Munch S, Korst LM, Hernandez GD, Romero R, Goodwin TM. Health-related quality of life in women with nausea and vomiting of pregnancy: the importance of psychosocial context. J Perinatol 2011;31(1):10–20.

[18] Fejzo MS, Poursharif B, Korst LM, Munch S, MacGibbon KW, Romero R, Goodwin TM. Symptoms and pregnancy outcomes associated with extreme weight loss among women with hyperemesis gravidarum. J Womens Health (Larchmt) 2009;18(12):1981–7.

[19] Bailit J. Hyperemesis gravidarum: epidemiologic findings from a large cohort. Am J Obstet Gynecol 2005;193:811–4.

[20] Koren G, Maltepe C. Pre-emptive therapy for severe nausea and vomiting of pregnancy and hyperemesis gravidarum. J Obstet Gynaecol 2004;24(5):530–3.

[21] Koch KL, Frissora CL. Nausea and vomiting during pregnancy. Gastroenterol Clin North Am 2003;32(1):201–34; vi. Review.

[22] Sherman PW, Flaxman SM. Nausea and vomiting of pregnancy in an evolutionary perspective. Am J Obstet Gynecol 2002;186(Suppl. 5):S190–7.

[23] Veenendaal M, van Abeelen A, Painter R, van der Post J, Roseboom T. Consequences of hyperemesis gravidarum for offspring: a systematic review and meta-analysis. BJOG 2011;118(11):1302–13.

[24] American Gastroenterological Association. AGA technical review on nausea and vomiting. Gastroenterology 2001;120:263–86.

[25] Nguyen P, Einarson A. Managing nausea and vomiting of pregnancy with pharmacological and non-pharmacological treatments. Womens Health 2006;2(5):753–60.

[26] Jednak MA, Shadigian EM, Kim MS, Woods ML, Hooper FG, Owyang C, Hasler WL. Protein meals reduce nausea and gastric slow wave dysrhythmic activity in first trimester pregnancy. Am J Physiol 1999;277(4 Pt 1): G855–61.

[27] Erick M. Battling morning (noon and night) sickness. J Am Diet Assoc 1994;94:147–8.

[28] Gill SK, Maltepe C, Mastali K, Koren G. The effect of acid-reducing pharmacotherapy on the severity of nausea and vomiting of pregnancy. Obstet Gynecol Int 2009;585269:1–4.

[29] Gill SK, O'Brien L, Koren G. The safety of histamine 2 (H2) blockers in pregnancy: a meta-analysis. Dig Dis Sci 2009;54(9):1835–8.

[30] Gill SK, O'Brien L, Einarson TR, Koren G. The safety of proton pump inhibitors (PPIs) in pregnancy: a meta-analysis. Am J Gastroenterol 2009;104(6): 1541–5.

[31] Pasternak B, Hviid A. Use of proton-pump inhibitors in early pregnancy and the risk of birth defects. N Engl J Med 2010;363:2114–23.

[32] Sandven I, Abdelnoor M, Nesheim B, Melby KK. Helicobacter pylori infection and hyperemesis gravidarum: a systematic review and meta-analysis of case-control studies. Acta Obstet Gynecol Scand 2009;88(11):1190–200.

[33] Guven MA, Ertas IE, Coskun A, Ciragil P. Serologic and stool antigen assay of Helicobacter pylori infection in hyperemesis gravidarum: which test is useful during early pregnancy? Taiwan J Obstet Gynecol 2011;50(1):37–41.

[34] Shrim R, Boskovic C, Maltepe C, Navios Y, Garcia-Bournissen F, Koren G. Pregnancy outcome following use of large doses of vitamin B6 in the first trimester. J Obstet Gynaecol 2006;26(8):749–51.

[35] Ozgoli G, Goli M, Simbar M. Effects of ginger capsules on pregnancy, nausea and vomiting. J Altern Complement Med 2009;15(3):243–6.

[36] Roscoe JA, Matteson SE. Acupressure and acustimulation bands for control of nausea: a brief review. Am J Obstet Gynecol 2002;186:S244–7.

[37] McCormack D. Hypnosis for hyperemesis gravidarum. J Obstet Gynaecol 2010;30(7):647–53; Review.

[38] Lub-Moss MM, Eurelings-Bontekoe EH. Clinical experience with patients suffering from hyperemesis gravidarum (severe nausea and vomiting during pregnancy): thoughts about subtyping of patients, treatment and counseling models. Patient Educ Couns 1997;31:65–75.

[39] Köken G, Yilmazer M, Cosar E, Sahin FK, Cevrioglu S, Gecici O. Nausea and vomiting in early pregnancy: relationship with anxiety and depression. J Psychosom Obstet Gynaecol 2008;29(2):91–5.

[40] Arsenault MY, Lane CA, MacKinnon CJ, Bartellas E, Cargill YM, Klein MC, et al. The management of nausea and vomiting of pregnancy. J Obstet Gynaecol Canada 2002;24(10):817–33.

[41] Brent R. Bendectin and birth defects: hopefully, the final chapter. Birth Defects Research (Part A) 2003;67:79–87.

[42] Lamm SH. The epidemiological assessment of the safety and efficacy of Bendectin. In: Koren G, Bishai R, editors. Nausea and Vomiting of Pregnancy: State of the Art 2000. vol. I. Toronto: Motherisk 2000. p. 100–3.

[43] Nulman I, Rovet J, Barrera M, Knittel-Keren D, Feldman BM, Koren G. Long-term neurodevelopment of children exposed to maternal nausea and vomiting of pregnancy and diclectin. J Pediatr 2009;155:45–50.

[44] Koren G, Clark S, Hankins GD, Caritis SN, Miodovnik M, Umans JG, et al. Effectiveness of delayed-release doxylamine and pyridoxine for nausea and vomiting of pregnancy: a randomized placebo controlled trial. Am J Obstet Gynecol 2010;203(6): 571.e1–7.

[45] Gill SK, Einarson A. The safety of drugs for the treatment of nausea and vomiting of pregnancy. Expert Opin Drug Saf 2007;6(6):685–94; Review.

[46] Mazzotta P, Magee LA. A risk–benefit assessment of pharmacological and nonpharmacological treatments for nausea and vomiting of pregnancy. Drugs 2000;59:781–800.

[47] Matok I, Gorodischer R, Koren G, Sheiner E, Wiznitzer A, Levy A. The safety of metoclopramide use in the first trimester of pregnancy. N Engl J Med 2009;360(24):2528–35.

[48] Choi J.S., Han J.Y., Ahn H.K., Lee S.W., Kim M.H., Chung J.H., et al. (2009). Fetal outcome after exposure to domperidone during early pregnancy. Birth Defects Research Part A: Clinical and Molecular Teratology. Conference: Teratology Society 49th Annual Meeting Rio Grande Puerto Rico. Conference Publication 85(5), 496.

[49] Einarson A, Maltepe C, Navioz Y, Kennedy D, Tan MP, Koren G. The safety of ondansetron for nausea and vomiting of pregnancy: a prospective comparative study. BJOG 2004;111:940–3.

[50] Turcotte V, Ferreira E, Duperron L. Utilite de droperidol et de la diphenhydramine dans l'hyperemesis gravidarum. J Soc Obstet Gynaecol Can 2001;23:133–9.

[51] Ferreira E, Bussieres JF, Turcotte V, Duperron L, Ouellet G. Case-control study comparing droperidol plus diphenhydramine in hyperemesis gravidarum. J Pharm Technol 2003;19:349-54.

[52] Milkovich L, Van den Berg BJ. An evaluation of the teratogenicity of certain antinauseant drugs. Am J Obstet Gynecol 1976;125:244-8.

[53] Heinonen OP, Slone D, Shapiro S. Birth Defects and Drugs in Pregnancy. Littleton, Mass: Publishing Sciences Group; 1977. p. 323-324, 327, 330, 437, 489.

[54] Jick H, Holmes LB, Hunter JR, Madsen S, Stergachis A. First-trimester drug use and congenital disorders. JAMA 1981;246(4):343-6.

[55] Seto A, Einarson T, Koren G. Pregnancy outcome following first trimester exposure to antihistamines: meta-analysis. Am J Perinat 1997;14:119-24.

[56] Park-Wyllie L, Mazzotta P, Pastuszak A, Moretti ME, Beique L, Hunnisett L, et al. Birth defects after maternal exposure to corticosteroids: prospective cohort study and meta-analysis of epidemiological studies. Teratology 2000;62(6): 385-92.

[57] Carmichael SL, Shaw GM, Ma C, Werler MM, Rasmussen SA, Lammer EJ, et al. Maternal corticosteroid use and orofacial clefts. Am J Obstet Gynecol 2007;197(6): 585.e1-7.

[58] Gur C, Diav-Citrin O, Shechtman S, Arnon J, Ornoy A. Pregnancy outcome after first trimester exposure to corticosteroids: a prospective controlled study. Reprod Toxicol 2004;18:93-101.

[59] Hamaoui E, Hamaoui M. Nutritional assessment and support during pregnancy. Gastroenterol Clin North Am 2003;32:59-121.

[60] Lamondy A. Managing hyperemesis gravidarum. Nursing 2007;37(2):66-8.

[61] Lamondy A. Hyperemesis gravidarum and the role of the infusion nurse. J Infus Nurs 2006;29(2):89-100.

[62] Kaiser L, Allen LH. American Dietetic Association. Position of the American Dietetic Association: nutrition and lifestyle for a healthy pregnancy outcome. J Am Diet Assoc 2008;108:553-61.

第 13 章

妊娠期抗感染临床药物学

Brookie M. Best

妊娠期可能发生严重感染,必须通过治疗来避免妊娠期女性和
胎儿的不良结果。曾研究过一些抗菌药物的妊娠期应用问题,但许
多药物并没有足够的可用资料来评价其安全性、有效性和适当的剂
量,这使得用药和剂量选择成为一项挑战。重要的安全性数据在其
他章节已总结过[1,2]。本章聚焦于对妊娠期治疗感染药物的药理学
和药代动力学的研究。机体对药物的作用特点会改变妊娠期药物
暴露量,这一点在选择治疗方案时应该考虑。对于主要由肾清除的
药物,在妊娠后期清除率会增加,从而造成血药浓度降低。对于主
要靠肝脏代谢的药物或者通过肝肾联合代谢的药物,妊娠期暴露量
的变化取决于相关的特定代谢酶系统。其次,当治疗多重感染,例
如 HIV 和肺结核时,药物相互作用是一个主要关心的问题。这时对
于高蛋白质结合率的药物来说,妊娠后期白蛋白的稀释作用会增加
游离或者非结合型药物的浓度。最后,在妊娠期选择药物治疗方案
时,应当考虑妊娠期女性和胎儿暴露的持续时间。大部分药物从体
内清除需要至少 5 个半衰期。当选择治疗药物时,由于妊娠期药物
清除率增加,需要增加给药次数,对半衰期较短的药物而言更为明
显。这些机体对药物的作用所带来的变化可以是叠加的或者拮抗
的,通过多方面尝试来预测妊娠期药物暴露是否将会显著改变。因
此,必须对妊娠期女性的药代动力学进行充分研究以掌握药物暴露
的变化情况,从而制订合理的给药剂量。在对妊娠期女性的药代动
力学特点缺乏掌握的情况下,必须保证密切监护,包括检测血药浓
度以便必要时根据个体情况优化给药剂量。

158

13.1　抗菌治疗

　　青霉素类药物是妊娠期抗菌药物的选择,它们是妊娠 B 类,可穿过胎盘并且有少量分泌进入母乳。青霉素 G 和 V 的血浆蛋白结合率分别是45% ~68% 和 75% ~89% ,部分代谢成非活性代谢产物(<30%),并且母体药物和代谢产物通过肾小管分泌进入尿中。一项药代动力学研究表明妊娠期女性每 4 小时静脉注射 100 万国际单位(IU)的青霉素 G 即可保证足够的母体血药浓度以用于预防 B 型链球菌感染[3]。最新的指南推荐起始剂量为每 4 小时 500 万 IU,维持剂量为 250 万 ~300 万 IU[4]。另一项研究中,单次肌注 240 万 IU 的青霉素 G 以预防先天梅毒时存在较高的个体差异和亚治疗浓度情况,作者建议研究更高的剂量[5]。目前的妊娠期梅毒治疗指南推荐使用青霉素,但明确的最佳剂量是未知的[6]。一项针对妊娠期和非妊娠期(对照)女性单剂量口服青霉素 V 的研究发现:妊娠女性的浓度 – 时间曲线下面积明显减少(AUC———一种总暴露量的量度)、药物半衰期减短、清除率增加。作者认为妊娠期可能需要较短的青霉素用药间隔(每 6 小时 100 IU 替代每 8 小时)或者更高的剂量[7]。比标准剂量更高的研究还未见报道。

　　阿莫西林、氨苄西林、双氯西林和替卡西林均主要通过肾小管过滤和分泌清除,大约有 10% 被代谢。苯唑西林大约有一半被代谢,一半以原型由尿液排出。10% ~20% 的哌拉西林通过胆汁排入粪便而排出,其余的以原型由尿液排出。奈夫西林与其他青霉素药物不同,有 60% 发生代谢并且存在肝肠循环,并且母药和代谢产物均分泌进入胆汁。阿莫西林、氨苄西林和哌拉西林的血浆蛋白结合率约为 20% ,替卡西林为 50% ,奈夫西林、苯唑西林和双氯西林为 70% ~99% 。一项针对接触炭疽杆菌的妊娠期女性给予单次口服 500mg 阿莫西林进行预防的研究发现:妊娠期相较于产后清除率增加,作者认为在妊娠女性中以此药物浓度预防炭疽热是不可行的[8]。研究推荐在分娩或临产前胎膜破裂时静脉给予阿莫西林 2g,随后每 4 小时给予 1g 维持[9-11]。两项针对给予妊娠期患者 500mg 氨苄西林的药代动力学早期研究显示出暴露量降低并且建议增加负荷剂量(因为分布容积有较大增加)[12,13]。此外,两项针对妊娠期女性使用哌拉西林－三唑巴坦的研究发现,妊娠期清除率和分布容积增加,建议妊娠期剂量应高于标准剂量[14,15]。

头孢菌素类药物属妊娠 B 类,可安全地用于治疗妊娠期多种感染,其中的老品种由于拥有更丰富的妊娠期资料和用药经验而成为首选。用药剂量取决于注射部位和需要杀灭的微生物。他们依照抑菌活性分类,第一代产品为头孢羟氨苄、头孢氨苄、头孢拉啶、头孢菌素和头孢唑啉。二代产品包括头孢西丁、头孢曲嗪、头孢替坦、头孢雷特、头孢孟多、头孢克洛、头孢罗齐、头孢呋辛、头孢呋辛酯;第三、四、五代产品包括头孢噻肟、头孢他啶、头孢曲松、头孢唑肟、头孢克肟、头孢妥仑、头孢地尼、头孢泊肟、头孢布烯、头孢哌酮、头孢吡肟和头孢洛林。作为一类药物,它们均能较好地透过胎盘[16-18],并可在乳汁中少量检出。大部分药物的血浆蛋白结合率为 60% ~ 90%。头孢克洛、头孢氨苄、头孢羟氨苄、头孢泊肟、头孢噻肟、头孢唑肟、头孢他啶和头孢呋辛的血浆蛋白结合率低于 50%。

对于第一代药物,一项针对妊娠期女性使用头孢菌素的研究认为,妊娠期药物暴露量改变不明显,不需要调整剂量[19]。头孢菌素有10%~40% 发生代谢,剩余的以原型形式分泌进入尿液。其他第一代头孢菌素类不代谢,完全以原型形式分泌进入尿液。相反,对于妊娠期女性头孢拉定和头孢唑啉的研究显示清除率和分布容积增加,曲线下面积(AUC)减少,半衰期缩短。研究的结论是妊娠期剂量应该增加,这可以通过缩短给药间隔而不是增加单次剂量实现[20,21]。

头孢呋辛属于二代头孢菌素,相比于产后,妊娠期血药浓度较低,半衰期短[18]。对于头孢西丁而言,在妊娠期 19~21 周,血药浓度与非妊娠期成人相似[22],但整体上看药物清除率明显增加[23]。第二代药物主要以原型通过尿液排泄。

一些新一代的头孢菌素类药物也曾在妊娠期女性中做过研究,相比于非妊娠的女性,头孢哌酮在总体上显示出较大的分布容积、较低的峰浓度和较低的蛋白结合率(74%∶88%),但也有妊娠期清除率、半衰期或者谷浓度变化不大的情况[24]。众所周知,不同于其他头孢菌素类药物,头孢哌酮在肝脏代谢,由胆汁排出。与产后相比,头孢他啶在整个妊娠期清除率增加且血药浓度降低,其主要以原型形式由肾脏排出[22,25]。头孢噻肟代谢成为一个活性代谢物,母药与代谢产物一起通过尿液清除。所有其他头孢类药物并没有明显代谢,主要以原型形式由尿液排出。对于许多头孢类药物,提议通过增加单剂量以及频繁用药来获得足够的药物浓度。增加剂量的药代动力学研究是缺乏的。

　　碳青霉烯类抗生素、亚胺培南西司他丁(C类)和美罗培南(B类)可通过胎盘,并且蛋白结合率低,主要以原型形式排入尿液。母乳渗透尚不清楚。在单剂量500mg后,相较于产后,在早期和晚期妊娠亚胺培南的清除率和分布体积明显增加,所以妊娠期需要增加剂量[26]。没有关于妊娠期美罗培南药代动力学研究的报道。妊娠期头孢氨曲南和头孢氯碳的药代动力学也未曾研究过。氯碳头孢的蛋白结合率为25%,不被代谢,并以原型形式排入尿液。胎盘和母乳渗透未知。氨曲南的蛋白结合率大约为60%,并且主要通过尿液以原型药物清除,有6%~16%发生代谢。它容易通过胎盘[27],母乳渗透未知。β-内酰胺酶抑制剂,考虑到与青霉素类或头孢菌素类药物合用,包括舒巴坦、他唑巴坦和克拉维酸。所有的都是妊娠B类,蛋白结合率大约为30%。舒巴坦和他唑巴坦可通过胎盘,经过代谢,大部分以原型形式从尿液中排出。两者在妊娠期都明显减少了暴露[14,28]。而对于克拉维酸,有一半发生代谢,一半由尿液排出,少量通过胎盘[29]。

　　大环内酯类药物,例如红霉素、阿奇霉素和克拉霉素,曾用于治疗妊娠期女性的各种感染。胎盘浓度少于母体浓度的7%[30,31]。红霉素在母乳中的浓度大约是母体浓度的50%,与母乳喂养相兼容。蛋白结合率为73%~81%,它是细胞色素P450(CYP)3A4和渗透性糖蛋白质的作用底物以及抑制剂,在胆汁和肝脏中浓缩,并且由胆汁排泄。克拉霉素也是细胞色素P450(CYP)3A4和渗透性糖蛋白质的作用底物以及抑制剂,而阿奇霉素没有代谢,与CYP酶不发生作用。阿奇霉素或者克拉维酸是否渗透进入母乳尚不清楚,两者均由较低的蛋白结合率。一项针对阿奇霉素的药代动力学研究发现妊娠期与非妊娠期女性相比,分布容积增加,但AUC和清除半衰期未改变,显示在妊娠期标准剂量是适当的[32]。

万古霉素用于革兰阳性菌感染。它属于妊娠期 B 类,通过静脉给药,分布广泛,蛋白结合率为 55% ,由肾排出。通过胎盘的浓度与母体浓度相似[33]。它可分泌入母乳。胎儿可能不吸收万古霉素,但是他们的肠道菌群可能发生改变。妊娠期的数据有限,因此保留其对严重感染的使用。其他多肽类药物,如粘菌素、多粘菌素 B 和替考拉宁,关于其妊娠期使用的数据更加稀少,仅应用于明显的适应证。

氯霉素吸收好,分布广,血浆蛋白结合率为 60% ,胎盘浓度比母体浓度高[34]。由肝脏葡糖醛酸化,是一个潜在的 CYP3A4 和 2C19 的抑制剂。由于妊娠期使用时,有新生儿毒性、灰婴综合征和粒性白细胞缺乏症,尤其在短期内,应该避免使用,除非不可避免。

四环素类,包括土霉素、四环素、地美环素、美他环素、多西环素和米诺环素,是妊娠期 D 类,不应在妊娠期使用,由于其与发育中的牙齿和骨骼的强烈结合。四环素和多西环素由肝肠循环,主要通过粪便(多西环素)或尿液(四环素)排泄。米诺环素部分由肝脏代谢。这些螯合阳离子制剂,通过胎盘,并分泌进入乳汁,被认为与母乳喂养相兼容。未见关于妊娠期药代动力学研究的报道。

林可霉素和克林霉素,属于妊娠 B 类,由肝脏代谢,在脐带血中发现通过胎盘的占产妇浓度的 25%~50% ,可分泌进入母乳但认为与母乳喂养相兼容。克林霉素,每 8 小时给药 900mg 用于治疗 B 型链球菌,已在妊娠期女性中评估。作者发现,标准剂量是亚治疗的[35]。更高的剂量还未在人群中研究。这些药物应该在妊娠期避免使用,除非其他一线药物无效或无法接受。

利奈唑胺,属于妊娠 C 类,分布广泛,由酶(可能由 CYP - 介导)和非酶过程代谢,大约 30% 以原型形式由尿液清除。该药用于革兰阳性菌感染。妊娠期数据非常有限。人类中胎盘和母乳的渗透未知。达福普汀 - 奎奴普汀,属于妊娠 B 类,同样用于革兰阳性菌感染。两种药物均通过非 CYP 途径代谢为几种活性代谢产物,但这些制剂强烈抑制 CYP3A4。这些母体化合物和代谢产物主要通过粪便排出,每种母体化合物大约有 15%~20% 以原型形式由尿液排出。胎盘和母乳转移未知,无妊娠期药代动力学研究可获得。

氨基糖苷类药物(属于妊娠 D 类,除外大观霉素为妊娠 B 类),包括链霉素、新霉素、卡那霉素、阿米卡星、庆大霉素、妥布霉素和奈替米星，静脉给药，以原型形式由尿液排出。它们通过胎盘，可在胎儿聚集[36,37]。庆大霉素的清除率和剂量需求在妊娠期增加，这与增加的分布体积更符合而不是增加的肾脏功能[38]。如果使用的话，个体化剂量需要血浆浓度监测。除非遇到有威胁到生命的感染，这些药物应该在妊娠期避免使用，由于胎儿耳毒性和肾毒性的风险。

磺胺类药物，包括磺胺异恶唑、磺胺嘧啶、磺胺甲恶唑、磺胺吡啶、柳氮磺胺吡啶和磺胺多辛（见疟疾章），通常与其他抗菌药联合使用，用于治疗多种感染，如果青霉素类和头孢菌素类药物无效时，可以在妊娠期使用。近期，这些药物为妊娠 D 类，由于新生儿高胆红素血症风险增加。同样的，这类药物在哺乳期是禁用的。它们可以容易地通过胎盘[39,40]，大部分也会渗透进入母乳。磺胺类药物在肝脏乙酰化，是 CYP2C9 的作用底物和抑制剂。

甲氧苄啶，属于妊娠 C 类，可单独使用或与磺胺甲唑联合使用以用于治疗多种感染。它分布广泛，抑制 CYP2C8，大部分以原型形式由尿液排出。它在低浓度下缓慢地通过胎盘转运[39]，但母乳中的浓度比母亲的血浆浓度高，对于哺乳期的女性应该小心使用。甲氧苄啶是一种二线药物，在一线药物无效的情况下，可在妊娠期使用。在前 3 个月，补充叶酸（每天 0.5mg）应与甲氧苄啶同时使用。

喹诺酮类药物，例如环丙沙星、克林沙星、依诺沙星、加替沙星、左氧氟沙星、洛美沙星、莫西沙星、诺氟沙星、氧氟沙星、司帕沙星和曲伐沙星，属于妊娠 C 类。喹诺酮类药物的吸收伴随阳离子的吸收而减少，包括钙、镁、铁和锌。洛美沙星、左氧氟沙星、诺氟沙星和氧氟沙星以原型形式分泌入尿液。司帕沙星被 CYP1A2 代谢。格雷沙星由尿苷二磷酸葡萄糖醛酸基转移酶（UGT）葡萄醛酸化，并被 CYP1A2 代谢[41]。莫西沙星被葡萄醛酸化和硫酸化，但没有经历 CYP 代谢[42]。环丙沙星部分以原型形式排泄，部分被 CYP1A2 代谢，并是 CYP1A2 的抑制剂。少量的喹诺酮类药物通过胎盘[41]，更大量的分泌入乳汁[42]。无其他妊娠期药代动力学研究可用。由于关节病风险，在妊娠期和哺乳期应避免使用喹诺酮类药物，除非是复杂耐受的感染。

甲硝唑，属于妊娠 B 类，用于妊娠期治疗有症状细菌性阴道炎或具有高的早产风险的女性的无症状疾病。对于根治感染有效,但不能减少早产风险[43,44]。甲硝唑吸收良好,分布广泛,包括胎儿[45]和母乳浓度与母亲浓度一样高[46-48],并在肝脏被无名的酶氧化和葡糖醛酸化。在妊娠期早期和足月期的药代动力学研究显示,与历史对照相比,AUC减少15%~30%[49,50],但最近的一项针对20位妊娠女性的研究,服用500mg,每天2次,服用3天,显示了重量纠正的暴露量在不同妊娠期阶段相似,并报道了在非妊娠期成人中的量[51]。对于尼莫拉唑、磺甲尼立达唑和奥硝唑,没有足够的人类妊娠期资料来评估其合适的用法。

呋喃妥英曾被用于治疗妊娠期泌尿道感染数10年。它经过肝代谢,但大部分以原型形式集中于尿液中。少于1%进入母乳,胚胎暴露量也很低[52]。由于溶血反应的风险,它在足月附近禁用,尤其葡萄糖-6-磷酸脱氢酶(G6PD)缺乏。磷霉素,妊娠B类,以单剂量3g用于治疗简单的泌尿道感染。它没有代谢,以原型形式分泌进入尿液和粪便。无妊娠期药代动力学研究的报道。乌洛托品扁桃酸盐和乌洛托品马尿酸盐,属于妊娠C类,作为防腐剂用于泌尿道感染。它们通过胎盘,并进入母乳,以原型形式由尿液排泄。妊娠期经验很有限,故应避免使用。

阿托伐醌(见于疟疾章)和喷他脒,属于妊娠C类,用于肺囊虫感染。动物中喷他脒可通过胎盘,母乳分泌未知。主要经肾消除,但也存在一些通过未知途径形成的代谢产物。半衰期为2~4周。妊娠期数据有限,无人体药代动力学研究可用。

13.2 抗真菌治疗

为了治疗真菌感染,用较老的药物进行局部治疗被认为在妊娠期是安全的。对于局部和黏膜使用、制霉菌素、克霉唑和米康唑为可选药物,全身吸收基本可忽略。其他局部的唑类药物为二线,由于缺乏妊娠期数据,其他局部抗真菌药物应该避免使用。氟康唑、酮康唑、伊曲康唑和咪康唑应避免用于全身治疗,除非有令人信服的指标。无妊娠期药代动力学研究可用。福利康唑为妊娠D类,会引起胎儿损坏,不推荐妊娠期使用。在局部治疗失败后,用于治疗阴道念珠菌病,可以尝试低剂量的口服氟康唑(150mg,1 天 1 次)。对于严重的浸染性真菌感染,首选两性霉素 B。

两性霉素 B 吸收不好,通过静脉给药用于全身真菌感染。它的代谢是未知的,并被缓慢清除。半衰期为 1 ~ 15 天。可通过胎盘,会保留在胎盘和其他组织。原型药物或脂质体配方的妊娠期药代动力学未被研究过。妊娠期用于危险的全身真菌病时,使用受限。

氟胞嘧啶,属于妊娠 C 类,对抗新型隐球菌和念珠菌时有效。其分布广泛,大部分以原型药物由尿液排泄。无妊娠期研究可用。对于妊娠期严重浸染性真菌感染,应慎用。在妊娠期灰黄霉素和特比萘芬不能口服,因为关于这类药物妊娠期全身治疗的资料有限,并且皮肤真菌病不需要紧急口服治疗。

13.3　疟疾

妊娠增加了疟疾的敏感性和严重性,母亲疟疾增加早产、低出生体重婴儿、自然流产和死胎的风险。预防和治疗药物的选择要参考当地的耐药情况[53,54]。预防和治疗方案的目的是大于 95% 的功效,但在妊娠期许多方案与非常低的治愈率相关。大于 10% 或 15% 的失败率是常见的[55]。

如果寄生虫是敏感的,那么氯喹(CQ)是妊娠期治疗疟疾选择的一种药物。它并未被正式分配妊娠期等级,但一般认为是 C 级。它口服吸收良好,全身分布广泛。氯喹容易穿过胎盘,并渗透进入乳汁,提供婴儿低剂量约 3%,与母乳喂养兼容[56,57]。它部分由肝脏的 CYP3A4 和 2D6 代谢,并抑制 2D6 的活性。主要代谢物二乙基氯喹(DECQ)有一些活性。半衰期为 1 ~ 2 个月。应连同食物给予 CQ 来最小化胃肠不适。在坦桑尼亚和巴布亚新几内亚的药代动力学研究发现,在妊娠期,CQ 和 DECQ 的暴露量显著降低(25% ~ 45%),提示应该保证更高的剂量[58,59]。在泰国的一项研究显示,妊娠期暴露量无显著性减少(11% ~ 18%)[60]。在妊娠期超过标准的 CQ 剂量未曾被研究过。

氯胍(PG),属于妊娠 C 类,单独或与 CQ 联用在一些地区作为预防性药物供选择。它是一种前药,被 CYP2C19 转化为活性化合物环氯胍(CG)。CYP2C19 慢代谢者不能得到足够的活性代谢物来达到有效作用。大约3%的高加索人和 20%的亚洲人和肯尼亚人是慢代谢者。半衰期为 12~21 小时,但在慢代谢者中时间更长。在来自泰国和赞比亚的整个西部边界,关于妊娠期女性中的 4 项药代动力学研究证实,妊娠期清除率增加,CG 的血浆浓度降低[61-64]。一项研究推荐在妊娠晚期增加 50%的 PG 剂量,虽然建议的这个妊娠期剂量并无数据可用[62]。关于 CG 在妊娠晚期降低的假设机制是,雌性激素抑制了 CYP2C19。阿托伐醌常与 PG 联用,妊娠期女性大约是非妊娠期女性暴露量的一半[61,63]。

甲氯喹,属于妊娠 C 类,被用于治疗 CQ/PG 抵抗的疟疾。其吸收良好,分布广泛,并可渗透进入母乳。它部分由肝脏的 CYP3A4 代谢,并是 Pgp 的底物和抑制剂。其消除非常缓慢,主要通过胆汁和粪便,半衰期为 13~33 天。两项研究曾报道过,妊娠期血浆甲氯喹浓度降低,提示需要评价较高剂量的妊娠期剂量[65,66]。

磺胺多辛-乙嘧啶,属于妊娠 C 类(由于婴儿核黄疸风险,近期磺胺多辛为妊娠 D 类),在妊娠 4~9 个月,其联合使用可作为抗疟药的第二选择。两者均广泛分布且可通过胎盘和进入母乳。两者均发生代谢。磺胺多辛的半衰期为 200 小时,而乙嘧啶为 80~123 小时。三项不同的药代动力学研究显示,妊娠期磺胺多辛的浓度下降了 30%~40%,建议研究妊娠期需要增加的剂量[67-69]。当涉及乙嘧啶时,这相同的三项研究发生了冲突,有一项显示出妊娠期浓度增加,一项显示出无改变,一项显示浓度降低。氨苯砜也与乙嘧啶联合使用。它吸收良好,分布广泛,经历了肝肠循环。它被 CYP3A4 和 2C9 代谢,半衰期为 30 小时。大量分泌进入乳汁且会造成 G6PD 缺陷婴儿溶血性贫血。无已进行的妊娠期药代动力学研究。

奎宁是妊娠 C 类,可被用于妊娠期 CQ 抵抗的疟疾。它以 10%~50% 母体浓度分布进入胎盘和母乳[70]。美国儿科学会报道,其可与母乳喂养相兼容。它被 CYP3A4 和其他酶广泛代谢,并可抑制 3A4 和 2D6,同时易于发生药物相互作用。半衰期为 8~21 小时。大剂量是有毒的。妊娠没有明显影响奎宁暴露量,推荐标准剂量[71,72]。

青蒿素甲醚-本芴醇,两者均为妊娠 C 类,是广泛应用的强有力的抗疟药组合。青蒿素甲醚经 CYP3A4 快速代谢为活性代谢产物双氢青蒿素(DHA),并诱导产生 CYP3A4/5。本芴醇由 CYP3A4 代谢,并在体外抑制 CYP2D6,半衰期为 3 ~ 6 天。妊娠期两者浓度均减少,本芴醇的谷浓度低于阈值与治疗失败相关[73-75]。青蒿素甲醚和 DHA 浓度在妊娠期降低了约 50% [73]。青蒿琥酯是另一个青蒿素衍生物,可快速代谢为 DHA。DHA 的清除在妊娠期呈现上升[76-78]。推荐增加青蒿素衍生物和本芴醇的剂量,但最佳剂量并未确定。

由于婴儿毒性风险和妊娠期有限的资料,应避免在妊娠期使用伯氨喹。卤方特瑞士对于一些药物抵抗病例是必需的。它的吸收较差并且非常易变。其被 CYP3A4 代谢成为一个活性代谢物,并抑制 CYP2D6。母乳和胎盘渗透未知,无妊娠期药代动力学数据可用。用于耐药菌株的附加药物变得越来越普遍,包括克林霉素(之前描述过的)、多西环素(之前描述过的)、阿莫地喹和奎纳克林。后两者为妊娠 C 类,由 CYP3A/5 代谢。无妊娠药代动力学数据可以使用。

13.4 肺结核

在妊娠期对肺结核的治疗规范,与非妊娠成人相同。妊娠看起来并未改变疾病进展,但未经治疗的肺结核对母亲和婴儿都有害。由于越来越大的耐药性,常推荐多药物治疗。特殊药物的选择取决于耐药模式。

异烟肼,属于妊娠 C 类,用于妊娠期的预防和治疗。其分布广泛,包括进入胎盘和母乳。与母乳喂养兼容,但婴儿应当补充维生素 B_6。它被肝脏乙酰化为非活性代谢产物,半衰期为 1 ~ 4 小时。抑制 CYP1A2、2A6、2C9、2C19、2D6 和 3A4,并产生许多临床上重要的药物相互作用。妊娠期由异烟肼引起的肝炎非常常见,因此监控是必要的。无妊娠期药代动力学研究可用。

利福平,属于妊娠 C 类,是妊娠期治疗肺结核的又一选择。它可通过胎盘,进入母乳,母亲和婴儿应服用预防性维生素 K。它在肝脏脱去乙酰基而成为一个活性代谢产物,并通过肝肠循环,60% 通过胆汁分泌在粪便中而被清除,而 30% 在尿液中消除。它是 CYP3A4 和其他 CYP 酶的强有力的诱导剂,并引起多种药物相互作用,常常需要联合用药的剂量增加。无妊娠期女性药代动力学数据可用。

乙胺丁醇片,属于妊娠 B 类,与异烟肼和利福平联合使用可作为一线治疗方案。以大约 30% 的母体浓度通过胎盘,并以与母体血浆相同的浓度穿透母乳。未报道过与母乳喂养的任何问题。部分在肝脏发生代谢,原型药物和代谢产物排泄到尿液和粪便中,半衰期约为 3.5 小时。不常见临床上重要的药物相互作用。无妊娠期药代动力学资料可用。

吡嗪酰胺,属于妊娠 C 类,常被保留用于这样的女性,其结果表明对三种前文提到的一线药物耐受或同时 HIV 阳性。它穿过胎盘和母乳的能力未知。它在肝脏发生水解成为活性代谢产物,然后分泌进入尿液,半衰期为 9 ~ 10 小时。临床上重要的药物相互作用少见。妊娠期药代动力学研究未见报道。

喹诺酮类药物偶尔作为二线药物用于多药物耐受的肺结核患者,首选环丙沙星。在特殊病例中,氨苯砜也可做考虑。其他的药物,包括氨基糖苷类药物(引起胎儿耳毒性)、对氨基水杨酸(引起胃肠道不耐受)、乙硫异烟胺、丙硫异烟胺、环丝氨酸、利福布汀和立福喷汀(所有都无妊娠期使用的资料可参考),不推荐妊娠期使用。

13.5　HIV

妊娠期对 HIV 的治疗是有必要的,以阻止母亲到胎儿的病毒传播。在拥有充足资源的地方,整个妊娠期维持联合治疗是标准护理方案。临近和在分娩过程中更多有限制的治疗方案,在一些有限的资源设置中使用。目前围生期的治疗指南可在 http://www. aidsinfo. nih. gov/guidelines 找到[79]。

核苷/核苷酸反转录酶抑制剂包括阿巴卡韦、地达诺新、恩曲他滨、拉米夫定、司坦夫定、替诺福韦和齐多夫定。核苷类药物在细胞内被激活,相比于母体药物,活性三磷酸核苷药物的半衰期更长,蛋白结合率也低,并且除了阿巴卡韦都由肾脏清除。阿巴卡韦也发生代谢,但并不是 CYP 家族酶的底物。拉米夫定(妊娠 B 类)和齐多夫定(妊娠 C 类)是妊娠期治疗 HIV 的一线药物。它们均有较高的胎盘转移率(进入胎儿),容易进入母乳(母乳血浆率,拉米夫定为 2.56,齐多夫定为 0.4),妊娠期药代动力学并没有明显改变[80,81]。所有其他的核苷类药物均可被考虑作为妊娠期的替代药物。妊娠并没有明显改变阿巴卡韦(妊娠 C 类)、地达诺新(妊娠 B 类)或司坦夫定(妊娠 C 类)的药代动力学[82-84]。阿巴卡韦和司坦夫定的胎盘转移率很高,地达诺新转移较温和(药物脐带血与母体血浆比为 0.38)。这三种药物在母乳中的浓度都是未知的。相比于产后,在整个妊娠的第三阶段,母体对于恩曲他滨和替诺福韦的暴露量都较低,但第三阶段的浓度依旧显示出治疗作用,因此无须做剂量调整,两者均为妊娠 B 类[85,86]。其均很容易穿过胎盘,但替诺福韦转移至母乳的量很低,而恩曲他滨的母乳渗透未知。

第一代非核苷反转录酶抑制剂,包括地拉夫定(已不在美国使用)、依法韦仑和奈韦拉平。依法韦仑,属于妊娠 D 类,蛋白结合率很高(>99%),由 CYP3A4 和 2B6 代谢,可诱导 CYP3A4,终末半衰期为 40 ~ 55 小时。一项针对 13 名卢旺达女性的小范围研究证实,母乳与血浆的药物浓度比为 54% ,母乳喂养期间婴儿血浆浓度为 13% 的母体浓度。某种程度上讲,婴儿浓度低于治疗目标成人的母体浓度[87]。同样,在分娩时,脐带血浓度大约为 50% 的母体浓度[88]。清除率增加,相比于产后谷浓度在妊娠第三阶段降低,但在使用标准剂量时第三阶段的暴露量依旧足够用于治疗[88]。依法韦仑在胚胎期会产生畸形,所以在妊娠第一阶段后应当限制其使用。奈韦拉平,属于妊娠 B 类,曾广泛使用,是妊娠期使用非核苷类的首选。60% 的蛋白结合率,长期给药的半衰期为 25 ~ 30 小时,由 CYP3A4 和 2B6 代谢,可诱导 CYP3A4 和 2B6。其容易穿过胎盘,母乳中的浓度是 76% 的母体浓度。在针对美国女性的研究中,其妊娠期药代动力学没有明显改变,推荐标准剂量[89,90]。一项针对乌干达妊娠期女性的研究显示,妊娠期相比于产后暴露量明显减少,包括 67% 的女性低于目标谷浓度,建议某些人群需要增加剂量[91]。

第二代非核苷类药物,包括利匹韦林和依曲韦林。无充足的妊娠期资料来推荐使用这些药物。依曲韦林,属于妊娠 B 类,99.9% 的蛋白结合率,终端半衰期为 41 小时,由 CYP3A4 、2C9 和 2C19 代谢,并诱导 CYP3A4,抑制 2C9 、2C19 和 Pgp,并受多种药物相互作用。在一项由 4 名妊娠女性组成的药代动力学研究中,妊娠第三阶段与产后浓度相似,初步建议妊娠期不必要改变剂量[92]。其中一名女性的药物胎盘转运大约为 33% 的母体浓度。利匹韦林的蛋白结合率为 99.7%,由 CYP3A4 代谢,半衰期为 50 小时,代谢产物主要分泌进入粪便。无妊娠期药代动力学、胎盘或母乳转运数据可用。

蛋白酶抑制剂包括阿扎那韦、地瑞纳韦、膦沙那韦、茚地那韦、洛匹那韦、利托那韦、沙奎那韦和替拉那韦。所有都是由肝脏 CYP 同工酶代谢,包括 CYP3A4,可引起药物相互作用。所有药物(除外奈非那韦)要与较低剂量的利托那韦一起使用(一个强效 CYP3A4 抑制剂),来促进妊娠期暴露量达到治疗浓度。迄今为止,大多数研究过的蛋白酶抑制剂在妊娠期浓度降低,在妊娠第三阶段暴露量最低。有趣的是,在标准剂量的利托那韦促进下的洛匹那韦、膦沙那韦和阿扎那韦的早期产后浓度,高于观察到的非妊娠期成人,因此严密的毒性监测是必须保障的。有日常治疗药物监测(TDM)的国家将时常画出整个妊娠期的谷浓度,然后通过调整患者的个体化剂量来维持谷浓度高于推荐的最低浓度。

在美国,洛匹那韦(与利托那韦一起配制的 200mg 洛匹那韦/50mg 利托那韦)是妊娠期首选的蛋白酶抑制剂[79]。它属于妊娠 C 类,98%～99% 的蛋白结合率,由 CYP3A4 代谢,并且大部分代谢产物分泌进入粪便,半衰期为 5～6 小时。胎盘转移是 20% 的母体浓度[93],而母乳通道未知。许多药代动力学研究显示妊娠期洛匹那韦的清除率增加 40%～60%[93,94]。部分未结合药物妊娠末期增加了 18%,但并不足以克服整体暴露量的降低[95]。在治疗初治患者时,一些专家建议妊娠期每天两次标准剂量(400mg 洛匹那韦/100mg 利托那韦),而对于曾经使用过 HIV-1 蛋白酶抑制剂的患者,应增加剂量(600mg 洛匹那韦/150mg 利托那韦,每天 2 次)[94]。其他专家通常增加剂量到 600mg 洛匹那韦/150mg 利托那韦,在第三阶段(妊娠期 30 周)每天 2 次,分娩后减少到标准剂量[93]。妊娠期不推荐一次 800mg 洛匹那韦/200mg 利托那韦日常剂量(批准用于治疗初治非妊娠成人患者)。

阿扎那韦,属于妊娠 B 类,86%～89% 的蛋白结合率,半衰期为 7 小时,大部分被 CYP3A4 代谢,可抑制 CYP3A4、2C8 和 UGT1A1,大部分以代谢产物的形式分泌进入粪便。胎盘转移为 10%～20% 母体浓度,母乳转运未知。在美国,仅当与利托那韦合用时,才认为其是一种可供选择用于妊娠女性的药物[79]。一项针对 17 名意大利女性的研究发现,妊娠期药代动力学参数相较于产后无差异,服用标准剂量 300mg 的阿扎那韦和 100mg 的利托那韦,一天一次[96]。三项其他研究发现妊娠第三阶段相较于产后减少 21~45% 的暴露量[97-99]。尽管 AUC 和最大浓度降低,这项主要针对南美女性的研究推荐了妊娠期标准剂量,因为妊娠期标准剂量下,最低浓度依旧在治疗范围内[97]。P1026s 研究团队研究了妊娠第二阶段和产后的标准剂量,剂量在第三阶段增加 400mg 的阿扎那韦和 100mg 的利托那韦。增加的第三阶段剂量导致浓度与非妊娠成人相似[100]。第二阶段标准剂量浓度比典型的非妊娠成人低,可能是亚治疗量,尤其当与替诺福韦合用时,而标准剂量下的产后浓度比报道过的非妊娠成人要高。药品生产厂家推荐妊娠期使用标准剂量,除非患者也同时服用替诺福韦或组胺-2 受体拮抗剂,在这种情况下,使用剂量应该增加到 400mg 阿扎那韦和 100mg 利托那韦,一天一次。

沙奎那韦,属于妊娠 B 类,合用利托那韦可作为妊娠期又一个可选择的蛋白酶抑制剂[79]。其 98% 的蛋白结合率,半衰期为 12 小时,是 CYP3A4 和 Pgp 的底物和抑制剂。较老剂型的药代动力学显示,相较于产后妊娠期沙奎那韦或利托那韦的暴露量均减少[101,102]。一项针对较新的 500mg 片剂配方的研究显示,沙奎那韦[103] 的浓度在妊娠第二和第三阶段以及产后并无显著差异[104]。推荐剂量为 1000mg 沙奎那韦/100mg 利托那韦,一天两次。

在妊娠期的某些情况下,推荐两种蛋白酶抑制剂茚地那韦和奈非那韦[79]。茚地那韦,属于妊娠 C 类,60% 的蛋白结合率,是 CYP3A4、UGT 和 Pgp 的底物,并抑制 CYP3A4,半衰期为 2 小时。经胎盘转运是最少的,而母乳转运未知。生产商并不推荐妊娠期使用,因为妊娠期暴露量明显降低[105,106]。如果需要,只有利托那韦促进的茚地那韦可被使用[107],一个剂量为 800mg 茚地那韦/(100~200)mg 利托那韦,一天两次[79]。为了阻止母亲对孩子的传递,何时对母亲的感染进行治疗还未指明。相比其他蛋白酶抑制剂,女性认为更无法忍受奈非那韦。它曾在妊娠女性中广泛使用,胎盘转移很少而母乳转移未知。其蛋白结合率大于 98%,是 CYP3A4、2C19 和 Pgp 的底物并能抑制 CYP3A4 和 Pgp。半衰期为 3.5~5 小时。妊娠期暴露量明显减少[108,109],片剂的剂量为 625mg(两片,1250mg,一天两次,$n = 27$),在 85% 的患者中导致亚治疗的谷浓度[110],建议妊娠期需要更高的剂量。

由于资料不充分,地瑞那韦、膦沙那韦和替拉那韦并不是妊娠期的推荐药[79]。地瑞那韦,属于妊娠 C 类,95% 的蛋白结合率,是 CYP3A4 的作用底物和抑制剂,当与利托那韦(由于需要)联合使用时,半衰期为 15 小时。一项针对 31 名妊娠女性的研究显示,在每天一次或两次地瑞那韦的剂量下(800mg 地瑞那韦/100mg 利托那韦,每天一次;或 600mg 地瑞那韦/100mg 利托那韦,每天两次),妊娠期暴露量明显降低,总结到只能使用一天两次的剂量[111]。膦沙那韦,属于妊娠 C 类,是磷酸酯的前药,在体内迅速转化为安瑞那韦。其蛋白结合率为 90% ,被 CYP3A4、2C9、2D6 广泛代谢,是 Pgp 的作用底物,抑制 CYP3A4,半衰期为 7.7 小时。与其他蛋白酶抑制剂类似,当剂量按照 700mg 膦沙那韦/100mg 利托那韦,每天两次时,妊娠期暴露量明显减少[112]。尽管如此,妊娠期这种剂量下的浓度依旧高于服用一种被批准的 1400mg 的剂量,一天两次,无利托那韦的非妊娠成人。有利托那韦促进的标准剂量对于治疗初治患者是足够的。替拉那韦,属于妊娠 C 类,必须与利托那韦联合使用。其蛋白结合率大于 99.9% ,是 CYP3A4 和 Pgp 的作用底物,可以诱导 CYP3A4 和 Pgp。一项案例报道证实,在妊娠晚期治疗浓度下,在标准剂量下(500mg 替拉那韦/200mg 利托那韦,每天两次),脐带血与母体浓度比为 0.41,比其他蛋白酶抑制剂高[113]。无其他已发表资料可用。

雷特拉韦,一种整合酶链转移抑制剂,被划分为妊娠 C 类,83% 的蛋白结合率,被 UGT1A1 代谢为葡萄糖苷酸结合物,可分泌进入粪便和尿液,半衰期为 9 小时。胎盘转移量可变但很高,其脐带血浓度常常超过母体浓度[114,115]。母乳转移未知。浓度,因妊娠改变且高度可变,而显示标准剂量是足够的[114]。恩夫韦地,属于妊娠 B 类,是一个 entry(融合)抑制剂,通过皮下注射使用。其蛋白结合率为 92% ,半衰期为 3.8 小时,该药物是一个多肽,水解后变成活性弱的代谢产物,预计可以分解代谢为氨基酸。它不能穿过胎盘[116,117],转移母乳的量未知。妊娠期药代动力学数据未知。马拉韦罗,另一种 entry 抑制剂,属于妊娠 B 类,蛋白结合率为 76% ,是 Pgp 和 CYP3A4 的底物,半衰期为 14~18 小时,容易引起许多药物相互作用。尚无关于马拉韦罗的妊娠期使用资料。

13.6　抗病毒药

在妊娠期通常推荐进行生殖器疱疹治疗来预防新生儿疱疹。阿昔洛韦为妊娠 B 类,在体内分布广泛,可通过胎盘,母乳中的浓度与母体浓度相似或更多,以原型药分泌进入尿液,半衰期为 2.5 ~ 3.3 小时。口服生物利用度较低(10% ~ 20%)。一项针对妊娠期女性的药代动力学研究表明,口服 400mg,每天 3 次,可达到合适的浓度,这与非妊娠成人类似[118]。伐昔洛韦,也是妊娠 B 类,是阿昔洛韦的前药,通过首过肠或肝代谢转化为阿昔洛韦,并且生物利用度增加(在服用伐昔洛韦后,阿昔洛韦的生物利用度大约为 55%)。一项药代动力学研究,比较了伐昔洛韦 500mg,每天两次和阿昔洛韦 400mg,每天 3 次,发现妊娠期女性在服用伐昔洛韦后,阿昔洛韦暴露量更高(大约两倍)。两者均耐受性良好,但没有足够的安全和有效性数据(与阿昔洛韦对比)可以用来推荐其在妊娠期使用。同样的,对于泛昔洛韦、喷昔洛韦、更昔洛韦、缬更昔洛韦、膦甲酸、西多福韦、福米韦生、曲氟尿苷或阿糖腺苷,均无药代动力学和有限的安全/有效性数据可用。使用这些药物中的一些来治疗妊娠期巨细胞病毒仅被限定于严重感染。

金刚烷胺、金刚乙胺、奥司他韦和扎那米韦被用于治疗流行性感冒病毒。没有充分的安全性数据来确定这些药物在妊娠期的风险,但由于流感病毒的发病率和死亡率在妊娠期升高,因此在严重感染中才使用这些药物。4 种药物都是妊娠 C 类。奥司他韦由肝脏代谢(但不是 CYP P450 系统)为活性形式,一种羧酸盐代谢物,可分泌进入尿液,半衰期为 1 ~ 3 小时,渗透进入母乳产生的浓度明显低于治疗浓度[119]。两项研究评价了妊娠期女性药代动力学。在 30 名女性中,羧酸盐的暴露量在妊娠期的三个阶段中均没有明显改变[120]。浓度在 50% 典型病毒抑制浓度之上,作者认为,妊娠期标准剂量是足够的。Beigi 及其同事对比了 16 名妊娠女性和 23 名非妊娠对照女性,发现妊娠期明显较低的羧酸盐代谢物暴露[121]。考虑到奥司他韦较宽的治疗窗以及越来越流行的病毒神经氨酸苷酶抑制剂抵抗,这些作者建议增加治疗剂量(从 75mg,一天两次,服用 5 天,到妊娠期女性 75mg,每天 3 次),使得与非妊娠患者浓度相似。增加剂量后的药代动力学研究未见报道。

金刚烷胺是由肾排泄的未改变药物,半衰期为 11~15 小时。可通过胎盘和进入母乳,且不推荐母乳喂养。金刚烷乙胺普遍由肝脏代谢,半衰期为 13~65 小时。胎盘和母乳暴露未知。由于金刚烷胺和金刚烷乙胺高的耐药性,他们已经不再是一线药物,但由于神经氨酸苷酶抑制剂耐药性增加,它们已被与奥司他韦或扎那米韦联合使用。扎那米韦是由肾排泄的原型药物,半衰期为 2.5~5 小时。少量通过胎盘,母乳渗透未知。无法得到金刚烷胺、金刚烷乙胺或扎那米韦的妊娠期药代动力学数据。

三唑核苷为妊娠 X 类,在动物中会产生畸形。与干扰素(C 类)联合使用用于 B 和 C 型肝炎,并且应当被用于对生命有威胁的感染。它对于正在哺乳的动物也有毒,在母乳喂养期间不能使用。

13.7　寄生虫感染

许多寄生虫感染是无症状的,治疗方案也仅指向妊娠期严重感染。甲苯达唑是妊娠 C 类,如果有指征可在妊娠期使用。它吸收较差,由 CYP P450 代谢,但在肠道内非常有效。氟苯哒唑是在结构上相关的,只有有限的妊娠期数据可用。阿苯达唑是一种广谱的驱虫剂,属于妊娠 C 类。其生物利用度较低,有广泛的首过效应和全身肝代谢,半衰期为 9 小时,并且可以诱导 CYP1A 活性,容易引起药物间相互作用。噻苯达唑,也是妊娠 C 类,主要由肝脏代谢,是 CYP1A2 的底物以及抑制剂。对于妊娠期的用法无资料可用。

吡喹酮是妊娠 B 类,是血吸虫病治疗的一线药物。其由肝脏代谢,很可能由 CYP3A4 代谢,会引起药物间相互作用,半衰期很短,为 0.8~1.5 小时。母乳浓度大约是 1/4 的母体浓度。无妊娠期药代动力学数据可用。噻嘧啶是另一种广谱的驱虫药,属于妊娠 C 类,但不推荐在妊娠期使用,因为可用妊娠期使用数据非常有限。伊维菌素和乙胺嗪用于治疗丝虫病和盘尾丝虫病/盘尾丝齿病。妊娠期的使用数据缺乏,它们仅应用于治疗严重的适应证。巴龙霉素,属于妊娠 C 类,用于治疗肠道变形虫病,口服后无全身吸收。氯硝柳胺,属于妊娠 B 类,用于治疗绦虫感染,并且没有胃肠道的明显吸收。

(阎姝　译)

参考文献

[1]　Schaefer C, Peters P, Miller RK, editors. Drugs During Pregnancy and Lactation: Treatment Options and Risk Assessment. 2nd ed. London: Elsevier; 2007.

[2]　Briggs GG, Freeman RK, Yaffe SJ. Drugs in Pregnancy and Lactation: A Reference Guide to Fetal and Neonatal Risk. 9th ed. Philadelphia: Lippincott Williams & Wilkins; 2011.

[3]　Johnson JR, Colombo DF, Gardner D, Cho E, Fan-Havard P, Shellhaas CS. Optimal dosing of penicillin G in the third trimester of pregnancy for prophylaxis against group B Streptococcus. Am J Obstet Gynecol 2001;185:850-3.

[4]　Centers for Disease Control. Prevention of Perinatal Group B Streptococcal Disease: Revised Guidelines from CDC, 2010. MMWR 2010;59:1-33.

[5]　Nathan L, Bawdon RE, Sidawi JE, Stettler RW, McIntire DM, Wendel Jr GD. Penicillin levels following the administration of benzathine penicillin G in pregnancy. Obstet Gynecol 1993;82:338-42.

[6]　Centers for Disease Control. Sexually Transmitted Diseases Treatment Guidelines 2010. MMWR 2010;59:1-16.

[7]　Heikkila AM, Erkkola RU. The need for adjustment of dosage regimen of penicillin V during pregnancy. Obstet Gynecol 1993;81:919-21.

[8]　Andrew MA, Easterling TR, Carr DB, Shen D, Buchanan ML, Rutherford T, et al. Amoxicillin pharmacokinetics in pregnant women: modeling and simulations of dosage strategies. Clin Pharmacol Ther 2007;81:547-56.

[9]　Muller AE, DeJongh J, Oostvogel PM, Voskuyl RA, Dorr PJ, Danhof M, et al. Amoxicillin pharmacokinetics in pregnant women with preterm premature rupture of the membranes. Am J Obstet Gynecol 2008;198: 108 e1-6.

[10]　Muller AE, Dorr PJ, Mouton JW, De Jongh J, Oostvogel PM, Steegers EA, et al. The influence of labour on the pharmacokinetics of intravenously administered amoxicillin in pregnant women. Br J Clin Pharmacol 2008;66:866-74.

[11]　Muller AE, Oostvogel PM, DeJongh J, Mouton JW, Steegers EA, Dorr PJ, et al. Pharmacokinetics of amoxicillin in maternal, umbilical cord, and neonatal sera. Antimicrob Agents Chemother 2009;53:1574-80.

[12]　Philipson A. Pharmacokinetics of ampicillin during pregnancy. J Infect Dis 1977;136:370-6.

[13]　Kubacka RT, Johnstone HE, Tan HS, Reeme PD, Myre SA. Intravenous ampicillin pharmacokinetics in the third trimester of pregnancy. Ther Drug Monit 1983;5:55-60.

[14]　Bourget P, Sertin A, Lesne-Hulin A, Fernandez H, Ville Y, Van Peborgh P. Influence of pregnancy on the pharmacokinetic behaviour and the transplacental transfer of the piperacillin-tazobactam combination. Eur J Obstet Gynecol Reprod Biol 1998;76:21-7.

[15]　Heikkila A, Erkkola R. Pharmacokinetics of piperacillin during pregnancy. J Antimicrob Chemother 1991;28:419-23.

[16]　Fortunato SJ, Bawdon RE, Welt SI, Swan KF. Steady-state cord and amniotic fluid ceftizoxime levels continuously surpass maternal levels. Am J Obstet Gynecol 1988;159:570-3.

[17]　Holt DE, Fisk NM, Spencer JA, de Louvois J, Hurley R, Harvey D. Transplacental transfer of cefuroxime in uncomplicated pregnancies and those complicated by hydrops or changes in amniotic fluid volume. Arch Dis Child 1993;68:54-7.

[18] Philipson A, Stiernstedt G. Pharmacokinetics of cefuroxime in pregnancy. Am J Obstet Gynecol 1982;142:823-8.

[19] Peiker G, Schroder S, Voigt R, Muller B, Noschel H. [The pharmacokinetics of cephalothin during the late stage of pregnancy and in the course of labour (author's transl)]. Pharmazie 1980;35:790-3.

[20] Allegaert K, van Mieghem T, Verbesselt R, de Hoon J, Rayyan M, Devlieger R, et al. Cefazolin pharmacokinetics in maternal plasma and amniotic fluid during pregnancy. Am J Obstet Gynecol 2009;200:170 e1-7.

[21] Philipson A, Stiernstedt G, Ehrnebo M. Comparison of the pharmacokinetics of cephradine and cefazolin in pregnant and non-pregnant women. Clin Pharmacokinet 1987;12:136-44.

[22] Giamarellou H, Gazis J, Petrikkos G, Antsaklis A, Aravantinos D, et al. A study of cefoxitin, moxalactam, and ceftazidime kinetics in pregnancy. Am J Obstet Gynecol 1983;147:914-9.

[23] Flaherty JF, Boswell GW, Winkel CA, Elliott JP. Pharmacokinetics of cefoxitin in patients at term gestation: lavage versus intravenous administration. Am J Obstet Gynecol 1983;146:760-6.

[24] Gonik B, Feldman S, Pickering LK, Doughtie CG. Pharmacokinetics of cefoperazone in the parturient. Antimicrob Agents Chemother 1986;30:874-6.

[25] Nathorst-Boos J, Philipson A, Hedman A, Arvisson A. Renal elimination of ceftazidime during pregnancy. Am J Obstet Gynecol 1995;172:163-6.

[26] Heikkila A, Renkonen OV, Erkkola R. Pharmacokinetics and transplacental passage of imipenem during pregnancy. Antimicrob Agents Chemother 1992;36:2652-5.

[27] Obata I, Yamato T, Hayashi S, Imakawa N, Hayashi S. [Pharmacokinetic study of aztreonam transfer from mother to fetus]. Jpn J Antibiot 1990;43:70-80.

[28] Chamberlain A, White S, Bawdon R, Thomas S, Larsen B. Pharmacokinetics of ampicillin and sulbactam in pregnancy. Am J Obstet Gynecol 1993;168:667-73.

[29] Fortunato SJ, Bawdon RE, Swan KF, Bryant EC, Sobhi S. Transfer of Timentin (ticarcillin and clavulanic acid) across the in vitro perfused human placenta: comparison with other agents. Am J Obstet Gynecol 1992;167:1595-9.

[30] Heikkinen T, Laine K, Neuvonen PJ, Ekblad U. The transplacental transfer of the macrolide antibiotics erythromycin, roxithromycin and azithromycin. BJOG 2000;107:770-5.

[31] Witt A, Sommer EM, Cichna M, Postlbauer K, Widhalm A, Gregor H, et al. Placental passage of clarithromycin surpasses other macrolide antibiotics. Am J Obstet Gynecol 2003;188:816-9.

[32] Salman S, Rogerson SJ, Kose K, Griffin S, Gomorai S, Baiwog F, et al. Pharmacokinetic properties of azithromycin in pregnancy. Antimicrob Agents Chemother 2010;54:360-6.

[33] Laiprasert J, Klein K, Mueller BA, Pearlman MD. Transplacental passage of vancomycin in noninfected term pregnant women. Obstet Gynecol 2007;109:1105-10.

[34] Nau H, Welsch F, Ulbrich B, Bass R, Lange J. Thiamphenicol during the first trimester of human pregnancy: placental transfer in vivo, placental uptake in vitro, and inhibition of mitochondrial function. Toxicol Appl Pharmacol 1981;60:131-41.

[35] Muller AE, Mouton JW, Oostvogel PM, Dorr PJ, Voskuyl RA, DeJongh J, et al. Pharmacokinetics of clindamycin in pregnant women in the peripartum period. Antimicrob Agents Chemother 2010;54:2175-81.

[36] Bernard B, Abate M, Thielen PF, Attar H, Ballard CA, Wehrle PF. Maternal-fetal pharmacological activity of amikacin. J Infect Dis 1977;135:925–32.

[37] Bourget P, Fernandez H, Delouis C, Taburet AM. Pharmacokinetics of tobramycin in pregnant women. Safety and efficacy of a once-daily dose regimen. J Clin Pharm Ther 1991;16:167–76.

[38] Zaske DE, Cipolle RJ, Strate RG, Malo JW, Koszalka Jr MF. Rapid gentamicin elimination in obstetric patients. Obstet Gynecol 1980;56:559–64.

[39] Bawdon RE, Maberry MC, Fortunato SJ, Gilstrap LC, Kim S. Trimethoprim and sulfamethoxazole transfer in the in vitro perfused human cotyledon. Gynecol Obstet Invest 1991;31:240–2.

[40] Ambrosius Christensen L, Rasmussen SN, Hansen SH, Bondesen S, Hvidberg EF. Salazosulfapyridine and metabolites in fetal and maternal body fluids with special reference to 5-aminosalicylic acid. Acta Obstet Gynecol Scand 1987;66:433–5.

[41] Polachek H, Holcberg G, Sapir G, Tsadkin-Tamir M, Polachek J, Katz M, et al. Transfer of ciprofloxacin, ofloxacin and levofloxacin across the perfused human placenta in vitro. Eur J Obstet Gynecol Reprod Biol 2005;122:61–5.

[42] Giamarellou H, Kolokythas E, Petrikkos G, Gazis J, Aravantinos D, Sfikakis P. Pharmacokinetics of three newer quinolones in pregnant and lactating women. Am J Med 1989;87:49S–51S.

[43] McDonald, H.M., Brocklehurst, P., Gordon, A. Antibiotics for treating bacterial vaginosis in pregnancy. Cochrane Database Syst Rev 2007;24:CD000262.

[44] Carey JC, Klebanoff MA, Hauth JC, Hillier SL, Thom EA, Ernest JM, et al. Metronidazole to prevent preterm delivery in pregnant women with asymptomatic bacterial vaginosis. National Institute of Child Health and Human Development Network of Maternal–Fetal Medicine Units. N Engl J Med 2000;342:534–40.

[45] Karhunen M. Placental transfer of metronidazole and tinidazole in early human pregnancy after a single infusion. Br J Clin Pharmacol 1984;18:254–7.

[46] Erickson SH, Oppenheim GL, Smith GH. Metronidazole in breast milk. Obstet Gynecol 1981;57:48–50.

[47] Heisterberg L, Branebjerg PE. Blood and milk concentrations of metronidazole in mothers and infants. J Perinat Med 1983;11:114–20.

[48] Passmore CM, McElnay JC, Rainey EA, D'Arcy PF. Metronidazole excretion in human milk and its effect on the suckling neonate. Br J Clin Pharmacol 1988;26:45–51.

[49] Amon I, Amon K, Franke G, Mohr C. Pharmacokinetics of metronidazole in pregnant women. Chemotherapy 1981;27:73–9.

[50] Visser AA, Hundt HK. The pharmacokinetics of a single intravenous dose of metronidazole in pregnant patients. J Antimicrob Chemother 1984;13:279–83.

[51] Wang X, Nanovskaya TN, Zhan Y, Abdel-Rahman SM, Jasek M, Hankins GD, et al. Pharmacokinetics of metronidazole in pregnant patients with bacterial vaginosis. J Matern Fetal Neonatal Med 2011;24:444–8.

[52] Pons G, Rey E, Richard MO, Vauzelle F, Francoual C, Moran C, et al. Nitrofurantoin excretion in human milk. Dev Pharmacol Ther 1990;14:148–52.

[53] Griffith KS, Lewis LS, Mali S, Parise ME. Treatment of malaria in the United States: a systematic review. JAMA 2007;297:2264–77.

[54] World Health Organization. Guidelines for the Treatment of Malaria. 2nd ed. Geneva: World Health Organization; 2010.

[55] McGready R, White NJ, Nosten F. Parasitological efficacy of antimalarials in the treatment and prevention of falciparum malaria in pregnancy 1998 to 2009; a systematic review. BJOG 2011;118:123–35.

[56] Akintonwa A, Gbajumo SA, Mabadeje AF. Placental and milk transfer of chloroquine in humans. Ther Drug Monit 1988;10:147–9.

[57] Law I, Ilett KF, Hackett LP, Page-Sharp M, Baiwog F, Gomorrai S, et al. Transfer of chloroquine and desethylchloroquine across the placenta and into milk in Melanesian mothers. Br J Clin Pharmacol 2008;65:674–9.

[58] Karunajeewa HA, Salman S, Mueller I, Baiwog F, Gomorrai S, Law I, et al. Pharmacokinetics of chloroquine and monodesethylchloroquine in pregnancy. Antimicrob Agents Chemother 2010;54:1186-92.

[59] Massele AY, Kilewo C, Aden Abdi Y, Tomson G, Diwan VK, Ericsson O, et al. Chloroquine blood concentrations and malaria prophylaxis in Tanzanian women during the second and third trimesters of pregnancy. Eur J Clin Pharmacol 1997;52:299–305.

[60] Lee SJ, McGready R, Fernandez C, Stepniewska K, Paw MK, Viladpai-nguen SJ, et al. Chloroquine pharmacokinetics in pregnant and nonpregnant women with vivax malaria. Eur J Clin Pharmacol 2008;64:987–92.

[61] McGready R, Stepniewska K, Edstein MD, Cho T, Gilveray G, Looareesuwan S, et al. The pharmacokinetics of atovaquone and proguanil in pregnant women with acute falciparum malaria. Eur J Clin Pharmacol 2003;59:545–52.

[62] McGready R, Stepniewska K, Seaton E, Cho T, Cho D, Ginsberg A, et al. Pregnancy and use of oral contraceptives reduces the biotransformation of proguanil to cycloguanil. Eur J Clin Pharmacol 2003;59:553–7.

[63] Na-Bangchang K, Manyando C, Ruengweerayut R, Kioy D, Mulenga M, Miller GB, et al. The pharmacokinetics and pharmacodynamics of atovaquone and proguanil for the treatment of uncomplicated falciparum malaria in third-trimester pregnant women. Eur J Clin Pharmacol 2005;61:573–82.

[64] Wangboonskul J, White NJ, Nosten F, ter Kuile F, Moody RR, Taylor RB. Single dose pharmacokinetics of proguanil and its metabolites in pregnancy. Eur J Clin Pharmacol 1993;44:247–51.

[65] Na Bangchang K, Davis TM, Looareesuwan S, White NJ, Bunnag D, Karbwang J. Mefloquine pharmacokinetics in pregnant women with acute falciparum malaria. Trans R Soc Trop Med Hyg 1994;88:321–3.

[66] Nosten F, Karbwang J, White NJ, Honeymoon, Na Bangchang K, Bunnag D, et al. Mefloquine antimalarial prophylaxis in pregnancy: dose finding and pharmacokinetic study. Br J Clin Pharmacol 1990;30:79–85.

[67] Green MD, van Eijk AM, van Ter Kuile FO, Ayisi JG, Parise ME, Kager PA, et al. Pharmacokinetics of sulfadoxine-pyrimethamine in HIV-infected and uninfected pregnant women in Western Kenya. J Infect Dis 2007;196:1403–8.

[68] Karunajeewa HA, Salman S, Mueller I, Baiwog F, Gomorrai S, Law I, et al. Pharmacokinetic properties of sulfadoxine-pyrimethamine in pregnant women. Antimicrob Agents Chemother 2009;53:4368–76.

[69] Nyunt MM, Adam I, Kayentao K, van Dijk J, Thuma P, Mauff K, et al. Pharmacokinetics of sulfadoxine and pyrimethamine in intermittent preventive treatment of malaria in pregnancy. Clin Pharmacol Ther 2010;87:226-34.

[70] Phillips RE, Looareesuwan S, White NJ, Silamut K, Kietinun S, Warrell DA. Quinine pharmacokinetics and toxicity in pregnant and lactating women with falciparum malaria. Br J Clin Pharmacol 1986;21:677–83.

[71] Abdelrahim II , Adam I, Elghazali G, Gustafsson LL, Elbashir MI, Mirghani RA. Pharmacokinetics of quinine and its metabolites in pregnant Sudanese women with uncomplicated Plasmodium falciparum malaria. J Clin Pharm Ther 2007;32:15–9.

[72] Mirghani RA, Elagib I, Elghazali G, Hellgren U, Gustafsson LL Effects of Plasmodium falciparum infection on the pharmacokinetics of quinine and its metabolites in pregnant and non-pregnant Sudanese women. Eur J Clin Pharmacol 2010;66:1229-34.

[73] McGready R, Stepniewska K, Lindegardh N, Ashley EA, La Y, Singhasivanon P, et al. The pharmacokinetics of artemether and lumefantrine in pregnant women with uncomplicated falciparum malaria. Eur J Clin Pharmacol 2006;62:1021–31.

[74] McGready R, Tan SO, Ashley EA, Pimanpanarak M, Viladpai-nguen J, Phaiphun L, et al. A randomised controlled trial of artemether-lumefantrine versus artesunate for uncomplicated Plasmodium falciparum treatment in pregnancy. PLoS Med 2008;5:e253.

[75] Tarning J, McGready R, Lindegardh N, Ashley EA, Pimanpanarak M, Kamanikom B, et al. Population pharmacokinetics of lumefantrine in pregnant women treated with artemether-lumefantrine for uncomplicated Plasmodium falciparum malaria. Antimicrob Agents Chemother 2009;53:3837–46.

[76] McGready R, Stepniewska K, Ward SA, Cho T, Gilveray G, Looareesuwan S, et al. Pharmacokinetics of dihydroartemisinin following oral artesunate treatment of pregnant women with acute uncomplicated falciparum malaria. Eur J Clin Pharmacol 2006;62:367–71.

[77] Morris CA, Onyamboko MA, Capparelli E, Koch MA, Atibu J, Lokomba V, et al. Population pharmacokinetics of artesunate and dihydroartemisinin in pregnant and non-pregnant women with malaria. Malar J 2011;10:114.

[78] Onyamboko MA, Meshnick SR, Fleckenstein L, Koch MA, Atibu J, Lokomba V, et al. Pharmacokinetics and pharmacodynamics of artesunate and dihydroartemisinin following oral treatment in pregnant women with asymptomatic Plasmodium falciparum infections in Kinshasa DRC. Malar J 2011;10:49.

[79] Panel on Treatment of HIV-Infected Pregnant Women and Prevention of Perinatal Transmission (Sep. 14, 2011). Recommendations for Use of Antiretroviral Drugs in Pregnant HIV-1-Infected Women for Maternal Health and Interventions to Reduce Perinatal HIV Transmission in the United States, pp. 1–207.

[80] Moodley J, Moodley D, Pillay K, Coovadia H, Saba J, van Leeuwen R, et al. Pharmacokinetics and antiretroviral activity of lamivudine alone or when coadministered with zidovudine in human immunodeficiency virus type 1-infected pregnant women and their offspring. J Infect Dis 1998;178:1327–33.

[81] O'Sullivan MJ, Boyer PJ, Scott GB, Parks WP, Weller S, Blum MR, et al. The pharmacokinetics and safety of zidovudine in the third trimester of pregnancy for women infected with human immunodeficiency virus and their infants: phase I acquired immunodeficiency syndrome clinical trials group study (protocol 082). Zidovudine Collaborative Working Group. Am J Obstet Gynecol 1993;168:1510–6.

[82] Best BM, Mirochnick M, Capparelli EV, Stek A, Burchett SK, Holland DT, et al. Impact of pregnancy on abacavir pharmacokinetics. AIDS 2006;20:553–60.

[83] Wang Y, Livingston E, Patil S, McKinney RE, Bardeguez AD, Gandia J, et al. Pharmacokinetics of didanosine in antepartum and postpartum human immunodeficiency virus-infected pregnant women and their neonates: an AIDS clinical trials group study. J Infect Dis 1999;180:1536–41.

[84] Wade NA, Unadkat JD, Huang S, Shapiro DE, Mathias A, Yasin S, et al. Pharmacokinetics and safety of stavudine in HIV-infected pregnant women and their infants: Pediatric AIDS Clinical Trials Group protocol 332. J Infect Dis 2004;190:2167–74.

[85] Best B, Stek A, Hu C, Burchett SK, Rossi SS, Smith E, et al. 15th Conference on Retroviruses and Opportunistic Infections 2008; Boston, MA.

[86] Burchett SK, Best B, Mirochnick M, Hu C, Capparelli E, Fletcher C, et al. 14th Conference on Retroviruses and Opportunistic Infections 2007; Los Angeles, CA.

[87] Schneider S, Peltier A, Gras A, Arendt V, Karasi-Omes C, Mujawamariwa A, et al. Efavirenz in human breast milk, mothers', and newborns' plasma. J Acquir Immune Defic Syndr 2008;48:450–4.

[88] Cressey TR, Stek AM, Capparelli E, Bowonwatanuwong C, Prommas S, Huo Y, et al. 18th Conference on Retroviruses and Opportunistic Infections 2011; Boston, MA.

[89] Capparelli EV, Aweeka F, Hitti J, Stek A, Hu C, Burchett SK, et al. Chronic administration of nevirapine during pregnancy: impact of pregnancy on pharmacokinetics. HIV Med 2008;9:214–20.

[90] Mirochnick M, Siminski S, Fenton T, Lugo M, Sullivan JL. Nevirapine pharmacokinetics in pregnant women and in their infants after in utero exposure. Pediatr Infect Dis J 2001;20:803–5.

[91] Lamorde M, Byakika-Kibwika P, Okaba-Kayom V, Flaherty JP, Boffito M, Namakula R, et al. Suboptimal nevirapine steady-state pharmacokinetics during intrapartum compared with postpartum in HIV-1-seropositive Ugandan women. J Acquir Immune Defic Syndr 2010;55:345-50.

[92] Izurieta P, Kakuda TN, Feys C, Witek J. Safety and pharmacokinetics of etravirine in pregnant HIV-1-infected women. HIV Med 2011;12:257-8.

[93] Best BM, Stek AM, Mirochnick M, Hu C, Li H, Burchett SK, et al. Lopinavir tablet pharmacokinetics with an increased dose during pregnancy. J Acquir Immune Defic Syndr 2010;54:381–8.

[94] Bouillon-Pichault M, Jullien V, Azria E, Pannier E, Firtion G, Krivine A, et al. Population analysis of the pregnancy-related modifications in lopinavir pharmacokinetics and their possible consequences for dose adjustment. J Antimicrob Chemother 2009;63:1223–32.

[95] Aweeka FT, Stek A, Best BM, Hu C, Holland D, Hermes A, et al. Lopinavir protein binding in HIV-1-infected pregnant women. HIV Med 2010;11:232-8.

[96] Ripamonti D, Cattaneo D, Maggiolo F, Airoldi M, Frigerio L, Bertuletti P, et al. Atazanavir plus low-dose ritonavir in pregnancy: pharmacokinetics and placental transfer. AIDS 2007;21:2409–15.

[97] Conradie F, Zorrilla C, Josipovic D, Botes M, Osiyemi O, Vandeloise E, et al. Safety and exposure of once-daily ritonavir-boosted atazanavir in HIV-infected pregnant women. HIV Med 2011;12:570–9.

[98] Mirochnick M, Best BM, Stek AM, Capparelli EV, Hu C, Burchett SK, et al. Atazanavir pharmacokinetics with and without tenofovir during pregnancy. J Acquir Immune Defic Syndr 2011;56:412-9.

[99] Reyataz Prescribing Information. Princeton, NJ: Bristol-Myers Squibb; 2012.

[100] Mirochnick M, Stek A, Capparelli E, Best B, Rossi SS, Burchett SK, et al. Pharmacokinetics of increased dose atazanavir with and without tenofovir during pregnancy. 12th International Workshop on Clinical Pharmacology of HIV Therapy 2011; Coral Gables, FL.

[101] von Hentig N, Nisius G, Lennemann T, Khaykin P, Stephan C, Baba-can E, et al. Pharmacokinetics, safety and efficacy of saquinavir/ ritonavir 1,000/100 mg twice daily as HIV type-1 therapy and transmission prophy-laxis in pregnancy. Antivir Ther 2008;13:1039–46.

[102] Acosta EP, Zorrilla C, Van Dyke R, Bardeguez A, Smith E, Hughes M, et al. Pharmacokinetics of saquinavir-SGC in HIV-infected pregnant women. HIV Clin Trials 2001;2:460–5.

[103] Acosta EP, Bardeguez A, Zorrilla CD, Van Dyke R, Hughes MD, Huang S, et al. Pharmacokinetics of saquinavir plus low-dose ritonavir in human im-munodeficiency virus-infected pregnant women. Antimicrob Agents Che-mother 2004;48:430–6.

[104] van der Lugt J, Colbers A, Molto J, Hawkins D, van der Ende M, Vogel M, et al. The pharmacokinetics, safety and efficacy of boosted saquinavir tablets in HIV type-1-infected pregnant women. Antivir Ther 2009;14:443–50.

[105] Unadkat JD, Wara DW, Hughes MD, Mathias AA, Holland DT, Paul ME, et al. Pharmacokinetics and safety of indinavir in human immunodeficiency virus-infected pregnant women. Antimicrob Agents Chemother 2007;51: 783–6.

[106] Hayashi S, Beckerman K, Homma M, Kosel BW, Aweeka FT. Pharmacoki-netics of indinavir in HIV-positive pregnant women. AIDS 2000;14:1061–2.

[107] Ghosn J, De Montgolfier I, Cornelie C, Dominguez S, Perot C, Peytavin G, et al. Antiretroviral therapy with a twice-daily regimen containing 400 mil-ligrams of indinavir and 100 milligrams of ritonavir in human immunodefi-ciency virus type 1-infected women during pregnancy. Antimicrob Agents Chemother 2008;52:1542–4.

[108] Bryson YJ, Mirochnick M, Stek A, Mofenson LM, Connor J, Capparelli E, et al. Pharmacokinetics and safety of nelfinavir when used in combination with zidovudine and lamivudine in HIV-infected pregnant women: Pedi-atric AIDS Clinical Trials Group (PACTG) Protocol 353. HIV Clin Trials 2008;9:115–25.

[109] Villani P, Floridia M, Pirillo MF, Cusato M, Tamburrini E, Cavaliere AF, et al. Pharmacokinetics of nelfinavir in HIV-1-infected pregnant and nonpregnant women. Br J Clin Pharmacol 2006;62:309–15.

[110] Read JS, Best BM, Stek AM, Hu C, Capparelli EV, Holland DT, et al. Phar-macokinetics of new 625 mg nelfinavir formulation during pregnancy and postpartum. HIV Med 2008;9:875–82.

[111] Capparelli E, Best B, Stek A, Rossi SS, Burchett SK, Kreitchmann R, et al. 3rd International Workshop on HIV Pediatrics 2011; Rome, Italy.

[112] Capparelli E, Stek A, Best B, Rossi SS, Burchett SK, Li H, et al. 17th Confer-ence on Retroviruses and Opportunistic Infections 2010; San Francisco, CA.

[113] Weizsaecker, K., Kurowski, M., Hoffmeister, B., Schurmann, D., Feiterna-Sperling, C. Pharmacokinetic profile in late pregnancy and cord blood con-centration of tipranavir and enfuvirtide. Int J STD AIDS 2011;22:294–5.

[114] Best BM, Stek AM, Capparelli E, Burchett SK, Huo Y, Aweeka F, et al. Raltegra-vir pharmacokinetics in pregnancy. Interscience Conference on Antimicrobial Agents and Chemotherapy 2010; Boston, MA.

[115] McKeown DA, Rosenvinge M, Donaghy S, Sharland M, Holt DW, Cormack I, et al. High neonatal concentrations of raltegravir following transplacental transfer in HIV-1 positive pregnant women. AIDS 2416–8.

[116] Brennan-Benson P, Pakianathan M, Rice P, Bonora S, Chakraborty R, Shar-land M, et al. Enfurvitide prevents vertical transmission of multidrug-resistant HIV-1 in pregnancy but does not cross the placenta. AIDS 2006;20:297-9.

[117] Ceccaldi PF, Ferreira C, Gavard L, Gil S, Peytavin G, Mandelbrot L. Placen-tal transfer of enfuvirtide in the ex vivo human placenta perfusion model. Am J Obstet Gynecol 2008;198:433 e1-2.

[118] Frenkel LM, Brown ZA, Bryson YJ, Corey L, Unadkat JD, Hensleigh PA, et al. Pharmacokinetics of acyclovir in the term human pregnancy and neo-nate. Am J Obstet Gynecol 1991;164:569-76.

[119] Greer LG, Leff RD, Rogers VL, Roberts SW, McCracken Jr GH, Wendel Jr GD, et al. Pharmacokinetics of oseltamivir in breast milk and maternal plasma. Am J Obstet Gynecol 2011;204:524.e1-4.

[120] Greer LG, Leff RD, Rogers VL, Roberts SW, McCracken Jr GH, Wendel Jr GD, et al. Pharmacokinetics of oseltamivir according to trimester of preg-nancy. Am J Obstet Gynecol 2011;204:S89-93.

[121] Beigi RH, Han K, Venkataramanan R, Hankins GD, Clark S, Hebert MF, et al. Pharmacokinetics of oseltamivir among pregnant and nonpregnant women. Am J Obstet Gynecol 2011;204:S84-8.

第 14 章

妊娠期化学治疗

Caroline D. Lynch, Men-Jean Lee, Giuseppe Del Priore

14.1 引言

癌症是育龄女性的第二大主要死亡原因。诊断概率为每 1000 例妊娠女性中有 1 例;最常见的是乳腺癌,其次是子宫颈癌、淋巴瘤和黑色素瘤[1]。对于妊娠早期发育中的胎儿来说,化学治疗是一项巨大的风险。这取决于癌症类型和诊断的阶段,化学治疗需要进行不能耽误。因此,会给予妊娠终止的建议。在妊娠第二和第三阶段治疗,会减少化学治疗的新生儿风险。尽管如此,对于低出生体重、子宫内生长迟缓(IUGR)和早产,尤其是对于神经发育的影响,纵向跟进随访是缺乏的。终止妊娠的伦理学必须平衡母亲健康的风险以及对胎儿的风险。本章将综述妊娠期化学治疗的一般适应证,以及围绕常见的妊娠期处方化疗药物的最佳使用资料。

当胎儿在妊娠第一阶段暴露于化疗药物的细胞毒作用下,妊娠将很可能因自发流产、严重畸形和胎儿死亡而结束[2]。器官发生、器官形成的关键时间是在 2 ~ 8 周,此期代表着,心脏和中枢神经系统特别容易遭到攻击。然而,即使过了器官发生期,对眼睛、生殖器、中枢神经和造血系统的伤害仍会发生,因为这些器官系统在妊娠的整个过程中继续成熟[1]。通常认为第二和第三阶段的化学治疗方案会更安全,但会与胎儿宫内生长受限和低出生体重胎儿的产生有关[2]。当需要化学治疗时,不管是单一药物治疗还是多药物联合治疗,临床医生必须能够选择最佳的治疗时机来确保有效和安全的治疗方法。

14.2 化学疗法药物的综述

14.2.1 抗代谢药

抗代谢药以其在 DNA 或 RNA 合成期间的抑制作用为特点,例如甲氨蝶呤、5 - 氟二氧嘧啶、硫鸟嘌呤、阿糖胞苷、克拉曲滨、氟达拉滨、巯嘌呤、培美曲塞和吉西他滨。也许由于它作为一种化疗药物的长期历史,甲氨蝶呤被用于许多疾病的治疗,包括急性单核细胞白血病、非霍奇金淋巴瘤、骨肉瘤、头颈部癌症和乳腺癌[4]。一直以来,人们认为它是堕胎药和畸胎剂。而在一项针对 42 例甲氨蝶呤暴露的回顾研究中发现,23 例在第一阶段未见畸形[1]。之前的报道指出,与智力缺陷、颅缝早闭、器官过距、小颌畸形和肢体缺损相关[3]。有可能存在一个关键剂量,在其上会发生致畸性或自发流产。在风湿类疾病中使用低剂量的甲氨蝶呤,未曾显示出增加胎儿畸形率或引起自发流产[5]。

在一个接受结肠癌的化学治疗的患者中(在妊娠 12 周开始),5 - 氟二氧嘧啶与多种胎儿畸形相关[3]。5 - 氟尿嘧啶常常用于与环磷酰胺和阿霉素的联合使用中以用于治疗乳腺癌。通常推荐在妊娠第一阶段避免使用(图 14.1)。

阿糖胞苷的典型应用是与其他药物联合使用,例如长春新碱、硫鸟嘌呤或阿霉素来治疗急性白血病。无论单独使用或与前面提到的药物联合使用,有关于在第一期暴露后肢体畸形的报道[1,6]。在一项针对 89 位患者的研究中,发现有 6% 发生了胎儿宫内窘迫(IUFD),2 例新生儿死亡[1]。在这些案例中,死亡原因还没有被确定。4 例使用了阿糖胞苷和柔红霉素。6 例胎儿呼吸窘迫症中有 5 例使用了阿糖胞苷和硫鸟嘌呤,产妇白血病的潜在作用也会导致并发症[1]。

在 6 - 巯基嘌呤用于治疗妊娠一期和三期急性单核细胞白血病的病例中,出生了一个早产儿,但未指出有畸形[1]。

正如甲氨蝶呤一样,大部分关于噻吩类化疗药物的资料来自自身免疫方面的文献,这类药物常用于免疫调节剂[7]。曾将巯嘌呤与硫唑嘌呤

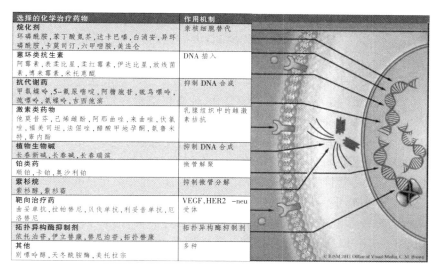

选择的化学治疗药物	作用机制
烷化剂 环磷酰胺,苯丁酸氮芥,达卡巴嗪,白消安,异环磷酰胺,卡莫司汀,六甲嘧胺,美法仑	亲核细胞替代
蒽环类抗生素 阿霉素,表柔比星,柔红霉素,伊达比星,放线菌素,博来霉素,米托蒽醌	DNA 插入
抗代谢药 甲氨蝶呤,5-氟尿嘧啶,阿糖胞苷,硫鸟嘌呤,巯嘌呤,氯嘌呤,吉西他滨	抑制 DNA 合成
激素类药物 他莫昔芬,己烯雌酚,阿那曲唑,来曲唑,伏氯唑,福美司坦,法倔唑,醋酸甲地孕酮,氟鲁米特,蒙内酯	乳腺组织中的雌激素拮抗
植物生物碱 长春新碱,长春碱,长春瑞滨	抑制 DNA 合成
铂类药物 顺铂,卡铂,奥沙利铂	微管解聚
紫杉烷 紫杉醇,紫杉萜	抑制微管分解
靶向治疗药 曲妥单抗,拉帕替尼,贝伐单抗,利妥昔单抗,尼洛替尼	VEGF,HER2-neu 受体
拓扑异构酶抑制剂 依托泊苷,伊立替康,替尼泊苷,拓扑替康	拓扑异构酶抑制剂
其他 别嘌呤醇,天冬酰胺酶,美托拉宗	多种

图 14.1 化学治疗药物的选择和作用机制。

联合治疗炎性肠病(IBD)患者,据估计影响了 140 万美国人,并在 15 ~ 30 岁形成发病高峰[7]。一项由 Francella 完成的回顾性队列研究认定了 15 例患者,在其整个妊娠期保持将 6-巯基嘌呤/硫唑嘌呤用于治疗 IBD。作者报道,之前的数据显示,对于前面提到的药物有 3.9% 的先天性异常率,而他们的研究发现病例组的先天性异常率为 2.5%,对照组为 4%[8]。在先天性异常率、主要或次要畸形、新生儿感染率或早熟方面无差别。

14.3 烷基化药物

　　烷基化药物常用于治疗乳腺癌、急性淋巴细胞性白血病和淋巴瘤。由于明显的致畸作用,包括脚趾缺失、眼畸形、低位耳和腭裂,环磷酰胺是妊娠第一阶段的禁忌[1]。并且,大部分围绕环磷酰胺使用的资料来源于关于风湿性疾病的文献。在一个病例报道中,一位母亲的处方中开了环磷酰胺以用于治疗全身红斑狼疮,并且她的整个妊娠第一阶段都暴露于这种药物,从而导致婴儿有多种身体异常,这与动物研究中的发现相似,并提出了一个关于环磷酰胺表型的问题[9]。第一期子宫暴露可能与环磷酰胺表型有关,以生长缺陷、发展迟滞、颅缝早闭、脸裂狭小、鼻梁平坦、耳朵异常和肢体远端缺陷(包括拇指发育不全和少指)等畸形为特征。据报道,在妊娠第二和第三阶段使用环磷酰胺是安全的。

在妊娠第一阶段服用苯丁酸氮介,曾有报道会导致腭裂、骨骼发育不良和肾发育不全[3]。一个关于一例 36 岁患者的病例报道,其接受苯丁酸氮介来治疗她的慢性淋巴细胞白血病,直到她妊娠 20 周被诊断出,描述无相关胎儿畸形或主要异常[10]。在 15 例妊娠霍奇金病患者中,一例在其妊娠后半程接受苯丁酸氮介化疗的患者分娩了一名足月的婴儿[11]。

达卡巴嗪是一种烷化剂,具有很少的人体资料。高剂量下,已知其在大鼠中致畸。达卡巴嗪的出现是为了与他莫昔芬、卡莫斯汀和顺铂联合使用,以用于治疗妊娠期转移性黑色素瘤。它也作为 ABVD 疗法的一部分用于淋巴瘤。Dipaola 等发表了一篇病例报道,关于 1 例患者接受了两个周期的黑色素瘤联合治疗,直到其在妊娠 30 周时分娩了她健康的婴儿[12]。未观察到骨骼缺陷或腭裂,像之前描述的达卡巴嗪。对于胎盘组织,应该注意到恶性黑色素瘤入侵绒毛间隙。尽管如此,胎儿没有转移性疾病。

白消安在妊娠第一阶段使用中无异常现象[13]。在第二阶段使用中有 2 例与畸形相关:在 1 例病例中,在白消安和别嘌呤醇联合使用后单侧肾脏缺失值得注意;在另一病例中,在单次治疗后发生幽门狭窄[1]。

14.4 蒽环类药物

蒽环霉素是一种典型的联合用药的药物,其作用机制是通过插入在 DNA 碱基对中。对于 28 例妊娠期女性暴露于阿霉素和柔红霉素中,以用于治疗急性髓性白血病、急性淋巴细胞白血病、非霍奇金淋巴瘤、肉瘤和乳腺癌,已总结在一系列病例中。1 例选择终止和 2 例自发流产发生。所有的胎儿是正常的。21 例妊娠期女性分娩时没有并发症。出生后,1 例婴儿有短暂的骨髓发育不良,一对双胞胎中的一个在出生后表现出腹泻和败血症。2 例患者在分娩前子宫中胎儿足月[14]。

之前曾指出,阿霉素与第一阶段肢体畸形有关,但是其与阿糖胞苷联合给药[1]。在一个病例报道中,在妊娠 13 周暴露于阿霉素和长春新碱用来治疗急性成淋巴细胞性白血病(ALL)后,第 17 周发生自发流产。死亡后未行胎儿尸检[15]。

在另一个病例中,呼吸窘迫综合征、新生儿败血症和支气管肺炎发生在妊娠 31 周,胎儿出生体重为 2070g,其母亲在妊娠 28 周接受了针对乳腺癌的阿霉素治疗。对该胎儿追踪到 6 岁发现发育正常[15]。

在 13 例使用表柔比星的女性中,3 例胎儿受到影响。在暴露于表柔比星、长春新碱和泼尼松后以及另一个暴露于表柔比星联合环磷酰胺后,发生 1 例新生儿死亡[15,16]。在妊娠第一阶段联合使用环磷酰胺、表柔比星和 5 - 氟二氧嘧啶,用于治疗导致肢体畸形和小颌畸形的乳腺浸润性导管癌[17]。患者选择终止妊娠并且通过随后的胎儿检查确定其发现。在欧洲表柔比星曾作为乳腺癌可选择的药物,而阿霉素在美国作为妊娠期女性使用的典型药物。在对回顾性数据进行横向评测时存在内在问题。尽管如此,作者的结论为两种药物(阿霉素和表柔比星)的经胎盘转移率和毒性特性相似[18]。

柔红霉素最常见的是用于治疗急性淋巴细胞白血病。在接受评估的 43 例病例中,有 5 例胎儿发生 IUGR,4 例遭受短暂的骨髓抑制,3 例发生 IUFD,其中 2 例在 29 周时发生严重的先兆子痫或严重的妊娠期女性贫血和孕产妇 ALL 并发症[1]。第三个 IUFD 是在与柔红霉素、伊达比星、阿糖胞苷和米托蒽醌联合治疗后发生的。

虽然,阿霉素作为典型的用于妊娠晚期的乳腺癌药物,是 FAC 方案中的一部分(5 - 氟二氧嘧啶、阿霉素、环磷酰胺),但是围绕其在妊娠期的使用数据很限。除非患者有潜在的心脏疾病,否则包含蒽环类抗生素的组合[2,9]可作为一线治疗方案[19]。

已知蒽环类抗生素在儿童和成人中有心脏毒性,但对于子宫内正处于发育中的胎儿其影响仍是未知[20]。Meyer-Wittkopf 及其同事每两周做一位妊娠患者的胎儿超声心电图,她们在妊娠第二和第三阶段接受阿霉素和环磷酰胺,用于治疗浸润性腺管癌。以孕周在 20 ~ 40 周,未暴露胎儿的心室尺寸为对照。未见胎儿显示心脏毒性的变化[21]。

在欧洲的一项研究中,对 20 例患者的整个妊娠期进行了跟踪,她们在平均 19 周的胎龄时每周服用 $35mg/m^2$ 表柔比星,用于治疗乳腺癌。未见严重的胎儿畸形,除了 1 个病例为遗传性多囊性肾病。通过其父母的报道,这些孩子在 2 岁的时候发育正常[22]。

14.5　植物生物碱

植物生物碱,如长春新碱、长春碱和长春瑞滨,在妊娠期具有更高的安全性。29 例患者在妊娠第一阶段接受长春新碱、阿霉素、阿糖胞苷和泼尼松联合治疗,有 1 例畸形被报道,1 例心房中隔缺损和第五趾缺失[1]。在妊娠第二和(或)第三阶段联合治疗之后,发生了 2 例胎儿死亡和 2 例新生儿死亡[15]。在 111 例暴露于长春新碱或长春碱的病例中,有 9 例 IUGR 病例和 7 例早产发生。给两名受试者服用长春瑞滨,并联合 5 - 氟二氧嘧啶,其中 1 例患者由于妊娠期乳腺癌疾病的发展而添加表柔比星和环磷酰胺。观察到对胎儿的影响仅仅是在生命的 21 天时的贫血症,未见胎儿畸形[23]。

14.5.1　紫衫烷类药物

紫衫烷类药物在动物模型中曾被证明可产生畸形,但妊娠期人类中的使用情况有限。紫杉醇通过破坏微管组装而发挥作用。当器官形成关键期给药时,曾发现对鸡、鼠和兔子胚胎有毒性[1]。对于淋巴结阳性乳腺癌的患者来说,紫衫烷类药物的使用有重要意义[24,25]。目前出版的病例报道来自《临床乳腺癌》,描述一位乳腺浸润性小叶癌的患者,在妊娠期的 19 ~ 33 周每周接受紫杉醇治疗。每隔 6 周进行胎儿超声,由于先兆子痫发作,分娩在第 37 周诱发。胎儿出生时体重正常,无畸形或感染[25,26]。

14.5.2　激素类药物

对于妊娠期转移性乳腺癌,医生给出治疗方案是一个挑战。虽然,之前就曾指出,妊娠期患者的生存率不良,但当与阶段和年龄都相近的非妊娠对照相比时,生存率相似[27]。在有关他莫昔芬的动物研究中,有文献报道在新生儿时期上皮细胞发生改变,与那些已观察到的使用己烯雌酚(DES)的相似。对于雌性激素阳性乳腺癌的治疗,DES 优先于他莫昔芬和芳香酶抑制剂。在 1938 年问世以后,它也用于预防流产和作为雌性激素替代物,治疗雌激素不足引起的症状。对于服用它的女性和暴露下的胎儿均有明显的不良反应。研究证实,女性胎儿在子宫内暴露后,发现子宫、子宫颈和阴道上段的结构改变,并且经典的 T 型子宫和子宫输卵管异常,会导致反复流产[28]。同样也会增加透明细胞阴道腺癌的发生率,1000 例暴露人群中产生 1 例。提出的机制为,由于雌激素的变化对基质连接产生影响,导致胚胎弥勒管形成改变[29]。围绕他莫昔芬在胎儿中的使用,文献中没有关于特殊结构改变和透明细胞阴道腺癌的报道。不清楚 DES 是否影响生育能力。当然,结构变化会影响生育能力。他莫昔芬的致畸性具有物种特异性,在人类中的报道有限。

使用芳香酶抑制剂(AI)治疗可将转移性乳腺癌女性的生存率提高 10%[30]。在最初的研究中,与他莫昔芬相比,AI 并没有统计学上的明显生存受益。尽管如此,第三代 AI 确实表现出生存率的优势[31]。AI 不在妊娠期或绝经前期的女性中使用,因为其对于外周芳香酶的抑制,无法克服由于持续妊娠和绝经前期的卵巢导致的雌激素产生。在绝经后的女性中,芳香酶抑制剂抑制脂肪组织中雄性激素向雌性激素的转变,因为它发生在较小的范围内。

14.6　靶向治疗

HER-2Neu 基因在转移性乳腺癌患者中扩增了 25% ~50%[32]。HER-2Neu 基因确实与预后较差和生存率降低相关。然而,它对于靶向治疗很重要。曲妥珠单抗(郝赛汀)是一个靶向单克隆抗体,可以与HER-2Neu 受体细胞外结构域相结合,这一受体在转移性乳腺癌患者中是过表达的。郝赛酊与可逆的胎儿羊水过少或过多相关[33]。在 1个病例中,一名接受郝赛汀治疗的母亲分娩了一个羊水过少的胎儿,但无 IUGR,肺和肾发育正常[33]。通常认为羊水过多或过少的机制与曲妥珠单抗对血管内皮生长因子(VEGF)的作用有关,其在发育中的胎儿肾中抑制羊膜液的产生[33]。虽然对人的研究数据有限,但除了胎儿羊水过高或过低以外,到目前为止无其他与用药相关的胎儿异常。除了单克隆抗体治疗,在不久的将来,对于乳腺癌可选择的治疗方法会包括双重抑制表皮生长因子(EGFR)和人类表皮生长因子受体2(HER-2)的拉帕替尼、HKI-272 和帕托珠单抗;血管生成抑制剂,例如贝伐单抗(到目前为止,对贝伐单抗在妊娠期的报道仅限于在玻璃体内使用,用于新血管生成[34]);有 mTOR 抗体作用的西罗莫司;以及有Hsp-90 抗体作用的药物,例如 17-AAG[32]。

尽管一些新药即将到来,目前对于 HER-2 阳性癌症的标准治疗方案由曲妥单抗组成。考虑到母亲健康的影响,使用曲妥单抗必须谨慎。当单一药物给药时,其与 4% 的心脏毒性相关,当与蒽环类药物联合用药时,这一数值为 27%[35]。心脏毒性与左心室射血分数下降相关,并且怀疑是可逆的。Memorial Sloan Kettering 修改了指南,在曲妥单抗使用期间监控心功能障碍。尽管如此,这些指南将继续对妊娠期使用进行修改[35]。

14.7　其他药物

考虑它们毒性相对较低的特性,顺铂和卡铂属于联合给药的典型药物。一例婴儿在妊娠第二阶段暴露于顺铂、依托泊苷和阿糖胞苷下2 周,用于治疗产妇霍奇金病。观察到该胎儿患有黄疸、非溶血性贫血,除此之外其他正常,并于 36 周出生[15]。

在另一例病例报道中,婴儿仅在分娩前 6 天暴露于顺铂,在 26 周时出生,伴白细胞减少、脱发和呼吸窘迫综合征,并患神经性耳聋[1]。并发因素包括胎儿严重早产和出生后庆大霉素治疗。在一个关于 1例ⅢC 期卵巢癌患者的病例报道中,从妊娠 16 周开始进行紫杉醇和卡铂治疗,未导致胎儿异常或并发症[36]。

由于缺乏妊娠期人类暴露,关于吉西他滨、博来霉素、米妥蒽醌、放线菌素 D、伊达比星、别嘌呤醇、利妥昔单抗、依托泊苷、天冬酰胺酶、替尼泊苷、米托胍腙、维 A 酸、伊立替康、奥沙利铂、美法仑、六甲嘧胺和埃罗替尼在妊娠期的使用,很少有病例报道和相关资料,因此讨论有限。

14.8　特殊癌症的治疗

一个对于 152 例女性的围生期结果的总结,她们在 1995 年和 2008 年之间自愿在美国国家癌症和妊娠登记处登记,并得到了关于化疗作用的有意义的细节。平均妊娠年龄,治疗第一周期在(20.1 ± 6.2)周,最后治疗在(29.6 ± 5.7)周。总的来说,畸形率为 3.8%(6/157 新生儿暴露),与一般人群相等[37]。观察到 1 例新生儿死亡(0.7%)和 1 例 IUFD(0.7%)。在 12 个病例中观察到 IUGR(7.6%)。9 例过早分娩,7 名婴儿发生了短暂的早产儿并发症[37]。

14.9　乳腺癌

在美国国家癌症和妊娠登记处,118 例女性被诊断患有原发性乳腺癌,其中 2 例为妊娠期新诊断出的原发性乳腺癌患者[37]。研究发现,大部分的妊娠期肿瘤现为高等级的浸润性导管癌,与她们年龄相匹配的非妊娠对照相比瘤体更大,手术后淋巴血管浸润阳性,60% ~ 80% ER 阴性,28% ~ 58% 报道为 HER-2Neu 阳性[39]。大部分女性使用阿霉素/环磷酰胺治疗,第一次治疗的平均妊娠年龄在(20.3 ± 5.4)周。先天性畸形率为 3.8%,7.8% 出生时胎龄小。13 例新生儿在新生儿期有并发症,包括一个早产儿出现败血症和出生贫血、胃食管反流、3 例喂养困难需要胃管喂食、3 例有短暂的呼吸急促、3 例有高胆红素血或黄疸、2 例有呼吸窘迫综合征,2 例有早产窒息。1 例婴儿发生死亡,被诊断为严重的风湿性疾病,导致在 13 个月时死亡。长期报道表明,无神经发育影响或白血病。

Berry 等报道了一项关于 24 例患者的队列研究,妊娠 12 周以后,接受了环磷酰胺、5 - 氟尿嘧啶和阿霉素的治疗,无胎儿异常反应或生长抑制[39]。目前治疗方案推荐在妊娠第一阶段后,典型的 FAC 组合法(环磷酰胺、5 - 氟尿嘧啶和阿霉素)[40]。

14.10 淋巴瘤

35 例患者在妊娠期诊断出了淋巴瘤:23 例诊断患有原发性霍奇金病、2 例复发性霍奇金病、10 例非霍奇金淋巴瘤。在这 35 例患者中有 30 例妊娠期接受了化疗,但没有一例患者在妊娠第一阶段。在美国国家癌症和妊娠登记处,1 例患儿出生带有先天并趾畸形。2 例患儿(6.6%)早于妊娠年龄出生(<10%)。1 例在 28 周 CHOP 化疗后发生 IUFD。虽然进行了尸检,但死亡原因没有认定[37]。1 例报道有说话延迟到 4.3 岁。

对于淋巴瘤,典型的治疗方案包括 CHOP、CHOP-R 或较新的报道,包括 ABVD(阿霉素、博莱霉素、长春碱、达卡巴嗪)。对达卡巴嗪的研究最少。一个来自日本的病例报道详细描述了妊娠第二阶段 ABVD 的使用,结果是婴儿出生后没有任何畸形或感染[41]。

14.11 白血病

在美国国家癌症和妊娠登记处,3 例女性诊断出患有妊娠期急性白血病,其中 2 例接受了化学治疗。这 2 例患者的孩子都无低出生体重、畸形或者后续的异常[37]。

使用过多种化疗药物组合。典型的是,诊断越早,母亲和胎儿的预后越差。尽管如此,在这些病例中,治疗不可推迟。胎儿的并发症包括自发流产、早产儿、IUGR、和 IUFD,理论上归结于母亲贫血和弥散性血管内凝血(DIC)[1]。

在美国国家癌症和妊娠登记处,3 例患者诊断患有妊娠期慢性粒细胞白血病,虽然只有 1 例接受了阿糖胞苷的化疗。她在 42 周分娩了一个正常的婴儿,没有异常现象、妊娠并发症或者长期的并发症。

Aviles 及其同事,跟踪了 62 例接受了恶性血液病治疗的患儿。所有患儿通过学校的标准表现测试和实验室测试,显示身体和神经心理发育正常,对感染病的耐受正常[42]。

14.12 卵巢癌

11 例女性在妊娠期被确诊为卵巢癌,其中 7 例继续接受了化学治疗,在美国国家癌症和妊娠登记处新生儿暴露于卡铂、顺铂、依托泊苷、泼尼松和博莱霉素。2 个胎儿有 IUGR,1 例患儿患有注意力缺失综合征,1 例患儿诊断为遗传性听力缺失(父母均为基因的携带者)[37]。通常选择顺铂而非卡铂用于妊娠期卵巢癌。已知卡铂会引起血小板减少症,并且其蛋白结合率低,从而导致胎盘转移率更高[1]。

关于中枢神经系统(CNS)的病例太少,对于子宫颈、结肠直肠、黑色素瘤和胰腺癌,在本章节中均有总结。

14.13 未来的生育能力

两个前瞻性随机对照试验研究了促性腺激素释放激素(GnRH)拮抗剂的使用,并在伴随的对绝经前期乳腺癌化疗期间,建议保留卵巢功能,使自然月经功能回归[43,44]。

14.14 妊娠期药代动力学

迄今为止,没有针对妊娠期化疗药物的任何药代动力学研究。动物模型虽对研究做出了贡献,但无法提供全面细节。这些研究由于其方法上的缺陷,存在严重争议,在化疗期间,不应依靠 GNRH 拮抗剂来保存生育能力。大部分关于化疗药物的信息来自回顾性研究和病例报道。由于随机控制试验和药代动力学研究缺乏,妊娠患者只能接受与非妊娠女性相同的体重剂量。药代动力学研究将会加深对妊娠期生理学变化的认识,从而影响药物清除。例如,肾清除率的增加和循环血量的增加会影响有效药物浓度。血浆白蛋白水平减少,会增加其他循环蛋白质的量,并且雌性激素水平的增加会减少药物结合水平。胃肠道功能的改变(会改变口服药物的吸收)同样也会改变药物的有效浓度。同时,分布体积和肝脏氧化酶系统在妊娠期也会受到影响[1]。羊水是一个第三空间，一种药物的消除还会受羊水量的影响[38]。没有足够的药代动力学知识，女性会用药不足。因此，需要更多的研究来解释抗肿瘤药物对于母亲和胎儿的作用[45]。

（阎姝　译）

参考文献

[1] Cardonick E, Iacoboccu A. Use of chemotherapy during human pregnancy. Lancet Oncol 2004;5(5):283–91.
[2] Zemlickis D, Lishner M, Degendorfer P, et al. Fetal outcome after in utero exposure to cancer chemotherapy. Arch Intern Med 1992;152:573–6.
[3] Abeloff A, Armitage JO, Nieferhaber JE, Kastan MB, KcKenna WG. Abeloff's Clinical Oncology. Philadelphia: Churchill Livingstone; 2008.
[4] Jolivet J, Cowan KH, Curt GA, Clendeninn NJ, Chabner BA. The pharmacology and clinical use of methotrexate. N Engl J Med 1983;309(18):1094–104.
[5] Kozlowski RD, Steinbrunner JV, MacKenzie AH, Clough JD, Wilke WS, Segal AM. Outcome of first-trimester exposure to low-dose methotrexate in eight patients with rheumatic disease. Am J Med 1990;88(6):589–92.
[6] Wagner VM, Hill JS, Weaver D, Baehner RL. Congenital abnormalities in baby born to cytarabine treated mother. Lancet 1980;2:98–9.
[7] Abraham C, Cho JH. Inflammatory bowel disease. N Engl J Med 2009;361(21):2066–78.
[8] Francella A, Dyan A, Bodian C, Rubin P, Chapman M, Present DH. The safety of 6-mercaptopurine for childbearing patients with inflammatory bowel disease: a retrospective cohort study. Gastroenterology 2003;124(1):9–17.
[9] Enns GM, Roeder E, Chan RT, Ali-Khan Catts Z, Cox VA, Golabi M. Apparent cyclophosphamide (cytoxan) embryopathy: a distinct phenotype? Am J Med 1999;86(3):237–41.
[10] Ali R, Ozkalemkas F, Kimya Y, Koksal N, Ozocaman V, Yorulmaz H, et al. Pregnancy in chronic lymphocytic leukemia: experience with fetal exposure to chlorambucil. Leuk Res 2009;33(4):567–9.
[11] Jacobs C, Donaldson SS, Rosenberg SA, Kaplan HS. Management of the pregnant patient with Hodgkin's disease. Ann Intern Med 1981;95(6):669–75.
[12] Dipaola RS, Goodin S, Ratzel M, Florcyzk M, Karp G, Ravikumar TS. Chemotherapy for metastatic melanoma during pregnancy. Gynecol Oncol 1997;66(3):526–30.
[13] Nolan GH, Marks R, Perez C. Busulfan treatment of leukemia during pregnancy. A case report. Obstet Gynecol 1971;38(1):136–8.
[14] Turchi JJ, Villasis C. Anthracyclines in the treatment of malignancy in pregnancy. Cancer 1988;61(3):435–40.
[15] Peres RM, Sanseverino MT, Guimaraes JL, Coser V, Giuliani L, Moreira RK, et al. Assessment of fetal risk associated with exposure to cancer chemotherapy during pregnancy: a multicenter study. Braz J Med Biol Res 2001;34:1551–9.
[16] Giacalone PL, Laffargue F, Benos P. Chemotherapy for breast carcinoma during pregnancy: a French national survey. Cancer 1999;86:2266–72.

[17] Leyder M, Laubach M, Breugelmans M, Keymolen K, De Greve J, Foulon W. Specific congenital malformations after exposure to cyclophosphamide, epirubicin, and 5-fluorouracil during the first trimester of pregnancy. Gynecol Obstet Invest 2011;71(2):141-4.

[18] Mir O, Berveiller P, Rouzier P, Goffinet F, Goldwasser F, Treluyer JM. Chemotherapy for breast cancer during pregnancy: is epirubicin safe? Ann Oncol 2008;19(10):1814-5.

[19] Shenkier T, Weir L, Levine M, Olivotto I, Whelan T, Reyno L, et al. Clinical practice guidelines for the care and treatment of breast cancer: 15. Treatment for women with stage III or locally advanced breast cancer. CMAJ 2004;170(6):983-94.

[20] Lipshultz SE, Colan SD, Gelber RD, Perez-Atayde AR, Sallan SE, Sanders SP. Late cardiac effects of doxorubicin therapy for acute lymphoblastic leukemia in childhood. N Engl J Med 1991;324(12):808-15.

[21] Meyer-Wittkopf M, Barth H, Emons G, Schimidt S. Fetal cardiac effects of doxorubicin therapy for carcinoma of the breast during pregnancy: case report and review of the literature. Ultrasound Obstet Gynecol 2001;18(1):62-6.

[22] Peccatori FA, Azim Jr HA, Scarfone G, Gadducci A, Bonazzi C, Gentilini O, et al. Weekly epirubicin in the treatment of gestational breast cancer (GBC). Breast Cancer Res Treat 2009;115(3):591-4.

[23] Cuvier C, Espie M, Etra JM, Marty M. Vilorelbine in pregnancy. Eur J Cancer 1997;33(1):168-9.

[24] Buzdar AU, Singletary SE, Valero V, Booser DJ, Ibrahim NK, Rahman Z, et al. Evaluation of paclitaxel in adjuvant chemotherapy for patients with operable breast cancer: preliminary data of a prospective randomized trial. Clin Cancer Res 2002;8:1073-9.

[25] Mamounas EP, Bryant J, Lembersky BC, Fehrenbacher L, Sedlacek SM, Fisher B, et al. Paclitaxel (T) following doxorubicin/cyclophosphamide (AC) as adjuvant chemotherapy for node-positive breast cancer: results from NSABP B-28. Proc Am Soc Clin Oncol 2003;22:4a; (Abstract #12).

[26] Gonzalez Angula AM, Walters RS, Carpenter RJ, Ross MI, Perkins GH, Gwyn K, et al. Paclitaxel chemotherapy in a pregnant patient with bilateral breast cancer. Clin Breast Cancer 2004;5:317-9.

[27] Isaacs RJ, Hunter W, Clark K. Tamoxifen as systemic treatment of advanced breast cancer during pregnancy – case report and literature review. Gynecol Oncol 2001;80(3):405-8.

[28] Goodman A, Schorge J, Greene MF. The long-term effects of in-utero exposures – the DES story. N Engl J Med 2011;364(22):2083-4.

[29] Diethylstilbestrol. ACOG Committee Opinion: Committee on Gynecologic Practice. Int J Gynaecol Obstet 1994;44(2):184; Number 131 – December 1993.

[30] Gibson L, Lawrence D, Dawson C, Bliss J. Aromatase inhibitors for treatment of advanced breast cancer in postmenopausal women. Cochrane Database Syst Rev (4) 2009; CD003370.

[31] McArthur HL, Morris PG. Aromatase inhibitor strategies in metastatic breast cancer. Int J Women's Health 2010;1:67-72.

[32] Wiadakowich C, Phuong D, EvandrodeAzambuja A, Martine P-G. HER-2 positive breast cancer: what else beyond trastuzamab-based therapy? Anticancer Agents Med Chem 2008;8:488-96.

[33] Pant S, Landon MB, Blumenfeld M, Farrar W, Shapiro CL. Treatment of breast cancer with trastuzamab during pregnancy. J Clin Oncol 2008;26(9):1567–9.

[34] Tarantola RM, Folk JC, Boldt HC, Mahaian VB. Intravitreal bevacizumab during pregnancy. Retina 2010;30(9):1405–11.

[35] Keefe D. Trastuzumab-associated cardiotoxicity. Cancer 2002;95(7):1592–600.

[36] Mendez LE, Mueller A, Salom E, Gonzalez-Quintero VH. Paclitaxel and carboplatin chemotherapy administered during pregnancy for advanced epithelial ovarian cancer. Obstet Gynecol 2003;102(5 Pt 2):1200–2.

[37] Cardonick E, Usmani A, Ghaffar S. Perinatal outcomes of a pregnancy complicated by cancer, including neonatal follow-up after in utero exposure to chemotherapy: results of an international registry. Am J Clin Oncol 2010;33(3):221–8.

[38] McGrath SE, Ring A. Chemotherapy for breast cancer in pregnancy: evidence and guidance for oncologists. Ther Adv Med Oncol 2011;3(2):73–83.

[39] Berry DL, Theriault RL, Holmes FA, Parisi VM, Booser DJ, Singletary SE, et al. Management of breast cancer during pregnancy using a standardized protocol. J Clin Oncol 1999;17:855–61.

[40] Gwynn KM, Theriault RL. Breast cancer during pregnancy. Curr Treat Options Oncol 2000;1(3):239–43.

[41] Iriyama N, Horikosi A, Tanaka T, Hirabayaski T, Kodaira H, Hatta Y. Successful treatment of Hodgkin lymphoma in second trimester of pregnancy: feasibility of ABVD regimen. Int J Hematol 2011;94(1):104–7.

[42] Aviles A, Diaz-Maqueo JC, Talavera A, Guzman R, Garcia EL. Growth and development of children of mothers treated with chemotherapy during pregnancy: current status of 43 children. Am J Hematol 1991;36:243–8.

[43] Gerber B, von Minckwitz G, Stehle H, Reimer T, Felberbaum R, Maass N, et al. Effect of luteinizing hormone-releasing hormone agonist on ovarian function after modern adjuvant breast cancer chemotherapy: the GBG 37 ZORO study. J Clin Oncol 2011;29(17):2334–41.

[44] Badawy A, Elnashar A, El-Ashry A, Shahat M. Gonadotropin-releasing hormone agonists for prevention of chemotherapy-induced ovarian damage: prospective randomized study. Fertil Steril 2009;91(3):694–7.

[45] Parisi MA, Spong CY, Zajicek A, Guttmacher AE. We don't know what we don't study: the case for research on medication effects in pregnancy. Am J Med Genet C Semin Med Genet 2011;157(3):247–50.

第 **15** 章

药物滥用疾病

James J. Nocon

15.1 引言

作为影响女性的公共卫生和社会问题,妊娠期间酒精、烟草和其他成瘾性药物(ATOD)是最可预防的。虽然很难对妊娠期使用 ATOD 的情况进行准确的估计,但 2003 年的一项国家的调查显示,15~17 岁之间年轻女性的患病率为 15.1%[1]。不幸的是,报道表示妊娠期间药物滥用容易引发关注[2]。承认滥用非法物质可能导致被起诉、被监禁以及失去孩子的监护权[3]。更糟糕的是,药物滥用往往易被忽视。

卫生保健行业经常将妊娠的吸毒者妖魔化[4]。在一项调查中,52% 的医生认为妊娠期滥用药物构成了虐待儿童的行为[5]。在另一项调查中,产科护士对药物滥用的了解是有限的,并且超过 60% 的产科护士表现出了敌意和惩罚性的态度[6]。上述情况的主要问题是缺乏教育和培训,特别是缺乏对妊娠期间药物滥用的行为进行筛选、检测和干预的能力。这种意识的缺乏给了吸毒者默许[7]。美国妇产科医师学会(American College of Obstetricians)通过了对危险饮酒行为和使用非法药物进行普查的伦理学评估[8]。同样,美国医学协会也支持建立普查制度[9]。

本章将综述滥用药物的女性尤其是妊娠期女性所面临的独特问题。此外,本章将包含超过 500 例在印第安纳波利斯州印第安纳的维斯哈德纪念医院(Wishard Memorial Hospital)接受产前恢复项目治疗的患者数据(以下简称维斯哈德数据,Wishard data)。维斯哈德是印第安纳波利斯州一所公立医院和印第安纳大学医学院的主要教学医院。统计数据包括了每年约 3000 例产妇,其中黑人 40% 白人 30% 和西班牙裔 30%,其中约 95% 拥有医疗补助。

15.2　药物滥用疾病的定义

成瘾实际上是一种非常难以定义的疾病,而成瘾咨询师的普遍共识是,“当我看到它时,我知道它”,前美国最高法院法官波特斯图尔特(Potter Stewart)表示,它不是一个“意志薄弱”问题、贫穷的符号或不道德的行为。美国精神病学协会颁布的《精神疾病的诊断和统计手册》(DSM-IV-TR),拒绝了“成瘾”这个概念,而以更加开明的“物质使用障碍(Substance Use Disorder,SUD)”一词代替了“成瘾”这样的贬义词[10]。

《精神疾病的诊断和统计手册》对药物依赖和药物滥用做如下区分[11]:

药物依赖是指一种药物的使用模式,它导致明显临床意义上的组织损伤或痛苦感,同时伴随 12 个月内的同一时间段内发生的如下状况中的 3 种或更多种表现:

- 药物耐受。
- 停药。
- 药物的用量和用药周期超过预期。
- 坚持寻求药物或是难以戒断和控制使用。
- 在寻找药物上过度花费时间,药物过度使用以及药物失效。
- 重要的社交、工作以及娱乐活动被放弃或减少。
- 尽管明知药物会导致或加剧一系列持续性或复发性生理或心理问题,仍然坚持用药。

药物滥用与药物依赖具有不同的定义。它以不正常的药物使用为特征,具有下述表现中的一种或多种,并持续一年。

- 反复用药以致在家、学校或工作场所表现出失常行为。
- 在可能导致危险的情况下(如行驶汽车)仍然反复用药。

- 存在与反复用药有关的法律问题,如被逮捕。
- 尽管药物的使用导致了或恶化了人际关系问题或社会问题,仍坚持使用。

15.3　成瘾被定义为大脑的一种疾病

成瘾的疾病模型现在牢固地建立在压倒性的证据基础之上,成瘾是大脑的一种疾病。大脑中的某种物质或行为能够产生一种追求某些药物或行为的强迫性寻求,而这些药物和行为会导致不良后果[12]。它表现为一种慢性复发性的过程,如能成功治疗,则其结局与高血压或糖尿病患者中依从性好的人相当,甚至更好[13]。类似于糖尿病和高血压,成瘾是下列因素之间的相互作用:

物质:酒精、烟草和其他药物。

主体:遗传、脆弱性、并发症。

环境:家庭、文化。

药物连续使用改变着脑细胞的结构和生理功能,特别是侧被盖区和伏隔核[14]。PET / MRI 扫描能够发现药物和行为影响大脑的位置。成瘾耗尽多巴胺,并使大脑无法产生足够的多巴胺来发挥正常的功能[15]。在所有成瘾药物和反应中都会发生这个过程。

这个疾病模型的药理学意义被用于治疗尼古丁的依赖。尼古丁激活了伏隔核,释放了多巴胺,同时也损耗了多巴胺。多巴胺再摄取抑制剂类抗抑郁药通过阻断或抑制尼古丁的影响来稳定多巴胺水平、降低烟瘾、提高戒烟效果。类似的抗抑郁药也被用于甲基苯丙胺成瘾的治疗,效果较好[16]。

最近,美国成瘾医学学会(ASAM)重新定义了成瘾,定义遵循了医学和神经生物学的证据[17]。学会指出,成瘾是“一个有关大脑奖赏、动机、记忆和相关神经信号通路的主要慢性疾病”。在定义中ASAM 描述了 5 大特征(ABC):

(1)不能坚定地放弃(Abstain)。

(2)行为(Behavioral)控制障碍。

（3）对于药物或满足感增加的渴求（Craving），或"饥渴感"。

（4）对个人行为和人际关系存在明显问题的忽视（Diminished）。

（5）情绪反应失常。

美国成瘾医学学会的定义认为成瘾影响人们的情绪与认知行为以及人际关系，尤其与家庭和社区间的关系，同时也改变他们对新鲜事物的反应。这符合"成瘾患者12步激励恢复法"的观点，被称为"关系观"。简单地说，如果药物滥用及相关行为使这个人与相亲近的人之间在生理和情绪的联系方面中断，并发生隔绝，那么他们就上瘾了。这种行为会引发一种干预。

美国成瘾医学学会的定义引起了争议，因为医生的观点是以他们所受的培训为基础的，而当前的教材反映了旧的执念而不是"脑疾病"模型[18]。许多医生坚信治疗无效的说法，即治疗是耗时的，并且很少提供转诊服务[19]。并且把"精神"因素纳入治疗常被视为是不客观的行为。事实上，治疗工作、短暂干预措施是有效的，并且精神模型有助于在恢复过程中激励患者[20]。

15.4　好消息：大脑可以恢复

目前的研究表明，脑复苏是由成人干细胞所介导的，是由伏隔核定位的一大来源[21]。干细胞可以在迁移比较大的距离后出现并重建损坏的传导通路。已知的刺激干细胞产生的因素包括体育锻炼、叶酸和阅读。众所周知，叶酸补充，能够预防神经管缺陷，从而能够修复其他结构损伤[22]。因此，叶酸补充有可能成为新的用药方案以加强成瘾的恢复。一个有趣的问题是，高剂量的叶酸补充剂是否可以保护和预防胎儿酒精综合征及其相关的脑损伤。

干细胞修复的理论将断言，乙醇损害神经元并且戒酒去除了中枢神经系统的压力。干细胞会慢慢从侧被盖区迁移并重建损坏的神经信号通路。在酗酒恢复的过程中，需要8～12个月的时间才能出现明显的精神变化，这表明干细胞介导修复的过程是缓慢的并且一些永久性的损伤可能会持续。在酗酒恢复过程中，另一个指标是复发率，前3

个月较高,经 9 个月的戒除后复发率明显下降。

酗酒恢复过程中的药物治疗被广泛接受。双盲安慰剂对照研究显示纳曲酮和阿坎酸显著降低了复发率[23]。纳曲酮与羟吗啡酮结构类似,是阿片受体拮抗剂,并且具有成瘾"阻断"效应。阿坎酸可能通过与谷氨酸和 GABA 神经递质系统的相互作用而具有类似的效果。这些药物和叶酸对胎儿没有任何不良影响,可以考虑在妊娠期间使用。

15.5　妊娠期增强恢复

因为母性本能的召唤,妊娠明显提高了(成瘾症状的)恢复,并在长期恢复过程中也表现出差异。经过 1 年的治疗,有 65.7% 加入治疗项目的妊娠期女性未再使用成瘾药物,而非妊娠期女性中只有 27.7%($P < 0.0005$)[24]。同样在维斯哈德研究中,2005 年有 23 名女性参加了治疗项目,包括产前护理、个别或小组形式的持续 6 个月产后辅导。所有 23 名女性在第一次产前检查中对于可卡因、四氢大麻酚(THC)或阿片类药物均显阳性。在分娩时,19 名女性对上述药物呈阴性(82.6%)。这 19 人中有 15 人在产后 6 个月持续显阴性(占总数的 65.2%)。

在妊娠期间治疗乙醇成瘾上,即使是简单的干预措施也已被证明是非常有效的[25]。最重要的是,药物滥用的产前干预减少了新生儿低出生体重和早产现象[26]。例如,对于在 2003—2004 年参加维斯哈德威舍德项目的 40 例患者,其在第一次产前检查时可卡因检测均显阳性。治疗包括了产前护理和简短的个别辅导。在分娩过程中,有 27 名婴儿胎粪测试阴性(67.5%),并且平均出生体重为 3253.55 g(s. d. 473.99)。另外 13 名对可卡因呈阳性的胎儿平均体重只有 2775.85g(s. d. 466.68),($P < 0.01$)。

停止使用可卡因后,胎粪中的药物通常需要 10~14 周的时间来"清除",这种机制尚不清楚[27]。因此,对足月新生儿而言,妊娠晚期前妊娠期女性必须摆脱成瘾药物以确保阴性。早期干预显然避免了在妊娠期间使用可卡因所导致的低出生体重。通过习惯强化加短期激励疗法的简短干预,加强了对产前随访的依从性,从而获得更好的戒断效果、较高的出生体重以及减少早产现象[28]。

15.6 在女性和妊娠期女性中的成瘾现象

已经有确切的经验证据支持精神药物在药代动力学和药理学性质上存在性别差异[29]。毫无疑问,男性和女性对许多药物的反应不同。女性胃黏膜中乙醇脱氢酶水平较低。这导致女性首关代谢过程短暂和更快的中毒反应[30]。对女性而言,乙醇对身体的不良影响更大[31]。她们呈现出的过量 - 伸缩效应(heavy use-telescoping),导致依赖性的快速形成[32]。

女性在药物滥用上也有不同的心理动机。防御机制包括自我责备和包括主观化和合理化的否定形式,独立的成分包括照护和自我忽视[33]。社会差异反映了"双重标准",人们期待男性能够有好的酒量而女性饮酒被认为是"轻浮的"。对妊娠期间饮酒的女性还有一个特别的羞辱性观点,即"你怎么能这样对你的宝宝?"这有时被称为基于羞耻的思维[34]。

在成瘾状态下,心理差异将这种羞辱在他们自己的内心中以内化压迫的形式表现出来。"我不值得恢复。""我是一个坏人,不是生病。""我不能忍受没有毒品的情感痛苦。""我不能没有毒品的性。"[35]由于耻辱感,女性经常在孤立的状态下使用药物和乙醇,以致延误了诊断和治疗。耻辱感促使家庭通常对这样的情况秘而不宣。最重要的是对创伤作用和创伤后应激障碍的忽视。既往的性创伤经历和成瘾(50%～80%的吸毒者描述遭受过性创伤和侮辱)之间有很强的相关性,女性选择药物和乙醇进行自我药物治疗[36]。

女性荷尔蒙的差异可能是另一个女性成瘾的因素。研究表明,女性在月经周期中的卵泡期时峰值血浆可卡因浓度水平为(73.2±9.9)ng/mL,显著高于黄体期(54.7±8.7)ng/mL,但在可卡因作用的主观报告中没有差异[37]。然而,高不孕率与饮酒相关[38]。

　　女性对特定药物的反应与男性存在差异。女性对海洛因产生依赖性快于男性[39]。女性使用可卡因时通常使用静脉注射,从而使艾滋病病毒感染的风险加大[40]。女性更可能用吸烟来控制体重和减轻压力[41]。酗酒的女性通常有喝酒的配偶,并且赡养费较少[42]。女性更可能滥用处方药,尤其是阿片类药物[43]。女性往往是孩子唯一的依靠,但却几乎没有为这类儿童提供支持的治疗计划[44]。

　　女性特别容易受到药物滥用的伤害。在大多数社会中,如果不是全部的话,女人没有自己的声音,妊娠期女性没有自己的声音,而妊娠的吸毒者最没有自己的声音。例如,相同工作的不平等待遇、对妊娠员工不切实际的禁令和妖魔化妊娠吸毒者。研究表明,使用药物是一些女性应对这类压迫的一种方式[45]。与之相反,激励是成功康复的关键。

15.7　精神异常的并发症

　　有效治疗药物滥用的一个重要方面是认识和治疗精神异常的并发症。一些精神问题在女性中更为常见[46]:

- 双相情感障碍。
- 恐慌症。
- 创伤后应激障碍。
- 集群 B 型人格障碍。
- 贪食症。
- 抑郁。

此外,遗传标记与一些精神异常相关,这些精神异常会导致更高的药物滥用概率[47]。它们包括:

- 低 P3 波幅(精神分裂症、ADHD)。
- 品行障碍(CD)。
- 反社会人格(ASPD)。
- 多巴胺受体密度降低(D2)。
- 5 - 羟色胺(5-HT)系统。

使用药物治疗这些疾病有助于从药物滥用中康复,但也为胎儿带来了额外的问题,包括需要在特殊重症监护病房中治疗的新生儿的戒断症状[48]。这对于苯二氮䓬类药物尤其如此,尤其是当与酒精反应时,有较高的致畸率和撤药反应[49]。在治疗妊娠合并并发症时,评估药物治疗的风险和效益是最重要的。

15.8 容易滥用的药物

妊娠期最易滥用的药物是乙醇、烟草、大麻、可卡因、阿片类药物和安非他明[50]。乙醇损害神经元,导致胎儿乙醇综合征(FAS)和胎儿酒精谱系障碍(FASD),这是导致胎儿智力低下最常见的可预防原因。乙醇还与死胎、自然流产和低出生体重的高发生率有关[51]。尼古丁与流产、低出生体重和早产的高发生率有关。相比其他药物联合,乙醇和尼古丁能够导致更多的胎儿损伤。

处方阿片类药物的使用在过去的几年中飙升[52]。2002—2007年,维斯哈德数据表明,在287例患者中有69例患者(24%)是使用阿片类药物进行治疗的。2008—2010年,74%的患者使用阿片类药物治疗,特别是美沙酮和丁丙诺啡维持治疗。佛罗里达成瘾医学协会的数据表明,每一天佛罗里达州会有10个人因奥施康定("oxy")中的羟考酮而死亡。该药是12~17岁孩子中头号滥用药品[53]。一个有缺陷的处方监测程序导致了"oxy"的流行[54]。

下面的章节将描述常见易滥用物质对产妇、胎儿和新生儿的影响。妊娠期间的治疗涉及一些策略,包括解毒、戒酒、保养和共病态精神障碍的治疗。饮食、营养、社会服务的支持和12步组是药物治疗必不可少的辅助。

15.8.1 乙醇

在妊娠期,乙醇是一种已知的致畸剂,没有任何已知的安全水平。与男性喝了相同量的酒之后,女性血液中乙醇的含量比男性高,并且女性对其毒性作用更敏感,也就是说,她们醉得更快。这似乎是由于身体水分较少和胃中乙醇脱氢酶不足导致首过代谢能力降低所致[55]。

乙醇容易穿过胎盘,并且在母亲已经将其完全清除的情况下存在于羊水中。乙醇损害可能发生在妊娠早期,在女性意识到她妊娠之前。胎儿毒性与剂量相关并且在妊娠的前 3 个月风险最大[56]。

有许多机制导致细胞坏死或凋亡,包括:

- 增加氧化应激。
- 线粒体损伤。
- 对神经胶质细胞的影响。
- 化学信使系统发育和功能受损。
- 葡萄糖的转运和吸收。
- 细胞黏附[57]。

除了颅面部畸形和智力迟缓与 FAS(平均智商为 67 分)相关,患有胎儿乙醇综合征和多动症的孩子更可能在早期出现注意力不集中的表现。这些孩子的大脑胼胝体结构似乎存在缺陷,对标准精神兴奋剂药物的反应是不可预知的[58]。

15.8.1.1　妊娠期间乙醇使用的药物治疗

治疗的前提是戒毒和戒酒。在戒毒期间,选择苯二氮䓬类药物来降低戒断期间的大脑兴奋状态。卡马西平是一种抗癫痫药物,已在欧洲广泛应用。它是一种妊娠 D 类药物,最佳用药时机可能是妊娠中期和妊娠晚期[59]。由于卡马西平增加了神经管缺陷的发生,所以使用卡马西平时推荐补充叶酸[60]。

双硫仑用以维持戒酒。双硫仑抑制乙醛脱氢酶产生,使用后饮酒会导致乙醛的积累。结果导致患者出现了一系列痛苦症状,包括面部潮红、心跳过速、低血压、恶心、呕吐。这是一种负反馈强化治疗,在妊娠期酗酒患者康复治疗中使用可能不会被很好地耐受。有关双硫仑导致胎儿畸形的报告是零星的,显示其是相对安全的[61]。

纳曲酮和阿坎酸也被用于维持戒酒状态。纳曲酮是阿片受体激动剂。它似乎可以阻断被乙醇激活的阿片受体,并且可以产生一种降低对乙醇渴求的效果。阿坎酸也有类似的作用,其机制被认为是调节大脑 NMDA 受体[62]。关于妊娠期使用阿坎酸的数据很少。大多数情况下,妊娠期间持续使用乙醇的风险远远大于药物治疗的风险。

15.8.2 烟草;烟碱

烟草烟雾中的尼古丁对胎儿的危害是一把双刃剑。香烟烟雾中含有氰化物、一氧化碳和过多的有毒碳氢化合物,影响胎盘的氧转运。这导致自然流产、低出生体重和早产[63]。尼古丁影响脐带血流、胎儿脑动脉血流量,并增强烟雾的影响[64]。在减少这些影响上,戒烟计划是有效的,尤其是在妊娠开始前或妊娠早期[65]。

尼古丁的药物治疗类似于乙醇,专注于解毒和维持戒烟。戒烟计划中最常使用尼古丁贴片、含片和胶囊。尼古丁替代疗法(NRT)有助于防止复发和消除烟雾对胎儿的影响。尼古丁被分泌到乳汁中的量似乎极少,因此母乳喂养时可以使用尼古丁替代疗法[66]。必须建议患者在使用上述治疗方法的时候不能吸烟,因为尼古丁剂量的相加会大大增加胎儿暴露。

使用选择性 5 - 羟色胺和多巴胺再摄取抑制剂取得了少量成功。安非他酮是最常见的处方抗抑郁药而伐尼克兰是最新的。安非他酮是一种多巴胺再摄取抑制剂,阻断对烟草的渴望。伐尼克兰是 α4β2 烟碱型乙酰胆碱受体亚型的选择性部分激动剂,也具有减少和阻断对烟草渴望的作用。二者都有可能导致母亲精神症状的副作用,医生应该注意到这些药物的黑框警告[67]。

维斯哈德数据中对药物滥用患者进行的一项调查显示,妊娠期间每 3 例患者中大约有两例仍继续吸烟。减少吸烟的努力获得了部分成功。NRT 耐受良好,安非他酮和伐尼克兰的使用也取得了积极的效果。最终目标是戒烟,如果一个患者可以减少吸烟量至每天少于 10 根,那么其分娩时低出生体重和早产的风险可以降低。然而,即使较低的吸烟频率也与低出生率的增加有关[68]。

15.8.3 鸦片类药物和阿片类药物

鸦片是来自罂粟的生物碱衍生物,包括吗啡、可待因和蒂巴因。阿片类药物包括天然鸦片类制剂和来自生物碱(蒂巴因)的半合成阿片类药物,如氢可酮、羟考酮和海洛因以及全合成的美沙酮、丁丙诺啡、芬太尼、努比亚(Nubian)。许多医生混合使用这些术语。

对于阿片类药物的治疗,经历了从戒毒、断瘾到维持治疗的重大转变。多种因素促成了这种转变。维持疗法有助于防止复发和预防由于静脉注射药物导致的疾病。最重要的是,阿片戒断治疗会带来胎盘早剥和早产风险增加。然而,有报道,在选定的患者中可以实现相对安全地戒毒[69]。在一项渐进式美沙酮戒毒的回顾性研究中,没有早产风险的增加[70]。然而戒毒后,一项研究表明复发率为56%[71]。

阿片类药物结合神经受体,包括:

■ μ 受体:镇痛、欣快、呼吸抑制、便秘、镇静和瞳孔缩小。

■ κ 受体:烦躁不安、镇静、精神病。

■ δ 受体:未知。

排泄比出现戒断症状快。吗啡在 72 小时内被排出,而出现戒断症状需 3~6 天。美沙酮可以在 4~5 天内排出,但出现戒断症状需长达 10~20 天。其临床意义在于一个出现戒断症状的患者可能出现尿检(UDS)阴性。此外,美沙酮、氢可酮和羟考酮在妊娠期间代谢加速。因此,维持剂量需要增加。在维斯哈德数据中,对于美沙酮维持治疗的患者,35% 需要在初始剂量基础上增加 30%~50% 以预防停药。

阿片类药物对母体的主要风险是呼吸抑制和死亡。许多阿片类药物的使用者也使用苯二氮䓬类,这大大增加了死亡风险。在维斯哈德数据中,45 名使用阿片类药物的慢性疼痛患者中有 19 人(42.2%)在第一次产前检查中显示苯二氮䓬类阳性。此外,约有 2/3 的患者使用烟草。维斯哈德数据还显示,阿片类药物的使用者更易出现低出生体重和早产。

阿片类药物被认为是妊娠 B 类药物,在动物研究中没有过危害报道。近期一项名为"全国出生缺陷预防研究"的项目对 1997 年 10 月 1 日至 2005 年 12 月 31 日出生的婴儿进行了病例对照研究。结果显示 17 449 例病例组产妇中的 2.6% 和 6701 例对照组产妇中的 2% 使用了治疗性阿片受体类药物。下述现象与用药具有显著的统计学相关性:

■ 外科手术间隔缺损(OR, 2.7;95% 置信区间:1.1~6.3)。

■ 房室隔缺损(OR, 2.0;95% 置信区间:1.2~3.6)。

■ 左心发育不良综合征(OR, 2.4;95% 置信区间:1.4~4.1)。

- 脊柱裂(OR, 2.0;95% 置信区间:1.3 ~ 3.2)。
- 婴儿腹裂(OR, 1.8;95% 置信区间:1.1 ~ 2.9)[72]。

此外,美沙酮维持治疗也被发现与眼异常相关,包括:

- 弱视(95%)。
- 眼球震颤(70%)。
- 视觉成熟延迟(50%)。
- 斜视(30%)。
- 屈光不正(30%)。
- 大脑视力缺损(25%)[73]。

新生儿戒断综合征(NAS)对胎儿/新生儿的影响是最常见的。使用美沙酮维持治疗者的发病率高达 90% ,发病率与阿片类药物的使用、日剂量、疗程、合并用药,尤其是苯二氮䓬类有关[74]。对于 NAS,新生儿急性戒断症状在数小时到 4 天左右出现。常见的症状包括易哭、吵闹、呼吸急促、失眠和震颤,治疗则是基于对这些精神运动性行为的观察评分[75]。治疗包括稳定症状,通常使用吗啡滴定,然后逐渐减少剂量直至戒除[76]。NAS 的药物治疗也可以使用可乐定、α 受体激动剂(用于稳定心血管系统)、苯巴比妥(可以降低大脑活动和癫痫发作)。

已经明确观察到妊娠期接受阿片类药物治疗对神经行为功能的影响。最常见的现象包括头围缩小、发育迟缓,以及较差的精细运动协调性[77]。然而,阿片类药物治疗的长期影响似乎更依赖家庭环境[78]。存在心智发展迟缓的美沙酮暴露的婴儿通常也是生长在恶劣的环境下,这并不奇怪[79]。

对阿片成瘾母亲的治疗涉及管理急性过量、戒断反应、维持治疗和脱毒。最常见的问题是患者出现急性戒断症状。症状稳定之后,多数患者通过美沙酮或丁丙诺啡维持治疗,只有零星患者选择戒毒。随着越来越多的阿片依赖患者用美沙酮或丁丙诺啡来维持治疗,他们在首次产检中被称为"美沙酮或丁丙诺啡维持治疗患者"。

15.8.3.1 阿片过量

- 以瞳孔缩小、呼吸抑制、昏迷和肺水肿为特征。
- 建立气道。

- 如果是长效阿片,如美沙酮过量,重复注射纳洛酮。
- 纳洛酮不会伤害胎儿。
- 治疗将导致严重戒断反应。
- 重新使用阿片类或是修改剂量。
- 使用美沙酮或丁丙诺啡进行维持治疗。
- 美沙酮:初始剂量每天 2 次,每次 20mg;每天增加 5 ~ 10mg,直到稳定。
- 丁丙诺啡或纳洛酮:初始剂量每天 2 次,每次 4mg;每 6 小时增加 2 ~ 4 mg 直到戒断症状减弱。

15.8.3.2　阿片类戒断反应:影响的主要系统

- 中枢神经系统:震颤、癫痫发作。
- 代谢:出汗、打哈欠。
- 血管:热潮红和变冷。
- 呼吸:频率增加、呼吸性碱中毒。
- 消化道:胃肠道痉挛、恶心、呕吐、腹泻。
- 药物特性:美沙酮戒断反应可持续 10 ~ 20 天。
- 重新使用阿片类或是修改剂量。
- 避免使用具有强中枢神经系统和呼吸系统抑制作用的苯二氮䓬类。
- 目前的建议是避免妊娠期间戒断。

15.8.3.3　阿片戒断治疗

- 使用美沙酮或丁丙诺啡防止戒断症状:可以先使用可待因(每4 ~ 6 小时给予 10mg)72 小时以稳定症状而后改用美沙酮或丁丙诺啡。
- 每 4 ~ 6 小时给予异丙嗪 25mg 以缓解戒断症状,可明显缓解恶心、呕吐和胃肠道症状。
- 苯巴比妥每天 3 次,每次 30mg,用于缓解神经系统戒断症状。
- 可乐定每天 3 次,每次 0.1mg,用于缓解血管戒断症状。
- 对同时使用阿片类药物和对乙酰氨基酚的患者,检查对乙酰氨基酚的水平。

15.8.3.4　阿片类脱毒

- 必须密切控制。风险很少超过收益。

- 逐步减量,以尽量减少戒断反应。
- 对症治疗。
- 每 4~6 小时给予异丙嗪 25mg 可明显缓解戒断时的恶心、呕吐和胃肠道症状。
- 苯巴比妥每天 3 次,每次 30mg,用于缓解神经系统戒断症状。
- 可乐定每天 3 次,每次 0.1mg,用于缓解血管戒断症状。

在过量、戒断和脱毒中,早产仍然是一个主要的风险。早产的药物治疗,如硫酸镁,可能会增强母亲和新生儿的呼吸抑制。阿片类药物显著影响胎儿监测,最常见的是胎儿活动减少[80]。美沙酮导致对无刺激胎心监护(NST)无应答的高发生率,尤其是测试前 1~3 小时服用药物[81]。NST 测试无应答后的生物物理性质正常[82]。

宫内发育迟缓(IUGR)是阿片依赖型女性的另一个常见问题,必须进行超声检查以确定产前治疗方案。如果确认为是宫内发育迟缓,则认为胎盘功能不全的程度与脐带的舒张期血流的变化有关。舒张血流阻力上升和羊水减少是密切监测和早期干预的标志物。

15.8.3.5 阿片类药物维持策略:美沙酮和丁丙诺啡

多年来,美沙酮维持治疗一直是阿片类药物依赖型妊娠期女性维持治疗的标准方案。与流行的看法相反,美沙酮从来没有被批准用于治疗妊娠期间阿片类药物的依赖。美沙酮维持治疗是高度管制的,只有在联邦认证的诊所并仅限于治疗阿片依赖时才能调剂。因此,患者必须在清晨到达,接受她的剂量和它的副作用,然后继续度过她的一天。

早期的研究揭示了维持治疗的实质性收益,特别是在减少传染病和死胎方面[83]。起初美沙酮使用尽可能低的剂量给药以降低出现新生儿戒断综合征(NAS)的风险。不幸的是,不到 20~40mg 的剂量往往未能达到阻断作用,并导致早产、低出生体重和复发的现象[84]。因此,基于戒断症状和渴求是调整美沙酮剂量的最谨慎办法。高达 35%的患者需要增加美沙酮的剂量,通常在妊娠中期之后和妊娠晚期之前。虽然现有证据不认为将美沙酮单日剂量分次给予的方案具有优势,但许多患者反映有耐受良好的耐受性和不明显的恶心感,这提高了对治疗和产前护理的依从性[85]。如果患者有典型的产后利尿现象,建议在分娩后不久减少美沙酮20% ~ 40%剂量。

15.8.3.6 阿片类药物维持治疗:美沙酮

- 鼓励患者在妊娠期间继续服用美沙酮。
- 在妊娠期间预计有 35% 的患者需增加 50% 剂量。
- 剂量范围每天 50 ~ 150mg。
- 高剂量与 NAS 的严重程度不相关,并能改善产妇对产前治疗的依从性[86]。
- 鼓励患者母乳喂养[87]。
- 注:美沙酮是 FDA 批准的用于治疗妊娠期阿片依赖的药物。

1996 年,法国首次批准丁丙诺啡用于阿片类药物依赖的维持治疗,并且允许执业医师开具丁丙诺啡处方以便于患者的治疗[88]。有几千例患者接受了丁丙诺啡治疗,其中妊娠期女性的数量在增加。初期观察结果令人惊讶,大多数新生儿未发生新生儿戒断综合征(NAS)或症状轻微不需治疗。一项法国的前瞻性研究研究了 34 例丁丙诺啡用于妊娠期治疗的患者,结果显示,其中 13 例患有 NAS,而 9 例是由于其他精神药物(苯二氮䓬类药物、阿片类药物和大麻类药物)引起[89]。通过对“2000 年药物治疗法”的修订,2002 年批准了丁丙诺啡在美国的使用。美国第一次调查登记了超过 300 例使用丁丙诺啡治疗的母亲,相比美沙酮,调查显示丁丙诺啡对于妊娠期女性和婴儿是安全有效的[91]。美沙酮和丁丙诺啡比较研究证实,丁丙诺啡能够改善母亲和新生儿的临床结果[92]。

丁丙诺啡是对 μ 受体具有高亲和力的激动/拮抗剂。因此,如果患者在使用丁丙诺啡时同时使用另一种阿片类药物,其欣快感不明显。这显著降低了滥用的可能[93]。胎儿暴露量少和新生儿戒断综合征发病率较低的可能解释是丁丙诺啡通过胎盘芳香酶进行代谢,因此通过胎盘转运较少[94]。

丁丙诺啡在美国上市了两种制剂——丁丙诺啡(Subutex 仿制药)和丁丙诺啡/纳洛酮(Suboxone)。起初,有人担心,丁丙诺啡/纳洛酮组合可能导致胎儿在宫内出现戒断症状。因此,妊娠期间只建议使用丁丙诺啡。证据清楚地表明纳洛酮的剂量对胎儿几乎没有影响[95]。

此外,发现舌下含服丁丙诺啡治疗新生儿戒断综合征安全有效[96]。在母乳中发现了少量的丁丙诺啡,但即使有量也很少。当母乳喂养停止时,没有证据表明会对新生儿戒断造成影响[97]。

15.8.3.7 阿片类药物维持治疗:丁丙诺啡

- 患者必须在停用阿片类药物后开始丁丙诺啡药物治疗。
- 住院患者:一些人推荐丁丙诺啡作为初始治疗,舌下含服2~4mg的片剂或薄膜剂。
- 每6小时增加2~4mg的剂量以解除戒断症状。
- 转为丁丙诺啡/纳洛酮的门诊治疗。
- 目标剂量范围每天4~24mg。
- 每天8~16mg分剂量给药时,大多数妊娠期女性控制稳定。

15.8.3.8 阿片类药物维持治疗的患者的麻醉与镇痛

- 硬膜外麻醉是分娩和剖宫产的标准选择。
- 腰麻用于剖宫产术。
- 对于术后急性疼痛,使用美沙酮和丁丙诺啡的患者需使用超过常规剂量70%的阿片类药物才能缓解[98]。
- 大部分患者组对吗啡有最佳的耐受性。

15.8.3.9 阿片类药物依赖型患者:母亲和婴儿临床结果的比较

维斯哈德数据反映了对阿片类药物依赖型患者的长期观察研究结果。这项研究包括产前康复诊所(Prenatal Recovery Clinic)从2002年开始到2010年的数据,包含90例使用美沙酮的患者与46例使用丁丙诺啡/纳洛酮患者的比较数据。此外,还有其他两组阿片依赖型慢性疼痛患者的数据,一组($n=31$)为尿液中只检出镇痛用阿片类和阿片/对乙酰氨基酚组合的患者;另一组($n=45$)为尿检中发现多种合法或不合法的药物,包括苯二氮䓬类、可卡因和大麻。后一组因多种药物滥用(poly-substance use.)而被称为阿片类"P"组。

相比于丁丙诺啡组,美沙酮组出现早产和低出生体重儿的概率明显增高,此外还存在新生儿体重相对较轻以及戒断症状持续时间长的问题。有趣的是,在只使用阿片类药物镇痛的阿片类药物依赖型慢性疼痛患者中,孕产妇和新生儿的发病率最低。后一组氢可酮和羟考酮的剂量范围为每天 40 ~ 80mg。

使用美沙酮治疗的母亲只有 9 例出现非法药物胎儿胎粪检查阳性。同一机构 1999 年的研究发现,在分娩前 30 天的检查中,85% 使用美沙酮的患者呈非法药物(主要是可卡因)阳性[99]。看来治疗路径的改变大大地降低了非法药物的使用(表 15.1 和表 15.2)。

表 15.1 美沙酮与丁丙诺啡:主要的妊娠结果

	丁丙诺啡(46)[1]	美沙酮(90)[2]	P 值
早产	5(10.9%)	27(30%)	0.001
低出生体重(< 2500g)	4	26	0.01
平均出生体重	3079g	2718g	0.005
胎粪检测阳性	3(6.9%)	9(10.8%)	NS
新生儿戒断综合征(NAS)	8	89	0.001
NAS 治疗	6[3]	80	0.001
平均住院天数	6.78	30.3	0.001
pp 未能返回	13(28.8%)	28(31.1%)	NS
pp 尿检"阴性"	29(63%)	59(65.5%)	NS
吸烟(> 0.5 ppd)	29(63%)	51(56.6%)	NS

pp,产后。

[1] 在丁丙诺啡组里,有 12 例使用丁丙诺啡治疗的患者和 34 例使用丁丙诺啡/纳洛酮治疗的患者,无组内差异。

[2] 美沙酮治疗组有 92 个婴儿(两对双胞胎)。

[3] 新生儿戒断综合征治疗中 3 例使用苯二氮䓬类药物。

在使用阿片类药物治疗的慢性疼痛患者和使用丁丙诺啡治疗的阿片类药物依赖型患者中,孕产妇和新生儿的发病率最低。在这两个群体中,早产率和新生儿出生体重均在非阿片类药物依赖型患者的规范内。研究结果强烈建议对妊娠期阿片类药物依赖型患者采取新的治疗策略。其中一项是给予出现戒断症状的阿片类药物依赖型患者丁丙诺啡而不是美沙酮[100]。另一个建议是对只使用阿片类药物的患者维持目前的治疗方案。

表 15.2 阿片类药物依赖型慢性疼痛患者的比较

	阿片类药物(31)	阿片类"P"组(45)*	P 值
早产	4(12.9%)	8(17.7%)	NS
低出生体重(< 2500g)	3	8	NS
平均出生体重	3085g	2879g	NS
胎粪检测阳性	0	12(26.6%)	0.001
新生儿戒断综合征治疗	1	5	NS
平均住院天数	3.3	7.8	0.01
pp 未能返回	3	13	0.01
pp 尿检"阴性"	23(74.2%)	25(55.5%)	NS
吸烟(> 0.5 ppd)	21(67.7%)	30(66.6%)	NS

pp,产后。

* 使用多种药物,包括苯二氮䓬类药物、可卡因、大麻。

15.8.3.10　阿片类药物依赖型慢性疼痛患者

■ 保持目前的阿片类药物方案,避免戒断症状(符合法律和要求标准的治疗标准)。

　　■ 氢可酮5／325 或 10／325(最多每6 小时 2 片)。

　　■ 羟考酮5／325 或 10 /325(最多每6 小时 2 片)。

　　■ 保证新生儿戒断综合征低发病率的剂量。

　　■ 可能会增加阿片类药物需求。

　　■ 疼痛咨询师可能有帮助。

　　■ 每晚服用阿米替林 50 ~ 100mg。

　　■ 加巴喷丁每日 3 次,每次 300mg。

　　■ 物理治疗:保持运动。

15.8.4　芬太尼

　　芬太尼是一种用于麻醉和治疗慢性疼痛的合成阿片类药物。咀嚼芬太尼片是一种常见的滥用形式。它具有很高的成瘾性,是麻醉品中比较常见的一种成瘾物。过量使用呈现高风险。对产妇和新生儿的影响和治疗同其他阿片类药物。

15.8.5　苯二氮䓬类药物

苯二氮䓬类药物是 γ-氨基丁酸受体激动剂,作为肌肉松弛剂、抗焦虑药、安眠药和抗惊厥药使用[101]。不幸的是,它们有很高的成瘾性,并且女性更常使用[102]。维斯哈德数据中,女性阿片类和苯二氮䓬类药物依赖的常见原因集中在治疗机动车事故导致的软组织损伤上。毫无疑问,长期用药导致耐受和依赖,而这本应该可以避免的[103]。

需要指出,在短期治疗时应使用最低剂量的苯二氮䓬类药物。对于依赖型患者,应选择缓慢脱瘾。产妇戒断可能诱发癫痫发作且突然戒断可能是致命的[104]。苯二氮䓬类药物的主要问题是,与其他药物,尤其是阿片类药物的广泛联用。虽然地西泮被列为妊娠 D 类药物且与新生儿戒断症状和“婴儿猝死综合征”相关,但它似乎并不致畸[105]。观察发现(使用地西泮的母亲)母乳喂养的婴儿嗜睡[106]。

15.8.6　大麻;四氢大麻酚(THC)

虽然大麻通常被归类为致幻剂,但它值得特别关注,因为它是一种最常用的违禁物质[107]。四氢大麻酚在尿检中是最常检出的物质。在维斯哈德数据中,40% 的患者在第一次产前四氢大麻酚检查中呈阳性。幸运的是,它是最易治疗的药物滥用,95% 的使用者在分娩时检测转阴。

大麻中的活性物质是 δ-9-四氢大麻酚,通常简称 THC。它来自植物大麻。在肝脏代谢之前,其亲脂性结构允许它在脂肪组织中积累和保持几天。大麻通常被作为卷烟吸食或通过水管(烟枪)和一种被称为“一次刺激”的小管吸入。吸入的大麻烟会在肺部保留很长时间,导致高水平的一氧化碳血红蛋白[108]。

大麻产生温和的幻觉性畅快感,影响主要器官和系统,高剂量时可能诱发精神错乱。大麻一度被认为是“无害”的毒品,但它增加血压和心输出量,并抑制呼吸和免疫反应[109]。对胎儿的首要影响是造成低出生体重儿[110]。长期影响包括认知功能、注意力、分析能力的缺陷和视觉整合问题[111]。产前暴露于大麻会增加青少年 14 岁时吸食大麻的可能[112]。

治疗吸食大麻最好使用认知行为和刺激强化疗法。戒烟计划是有效的。简单的"强制治疗"对大多数患者有效,换句话说,患者会被告知如果婴儿胎粪检查呈 THC 阳性,儿童保护服务机构将进行调查。大多数患者在妊娠中期检查中转阴。

15.8.7 可卡因

可卡因是一种从植物古柯中提取的高成瘾性脂溶性生物碱。通常通过鼻吸入和经口吸食,注射给药则不常见。可卡因是一种强大的多巴胺、血清素和去甲肾上腺素再摄取抑制剂,产生强烈欣快感。其效用短暂,因此使用者会尝试更多次更大量地吸食以重新获得满足感。这种现象被称为"追逐嗡嗡声"(chasing the buzz)。快速耐受性的发展是快速成瘾过程的基础。

可卡因代谢主要由血浆和肝酯酶进行。另外,它水解为容易在尿液中检出的苯甲酰爱康宁。胎粪药物检测也具有很高的灵敏度[113]。

可卡因导致强烈的血管收缩和血压升高。它还与癫痫发作、精神病、高烧和脑血管意外事件有关。此外,严重的心血管反应显著影响子宫的血流量,并且导致胎盘早剥和出生低体重及早产现象[114]。热炒的所谓导致"裂缝婴儿综合征(crack baby syndrome)"的说法还没有得到证实[115]。然而,在妊娠期间可卡因的使用与小头畸形和微妙的认知缺陷有关[116]。

可卡因的药物治疗包括抗惊厥药托吡酯和 GABA 受体激动剂巴氯芬。托吡酯可提升大脑 GABA 水平,促进 GABA 的肾上腺素能神经传递,并抑制谷氨酸的活性[117]。其临床效果是阻断大脑奖赏系统。托吡酯在妊娠期使用普遍,少有畸形病例的报告[118]。这样看来,妊娠期使用可卡因的风险大于使用托吡酯的风险。

在减少欲望和药物滥用上,巴氯芬与托吡酯类似。然而,巴氯芬可透过胎盘,长期使用与新生儿戒断综合征和癫痫发作有关[119]。托吡酯似乎是妊娠期更安全的治疗选择。在维斯哈德数据研究中没有使用这些药物,而是采取了基于认知行为的疗法、"刺激强化"疗法和"强制方法"。79% 首次产检可卡因阳性的妊娠期女性分娩时转阴。儿童保护服务机构在剥夺可卡因成瘾产妇的新生儿抚养权方面比对待吸食大麻的产妇更加积极。

15.8.8　兴奋剂:安非他明、甲基安非他明;哌甲酯;麻黄; 阿拉伯茶

兴奋剂与可卡因一样导致多巴胺、5 - 羟色胺、去甲肾上腺素的释放和重吸收抑制。其效果是从轻微的兴奋直至严重的精神病和暴力行为。它们也升高血压、导致心动过速和心律失常,可能造成需要紧急剖宫产[120]。严重的戒断症状与安非他明和甲基安非他明有关,包括抑郁、焦虑、疲劳、偏执和侵略性等表现[121]。

安非他明和甲基安非他明对胎儿和新生儿有类似的不良影响。生长受限、胎盘早剥、早产和戒断症状是常见问题[122]。胎儿比母亲的消除半衰期长,因此胎儿大脑中药物浓度较高[123]。母乳中的高剂量甲基安非他明与婴儿的致死性水平相关联[124]。甲基安非他明对幼儿的长期效应表现为认知技能和生长方面的延迟[125]。

治疗在妊娠期间对安非他明和甲基安非他明成瘾的药物有限,只有少数病例报告。一项使用 γ - 氨基丁酸类似物巴氯芬(20mg,一天 3 次)和加巴喷丁(800mg,一天 3 次)治疗甲基苯丙胺依赖的随机安慰剂对照双盲试验的证实结果有限[126]。另一项研究显示 γ - 乙烯基 GABA (GVG,氨己烯酸)用于戒除的效果较好,但尚未在妊娠期进行测试[127]。

由于女性使用安非他明的原因众多,因此其治疗复杂。女性用它来控制体重,并且报告这些物质可以增加其性享受[128]。此外,安非他明可提高注意力和表现欲,可能被用于应对压力。因此,认知行为治疗和刺激强化是治疗的重要支柱。

哌甲酯的药理作用类似于安非他明。它用于治疗儿童的注意力缺陷障碍,并具有很高的成瘾性。急性的不良反应包括心动过速、烦躁不安和高血压。哌甲酯通常通过挪用儿童处方获取,因此对家长和孩子都是一种伤害。其对胎儿的影响还知之甚少。对哌甲酯成瘾的治疗包括逐步戒除、认知行为疗法和刺激强化。

麻黄是一种主要用于辅助减肥的天然兴奋剂。它可能会导致中风、心脏病发作和死亡[129]。有关妊娠期间使用的数据很少。

阿拉伯茶含天然安非他明,是一种天然的兴奋剂。它主要在东非

和阿拉伯半岛使用[130]。慢慢咀嚼树叶释放出活性物质氨基苯基丙酮。它可能会导致低出生体重[131]。

15.8.9 迷幻剂:麦角酰二乙胺和苯环己哌啶

麦角酰二乙胺(LSD)与 5 – 羟色胺受体结合产生幻觉。它没有成瘾性,并不会导致染色体损伤[132]。麦角酰二乙胺对妊娠的影响是未知的。它能进入母乳,因此母乳喂养时不能使用。

苯环己哌啶(PCP)是一种致幻剂。这是一种分离麻醉剂,在低剂量时作为 N – 甲基 – D – 天冬氨酸受体拮抗剂引起甲基安非他明样作用和经常性暴力行为[133]。新生儿摄入可能会造成烦躁、拒食和高渗的现象。它很容易地被分泌到母乳中。

15.8.10 俱乐部毒品:摇头丸;氟硝西泮;γ – 羟基丁酸;氯胺酮

位于德国达姆施塔特的默克公司于 1912 年获得了亚甲二氧基甲基苯丙氨(MDMA)的专利。它的历史是阴暗的,据说曾被作为一种食欲抑制剂。几十年后,它作为含有更多挥发性和有毒的安非他明样物质的"迷幻药"浮出水面[134]。迷幻药诱发强烈的自我激励感、亲密感和幻觉[135]。这种药物似乎不会成瘾,其危害在于会危及生命。在夜总会吸食 MDMA 诱发抗利尿激素分泌失常,随后造成致命的热休克和低钠血症[136]。典型的副作用类似于安非他命。已报告有神经毒性及其诱发的认知功能障碍[137]。子宫内暴露可能会导致心血管和骨骼畸形的风险增加[138]。

大多数人自行停用迷幻药。由于使用迷幻药的妊娠期女性也有严重的吸烟现象,并使用乙醇和其他药物,因此很难界定 MDMA 对新生儿的确切影响。

γ – 羟基丁酸(GHB)是一种用于治疗嗜睡的分离麻醉剂。"夜场"嗑药者们使用它来得到一种类似于乙醇的"沉醉"效果。该药半衰期很短,因此经常在一个晚上被多次使用。它具有很强的成瘾性和潜在的不良影响,包括急性中毒、呕吐和呼吸抑制[139]。它类似于苯二氮䓬类药物,可导致戒断综合征。

尚未有关于 GHB 对胎儿和新生儿影响的系统观察,但估计类似于苯二氮䓬类药物。类似于乙醇成瘾,通过 12 步恢复支持疗法可以成功治愈 GHB 成瘾。

氟硝西泮("迷奸药")是一种长效苯二氮䓬类,美国以外的国家使用它治疗睡眠障碍。它被认为是"约会强奸"药,经常与乙醇一起使用,导致精神障碍和呼吸抑制[140]。对产妇和新生儿产生典型的苯二氮䓬样反应。已被证实氟硝西泮能够进入母乳。

氯胺酮是一种分离性麻醉剂。它会产生知觉改变、人格解体和错觉。药物的来源是挪用合法开具的氯胺酮[141]。已有关于氯胺酮依赖的病例报告。

氯胺酮的影响包括心动过速、呕吐、失忆谵妄和横纹肌溶解[142]。药物过量时风险较低,但造成呕吐物误吸和镇静状态的可能性较大。一些证据表明它会损害发育中的胎儿的大脑[143]。氯胺酮成瘾的治疗包括脱毒、认知行为疗法和 12 步恢复支持。

15.9 筛查和检测

改善妊娠结果并不难。充分的筛查和检测必不可少,而医生的简单干预措施也是非常有效的。维斯哈德数据收载了从 2002—2007 年参加产前恢复计划的 274 例患者情况。在分娩时,244 例对违禁药物测试呈阴性。相比之下,在选择常规产前护理的 42 例相同情况患者中只有 23 例(55%)在分娩时转阴。这些研究结果表明检查本身即可促使许多患者在妊娠期间停止药物滥用。

常规筛查指的是在首次产前或入院问诊时询问每一个产科患者关于药物滥用的情况,并在之后的每 3 个月里至少询问一次。因此,尿检和口头筛查有明确区分。及时识别和处理能够实现:

- 戒断率增加。
- 母亲和婴儿并发症减少。
- 减少早产。
- 减少生长限制。

- 减少胎盘早剥。
- 治疗具有高度的效费比。
- 减少早产和低出生体重是最大的收益[144]。

15.10　尿检和胎粪测试的作用

尿检和胎粪测试可用于确定人群中的患病率,并且这种情况下不需要患者事先知情同意。然而,尿检结果可能会给患者带来法律上的风险并因此可能阻止妊娠期女性参加产前保健。例如在佛罗里达州皮内拉斯县,在产前尿检发现乙醇或药物阳性人群中,无任何医疗保障者占 16.3% ,参加私人医疗保险者占 13.1% ,二者无显著差异。在滥用药物的类型上二者上也没有明显不同。当时佛州法律要求医生向当局上报测试阳性的病例。报告中的矛盾之处在于黑人女性被上报的可能性比白人女性大 10 倍[145]。

对加利福尼亚州 202 家医院的 29 494 例分娩女性的尿检结果统计显示:乙醇测试阳性率 6.7% 、非法药物测试阳性率 5.2%[146]。在另一项研究中,产妇药物滥用情况调查显示的问题要比以前认为的大得多。对一年中的其他新生儿进行胎粪测试显示:3010 名受试者中1333 名(44%)对吗啡、可卡因或大麻检测呈阳性,而同时只有 335 名(11%)母亲承认使用了违禁药物[147]。虽然胎粪测试更准确,但其费用较高,因此一般不用于流行病学研究。

在一个综合性治疗方案中,尿检具有多方面用途。它可以发现药物使用情况,提高依从性[148]。它也可以作为一个用于正面强化戒断的工具。变通管理是一种策略,为药物检测呈阴性的患者提供凭证选择食品、衣服和杂物的奖励[149]。基于凭证的方案配合产前护理也使患者表现出更好的依从性[150]。

鉴于在妊娠期间滥用药物的高发性,在第一次产前检查中进行尿检是合适的,加上口头问诊可以有效发现药物滥用[151]。患者也可以选择拒绝尿检,但必须经过如下流程:

- 告知患者在妊娠期间一些常规的检查是必要的,包括血常规、糖尿病检查、遗传学检查、性传播疾病感染检查、超声检查,以及对蛋白质、糖、传染病和药物的尿检。

- 告知患者,她可以选择不做上述检查。
- 如果患者选择拒绝尿检,告知其孩子出生后儿科医生可能会要求进行药物筛查。

国家法律关于什么是虐待儿童的界定非常宽泛。一个拒绝尿检的患者有理由被怀疑成药物滥用者。因此,儿科医生可以在未经父母同意的情况下合法地要求对新生儿进行尿检和胎粪检查。选择拒绝产前筛查的患者必须被告知这一点。当以一种尊重的态度来告知患者和治疗时,我们的经验是患者很少放弃照护。

产科尿检的指征包括:

- 每一次产前检查中确认的每一位药物滥用者。
- 任何药物滥用使用史。
- 错过检查预约。
- 晚期产前护理。
- 早产。
- 妊娠晚期出血——胎盘早剥。
- 生长受限。

尿检的主要限制因素是基本上只能显示近期药物滥用情况。表 15.3 显示了尿检中几种药物在常规用法用量下使用后的最长检测期限。

尿检项目应当有针对性地与该地区常见滥用药物使用相一致。工作场所健康和人类服务指南要求检测安非他明、大麻、可卡因、鸦片和苯环利定[153]。在产前治疗诊所,选择的检测药物具有显著的地区差异和偏好。

尿检可以定量分析特定药物,这在行为监测上可能有显著的价值(表 15.4)。大多数尿检只能测定游离型药物,而许多药物是结合性的。例如,大多数阿片类药物与葡萄糖醛酸结合后才能从肾脏消除。此外,尿液测试是非常敏感的,几乎总是会带有代谢产物,甚至是微量的代谢产物。苯二氮䓬类干扰多种药物代谢,可能会导致对检测结果的混乱解释。

表 15.3 用药后可在尿中检出的最长时间[152]

药物		时间
乙醇		24 小时
安非他明		48 小时
巴比妥类药物	短效	48 小时
	长效	7 天
苯二氮䓬类		72 小时
可卡因		72 小时
大麻	单次使用	72 小时
	长期使用	30 ~ 40 天
阿片类药物	吗啡/海洛因	72 小时
	美沙酮	96 小时
	可待因	超过 10 天
尼古丁		最后一次使用后 3 ~ 5 天

15.11 简单的办公室筛查策略

每一个医疗行业从业人员都有义务筛查每一位妊娠期女性和产后患者的药物滥用情况。

名为"两项筛查"的物质滥用简单调查耗时不到一分钟,并具有良好的敏感性和特异性。它包括两个问题[154]:

■ "在过去的一年中,你有没有不由自主地吸烟、酗酒或使用任何药物?"

■ "在过去的一年中,你有没有感到你希望或者必须减少吸烟、酗酒或滥用药物?"

在这项研究中,对两组(434 和 702 名参与者)随机抽取的、年龄为 18 ~ 59 岁的基层诊所收治患者进行了调查,结果显示:

■ 对两个问题均回答为"否"者,正在滥用药物的概率为 7.3%。

■ 对且只对一个问题回答"是"者:36.5% 的概率。

■ 对两个问题均回答为"是"者:72.4% 的概率。

■ 似然比分别为 0.27、1.93 和 8.77。

另一种实用、有效的筛查方法是"4P Plus"方法[155]。在这项口头筛查中,可以问 5 个问题:

- "你的父母有酗酒或吸毒的问题吗?"
- "你的同事有酗酒或吸毒的问题吗?"
- "你的伴侣有酗酒或吸毒的问题吗?"
- "你曾经过量喝过啤酒、红酒或白酒吗?"
- (增加项)"在这次妊娠中,你抽过烟吗? 任何时间使用过任何乙醇或任何毒品吗?"

5 个问题的总体可靠性为 0.62。74 名女性(32.5%)筛查结果阳性。敏感性和特异性都很好,分别为 87% 和 76%。阳性预测结果效度较低(36%),但阴性预测结果效度比较高(97%)。在 31 名评估为用药阳性的女性中,45% 的女性每周使用不到 1 天[156]。

针对妊娠期女性使用乙醇的问题已开发出大量的筛查方法。

T-ACE 筛查工具改编自经典的有关乙醇使用的 CAGE 问题。它可以单独使用或与 4P Plus 问题合用。如果对 4P Plus 口头筛查中的第 4 或第 5 项回答为"是",则继续 T-ACE 筛查。得分为 2 分或 2 分以上意味着妊娠期酗酒的风险很高[157]:

- T:宽容——"你觉得喝多少酒会让你觉得很"嗨"?"(回答"超过 2 杯"得 2 分)。
- A:恼火——"有人批评你的饮酒会使你生气吗?"(回答"是"得 1 分)。
- C:削减——"你有没有感觉到你应该减少你的饮酒?"(回答"是"得 1 分)。
- E:睁眼——"你曾经为了稳定神经或摆脱宿醉而在晨起后立即饮酒吗?"(回答"是"得 1 分)。

TWEAK 用于对正处在妊娠期的女性进行乙醇筛查[158]。

- T:宽容——"你觉得喝多少酒会让你觉得很"嗨"?"(回答"超过 2 杯"得 2 分)。
- W:担心——"有亲密的朋友或亲戚担心或抱怨你的酗酒吗?"(回答"是"得 1 分)。

■ E:睁眼——"你曾经为了稳定神经或摆脱宿醉而在晨起后立即饮酒吗?"(回答"是"得 1 分)。

■ A:健忘——"有没有朋友或家人曾经告诉过你,你在喝酒之后会不记得自己说过或做过的事情?"(回答"是"得 1 分)。

■ K:减量——"你有没有感觉到你应该减少你的饮酒?"(回答"是"得 1 分)。

如果乙醇筛查确认为阳性,则询问有关用量的问题是有必要的:

■ 用量:"你每天喝 1 杯以上吗?"

■ 用量:"每次社交场合你有喝 3 杯以上吗?"

■ 危险用量:

饮用量每周大于 14 杯或每次大于 4 杯(男性)。

饮用量每周大于 7 杯或每次大于 3 杯(女性)。

■ 记录饮用量。

注:如果受访者在妊娠期间对上述任一测试的任一问题做出了肯定回答,则应对其进行尿检。口头筛查和尿检相结合将产生最好的结果。

表15.4 常见药物在尿检中的代谢产物

药物	主要代谢产物	微量代谢产物	最低检测限(ng);注释
氢可酮	氢可酮	氢吗啡酮	600ng
羟考酮	羟考酮	羟吗啡酮	1500~2000ng;阿片类药物的检测水平低于2000ng
吗啡	氢吗啡酮	氢可酮	300ng
可待因	吗啡/可待因	非可待因	300ng
海洛因	6-乙酰基吗啡(6-MAM)	吗啡/可待因	迅速代谢
美沙酮	美沙酮		300ng,需要分离后检测
丁丙诺啡	去甲丁丙诺啡		分离后检测;不交叉反应

(待续)

表 15.4(续)

药物	主要代谢产物	微量代谢产物	最低检测限(ng);注释
大麻	羧基四氢大麻酚	二羟基四氢大麻酚;羟基四氢大麻酚	联邦规定为 15ng(考虑到被动吸入)。50ng 以上认定为阳性结果
氯硝西泮	氯硝西泮奥沙西泮*	许多代谢物	30 00ng;不好检测,需要分离后检测以认定是否被使用
阿普唑仑	阿普唑仑,多种代谢物	多种代谢物	75ng
地西泮	去甲西泮奥沙西泮替马西泮	多种代谢物	
替马西泮胶囊	替马西泮		

*几乎所有的苯二氮类药物都代谢为奥沙西泮。

15.12　办公室短期干预

当患者承认滥用药物或某次口头筛查结果呈阳性,那么就有尿检指征。明确告知患者尿检呈阳性是打破患者对药物滥用进行抵赖的最有效方式,同时也有了进行办公室短期干预的指征。办公室短期干预已被证明是强大的治疗方法,并且其结果可与更长期的治疗相媲美[159]。如果一个患者在短期干预后仍不改变行为,则需要对其进行进一步关注。

世界卫生组织评估了名为 FRAMES 的短期干预方案的效能。在乙醇使用上,研究评估了来自 12 个不同文化背景国家的男性酗酒者。短期干预导致乙醇使用减少了 27% 且效果可维持长达 9 个月,而对照组为 7%[160]。FRAMES 方案也可以很好地配合药物治疗[161]。

■ F:关于药物或乙醇的不良影响的反馈(Feedback)。开启患者教育。

■ R:对自己行为的改变负责(Responsibility)——"只有你可以决定你想停止使用。如果你这样做了,你的生活会如何好转?"

- A:建议减少或停止使用——"在接下来的两个星期停止使用，让我们看看你的感觉如何。"
- M:可选项目——治疗；药物:"如果你发现,未来两周不使用是不可能的,那么我们应该考虑其他的选择。"
- E:换位思考是干预的核心。"我知道这可能是很难做到的。"
- S:自我激励——你可以改变。"我对你的印象是,你正在考虑做出这种改变。你坚定的决心会帮助你成功。"

在 FRAMES 方法中,"反馈"步骤使用一个得到普遍应用的特定模式。干预者使用 4 个问题来阐明情况:数据、主观感受、判断和干预者希望发生什么。例如,干预者会说出以下内容:

- 在你的尿检结果中可卡因呈现阳性。
- 我担心(感觉)如果你在分娩时呈现阳性,CPS 将调查并可能把你的孩子寄养。
- 我的意见(判断)是你可以停止使用。
- 我想让你现在停止使用。

这种 4 步法的目的是:

- 澄清问题。
- 分享感受以增进感情沟通。
- 促使听者行动。
- 使听者不太可能抗拒。

15.13 长期护理和维护

筛查和检测是治疗妊娠期物质滥用的关键。医生可以依据患者情况确定适当的治疗路径,其中可能包括脱毒、药物治疗和维持治疗。短期干预措施的目的是要教育患者,使她改变行为。许多策略已经发展成为加强长期戒断或维持治疗的辅助手段。

Miller 等发展的动机增强疗法(MET)是对通过了恢复阶段的药物滥用者进行支持的基础,MET 的前提是改变的责任完全由患者承担[162]。该方法易于学习,主要应用于产前照护。基本的干预技巧包括表达"感同身受"这样一种状态的能力,化解患者的抗拒,并使患者适应她生活中所发生的变化。这种方法已经改善了妊娠期女性和新生儿的临床结果[163]。

Prochaska 整合了 MET 和阶段性改善路径(Stages of Change approach)方法,发展了一种用于维持恢复状态的强大的治疗组合[164]。Prochaska 描述了随时间依次进阶的 6 个转变阶段。目的是当患者准备改善自身状况时,激励其从一个阶段提升到下一个阶段[165]。对康复者的心理支持是维持戒断和预防复发的关键。同时也提高了产前照护和药物治疗的有效性[166]。

结论

发现和治疗妊娠中药物滥用是最具挑战性的。对于母亲、胎儿和新生儿,它需要一个以证据为基础的全面把控,同时把控所滥用药物的药理作用。最重要的是,医生与患者形成密切的和支持性的治疗关系的能力。这种关系具有能够促使患者转向积极健康生活方式的巨大潜力。此外,它还能够影响患者孩子及其后代的福祉。

(阎姝 译)

参考文献

[1] Office of Applied Studies. Department of Health and Human Services. Results from the 2003 National Survey on Drug Use and Health: National Findings. DHSS Publication No. SMA 04-3964. NSDUH Series H-25 Rockville, MD: Substance Abuse and Mental Health Services Administration; 2004.

[2] Ostrea EM, Brady M, Gause S, et al. Drug screening of newborns by meconium analysis; a large scale, prospective epidemiological study. Pediatrics 1992;89:107–13.

[3] Paltrow LM. Punishing women for their behavior during pregnancy; an approach that undermines the health of women and children. In: Wetherington CL, Roman AB, editors. Drug Addiction Research and the Health of Women. Bethesda, MD: National Institute on Drug Abuse; 1988. p. 467–501.

[4] Poland ML, Dombrowski MP, Ager JW, Sokol RJ. Punishing pregnant drug users: enhancing the flight from care. Drug Alcohol Depend 1993;31(3):199–203.

[5] Chavkin W, Paltrow LM. Physician attitudes concerning legal coercion of pregnant alcohol and drug users. Am J Obstet Gynecol 2003;188(1):298.

[6] Selleck CS, Redding BA. Knowledge and attitudes of registered nurses toward perinatal substance abuse. J Obstet Gynecol Neonatal Nurs 1998;27(1): 70-7.

[7] Wilson L, Kahan M, Liu E, Brewster JM, Sobell MB, Sobell LC. Physician behavior towards male and female problem drinkers: a controlled study using simulated patients. J Addict Dis 2002;21(3):87-99.

[8] American College of Obstetricians and Gynecologists. At-risk drinking and illicit drug use: ethical issues in obstetric and gynecologic practice. ACOG Committee Opinion No. 422, December 2008.

[9] Blum LN, Nielson NH, Riggs JA. Alcoholism and alcohol abuse among women: report of the Counsel on Scientific Affairs. American Medical Association. J Women's Health 1998;7:861-71.

[10] Mitra S, Sinatra RS. Perioperative management of acute pain in the opioid-dependent patient. Anesthesiology 2004;101:212-27.

[11] American Psychiatric Association. Diagnostic and Statistical Manual of Mental Disorders. Revised 4th ed. Washington, DC: Author; 2000.

[12] Leshner AI. Addiction is a brain disease, and it matters. Science 1997;278: 45-7.

[13] McLellen AT, Lewis DC, O'Brien CP, Kleber HD. Drug dependence, a chronic medical illness: implications for treatment, insurance and outcomes evaluation. JAMA 2000;284:1689-95.

[14] McCann UD, Szabo Z, Scheffel U, Dannals RF, Ricaurte GA. Positron emission tomographic evidence of toxic effect of MDMA ("Ecstasy") on brain serotonin neurons in human beings. Lancet 1998;352(9138):1433-7.

[15] Wise RA. Addictive drugs and brain stimulation reward. Ann Rev Neuroscience 1996;19:319-40.

[16] Elkashef AM, Rawson RA, Anderson AL, et al. Bupropion for the treatment of methamphetamine dependence. Neuropsychopharmacology 2008;33:1162-70.

[17] American Society of Addiction Medicine. Public Policy Statement. The Definition of Addiction (Long Version) Approved April 12, 2011. http://www.asam.org/DefinitionofAddiction-LongVersion.html

[18] Isaacson JH, Fleming M, Kraus M, et al. A national survey of training in substance use disorders in residency programs. J Stud Alcohol 2000;61:912-5.

[19] Delos Reyes. Overcoming pessimism about treatment of addiction. JAMA 2002;287(14):1857.

[20] Bernstein J, Bernstein E, Tassiopoulos K, et al. Brief motivational intervention at a clinic visit reduces cocaine and heroin use. Drug Alcohol Depend 2005;77(1):49-59.

[21] Nixon K. Alcohol and adult neurogenesis: roles in neurodegeneration and recovery in chronic alcoholism. Hippocampus 2006;16(3):287-95.

[22] Milunsky A, Jick H, Jick SS, et al. Multivitamin/folic acid supplementation in early pregnancy reduces the prevalence of neural tube defects. JAMA 1989;262:2847-52.

[23] Kiefer F, Jahn H, Tarnaske T, et al. Comparing and combining naltrexone and acamprosate in relapse prevention in alcoholism. Arch Gen Psychiatry 2003;60:92-9.

[24] Peles E, Adelson M. Gender differences and pregnant women in a methadone maintenance treatment (MMT) clinic. J Addictive Diseases 2006;25:39-45.

[25] Chang G, McNamara TK, Orav EJ, et al. Brief intervention for prenatal alcohol use: a randomized trial. Obstet Gynecol 2005;105(5 Pt 1):991-8.

[26] Armstrong MA, Gonzales Osejo V, Lieberman L, et al. Perinatal substance abuse intervention in obstetric clinics decreases adverse neonatal outcomes. J Perinatol 2003;23(1):3-9.

[27] Bhuvaneswar CG, Chang G, Epstein LA, et al. Cocaine and opioid use during pregnancy: prevalence and management. Prim Care Companion J Clin Psychiatry 2008;10(1):59-65.

[28] Jones HE, Svikis DS, Tran G. Patient compliance and maternal/infant outcomes in pregnant drug-using women. Subst Use Misuse 2002;37(11): 1411-22.

[29] Yonkers KA, Kando JC, Cole JO, Blumenthal S. Gender differences in pharmacokinetics and pharmacodynamics of psychotropic medication. Am J Psychiatry 1992;149(5):587-95.

[30] Frezza M, di Padova C, Pozzato G, et al. High blood alcohol levels in women. The role of decreased gastric alcohol dehydrogenase activity and first-pass metabolism. N Engl J Med 1990 Jan 11;322(2):95-9.

[31] Greenfield SF. Women and alcohol use disorders. Harvard Rev Psychiatry 2002;10(2):76-85.

[32] Ahijevych K. Nicotine metabolism variability and nicotine addiction. Nicotine Tob Res 1999;1:S59-62.

[33] Marcenko MO, Spence M, Rohweder C. Psychosocial characteristics of pregnant women with and without a history of substance abuse. Health Soc Work 1994 Feb;19(1):17-22.

[34] Dearing RL, Stuewig J, Tangney JP. On the importance of distinguishing shame from guilt: relations to problematic alcohol and drug use. Addictive Behaviors 2005;30(7):1392-404.

[35] Chavkin W, Breitbart V. Substance abuse and maternity: the United States as a case study. Addiction 1997 Sep;92(9):1201-5.

[36] Ehrmin JT. Unresolved feelings of guilt and shame in the maternal role with substance-dependent African American women. J Nurs Scholarsh 2001;33(1):47-52.

[37] Lukas SE, Shlar M, Lundahl LH, et al. Sex differences in plasma cocaine levels and subjective effects after acute cocaine administration in human volunteers. Psychopharmacology (Berl) 1996;125(4):346-54.

[38] Tolstrup JS, Kjaer SK, Holst C, et al. Alcohol use as predictor for infertility in a representative population of Danish women. Acta Obstet Gynecol Scand 2003;82:744-9.

[39] Ellinwood EH, Smith WG, Vaillant GE. Narcotic addictions in males and females: a comparison. Int J Addict 1966;1:33-45.

[40] McCance-Katz EF, Carroll KM, Rounsaville BJ. Gender differences in treatment seeking cocaine abusers; implications for treatment and prognosis. Am J Addict 1999;8:300-11.

[41] Gritz ER, Nielsen IR, Brooks LA. Smoking cessation and gender: the influence of physiological, psychological and behavioral factors. J Am Med Women's Assoc 1996;51:35-42.

[42] Redgrave GW, Swartz KL, Romanoski AJ. Alcohol misuse by women. Int Rev Psychiatry 2003;15:256-68.

[43] Bardel A, Wallandar MA, Svardsudd A. Reported current use of prescription drugs and some of its determinants among 35-65 year old women in mid-Sweden; a population based study. J Clin Epidemiol 2000;53:637-43.

[44] Grella SF, Greenwall CE. Substance abuse treatment for women: changes in the settings where women received treatment and the types of services provided, 1987–1988. J Behav Health Serv Res 2004;31:367–83.

[45] Nelson-Zlupko LE, Kauffman E, Dore NM. Gender differences in drug addiction and treatment: implications for social work intervention with substance-abusing women. Soc Work 1995;40(1):45–54.

[46] Miles DR, Kulstad JL, Haller DL. Severity of substance abuse and psychiatric problems among perinatal drug-dependent women. J Psychoactive Drugs 2002;34(4):339–46.

[47] Merikangas KR, Avenevoli S. Implications of genetic epidemiology for the prevention of substance use disorders. Addict Behav 2002;25(6):807–20.

[48] Malm H, Klaukka T, Neuvonen PJ. Risks associated with selective serotonin reuptake inhibitors in pregnancy. Obstet Gynecol 2005;106(6):1289–96.

[49] Berman U, Willholm B-E, Rosa F, et al. Effects of exposure to benzodiazepine during fetal life. Lancet 1992;340:694–6.

[50] American College of Obstetricians and Gynecologists. Substance use; obstetric and gynecologic implications. Special issues in women's health. Washington, DC: ACOG; 2005. p.132–139.

[51] Riley EP, McGee CL. Fetal alcohol spectrum disorders: an overview with emphasis on changes in brain and behavior. Exp Biol Med (Maywood) 2005;230(6):357–65.

[52] http://www.foodconsumer.org/newsite/Politics/32/opioid_abuse_skyrockets_061820100141.html

[53] Proceedings Orlando, FL: Florida Society of Addiction Medicine; March 2–5, 2011.

[54] http://www.time.com/time/nation/article/0, 8599, 1981582,00.html

[55] Baraona E, Abbitan CS, Dohmenk, et al. Gender differences in pharmacokinetics of alcohol. Alcohol Clin Exp Res 2001;25:502–7.

[56] Ernhart CB, Sokol RJ, Martier S, et al. Alcohol teratogenicity in the human: a detailed assessment of specificity, critical period and threshold. Am J Obstet Gynecol 1987;156:33–9.

[57] Goodlett CR, Horn KH, Zhou FC. Alcohol teratogenesis: mechanisms of damage and strategies for intervention. Exp Biol Med (Maywood) 2005;230(6):394–406.

[58] O'Malley PM, Johnston DL. Epidemiology of alcohol and other drug use among American college students. J Stud Alcohol Suppl 2002;14:23–39.

[59] Mueller TI, Stout RL, Rudden S, et al. A double-blind, placebo controlled pilot study of carbamazepine for the treatment of alcohol dependence. Alcohol Clin Exp Res 1997;21:86–92.

[60] Quality Standards Subcommittee of the American Academy of Neurology Practice parameter: management issues for women with epilepsy. Neurology 1998;51:944–8.

[61] Helmbrecht GD, Hoskins IA. First trimester disulfiram exposure: report of two cases. Am J Perinatol 1993;10:5–7.

[62] Johnson BA, Ait-Daoud N. Neuropharmacological treatments for alcoholism: scientific basis and clinical findings. Psychopharmacology (Berl) 2000;149:327–44.

[63] Bernstein IM, Mongeon JA, Badger GJ, Solomon L, Heil SH, Higgins ST. Maternal smoking and its association with birth weight. Obstet Gynecol 2005;106:986–91.

[64] Albuquerque CA, Smith KR, Johnson C, Chao R, Harding R. Influence of maternal tobacco smoking during pregnancy on uterine, umbilical and fetal cerebral artery blood flows. Early Hum Dev 2004;80:31–42.

[65] Higgins ST, Heil SH, Solomon LJ, et al. A pilot study on voucher-based incentives to promote abstinence from cigarette smoking during pregnancy and postpartum. Nicotine Tob Res 2004;6:1015–20.

[66] Dempsey DA, Benowitz NL. Risks and benefits of nicotine to aid smoking cessation in pregnancy. Drug Saf 2001;24:277–322.

[67] Pollock M, Lee J. The smoking cessation aids varenicline (marketed as Chantix) and bupropion (marketed as Zyban and generics). FDA Drug Safety Newsletter. Available at: http://www. fda.gov/downloads/Drugs/DrugSafety/ DrugSafetyNewsletter/UCM107318.pdf. Accessed July 22, 2010.

[68] Ventura SJ, Hamilton BE, Matthews TJ, Chandra A. Trends and variations in smoking during pregnancy and low birth weight: evidence from the birth certificate, 1990–2000. Pediatrics 2003;111 (Suppl. 1):1176–80; May 1.

[69] Dashe JS, Jackson GL, Olscher DA, Zane EH, Wendel Jr GD. Opioid detoxification in pregnancy. Obstet Gynecol 1998;92:854–8.

[70] Luty J, Nikolaou V, Bearn J. Is opiate detoxification unsafe in pregnancy? J Subst Abuse Treat 2003;24(4):363–7.

[71] Maas U, Kattner E, Weingart-Jesse B, et al. Infrequent neonatal opioid withdrawal following maternal methadone detoxification during pregnancy. J Perinat Med 1990;18:111–8.

[72] Broussard CS, Rasmussen SA, Reefhuis J, et al. Maternal treatment with opioid analgesics and risk for birth defects. Am J Obstet Gynecol 2011;204(4):314. e1–11.

[73] Hamilton R. Ophthalmic, clinical and visual electrophysiological findings in children born to mothers prescribed substitute methadone in pregnancy. Br J Ophthalmol 2010;94:694–700.

[74] Serane VT, Kurian O. Neonatal abstinence syndrome. Indian J Pediatr 2008;75:911–4.

[75] Finnegan LP, Kron RE, Connaughton JF, Emich JP. Assessment and treatment of abstinence in the infant of the drug dependent mother. Int J Clin Pharmacol Biopharm 1975;12(1–2):19–32.

[76] Ebner N, Rohrmeister K, Winklbaur B, et al. Management of neonatal abstinence syndrome in neonates born to opioid maintained women. Drug Alcohol Depend 2007;87:131–8.

[77] Rosen TS, Johnson HL. Children of methadone-maintained mothers: follow-up to 18 months of age. J Pediatr 1982;101:192–6.

[78] Lifschitz MH, Wilson GS, Smith EO, et al. Factors affecting head growth and intellectual function in children of drug addicts. Pediatrics 1985;75:269–74.

[79] Hans SL. Developmental consequences of prenatal exposure to methadone. Ann NY Acad Sci 1989;562:195–207.

[80] Cejtin HE, Mills A, Swift EL. Effect of methadone on the biophysical profile. J Reprod Med 1996;41:819–22.

[81] Archie CL, Lee MI, Sokol RJ, Norman G. The effects of methadone treatment on the reactivity of the nonstress test. Obstet Gynecol 1989;74:254–5.

[82] Levine AB, Rebarber A. Methadone maintenance treatment and the nonstress test. J Perinatol 1995;15:229–31.

[83] Newman RG, Bashkow S, Calko D. Results of 313 consecutive live births of infants delivered to patients in the New York City Methadone Maintenance Treatment Program. Am J Obstet Gynecol 1975;121:233-7.

[84] Kashiwagi M, Arlettaz R, Lauper U, Zimmermann R, Hebisch G. Methadone maintenance program in a Swiss perinatal center: (I): Management and outcome of 89 pregnancies. Acta Obstet Gynecol Scand 2005;84:140-4.

[85] DePetrillo PB, Rice JM. Methadone dosing and pregnancy: impact on program compliance. Int J Addict 1995;30:207-17.

[86] McCarthy JJ, Leamon MH, Parr MS, Anania B. High-dose methadone maintenance in pregnancy: maternal and neonatal outcomes. Am J Obstet Gynecol 2005;193:606-10.

[87] Philipp BL, Merewood A, O'Brien S. Methadone and breastfeeding: new horizons. Pediatrics 2003;111:1429-30.

[88] Auriacombe M, Fatseas M, Dubernet J, Daulouede JP, Tignol J. French field experience with buprenorphine. Am J Addict 2004;13(Suppl. 1):S17-28.

[89] Lacroix I, Berrebi A, Chaumerliac C, Lapeyre-Mestre M, Montastruc JL, Damase-Michel C. Buprenorphine in pregnant opioid-dependent women: first results of a prospective study. Addiction 2004;99:209-14.

[90] Drug Treatment Act of 2000: 21 U.S.C., Section 823(g)(2)(B), Nov. 8, 2002.

[91] Johnson RE, Jones HE, Fischer G. Use of buprenorphine in pregnancy: patient management and effects on the neonate. Drug Alcohol Depend 2003 May 21;70(2 Suppl):S87-101.

[92] Kakko J, Heilig M, Sarman I. Buprenorphine and methadone treatment of opiate dependence during pregnancy: comparison of fetal growth and neonatal outcomes in two consecutive case series. Drug Alcohol Depend 2008;96:69-78.

[93] Bridge TP, Fudala PJ, Herbert S, Leiderman DB. Safety and health policy considerations related to the use of buprenorphine/naloxone as an office-based treatment for opiate dependence. Drug Alcohol Depend 2003;70: S79-85.

[94] Deshmukh SV, Nanovskaya TN, Ahmed MS. Aromatase is the major enzyme metabolizing buprenorphine in human placenta. J Pharmacol Exp Ther 2003;306:1099-105.

[95] Coles LD, Lee IJ, Hassan HE, Eddington ND. Distribution of saquinavir, methadone, and buprenorphine in maternal brain, placenta, and fetus during two different gestational stages of pregnancy in mice. J Pharm Sci 2008 Dec. 30.

[96] Kraft WK, Gibson E, Dysart K, et al. Sublingual buprenorphine for treatment of neonatal abstinence syndrome: a randomized trial. Pediatrics 2008;122:e601-7.

[97] Marquet P, Chevrel J, Lavignasse P, et al. Buprenorphine withdrawal syndrome in a newborn. Clin Pharmacol Ther 1997;62:569-71.

[98] Meyer M, Wagner K, Benvenuto A, Plante D, Howard D. Intrapartum and postpartum analgesia for women maintained on methadone during pregnancy. Obstet Gynecol 2007;110:261-2.

[99] Brown HL, Britton KA, Mahaffey D, Brizendine E, Hiett AK, Turnquest MA. Methadone maintenance in pregnancy: a reappraisal. Am J Obstet Gynecol 1998;179:459-63.

[100] Nocon JJ. Buprenorphine in pregnancy: the advantages. Addiction 2006;101:608.

[101] Wikner BN, Stiller CO, Kallen B, Asker C. Use of benzodiazepines and benzodiazepine receptor agonists during pregnancy: maternal characteristics. Pharmacoepidemiol Drug Saf 2007;16:988–94.

[102] de las Cuevas C, Sanz E, de la Fuente J. Benzodiazepines: more "behavioural" addiction than dependence. Psychopharmacology (Berl) 2003;167: 297–303.

[103] Isacson D. Long-term benzodiazepine use: factors of importance and the development of individual use patterns over time – a 13-year follow-up in a Swedish community. Soc Sci Med 1997;44:1871–80.

[104] Bramness JG, Skurtveit S, Morland J. Clinical impairment of benzodiazepines – relation between benzodiazepine concentrations and impairment in apprehended drivers. Drug Alcohol Depend 2002;68:131–41.

[105] Gonzalez de Dios J, Moya-Benavent M, Carratala-Marco F. "Floppy infant" syndrome in twins secondary to the use of benzodiazepines during pregnancy. Rev Neurol 1999;29:121–3.

[106] Iqbal MM, Sobhan T, Ryals T. Effects of commonly used benzodiazepines on the fetus, the neonate and the nursing infant. Psychiatr Serv 2002;53:39–49.

[107] Substance Abuse and Mental Health Services Administration. Results from the 2001 National Household Survey on Drug Abuse, Volume I: Summary of National Findings. Rockville, Md: Office of Applied Studies; 2002. NHSDA Series H-17, DHHS Publication SMA 02–3758.

[108] Henry JA, Oldfield WL, Kon OM. Comparing cannabis with tobacco. BMJ 2003;326:942–3.

[109] Ashton CH. Pharmacology and effects of cannabis: a brief review. Br J Psychiatry 2001;178:101–6.

[110] Fergusson DM, Horwood LJ, Northstone K. Maternal use of cannabis and pregnancy outcome. BJOG 2002;109:21–7.

[111] Richardson GA, Ryan C, Willford J, Day NL, Goldschmidt L. Prenatal alcohol and marijuana exposure: effects on neuropsychological outcomes at 10 years. Neurotoxicol Teratol 2002;24:309–20.

[112] Day NL, Goldschmidt L, Thomas CA. Prenatal marijuana exposure contributes to the prediction of marijuana use at age 14. Addiction 2006;101: 1313–22.

[113] Lester BM, ElSohly M, Wright LL, et al. The Maternal Lifestyle Study: drug use by meconium toxicology and maternal self-report. Pediatrics 2001;107:309–17.

[114] Woods Jr JR, Plessinger MA. Effect of cocaine on uterine blood flow and fetal oxygenation. JAMA 1987;257:957–61.

[115] Karch SB. Karch's pathology of drug abuse. 3rd ed. Boca Raton: Florida CRC Press; 2002.

[116] Singer LT, Salvator A, Arendt R, Minnes S, Farkas K, Kliegman R. Effects of cocaine/polydrug exposure and maternal psychological distress on infant birth outcomes. Neurotoxicol Teratol 2002;24:127–35.

[117] Johnson BA. Recent advances in the development of treatments for alcohol and cocaine dependence: focus on topiramate and other modulators of GABA or glutamate function. CNS Drugs 2005;19:873–96.

[118] Morrow J, Russell A, Guthrie E, et al. Malformation risks of antiepileptic drugs in pregnancy: a prospective study from the UK epilepsy and pregnancy register. J Neurol Neurosurg Psychiatry 2006;77:193–8.

[119] Czeizel AE, Tomcsik M, Timar L. Teratologic evaluation of 178 infants born to mothers who attempted suicide by drugs during pregnancy. Obstet Gynecol 1997;90:195–201.

[120] NIDA. Methamphetamine; abuse and addiction. National Institute on Drug Abuse Research Report Series. Bethesda, MD: NIH; 2009.

[121] Kratofil PH, Baberg HT, Dimsdale JE. Self-mutilation and severe self-injurious behavior associated with amphetamine psychosis. Gen Hosp Psychiatry 1996;18:117–20.

[122] Smith L, Yonekura ML, Wallace T, Berman N, Kuo J, Berkowitz C. Effects of prenatal methamphetamine exposure on fetal growth and drug withdrawal symptoms in infants born at term. J Dev Behav Pediatr 2003;24:17–23.

[123] Won L, Bubula N, McCoy H, Heller A. Methamphetamine concentrations in fetal and maternal brain following prenatal exposure. Neurotoxicol Teratol 2001;23:349–54.

[124] http://www.upi.com/Top_News/US/2011/08/05/Meth-breastfeeding-death-charges-filed/UPI-62231312572467/

[125] Cernerud L, Eriksson M, Jonsson B, Steneroth G, Zetterstrom R. Amphetamine addiction during pregnancy: 14-year follow-up of growth and school performance. Acta Paediatr 1996;85:204–8.

[126] Heinzerling KG, Shoptaw S, Peck JA, et al. Randomized, placebo-controlled trial of baclofen and gabapentin for the treatment of methamphetamine dependence. Drug Alcohol Depend 2006;85:177–84.

[127] Brodie JD, Figueroa E, Laska EM, Dewey SL. Safety and efficacy of gamma-vinyl GABA (GVG) for the treatment of methamphetamine and/or cocaine addiction. Synapse 2005;55:122–5.

[128] Rawson RA, Washton A, Domier GP, Reiber C. Drugs and sexual effects: role of drug type and gender. J Subst Abuse Treat 2002;22:103–8.

[129] Samenuk D, Link MS, Homoud MK, et al. Adverse cardiovascular events temporally associated with ma huang, an herbal source of ephedrine. Mayo Clin Proc 2002;77:12–6.

[130] Alkadi HO, Noman MA, Al-Thobhani AK, Al-Mekhlafi FS, Raja'a YA. Clinical and experimental evaluation of the effect of Khat-induced myocardial infarction. Saudi Med J 2002;23:1195–8.

[131] Eriksson M, Ghani NA, Kristiansson B. Khat-chewing during pregnancy – effect upon the off-spring and some characteristics of the chewers. East Afr Med J 1991;68:106–11.

[132] Long SY. Does LSD induce chromosomal damage and malformations? A review of the literature. Teratology 1972;6:75–90.

[133] Fishbein DH. Female PCP-using jail detainees: proneness to violence and gender differences. Addict Behav 1996;21:155–72.

[134] Ling LH, Marchant C, Buckley NA, Prior M, Irvine RJ. Poisoning with the recreational drug paramethoxyamphetamine ("death"). Med J Aust 2001;174:453–5.

[135] Harris DS, Baggott M, Mendelson JH, Mendelson JE, Jones RT. Subjective and hormonal effects of 3,4-methylenedioxymethamphetamine (MDMA) in humans. Psychopharmacology (Berl) 2002;162:396–405.

[136] Hartung TK, Schofield E, Short AI, Parr MJ, Henry JA. Hyponatraemic states following 3,4-methylenedioxymethamphetamine (MDMA, "ecstasy") ingestion. QJM 2002;95:431–7.

[137] Buchert R, Thomasius R, Nebeling B, et al. Long-term effects of "ecstasy" use on serotonin transporters of the brain investigated by PET. J Nucl Med 2003;44:375-84.

[138] McElhatton PR, Bateman DN, Evans C, Pughe KR, Thomas SH. Congenital anomalies after prenatal ecstasy exposure. Lancet 1999;354:1441-2.

[139] Galloway GP, Frederick SL, Staggers Jr FE, Gonzales M, Stalcup SA, Smith DE. Gamma-hydroxybutyrate: an emerging drug of abuse that causes physical dependence. Addiction 1997;92:89-96.

[140] Rickert VI, Wiemann CM, Berenson AB. Prevalence, patterns, and correlates of voluntary flunitrazepam use. Pediatrics 1999;103; E6.

[141] Klafta JM, Zacny JP, Young CJ. Neurological and psychiatric adverse effects of anaesthetics: epidemiology and treatment. Drug Saf 1995;13:281-95.

[142] Weiner AL, Vieira L, McKay CA, Bayer MJ. Ketamine abusers presenting to the emergency department: a case series. J Emerg Med 2000;18:447-51.

[143] Ikonomidou C, Bosch F, Miksa M, et al. Blockade of NMDA receptors and apoptotic neurodegeneration in the developing brain. Science 1999;283: 70-4.

[144] Hubbard RL, French MT. New perspectives on the benefit-cost and cost-effectiveness of drug abuse treatment. NIDA Res Monogram 1991; 113:94-113.

[145] Chasnoff IJ, Landress HJ, Barrett ME. The prevalence of illicit-drug or alcohol use during pregnancy and discrepancies in mandatory reporting in Pinellas County, Florida. N Engl J Med 1990;322:1202-6.

[146] Vega WA, Kolody B, Hwang J, Noble A. Prevalence and magnitude of perinatal substance exposures in California. N Engl J Med 1993;329:850-4.

[147] Ostrea Jr EM, Brady M, Gause S, Raymundo AL, Stevens M. Drug screening of newborns by meconium analysis: a large-scale, prospective, epidemiologic study. Pediatrics 1992;89(1):107-13.

[148] Peat MA. Screening for drugs of abuse in urine samples from a drug addiction center. Clin Toxicol 1976;9:203-19.

[149] Stitzer ML, Vandrey R. Contingency management: utility in the treatment of drug abuse disorders. Clin Pharmacol Ther 2008;83:644-7.

[150] Lussier JP, Heil SH, Mongeon JA, Badger GJ, Higgins ST. A meta-analysis of voucher-based reinforcement therapy for substance use disorders. Addiction 2006;101:192-203.

[151] Goler NC, Armstrong MA, Taillac CJ, Osejo VM. Substance abuse treatment linked with prenatal visits improves perinatal outcomes: a new standard. J Perinatol 2008;28:597-603.

[152] Moeller KE, Lee KC, Kissack JC. Urine drug screening: practical guide for clinicians. Mayo Clin Proc 2008;83:66-76.

[153] Brown RL, Leonard T, Saunders LA, Papasouliotis O. A two item conjoint screen for alcohol and other drug problems. J Am Board Fam Prac 2001;14:95-106.

[154] Chasnoff IJ, McGourty RF, Bailey GW, et al. The 4Ps Plus screen for substance use in pregnancy: clinical application and outcomes. J Perinatol 2005;25:368-74.

[155] Chasnoff IJ, Wells AM, McGourty RF, Bailey LK. Validation of the 4Ps Plus screen for substance use in pregnancy validation of the 4Ps Plus. J Perinatol 2007;27:744-8.

[156] Sokol RJ, Martier SS, Ager JW. The T-ACE questions: practical prenatal detection of risk-drinking. Am J Obstet Gynecol 1989;160:863–8; discussion 8–70.

[157] Chan AW, Pristach EA, Welte JW, Russell M. Use of the TWEAK test in screening for alcoholism/heavy drinking in three populations. Alcohol Clin Exp Res 1993;17:1188–92.

[158] Bernstein J, Bernstein E, Tassiopoulos K, Heeren T, Levenson S, Hingson R. Brief motivational intervention at a clinic visit reduces cocaine and heroin use. Drug Alcohol Depend 2005;77:49–59.

[159] World Health Organization Brief Intervention Study Group. A cross national trial of brief interventions with heavy drinkers. Am J Public Health 1996;86:948–55.

[160] Bien TH, Miller WR, Tonigan JS. Brief interventions for alcohol problems: a review. Addiction 1993;88(3):315–35.

[161] Miller WR. Motivational Enhancement Therapy with Drug Abusers. Center on Alcoholism, Substance Abuse, and Addictions (CASAA). Albuquerque: The University of New Mexico; 1995.

[162] Nocon JJ. Motivational enhancement treatment improves maternal and neonatal outcome in substance abuse in pregnancy. Amer Soc Addict Med Abstracts, 37th Annual Medical-Scientific Conference 2006.

[163] Prochaska JO, Norcross JC. DiClemete CC. Changing for Good; the revolutionary program that explains the six stages of change and teaches you how to free yourself from bad habits. New York, NY: W. Morrow; 1994.

[164] Prochaska JO, DiClemente CC, Norcross JC. In search of how people change. Applications to addictive behaviors. Am Psychol 1992;47:1102–14.

[165] Terplan M, Lui S. Psychosocial interventions for pregnant women in outpatient illicit drug treatment programs compared to other interventions. Cochrane Database Syst Rev 2007; CD006037.

[166] Nocon JJ, editor. Substance Use Disorders in Pregnancy: Consensus Statement. Indianapolis: Indiana Perinatal Network; September 2006.

第 16 章

妊娠期糖尿病

Maisa N. Feghali, Rita W. Driggers, Menachem Miodovnik,Jason G. Umans

16.1 引言

妊娠带来了独特的代谢需求,需要确保在喂养期有足够的营养储存以便在禁食期间给生长的胎儿提供持续的和足够的营养物质。胎儿胎盘部位产生的激素在调节代谢功能上有着举足轻重的作用,有利于母亲和胎儿的生长。然而,妊娠本身对妊娠期女性造成的影响使得妊娠合并糖尿病(DM)对母亲和胎儿的不利影响进一步恶化[1]。糖尿病对胎儿的影响是由两个因素决定的:母亲所提供的子宫内环境和胎儿的反应。通过外源性胰岛素严格控制血糖可以明显改善孕产妇和围生期结局。近来又发现口服降糖药对妊娠糖尿病(GDM)可以达到同样的改善效果。近期发现将轻度的妊娠期高血糖与不良围生期结局直接联系起来的证据,更凸显了对高血糖母亲治疗的重要性[2]。本章着重关注妊娠糖尿病的治疗,同时综述了其临床影响和临床诊断。

16.2 流行病学

妊娠前糖尿病患者占妊娠人群的比重约为 1.3%。发病率的增加主要是由于 2 型糖尿病[3]与肥胖和产妇年龄增加相关[3]。同时,新指南采用较低的血糖阈值将进一步扩大被界定为 GDM 和妊娠前糖尿病的人群(GDM:空腹≥92mg/dL,或餐后 1 小时≥180mg/dL,或餐后 2 小时≥153mg/dL;2 型(妊娠前)糖尿病:空腹≥126mg/dL,或随机血糖≥

200mg/dL,或糖化血红蛋白(HbA1c)≥6.5%)[4]。GDM 患者占妊娠人群的比例更高(达 5%~10%)[5]。在年轻的肥胖女性人群中发病率更高[6]。

16.3　分类

　　除妊娠期外,糖尿病是根据其病理生理分类的[7]。广泛地说,1型糖尿病是由于胰岛素绝对缺乏导致的,最常见的是由于 β 细胞的自身免疫破坏,而 2 型糖尿病的特点是渐进的胰岛素抵抗,最初将导致代偿性高胰岛素血症,然后会导致胰岛素分泌缺陷。虽然 1 型糖尿病需要胰岛素替代疗法,但许多 2 型糖尿病患者也可能需要胰岛素作为辅助治疗或初级治疗。因此,不应该再使用胰岛素依赖型[8]和非胰岛素依赖型糖尿病[8]的分类。妊娠期间,女性可分为妊娠前已知患有糖尿病的情况(妊娠前或显性)和那些在妊娠期间被诊断出患有糖尿病的情况(妊娠期)。如上所示,一些被归类为 GDM 的女性实际上已确认患有妊娠前糖尿病,只是在产检中进行更仔细的医学评估之前没有被发现。因此,更新后的定义将对这些女性进行分类。美国妇产科协会[9]已经依照糖尿病诊断和分类专业委员的主张[7]将分类的关注点转向妊娠期和妊娠前糖尿病之间的区别,并将放弃之前按照糖尿病靶器官损害的类型和严重程度对患病女性进行分类的 White 分类方案[10]。

　　妊娠与胰岛抵抗导致的餐后高血糖有联系。妊娠期间胎儿胎盘内分泌的影响被认为在胰岛素抵抗的发展中发挥了重要作用[11,12]。事实上,相比非妊娠期女性,妊娠期女性给予外源性胰岛素时很少出现低血糖,但多数会出现空腹低血糖的现象[13]。与非妊娠期女性相比,正常妊娠期女性在摄入葡萄糖后胰岛素分泌增加[14]。据估计,妊娠晚期健康妊娠期女性的胰岛素敏感性降低了 40%~56%[15]。

　　妊娠期胰腺 β 细胞功能代偿性增加[16],这也导致产妇胰腺肥大和增生[17]。当胰岛素抵抗超过了胰岛素分泌增加的能力时,则发生 GDM。

　　胰岛素绝对或相对的缺乏分别是 1 型和 2 型糖尿病的特点,除非提供足够的外源性胰岛素,否则妊娠期正常胰腺 β 细胞失代偿导致的母体高血糖将会影响胎儿发育。尽管 1 型糖尿病患者通常在未妊娠时有正常的胰岛素敏感性,但妊娠期胰岛素抵抗导致胰岛素需求大量增加(1.5～3 倍)[18]。2 型糖尿病患者有明显的妊娠前胰岛素抵抗,从而导致对胰岛素的要求高于 1 型糖尿病女性[19]。妊娠期间胰岛素的需求增加,胰岛素抵抗也相应增加。分娩后,二者均明显下降[18]。

16.4　妊娠期糖尿病

GDM 的症状主要是轻微或者严重的高血糖,后者表明妊娠前已患有糖尿病而未被察觉。患有妊娠糖尿病但无空腹高血糖的女性分娩后血糖通常恢复到正常。然而她们在未来 5～10 年内将有 50% 的概率患上糖尿病[20-22]。患有妊娠糖尿病女性似乎原来即有潜在的(虽然未被诊断出)胰岛素抵抗,又加上妊娠导致的胰岛素抵抗,情况进一步恶化[23]。对于某些患有妊娠糖尿病的女性,导致潜在胰岛素抵抗的原因可能包括脂细胞葡萄糖转运蛋白异常[24]或胰岛素受体和胰岛素样生长因子 2 基因的多态性[25]。此外,可以肯定其他特定的诱发分子机制也将被发现。肥胖进一步加剧了许多妊娠糖尿病女性的胰岛素抵抗[26]。由于区分出 2 型糖尿病或妊娠糖尿病通常需要考虑胰岛素抵抗和 β 细胞功能失代偿,因此,妊娠糖尿病患者的母体高血糖与胰岛素分泌不足有关便不足为奇了[27]。

16.5　妊娠糖尿病管理

16.5.1　营养目标和运动

生活方式的改变,包括饮食和锻炼仍然是新诊断 GDM 的一线治疗。所有患有糖尿病的妊娠期女性都应基于她们理想的妊娠前体重而采取限制碳水化合物的饮食。将饮食限制为每天总热量 2000～2400kcal(1cal约 4.2J),35% 的热量来自复杂和高纤维碳水化合物的方案已被证实为可以延迟开启胰岛素降糖治疗的时间[28,41]。除非禁忌,饮食应结合有规律的运动,如每周 3 次散步 1～2 英里(1 英里≈1.6km)。值得注意的一点是,一个两周的生活方式干预试验可能反而导致血糖控制的延误和胎儿风险的增加。因此,对持续性高血糖状态快速启动药物治疗是必不可少的。

16.5.2　血糖监测和血糖控制

每天监测毛细血管血糖 4 ~ 6 次（包括空腹、餐前和餐后的值）是妊娠期糖尿病的严密管理的核心。血糖控制目标是:空腹 90 ~ 99mg/dL, 餐后 1 小时 140mg/dL,餐后 2 小时 120 ~ 127mg/dL[5]。只有接受单纯生活方式干预治疗或血糖控制最佳、情况稳定的女性才可以减少监测频率(2 ~ 4 次/天)。检测糖化血红蛋白有助于评估已确诊患有糖尿病的妊娠期女性发生胎儿先天性畸形的风险,同时妊娠早期检测糖化血红蛋白并且每 3 个月重复一次将有助于评估长期血糖控制情况。2001 年,美国糖尿病协会建议将 HbA1c ≥6.5% 的女性诊断为 2 型糖尿病而非 GDM[29]。对于正常女性而言,妊娠早期糖化血红蛋白值较高(5.3% ~6%)或接近高限(>6%)与妊娠后期患妊娠糖尿病的高风险相关。研究表明,妊娠早期糖化血红蛋白 >6% 与需要使用胰岛素治疗妊娠糖尿病的概率增加有关,这种关联不受口服葡萄糖耐量试验(OGTT)结果和确诊时的孕龄影响[30]。这些结果表明,糖化血红蛋白可用于在妊娠早期区分妊娠糖尿病高风险和血糖控制较差两类人群。与诊断时相比,确诊 GDM 后测定的糖化血红蛋白值与出生体重的关联最强[31,32]。后者可能是妊娠晚期血糖控制较差的一个更精确反映。严格的血糖控制对改善所有女性的结局而言都是必不可少的,不论其是患有严重糖尿病、轻度糖尿病还是妊娠糖尿病[33,34]。尽管有多种针对妊娠期间糖尿病的有效治疗方法,但治疗障碍仍然存在。针对妊娠期女性糖尿病建立胰岛素治疗方案有特殊的挑战,必须迅速控制高血糖,然而患者教育和胰岛素滴定的机会却是有限的。此外,许多女性不愿意每天进行多次胰岛素注射,导致依从性和血糖控制不佳。此外,治疗相关的低血糖往往限制了实现血糖控制达标的能力。口服降糖药在目前的临床实践中只获得了有限的普及,部分原因是其对相当一部分妊娠糖尿病患者作用不佳。在许多情况下,控制不良的原因可能是由于非理性的缓慢的剂量滴定。例如,虽然通常应该每周对格列本脲进行剂量调整,但由于妊娠期药代动力学数据表明其半衰期降低从而可以更快地达到稳态,那么如果试图达到最佳血糖控制和发病率降低,则几乎每天都要进行剂量调整。下一节将综述妊娠期间糖尿病的治疗方案的药理学性质。

16.5.3　胰岛素治疗

外源性胰岛素治疗的核心是尝试使用血糖监测指导长效和短效胰岛素类似物的剂量调整,其目的是模拟符合饮食和代谢需求的正常胰岛素的分泌以维持正常血糖。胰岛素治疗目前推荐用于几乎所有的妊娠期间患有妊娠前糖尿病的女性以及依靠饮食和口服降糖药不能有效控制血糖的妊娠糖尿病女性。胰岛素治疗通常需要个体化的胰岛素类似物品种选择和给药策略以模拟胰岛素的正常基础分泌和快速而短暂的餐后分泌。对大多数女性而言,基本上所有的营养都在餐后 90 分钟内被吸收,血浆葡萄糖和胰岛素在 2 小时内恢复餐前水平[10]。内源性胰岛素在很大程度上由胰腺分泌到肝内的门静脉进行循环,肝细胞的提取率约为 50%[35]。门静脉的胰岛素浓度约为动脉血浆中浓度的 4 倍。在健康成人中,基础胰岛素分泌到门静脉系统的速度为 1 单位/小时。随着食物的摄入量,概率增加了 5 ~ 10 倍[35]。胰岛素通过及时有效的抑制肝糖原分解而在肝脏中起作用[35],几分钟内开始后几个小时内达到充分的效果[36]。其次,胰岛素抑制肝糖异生,主要是通过减少释放和对游离脂肪酸和前体从脂肪和骨骼到肌酐的运输。对糖异生的影响通常是延迟的,与对糖原分解的影响相比,其需要更多的胰岛素,由于其周围部位的作用引起[35,37]。

胰岛素代谢本身在妊娠期间被改变。对于 1 型糖尿病和 GDM 女性,其肝脏胰岛素提取分别降低 24% 和 30%,可能是由于肝脏血流量的变化[38,39]。胎盘灌注的研究表明,只有产妇胰岛素的 1%~5% 被转移到胎儿的血液循环,可能是由于其分子量约为 5800Da[40]。母体胰岛素抗体复合物促进胰岛素的胎盘转移,因为巨大胎儿的风险与脐带血及羊水中的胰岛素高水平相关[41],尽量减少孕产妇抗胰岛素抗体产生的策略可能提高胎儿的发病率。使用人胰岛素能减少但不能消除抗胰岛素抗体[42]。

常规人胰岛素需要在进餐前 30 ~ 45 分钟注射以控制餐后高血糖,可能由于吸收延迟,其峰值效应出现在注射后 2 ~ 4 小时,某些情况下导致餐后迟发性低血糖。延迟吸收可能是由于胰岛素分子团簇的形成(六聚物),胰岛素分子团簇分解缓慢,限制了活性胰岛素从皮下空间进入全身循环的吸收率[43]。餐前半小时注射人胰岛素带来的不便往往导致依从性差和血糖控制不理想[44]。常规胰岛素的缺陷导致了胰岛素类似物的发展,包括起效快的短效(SA)胰岛素和起效慢、清除缓慢、作用持久、体内浓度低的长效胰岛素(LA)。目前在妊娠期间使用的不同类型胰岛素在表16.1中列出。

短效(SA)类似物试图模仿餐后内源性胰岛素的快速起效和清除。赖脯胰岛素和门冬胰岛素均为快速解聚的六聚物,因此可在餐前立即注射或开始进餐后15分钟注射。它们在1~2小时后达到峰值,峰值浓度是常规胰岛素的两倍[45]。严重低血糖发作在短效胰岛素中不常见。短效胰岛素的体内浓度变化情况与口服负荷量葡萄糖后血糖水平的上升和下降相一致,可以更好地控制餐后血糖波动,同时极少有餐后低血糖的发作。

表16.1　胰岛素类似物的药代动力学

类型	开始作用	作用高峰(小时)	作用持续时间(小时)
优泌乐(赖脯胰岛素)	1~15分钟	1	2
诺和诺德(门冬胰岛素)	1~15分钟	1	2
常规胰岛素	30~60分钟	2	4
优泌林-N(NPH)	1~3小时	8	8
来得时(甘精胰岛素)	1小时	无峰	<24
诺和平(地特胰岛素)	3~4小时	无峰	12~24小时(与剂量有关)

长效制剂用于配合短效制剂以模拟基础胰岛素分泌,并在两餐和夜间之间维持正常血糖,防止出现低血糖。中性鱼精蛋白锌胰岛素(NPH)是一种中效胰岛素,在妊娠期间通常每日给药两次,配合以餐前短效胰岛素可提供24小时血糖控制。然而,来自2种长效胰岛素类似物(甘精胰岛素和地特胰岛素)的最新研究数据可能改变上述方案[36,46]。长效制剂因含有稳定的六聚体而分解缓慢,从而可以提供一个持续稳定的基础性胰岛素释放以降低空腹低血糖的风险。长效制剂与降低空腹血糖、糖化血红蛋白和减少夜间低血糖相关[47]。与

NPH 相比,长效制剂具有相似或较低的妊娠期女性微血管病变、巨大儿和新生儿低血糖发病率[48-50]。甘精胰岛素和地特胰岛素的胎盘灌注研究显示药物透过胎盘的量可以忽略不计。动物研究表明导致胚胎畸形和毒性的概率与人胰岛素类似[51,52]。

除了影响糖代谢,胰岛素还有改变细胞增殖、分化和凋亡的作用。在高浓度时通过激活胰岛素样生长因子 I 型受体(IGF-I)促进生长和增殖[53]。胰岛素类似物结构的变化似乎改变了其对 IGF-1 受体的亲和力[54]。事实上,与骨肉瘤细胞系中的胰岛素相比,甘精胰岛素对 IGF-1 受体的亲和力增加了 6 ~ 8 倍[54]。赖脯胰岛素也被证明与 IGF-1 的结合能力增强[55]。虽然没有体内或临床数据的支持,这种相互作用被认为可能会促进胎儿生长和其他有丝分裂过程。其他胰岛素类似物似乎没有与 IGF-1 结合增强的现象。

胰岛素泵以非常类似于生理性胰岛素分泌的模式提供胰岛素,在妊娠期间应该可以安全使用。研究表明,其安全性和有效性与妊娠期间每日多次注射胰岛素治疗类似[56]。相当于每日总剂量 50% ~ 60% (计算方式见表 16.2)的短效胰岛素(常规胰岛素或赖脯胰岛素)以基础速率泵入,剩余的 40% ~ 50% 在餐前或吃点心前快速泵入。使用胰岛素泵治疗需要较高的患者依从性和计算一天内胰岛素需求的能力。

不同妊娠期对胰岛素的需求如表 16.2 所示。妊娠早期(9 ~ 13 周)因为饮食减少和呕吐而可能需要减少胰岛素剂量。妊娠 14 周后,胰岛素需求量稳步增加(表 16.2)。产妇肥胖增加了 0.1 ~ 0.2U/kg 的胰岛素需求。图 16.1 和图 16.2 分别是妊娠期间胰岛素给药的操作流程和剂量调整方法。

表 16.2　妊娠期每日胰岛素剂量

妊娠期(周)	每日总剂量(U/kg*)
1 ~ 18	0.7
18 ~ 26	0.8
26 ~ 36	0.9
36 ~ 40	1
0 ~ 6(产后)	0.4

* 基于实际体重。

16.5.4 口服降糖药

口服药物是除妊娠期之外的 2 型糖尿病的一线治疗用药[57]。当妊娠期饮食调整和运动不能达到治疗目标时,可以有启动口服降糖药治疗的指征。在轻度高血糖情况下使用口服药优于胰岛素,因为患者易于学习如何使用,并且低血糖的风险低,依从性更高。此外,由于 β 细胞胰岛素分泌不足和胰岛素抵抗不仅是 2 型糖尿病也是 GDM 的特征,这些病理生理缺陷的口服靶向药物可能有益于糖尿病妊娠期女性。

格列本脲是第三代磺酰脲类口服降糖药,主要作用于 β 细胞表面上的特异性受体。药物与受体结合后关闭 ATP 依赖性钾通道,使细胞去极化、钙离子内流,从而促使胰岛素分泌颗粒易位到 β 细胞表面。产生的胰岛素释放后门静脉迅速抑制肝葡萄糖的产生,并促进外周葡萄糖的消耗[58,59]。高血糖状态逆转后通常可出现继发性胰岛素抵抗减轻[59,60]。因为磺脲类药物依赖残存 β 细胞的分泌功能,它们对 β 细胞缺乏或功能严重削弱的患者是无效的,如 1 型糖尿病或 2 型糖尿病晚期患者。磺脲类药物增加的胰岛素分泌量可使血糖水平降低 60 ~ 180mg/dL,如果血糖低于 60mg/dL 则没有降糖效果[61,62]。尽管如此,磺脲类药物包括格列本脲仍然可能导致严重的低血糖症状,最常见的是未被发现的肾功能不全患者。胰岛素分泌率的变化和血糖变化间有一个最小滞后时间[63,64]。单剂量给药时,格列本脲在 4 小时内达峰,并且吸收不受食物影响。非妊娠成年人药物消除半衰期约 10 小时,妊娠期由于清除率增加而缩短。虽然许多医生仍然担心格列本脲可能导致新生儿低血糖,但现有数据并不支持这个假设[65]。

近期报道了一项关于格列本脲的药动学 - 药效学(PK-PD)的研究结果[66]。研究针对 40 例接受格列本脲单药治疗,并且空腹血糖控制在 95mg/dL 以下的糖尿病妊娠期女性。结果显示可能由于肝脏代谢的增加,妊娠期血药物浓度降低了 50%[67]。因此可以预期,妊娠期以超过常规推荐的方式增加格列苯脲的剂量可以抵消药物清除率的增加,从而有可能更好地控制血糖。然而,格列本脲的量效关系是不确定的,天花板效应可能会限制高剂量带来的好处。事实上,对非妊娠的 2 型糖尿病患者的研究表明,剂量增加几乎不会带来受益增加[68,69]。在格列本脲 PK-PD 研究中,妊娠糖尿病患者在混合餐后服用格列本脲至胰岛素分泌量增加至正常水平的情况下,由于不能完全抵消胰岛素抵抗效应,其餐后高血糖的控制仍然不佳[67]。之前的研究发现妊娠糖尿病患者输注胰岛素时出现了抵抗现象,显示出了同样的问题[70]。总之,这些结果表明,虽然一些妊娠糖尿病患者可能通过更加激进的格列本脲剂量滴定治疗获益,但其他患者可以通过使用附加或替代药物以减轻胰岛素抵抗的方式改善症状。

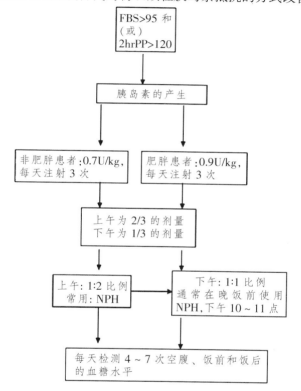

图 16.1 妊娠期间胰岛素协议。FBS,空腹指尖血糖;2hrpp,餐后 2 小时指尖血糖。

妊娠期应用格列本脲的研究显示,在频繁调整剂量的情况下,应用格列本脲的妊娠期女性与病情类似、使用胰岛素的妊娠期女性在妊娠结局上相似[52,71],剂量调整方法依照药品说明书中对非妊娠女性的要求,从每天晨起口服 2.5mg 逐步滴定至一天两次,每次 10mg 的最大剂量[71]。然而,几乎有 20% 应用格列本脲的妊娠糖尿病患者最终将需要转向胰岛素治疗。当然,这可能是由于剂量滴定掌握不佳和在到达最大剂量前转用胰岛素所致[72]。

已有公认的指南提出了有利于减少新生儿发病率的妊娠期理想空腹和餐后血糖控制要求[73]。这些指标并不纯粹追求糖尿病患者生理指标正常化。近期一组有关产妇血糖水平和新生儿结局之间连续性关系的数据解释了生理学控制水平和临床结局之间差异的原因[2]。

目前尚不清楚严格控制血糖对妊娠糖尿病患者带来的收益是否超过了潜在低血糖带来的风险。不过,以减少胰岛素抵抗作为首要目标或联合目标的药物治疗对于改善妊娠糖尿病的血糖控制可能特别地有用。

二甲双胍是主要的胰岛素增敏剂,通过抑制糖异生作用降低肝葡萄糖产生[74,75]。它也可能增加外周葡萄糖的吸收,虽然这可能是高血糖状态扭转后的继发效应。由于它不增加胰岛素分泌,因此低血糖的风险是最小的。二甲双胍的血药浓度在口服给药 4 小时内达峰。虽然有减少吸收的问题,但与餐同服能够减少二甲双胍导致的胃肠道不适。在非妊娠的成年人中,二甲双胍的消除半衰期约为 6 小时。与妊娠期肌酐清除率的增加相一致,二甲双胍的肾清除率在妊娠中期和妊娠晚期明显增加[76]。二甲双胍可以透过胎盘,导致胎儿血药浓度波动[76]。一项研究评估了 126 名 18 个月的婴儿,这些婴儿的 109 名母亲在妊娠期间持续使用二甲双胍,暴露于二甲双胍的婴儿生长情况和运动及交流能力发展与非暴露组类似[77]。

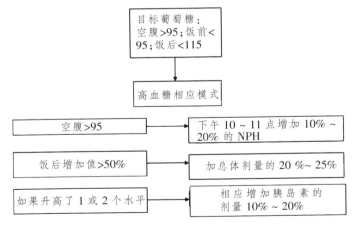

图 16.2　胰岛素调整协议。

二甲双胍与胰岛素或格列本脲的对照研究指出使用二甲双胍时血糖恢复正常的比率较低[78,79]。但血糖达标者的新生儿结局与接受格列本脲治疗的患者类似[78]。对于接受二甲双胍的女性，其血糖控制失败率较高，可能的原因是为克服妊娠期间肾脏和全身药物清除增加所进行的剂量调整不充分[76]。最近的一项针对生活方式干预无效的28~32孕周妊娠糖尿病患者进行的随机试验显示：二甲双胍和胰岛素治疗均导致类似的围生期发病率，包括代谢异常、早产和出生创伤[79]。二甲双胍的起始剂量为每天一次或两次，每次500mg，每1~2周调整剂量一次直至满足血糖控制要求[79]。接受二甲双胍和胰岛素联合治疗的女性胰岛素需求量小，在妊娠和产后随访期间发现患者体重比那些只接受胰岛素治疗的患者轻[79]。患者对二甲双胍的接受度高，相对于胰岛素而言更加偏好[79]。这些发现强调了二甲双胍与格列本脲或胰岛素联合治疗的潜在益处，并提出可以用更积极的剂量滴定改进患者结局。

16.5.5 产后的代谢管理

分娩后胰岛素的需求立即减少，对于妊娠前即患有糖尿病的女性，此时可选择经验性降低胰岛素剂量50%或重新启用妊娠前的降糖方案。应该提醒出现妊娠糖尿病的女性未来患糖尿病的风险增加，强烈建议她们在分娩后的6~8周进行OGTT筛查。母乳喂养可能会提高产妇的血糖水平[80]。尽管临床观察支持女性糖尿病患者使用组合激素避孕药，但美国妇产科学会（ACOG）建议该药物的使用限于不吸烟且年龄小于35岁，同时无高血压、肾病、视网膜病变或其他血管疾病的健康女性糖尿病患者[9]。

总结

妊娠合并糖尿病的人数在增加。然而，目前的筛查和诊断策略并没有很好地将其与出生并发症联系起来。新的证据表明，严格的血糖标准可以改善新生儿结局，但会导致较高的GDM诊断率。目前,针对妊娠期糖尿病的治疗策略有限且没有考虑到妊娠引起的代谢变化。进一步的研究需要考虑改进治疗方案和制订妊娠期特异性治疗策略。

(田书霞 译)

参考文献

[1] Friedman JE, Ishizuka T, Shao J, Huston L, Highman T, Catalano P. Impaired glucose transport and insulin receptor tyrosine phosphorylation in skeletal muscle from obese women with gestational diabetes. Diabetes 1999;48: 1807–14.

[2] HAPO Study Cooperative Research Group, Metzger BE, Lowe LP, Dyer AR, Trimble ER, Chaovarindr U., et al. Hyperglycemia and adverse pregnancy outcomes. N Engl J Med 2008;358:1991–2002.

[3] Lawrence JM, Contreras R, Chen W, Sacks DA. Trends in the prevalence of preexisting diabetes and gestational diabetes mellitus among a racially/ethnically diverse population of pregnant women, 1999–2005. Diabetes Care 2008;31:899–904.

[4] Weinert LS. International Association of Diabetes and Pregnancy Study Groups recommendations on the diagnosis and classification of hyperglycemia in pregnancy: comment to the International Association of Diabetes and Pregnancy Study Groups Consensus Panel. Diabetes Care 2010;33: e97; author reply e98.

[5] Metzger BE, Buchanan TA, Coustan DR, de Leiva A, Dunger DB, Hadden DR, et al. Summary and recommendations of the Fifth International Workshop-Conference on Gestational Diabetes Mellitus. Diabetes Care 2007;30(Suppl. 2): S251–60.

[6] Hedley AA, Ogden CL, Johnson CL, Carroll MD, Curtin LR, Flegal KM. Prevalence of overweight and obesity among US children, adolescents, and adults, 1999–2002. JAMA 2004;291:2847–50.

[7] Diagnosis and classification of diabetes mellitus. Diabetes Care 33(Suppl. 1): S62–S69.

[8] Chiasson JL, Josse RG, Gomis R, Hanefeld M, Karasik A, Laakso M, et al. Acarbose for prevention of type 2 diabetes mellitus: the STOP-NIDDM randomised trial. Lancet 2002;359:2072–7.

[9] ACOG Committee on Practice Bulletins-Gynecology. ACOG practice bulletin. No. 73: Use of hormonal contraception in women with coexisting medical conditions. Obstet Gynecol 2006;107:1453–72.

[10] White P. Classification of obstetric diabetes. Am J Obstet Gynecol 1978;130:228–30.

[11] Kuhl C. Etiology and pathogenesis of gestational diabetes. Diabetes Care 1998;21(Suppl. 2):B19–26.

[12] Butte NF. Carbohydrate and lipid metabolism in pregnancy: normal compared with gestational diabetes mellitus. Am J Clin Nutr 2000;71:1256S–61S.

[13] Burt RL. Peripheral utilization of glucose in pregnancy. III. Insulin tolerance. Obstet Gynecol 1956;7:658-64.

[14] Spellacy WN, Goetz FC. Plasma insulin in normal late pregnancy. N Engl J Med 1963;268:988-91.

[15] Catalano PM, Tyzbir ED, Roman NM, Amini SB, Sims EA. Longitudinal changes in insulin release and insulin resistance in nonobese pregnant women. Am J Obstet Gynecol 1991;165:1667-72.

[16] Sorenson RL, Brelje TC. Adaptation of islets of Langerhans to pregnancy: beta-cell growth, enhanced insulin secretion and the role of lactogenic hormones. Horm Metab Res 1997;29:301-7.

[17] Kalhan SC, D'Angelo LJ, Savin SM, Adam PA. Glucose production in pregnant women at term gestation. Sources of glucose for human fetus. J Clin Invest 1979;63:388-94.

[18] Jovanovic L, Peterson CM. Optimal insulin delivery for the pregnant diabetic patient. Diabetes Care 1982;5(Suppl. 1):24-37.

[19] Burt RL, Leake NH, Rhyne AL. Glucose tolerance during pregnancy and the puerperium. A modification with observations on serum immunoreactive insulin. Obstet Gynecol 1969;33:634-41.

[20] Kjos SL, Peters RK, Xiang A, Henry OA, Montoro M, Buchanan TA. Predicting future diabetes in Latino women with gestational diabetes. Utility of early postpartum glucose tolerance testing. Diabetes 1995;44:586-91.

[21] O'Sullivan JB. Diabetes mellitus after GDM. Diabetes 1991;40(Suppl. 2): 131-5.

[22] Metzger BE, Cho NH, Roston SM, Radvany R. Prepregnancy weight and antepartum insulin secretion predict glucose tolerance five years after gestational diabetes mellitus. Diabetes Care 1993;16:1598-605.

[23] Catalano PM, Tyzbir ED, Wolfe RR, Calles J, Roman NM, Amini SB, et al. Carbohydrate metabolism during pregnancy in control subjects and women with gestational diabetes. Am J Physiol 1993;264:E60-7.

[24] Garvey WT, Maianu L, Zhu JH, Hancock JA, Golichowski AM. Multiple defects in the adipocyte glucose transport system cause cellular insulin resistance in gestational diabetes. Heterogeneity in the number and a novel abnormality in subcellular localization of GLUT4 glucose transporters. Diabetes 1993;42:1773-85.

[25] Ober C, Xiang KS, Thisted RA, Indovina KA, Wason CJ, Dooley S. Increased risk for gestational diabetes mellitus associated with insulin receptor and insulin-like growth factor II restriction fragment length polymorphisms. Genet Epidemiol 1989;6:559-69.

[26] Catalano PM, Bernstein IM, Wolfe RR, Srikanta S, Tyzbir E, Sims EA. Subclinical abnormalities of glucose metabolism in subjects with previous gestational diabetes. Am J Obstet Gynecol 1986;155:1255-62.

[27] Devlieger R, Casteels K, Van Assche FA. Reduced adaptation of the pancreatic B cells during pregnancy is the major causal factor for gestational diabetes: current knowledge and metabolic effects on the offspring. Acta Obstet Gynecol Scand 2008;87:1266-70.

[28] American Diabetes Association. Evidence-based nutrition principles and recommendations for the treatment and prevention of diabetes. Nutr Clin Care 2003;6:115-9.

[29] American Diabetes Association. Diagnosis and classification of diabetes mellitus. Diabetes Care 2010;33(Suppl. 1):S62-9.

[30] Gonzalez-Quintero VH, Istwan NB, Rhea DJ, Tudela CM, Flick AA, de la Torre L, et al. Antenatal factors predicting subsequent need for insulin treatment in women with gestational diabetes. J Womens Health (Larchmt) 2008;17:1183-7.

[31] Djelmis J, Blajic J, Bukovic D, Pfeifer D, Ivanisevic M, Kendic S, et al. Glycosylated hemoglobin and fetal growth in normal, gestational and insulin dependent diabetes mellitus pregnancies. Coll Antropol 1997;21:621-9.

[32] Gandhi RA, Brown J, Simm A, Page RC, Idris I. HbA1c during pregnancy: its relationship to meal related glycaemia and neonatal birth weight in patients with diabetes. Eur J Obstet Gynecol Reprod Biol 2008;138:45-8.

[33] Landon MB, Spong CY, Thom E, Carpenter MW, Ramin SM, Casey B, et al. A multicenter, randomized trial of treatment for mild gestational diabetes. N Engl J Med 2009;361:1339-48.

[34] Crowther CA, Hiller JE, Moss JR, McPhee AJ, Jeffries WS, Robinson JS, et al. Effect of treatment of gestational diabetes mellitus on pregnancy outcomes. N Engl J Med 2005;352:2477-86.

[35] Sindelar DK, Balcom JH, Chu CA, Neal DW, Cherrington AD. A comparison of the effects of selective increases in peripheral or portal insulin on hepatic glucose production in the conscious dog. Diabetes 1996;45:1594-604.

[36] Woolderink JM, van Loon AJ, Storms F, de Heide L, Hoogenberg K. Use of insulin glargine during pregnancy in seven type 1 diabetic women. Diabetes Care 2005;28:2594-5.

[37] Poulin RA, Steil GM, Moore DM, Ader M, Bergman RN. Dynamics of glucose production and uptake are more closely related to insulin in hindlimb lymph than in thoracic duct lymph. Diabetes 1994;43:180-90.

[38] Bjorklund AO, Adamson UK, Lins PE, Westgren LM. Diminished insulin clearance during late pregnancy in patients with type I diabetes mellitus. Clin Sci (Lond) 1998;95:317-23.

[39] Kautzky-Willer A, Prager R, Waldhausl W, Pacini G, Thomaseth K, Wagner OF, et al. Pronounced insulin resistance and inadequate beta-cell secretion characterize lean gestational diabetes during and after pregnancy. Diabetes Care 1997;20:1717-23.

[40] Challier JC, Hauguel S, Desmaizieres V. Effect of insulin on glucose uptake and metabolism in the human placenta. J Clin Endocrinol Metab 1986;62:803-7.

[41] Carpenter MW, Canick JA, Hogan JW, Shellum C, Somers M, Star JA. Amniotic fluid insulin at 14-20 weeks' gestation: association with later maternal glucose intolerance and birth macrosomia. Diabetes Care 2001;24:1259-63.

[42] Balsells M, Corcoy R, Mauricio D, Morales J, Garcia-Patterson A, Carreras G, et al. Insulin antibody response to a short course of human insulin therapy in women with gestational diabetes. Diabetes Care 1997;20:1172-5.

[43] Mosekilde E, Jensen KS, Binder C, Pramming S, Thorsteinsson B. Modeling absorption kinetics of subcutaneous injected soluble insulin. J Pharmacokinet Biopharm 1989;17:67-87.

[44] Zinman B. The physiologic replacement of insulin. An elusive goal. N Engl J Med 1989;321:363-70.

[45] Torlone E, Fanelli C, Rambotti AM, Kassi G, Modarelli F, Di Vincenzo A, et al. Pharmacokinetics, pharmacodynamics and glucose counterregulation following subcutaneous injection of the monomeric insulin analogue [Lys(B28), Pro(B29)] in IDDM. Diabetologia 1994;37:713-20.

[46] Price N, Bartlett C, Gillmer M. Use of insulin glargine during pregnancy: a case-control pilot study. BJOG 2007;114:453-7.

[47] Jovanovic L, Ilic S, Pettitt DJ, Hugo K, Gutierrez M, Bowsher RR, et al. Metabolic and immunologic effects of insulin lispro in gestational diabetes. Diabetes Care 1999;22:1422-7.

[48] Negrato CA, Rafacho A, Negrato G, Teixeira MF, Araujo CA, Vieira L, et al. Glargine vs. NPH insulin therapy in pregnancies complicated by diabetes: an observational cohort study. Diabetes Res Clin Pract 2010;89:46-51.

[49] Fang YM, MacKeen D, Egan JF, Zelop CM. Insulin glargine compared with Neutral Protamine Hagedorn insulin in the treatment of pregnant diabetics. J Matern Fetal Neonatal Med 2009;22:249-53.

[50] Di Cianni G, Torlone E, Lencioni C, Bonomo M, Di Benedetto A, Napoli A, et al. Perinatal outcomes associated with the use of glargine during pregnancy. Diabet Med 2008;25:993-6.

[51] Kovo M, Wainstein J, Matas Z, Haroutiunian S, Hoffman A, Golan A. Placental transfer of the insulin analog glargine in the ex vivo perfused placental cotyledon model. Endocr Res 2011;36:19-24.

[52] Torlone E, Di Cianni G, Mannino D, Lapolla A. Insulin analogs and pregnancy: an update. Acta Diabetol 2009;46:163-72.

[53] Zelobowska K, Gumprecht J, Grzeszczak W. Mitogenic potency of insulin glargine. Endokrynol Pol 2009;60:34-9.

[54] Kurtzhals P, Schaffer L, Sorensen A, Kristensen C, Jonassen I, Schmid C, et al. Correlations of receptor binding and metabolic and mitogenic potencies of insulin analogs designed for clinical use. Diabetes 2000;49:999-1005.

[55] Jorgensen LN. Carcinogen effect of the human insulin analogue B10 Asp in female rats. In: Didriksen LH, Jorgensen LN, Drejer K, editors. (Abstract), Diabetologia, Vol. 35. 1992. p. A3.

[56] Gabbe SG. New concepts and applications in the use of the insulin pump during pregnancy. J Matern Fetal Med 2000;9:42-5.

[57] Luna B, Hughes AT, Feinglos MN. The use of insulin secretagogues in the treatment of type 2 diabetes. Prim Care 1999;26:895-915.

[58] DeFronzo RA, Simonson DC. Oral sulfonylurea agents suppress hepatic glucose production in non-insulin-dependent diabetic individuals. Diabetes Care 1984;7(Suppl. 1):72-80.

[59] Simonson DC, Ferrannini E, Bevilacqua S, Smith D, Barrett E, Carlson R, et al. Mechanism of improvement in glucose metabolism after chronic glyburide therapy. Diabetes 1984;33:838-45.

[60] Rossetti L, Giaccari A, DeFronzo RA. Glucose toxicity. Diabetes Care 1990;13:610-30.

[61] Kahn SE, McCulloch D, Porte Jr D. Insulin secretion in normal and diabetic humans. In: Alberti KGMM, Zimmet P, DeFronzo RA, Keen H, editors. International Textbook of Diabetes Mellitus. 2nd ed. Chichester, UK: Wiley; 1997. p. 337-54.

[62] Mitrakou A, Kelley D, Mokan M, Veneman T, Pangburn T, Reilly J, et al. Role of reduced suppression of glucose production and diminished early insulin release in impaired glucose tolerance. N Engl J Med 1992;326:22-9.

[63] Leahy JL. Natural history of beta-cell dysfunction in NIDDM. Diabetes Care 1990;13:992-1010.

[64] Polonsky KS, Given BD, Hirsch LJ, Tillil H, Shapiro ET, Beebe C, et al. Abnormal patterns of insulin secretion in non-insulin-dependent diabetes mellitus. N Engl J Med 1988;318:1231-9.

[65] Brustman L, Langer O, Scarpelli S, El Daouk M, Fuchs A, Rosenn B. Hypoglycemia in glyburide-treated gestational diabetes: is it dose-dependent? Obstet Gynecol 2011;117:349–53.

[66] Schwartz RB, Feske SK, Polak JF, DeGirolami U, Iaia A, Beckner KM, et al. Preeclampsia-eclampsia: clinical and neuroradiographic correlates and insights into the pathogenesis of hypertensive encephalopathy. Radiology 2000;217:371–6.

[67] Hebert MF, Ma X, Naraharisetti SB, Krudys KM, Umans JG, Hankins GD, et al. Are we optimizing gestational diabetes treatment with glyburide? The pharmacologic basis for better clinical practice. Clin Pharmacol Ther 2009;85:607–14.

[68] Groop L, Groop PH, Stenman S, Saloranta C, Totterman KJ, Fyhrquist F, et al. Comparison of pharmacokinetics, metabolic effects and mechanisms of action of glyburide and glipizide during long-term treatment. Diabetes Care 1987;10:671–8.

[69] Coppack SW, Lant AF, McIntosh CS, Rodgers AV. Pharmacokinetic and pharmacodynamic studies of glibenclamide in non-insulin dependent diabetes mellitus. Br J Clin Pharmacol 1990;29:673–84.

[70] Catalano PM, Huston L, Amini SB, Kalhan SC. Longitudinal changes in glucose metabolism during pregnancy in obese women with normal glucose tolerance and gestational diabetes mellitus. Am J Obstet Gynecol 1999;180:903–16.

[71] Langer O, Conway DL, Berkus MD, Xenakis EM, Gonzales O. A comparison of glyburide and insulin in women with gestational diabetes mellitus. N Engl J Med 2000;343:1134–8.

[72] Kahn BF, Davies JK, Lynch AM, Reynolds RM, Barbour LA. Predictors of glyburide failure in the treatment of gestational diabetes. Obstet Gynecol 2006;107:1303–9.

[73] Gonzalez-Quintero VH, Istwan NB, Rhea DJ, Rodriguez LI, Cotter A, Carter J, et al. The impact of glycemic control on neonatal outcome in singleton pregnancies complicated by gestational diabetes. Diabetes Care 2007;30:467–70.

[74] DeFronzo RA, Goodman AM. Efficacy of metformin in patients with non-insulin-dependent diabetes mellitus. The Multicenter Metformin Study Group. N Engl J Med 1995;333:541–9.

[75] Stumvoll M, Nurjhan N, Perriello G, Dailey G, Gerich JE. Metabolic effects of metformin in non-insulin-dependent diabetes mellitus. N Engl J Med 1995;333:550–4.

[76] Eyal S, Easterling TR, Carr D, Umans JG, Miodovnik M, Hankins GD, et al. Pharmacokinetics of metformin during pregnancy. Drug Metab Dispos 2010;38:833–40.

[77] Glueck CJ, Goldenberg N, Pranikoff J, Loftspring M, Sieve L, Wang P. Height, weight, and motor-social development during the first 18 months of life in 126 infants born to 109 mothers with polycystic ovary syndrome who conceived on and continued metformin through pregnancy. Hum Reprod 2004;19:1323–30.

[78] Moore LE, Clokey D, Rappaport VJ, Curet LB. Metformin compared with glyburide in gestational diabetes: a randomized controlled trial. Obstet Gynecol 2010;115:55–9.

[79] Rowan JA, Hague WM, Gao W, Battin MR, Moore MP, Mi GTI. Metformin versus insulin for the treatment of gestational diabetes. N Engl J Med 2008;358:2003–15.

[80] Stuebe AM, Rich-Edwards JW, Willett WC, Manson JE, Michels KB. Duration of lactation and incidence of type 2 diabetes. JAMA 2005;294:2601–10.

第 **17** 章

妊娠期心血管药物

Thomas R. Easterling

17.1 引言

　　由于妊娠期生理状态的改变,患有心血管疾病(不论是否已诊断出)的女性可能会出现病情不稳定的情况。妊娠期女性面临着生活和健康的风险负担。对于发达国家的健康女性而言,这些风险是轻微的,每100 000 名婴儿的出生会有10~20 名产妇的死亡。在发展中国家,如海地、阿富汗和索马里的一些地区,由于产妇高死亡率和妊娠次数多,女性终生的妊娠期死亡率范围为1:20~1:10。医疗并发症如重度肺动脉高压和晚期的马方综合征可能带来高达1:10 的死亡风险。高血压病产妇分娩胎儿引发的风险是最常见的。早产时,疾病的风险转移给了新生儿。考虑到妊娠,单个的女性通过妊娠肯定了她生命中的固有价值,以平衡她在妊娠期间遇到的风险。

　　对产妇并发症进行适当药物干预可以重建正常妊娠期生理平衡,达到了改善母婴结局的目标。对母亲来说,有益的治疗却往往伴随着对胎儿的可预见风险,有时这种风险还会变成现实的危害。疏忽往往是由预知的风险或未能平衡风险(与收益)导致的。例如,对母亲进行治疗的收益通常是剂量依赖性的,而相应的胎儿风险往往也是剂量依赖性而非绝对的。在妊娠期间,心血管药物在给药后处于变化了的生理环境中,这些变化是动态的,在妊娠中的不同节点有不同的变化趋势。药物需要在这些变化的环境下发挥药效作用,同时还可能因为子宫-胎盘灌注而对胎儿的健康造成潜在影响。药物的清除和转运途径限制了药物暴露量。许多代谢途径的代谢能力在妊娠期显著上调,预计可以限制胎儿暴露。在某些情况下,胎盘本身会通过这样的机制来进一步限制胎儿的暴露。出生后,新生儿可能会通过母乳暴露于母亲使用的药物中。对妊娠期女性心血管症状进行适当的药物治疗,需要了解妊娠期患者生理环境的变化和这些变化对疾病的影响;了解药物药效学对这种生理环境以及胎儿生理环境的影响;了解妊娠期药物药代动力学的变化。本章的目的是对妊娠期间使用心血管药物所造成的影响进行框架式的描述。在个别情况下,有关于特定药物的明确数据可以为临床医生提供明确参考。然而在许多情况下,药物的具体数据是缺乏的。在这些情况下,药效学和药代动力学影响的一般性规律可以为临床用药提供指导,也为进一步深入研究打下基础。

17.2　妊娠期心血管的变化

患有心血管疾病的女性通常使用改善血流动力学的药物,这些药物改善平均动脉压(MAP)、心输出量(CO)和总外周阻力(TPR)之间的关系。MAP 通过舒张压(dBP)和收缩压(sBP)计算:MAP = (2dBP + sBP)/3。心输出量是每搏输出量(SV)和心率(HR)的乘积:CO = SV · HR。三者之间的关系是:MAP = (CO · TPR)/80。

妊娠导致明显的、通常是可预见的血流动力学的变化[1]。这些都是在图 17.1 中所描述的。在妊娠前 3 个月的早期,TPR 的降低与 MAP 的减少和 CO 的增加有关。由于每搏输出量和心率增加导致容量负荷增加,妊娠期心输出量持续上升。由于心率加快,妊娠期女性的心输出量会持续增加直至接近临盆期。多数情况下,尽管心输出量增加,但通过总外周阻力的大比例减少,血压持续降低。临盆前,由于 TPR 增加,血压上升至接近非妊娠期水平。图 17.2 描述了这些血流动力学的变化情况,其中 CO 为 x 轴,MAP 为 y 轴。配合血管阻力等值,同时显示所有 3 个变量。由 TPR 改变导致的血流动力学变化由垂直于等值线方向的向量变化表示;由 CO 改变导致的血流动力学变化由平行于等值线方向的向量变化表示。描述血流动力学变化特征的曲线在妊娠早期是一条阻力线的垂直线,妊娠中期则变为阻力线的平行向量,再往后又变为垂直向量,但其原因是 TPR 上升。来自出现先兆子痫症状的初产妇数据则显示

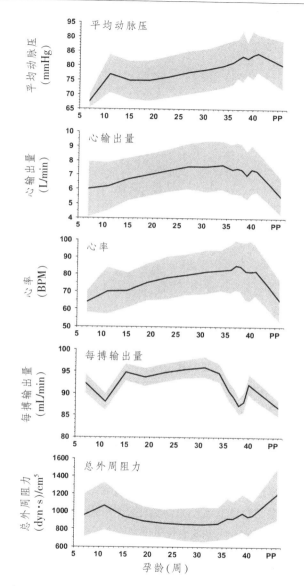

图 17.1　正常血压的无妊娠史妊娠期女性的心输出量、平均动脉压、总外周阻力、每搏输出量和心率：平均值 ± sd。

出类似"鱼钩"的形状,该形状有较高的起始 MAP 和 CO[1]。随着先兆子痫的发展,这些女性出现明显的阻力增加和高血压状况恶化[2]。

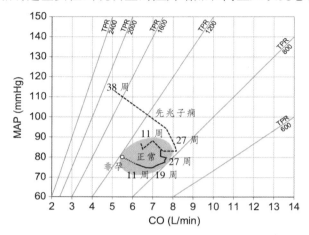

图 17.2　心输出量 – 平均动脉压关系图,对角等值线代表总外周阻力。下方的鱼钩型曲线代表正常妊娠期女性的血流动力学变化,左上方的第二曲线表示先兆子痫妊娠期女性的血流动力学变化情况。

　　分娩时心输出量的增加是由于心率不适而升高和每搏输出量大量增加(由于子宫挛缩,容量与子宫血容量是相关的)[3]。妊娠期女性产后,容积负荷为她们调动血管外容量;她们仍然心动过速;TPR 上升回到了非妊娠时的状态[4]。对于那先本身存在高危因素的女性来说,这些血流动力学的变化犹如一场"完美风暴",高危因素包括二尖瓣狭窄、心肌病和肺动脉高压[5]。在这些血流动力学变化的叠加作用下,妊娠期正常的血液稀释会导致血清白蛋白浓度降低、胶体渗透压降低和肺水肿的倾向增加[6]。妊娠期女性血流动力学活性药物的应用需要综合考虑这些基本的心血管变化情况以及出现变化的时间,并考虑她们对药效的影响。

17.3　妊娠期心血管疾病

　　高血压是妊娠期最常见的心血管并发症。症状分型包括从妊娠前的慢性高血压至以新发高血压或慢性高血压急性加重伴蛋白尿为特征的先兆子痫。先兆子痫是一种危及生命的疾病,在发展中国家是导致产妇死亡的重要原因。它可以导致广泛的孕产妇终末器官疾病,包括癫痫发作、脑水肿、脑出血、肾衰竭、肝酶升高、肝破裂、溶血、血小板减少症、心力衰竭及肺水肿。分娩后才能进行有效治疗,当早产时,可能会导致显著的新生儿的发病率和死亡率。妊娠期女性癫痫发作的风险通过应用硫酸镁治疗已大大降低[7]。

妊娠高血压治疗的阈值和时机仍有争议。显然,血压超过(160～170)/(110～105)时应该进行治疗以避免急性脑血管并发症。早期开始进行药物积极干预降低了高血压危象的风险,但也可能导致胎儿生长迟缓[8]。对合并有糖尿病肾病等情况的高危患者,对高血压的早期积极治疗可能会减少产妇并发症和由高血压引起的早产[9]。基于有效降压试验的 Meta 分析显示 MAP 每降低 10mmHg 将导致胎儿体重降低约180g[10]。治疗方案的制订通常要考虑妊娠期女性健康风险失控、因失控的高血压导致的早产以及胎儿发育迟缓的风险三者间的平衡。

有多个血流动力学指标与妊娠期女性高血压相关,这些指标在妊娠过程中还会发生变化。先兆子痫起病前产妇血流动力学变化的主要特点是 CO 升高和 TPR 降低[1,2]。部分慢性高血压女性表现为 CO 升高,剩余部分表现为 TPR 增加。随着先兆子痫变得严重,TPR 可能出现明显进行性增加[2]。妊娠期急性高血压的血流动力学特征对胎儿生长发育的影响各不相同。在报告中增加的 TPR 与婴儿有关,较之心输出量的增加,TPR 的增加与胎儿偏小(相对胎龄而言)更加相关[11]。治疗引起的血流动力学变化也会影响胎儿的生长。如果 CO 跌至相应胎龄的平均以下或阻力增加至 1150(dyn·s)/cm^5 以上,那么可预见会出现胎儿发育迟缓[12]。在多数临床实践中,测定妊娠期女性的 CO 和 TPR 对制订治疗方案没有直接用处。然而,在制订经验性治疗方案时需要考虑妊娠期女性血流动力学、对胎儿的潜在影响以及药物的药效。

越来越多通过手术矫正的先天性心脏病年轻女性患者存活到成年中期,并选择妊娠。在拥挤和贫困条件下成长的儿童中,风湿性心脏病引起的二尖瓣狭窄仍然很常见。随着监测的增加,越来越多的年轻女性被诊断为肥厚型心肌病,这正成为妊娠期女性最常见的心脏病之一。扩张型心肌病和肺动脉高血压治疗方案的改进提供了改善妊娠结局的可能。妊娠引起的血流动力学正常变化可能导致心脏病妊娠期女性血流动力学不稳定。容积负荷对二尖瓣狭窄、扩张型和肥厚型心肌病的女性以及经过 Fontan 或 Mustard 修补术,将右心作为全心(systemic ventricle)的先天性心脏病患者造成不良影响。她们可能需要利尿来进行补偿。与产后相关的精确容量负荷可能出现急性失稳[5]。对于肺动脉高血压和右心衰竭的女性,这可能导致产后高死亡率。心动过速导致舒张期血流流过狭窄二尖瓣的时间下降。

　　通过药物控制可以改善心动过速患者的结局[13]。许多患先天性心脏病的年轻女性会有心律失常的倾向。这将在妊娠期间恶化。在一些情况下,心律失常是妊娠合并先天性心脏病中最常见的严重并发症。肥厚型心肌病引起的快速性心律失常在妊娠期间发生可预期的恶化。控制心率的药物对这些女性有利。降低后负荷与减少 TPR 相关,最初可能有利于扩张型心肌病、右心全心和主动脉瓣和二尖瓣关闭不全的女性。然而,妊娠晚期后段出现的 TPR 上升和产后经历的后负荷急性升高可能导致失代偿状态。对妊娠期血流动力学变化的理解、对患者高危因素的关注以及对药物药效方面的把握将有助于提前预防失代偿而不是在妊娠期女性发生症状急剧恶化后再进行治疗。

17.4　妊娠期血流动力学活性药物的药效学

　　心血管药物一般主要影响 TPR、HR 或 SV。这些参数的变化将影响 CO。可以通过如下一些途径减少血管阻力:直接作用于血管平滑肌(如肼屈嗪)、抑制钙离子通道(如硝苯地平)、激动中枢 α-受体抑制中枢肾上腺素分泌(例如可乐定),或抑制血管紧张素系统(如血管紧张素转换酶抑制剂)。CO 的降低可以通过减少心率或减少每搏输出量来实现。血管扩张药的血流动力学作用以图 17.3 中垂直于血管阻力等值线的矢量表示。TPR 的减少导致 MAP 的减少和 CO 的增加。

在图的左上角,TPR 的变化导致的 MAP 变化相对较小而 CO 发生了不成比例的巨大变化。在图的右上部分,TPR 同样的变化导致 CO 相对小的变化和 MAP 较大的变化以及潜在的低血压。平行于阻力等值线方向,CO 的减少对应于 MAP 的下降。在图的左上部分,TPR 等值线的急剧升降导致 MAP 的实质性变化和 CO 相对小的变化。在图的右上部分,CO 大幅度的变化需要较低的 MAP。将矢量从头到尾连接起来,可以用于预测多药联合治疗的潜在影响。

几种心血管药物在妊娠期间的药效学作用如图 17.4 所示。如上所述,肼屈嗪[14]和卡托普利[15]表现出明显的血管扩张作用。研究中发现患者个体的血流动力学变化趋势与图中向量的总体指向方向相一致,但作用强度的个体差异很大。报道了针对严重高血压患者的硝苯地平药效学研究结果。正如预期的那样,MAP 的减少与 TPR 下降和 CO 升高有关[16]。但因其报道数据的方式问题,矢量图无法绘制。已有硝苯地平明显诱导脑血管扩张的报道,推测这会提高脑灌注压并与先兆子痫女性的不良结局相关[17]。

β-受体拮抗剂阿替洛尔的药效作用矢量方向大致平行于阻力等值线,但有增加 TPR 的趋势[14]。通过降低心率来实现 CO 减少的主要效果被上升的每搏输出量削弱。对 MAP 的效果在一定程度上被上升的 TPR 削弱。就肼屈嗪和卡托普利而言,其药效的向量变化在方向上相当一致但在强度上则有很大的个体差异。没有关于其他两个常用 β-受体拮抗剂美托洛尔和普萘洛尔的妊娠期药效学数据。人们可以基于这类药物的相似效应进行推断。

利尿剂呋塞米的药效矢量也大致平行于阻力等值线,并有偏向阻力增加方向的趋势[18]。降低 CO 的主要影响是通过减少 SV 实现的,并对 HR 上升不敏感。没有其他利尿剂的药效学作用报道。仍然需要基于这类药物的相似效应进行推断。

中枢 α-受体激动剂可乐定和 α,β-受体双重拮抗剂拉贝洛尔的药效学影响更为复杂[19]。图 17.4 显示了可乐定的药效矢量变化。其矢量是垂直的,在血管扩张剂和 β-受体拮抗剂的预期矢量中间。与其他药物不同,其药效作用在不同患者身上差异很大。一些指标的变化与血管扩张剂引起的作用相一致。其他的变化与 β–受体拮抗剂引起的相一致。由于其作用机制,最终的效果可能依赖于患者个体的中枢肾上腺素系统。正如下面将讨论的,其血流动力学影响的差异可能与胎儿相关。拉贝洛尔是 α,β–受体双重拮抗剂。这是一个手性药物,由两对非对应的外消旋体构成。两个异构体无药理活性;(RR)–拉贝洛尔是一种非选择性的 β–受体拮抗剂;(SR)–拉贝洛尔是 α–受体拮抗剂和血管扩张剂[20]。由于同分异构体间的不同清除率,静脉给药时拉贝洛尔对 β 及 α 的作用之比为 7∶1 而口服时为 3∶1[21]。静脉给药时通常会降低心率而口服给药时一般不会。

一些药物在妊娠期间的血流动力学影响是易于描述的。依照药物分类对其作用进行概括是合理的。理解矢量图所描绘药物的药效特性可以帮助临床医生达到预期的疗效,特别是在需要多药联合治疗时。在大多数临床实践中,无法进行患者床旁血流动力学测定以评估药效反应。不过,β–受体拮抗剂的药效学反应可通过心率变化进行评估,利尿剂的药效学反应则可通过血清 β–利钠肽进行评估。

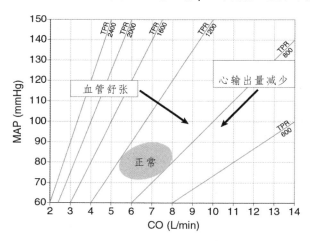

图 17.3 心输出量–平均动脉压关系图,对角等值线代表总外周阻力。矢量的变化方向表示阿替洛尔、呋塞米、肼屈嗪、可乐定和卡托普利的治疗效果。

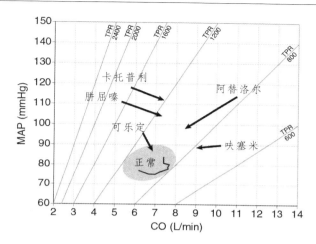

图 17.4　心输出量 – 平均动脉压关系图,对角等值线代表总外周阻力。TPR 降低的方向一般垂直于阻力线。心输出量降低的方向一般平行于阻力线并有偏向阻力增加方向的趋势。

17.5　胎儿对血流动力学活性药物的药效反应

药物可以透过胎盘对胎儿产生直接影响。另外,药物对妊娠期女性自身的影响改变了子宫 – 胎盘血流环境,并间接影响了胎儿。大多数关于胎儿影响的信息都来自妊娠高血压。

妊娠高血压时,妊娠期女性的血流动力学基线水平影响胎儿的生长。对 79 名妊娠 29 周前患高血压的妊娠期女性进行的研究显示:TPR ≥ 1150 $(dyn \cdot s)/cm^5$ 的患者分娩时平均出生体重的百分位降幅(相比正常体重)为 18.7,而 TPR < 1150 $(dyn \cdot s)/cm^5$ 患者的百分位降幅为 38.8 ($P = 0.003$)[11]。所观察到的胎儿生长受限可能与 TPR 增高导致的子宫 – 胎盘灌注条件不良有关。此外,还可能与母体血管功能失调和血管收缩导致的胎盘损伤有关。因为叠加效应,心血管活性药物可能会进一步影响胎儿的生长发育。在一项有关降压药临床试验的 Meta 分析中,von Dadelszen 等报道称 MAP 每降低 10mmHg 导致出生体重

减少 145g[10]。结果不受治疗时间和降压药品种的影响。

有关心血管药物对胎儿生长发育影响的报告是有限的。研究最广泛的是阿替洛尔。在一项小的针对慢性高血压的随机试验中，Butters 等报道出生体重的减少与阿替洛尔治疗相关[22]。特别值得注意的是出现两个罕见低出生体重儿。这项研究规模较小，女性每天服药剂量高达 200mg。占队列 12.5% 的安慰剂对照患者被从试验中移除，随访 1 年后出生体重无显著性差异。在针对以 CO 升高为特征的高血压前期治疗的随机试验中，与安慰剂组相比，阿替洛尔治疗与新生儿出生体重的减少相关[23]。其数据特征是少有新生儿体重大于 4000g 而大部分低于 3000g。胎儿宫内发育迟缓(低于正常值第十百分位)的发生率，在阿替洛尔组为 4.8% ，而安慰剂组为 5.2% 。两组均与低风险、未经干预的对照组无差异。阿替洛尔组的最小婴儿出现心输出量低于同胎龄婴儿平均水平的情况。对接受阿替洛尔治疗的 235 名有先兆子痫高危因素女性的调查显示胎儿宫内发育迟缓(低于正常值第十百分位)的发生率为 19.8%[12]。胎儿宫内发育迟缓与前次生育中发生过胎儿宫内发育迟缓的病史密切相关($P < 0.001$)，并且也与治疗后心输出量低于同孕龄妊娠期女性平均水平或 TPR 上升至大于 1150(dyn·s)/cm^5 水平有关。

也研究过可乐定对胎儿生长的影响[19]。正如上文所述，可乐定的药理作用是多种多样的，可能取决于患者个体的中枢肾上腺素分泌特点。在这份报告中，当接受可乐定治疗时，1/3 的女性经历了一过性 CO 降低。她们最初的血流动力学和统计特征与其他人相似。出生时的胎龄也相当。然而，其新生儿的平均出生体重为(2555 ± 726)g，而经历了血管舒张作用的女性的平均出生体重为(2938 ± 784)g($P = 0.02$)。

对大多数药物而言，目前尚没有关于其对胎儿生长影响的数据，但药物对产妇血流动力学的影响似乎确实干扰到胎儿生长。von Dadelszen 的工作[10]表明了血压降低对胎儿生长发育广泛但温和的影响。对阿替洛尔的经验表明，这种影响是由 CO 降低(通常是降至妊娠期正常水平之下)或 TPR 升高至妊娠期正常水平以上导致的。可以预见，这种效应在所有 β - 受体拮抗剂中是常见的，在同样导致心输出量降低的利尿剂中也很可能存在。对可乐定的经验表明，对阿替洛尔的观察结果绝非某个药物本身独有的,也不是仅限于 β - 受体相关效应。从根本上讲,胎儿的生长似乎与产妇血流动力学变化存在联系,反映在子宫 - 胎盘灌注的变化上。虽然这些观察是初步的,但他们提供了一个为药物治疗可供参考的框架。

17.6 血流动力学活性药物对胎儿的直接影响

对血流动力学活性药物潜在致畸形的全面回顾超出了本章的范围。在线数据库如 Teris 和 Reprotox 中可以查到经常更新的评估。对于大多数药物而言,只有部分甚至极其有限的数据存在。这些数据也通常是安慰性的。

血管紧张素转换酶(ACE)抑制剂需要专门考虑。大量的数据表明,妊娠中期和妊娠晚期使用 ACE 抑制剂与羊水过少综合征相关,羊水过少与新生儿少尿和肾衰竭相关,严重和长期化时导致新生儿肺发育不良[24]。此外,有胎儿颅骨发育不全的报道,高度怀疑可能是由于低血压引起的。这些影响最常发生于较高的剂量和更长疗程下。一项使用低剂量治疗的小规模研究报道无并发症[24]。对肾脏的影响与成年人超剂量用药时导致的不良影响相关,特别是在存在肾功能不全的情况下。这些报告进行了回顾和总结[24]。虽然有关血管紧张素受体抑制剂相关风险的数据很少,但建议关注与成年人类似的作用机制和并发症。

关于妊娠早期使用血管紧张素转换酶抑制剂导致相关风险的报告存在冲突。来自田纳西州医疗补助系统的数据表明妊娠早期使用导致大畸形的风险比为 2.71(95% 置信区间:1.72 ~ 4.27),导致心血管畸形的风险比为 3.72(95% 置信区间:1.89 ~ 7.30)[25]。在胎儿畸形的诊断上,这项研究被批评为有严重潜在的混杂因素和潜在的偏倚。随后来自瑞典国家数据库的报告表明,妊娠期女性服用抗高血压药物(任何药物均可)后导致心血管缺陷的比值校正后为 2.59(95% 置信区间:1.92 ~ 3.51),没有血管紧张素转换酶抑制剂相关风险的增加[26]。作者认为,潜在的疾病、慢性高血压和与肥胖、和糖尿病关联的胰岛素抵抗代表了真正的风险。考虑到 ACE 抑制剂对非妊娠女性心血管健康状况的好处和进入妊娠期时确保血管系统健康状态的重要性,在妊娠期前停用这些药物可能是有害的,并可能导致更坏的妊娠结局。虽然难以做出一个明确的建议,但在妊娠第一周暴露的风险似乎很小。对某些患者进行风险 – 收益评估是必要的。

17.7　血流动力学活性药物在妊娠期的药代动力学变化

妊娠与临床上药物代谢的重要变化(已在第 3 章中总结)相关。这些变化包括肾小球滤过率的增加和 CYP3A、CYP2D6 与 P – 糖蛋白表达的上调。一些药物,如阿替洛尔与地高辛已有专门研究。其他药物清除情况的变化建议从该药清除的已知机制和这一机制对妊娠的影响进行推断。通常缺乏有关药物清除随时间情况变化的精确数据,包括在妊娠期间或妊娠前后其变化何时发生、何时达到最大值、产后何时恢复正常。对于一些药物,非妊娠期时的次要清除途径可能成为妊娠期的主要途径。在某些情况下,相关的由妊娠介导的次要清除途径还未阐明。分析药物已知的清除机制可以用来阐明这些问题。

对于那些患有二尖瓣狭窄或左心房扩大,存在房颤症状进一步恶化风险的妊娠期患者,医生可能会开具地高辛以降低快速心室反应。地高辛也被用于治疗胎儿阵发性室上性心动过速和有关的胎儿水肿。为保证上述两种情况的治疗效果,高血药浓度是必需的。在妊娠期间肾脏清除率增加 61%,部分原因是肾小球滤过率的增加。因为 P – 糖蛋白(或可能是有机阴离子转运多肽)活性增加,肾代谢产物的清除中超出肾小球滤过的部分增加了 120%[27]。为实现妊娠期女性的治疗水平,地高辛必须大剂量给药并监测血药浓度。P – 糖蛋白也在胎盘中表达,是一种限制胎儿暴露的外排蛋白。因此,地高辛治疗在控制胎儿室上性心动过速上少有成功(见第 5 章)。

阿替洛尔是选择性 β_1 – 受体拮抗剂,在妊娠期作为一种降压药开具,并用于产妇心率控制。85% ~ 100% 的阿替洛尔以原型形式清除。在妊娠期,阿替洛尔的肾清除率与妊娠期女性肌酐清除率密切相关。

与产后相比,妊娠晚期肾清除率增加了 31.5%,表观口服清除率增加了 37.5%[28]。清除率的增加通常导致需要增加总剂量和给药频率(至一天两次),以达到相同和一致的疗效。如前所述,妊娠期血流动力学的变化增加了心动过速的趋势,导致通常需要增加正常药代动力学估算水平之外的剂量以达到相同的药效学效应。监测母亲的心率可以有效监测药物的作用。因而母体对阿替洛尔调整后的剂量反应可以合理预测。已对因服用阿替洛尔的母亲母乳喂养导致的婴儿暴露进行了研究[29]:胎儿体重调整剂量范围为 5.9% ~ 14.6%;新生儿的血药浓度水平低于检测限(10ng/mL);与没有服用阿替洛尔的母亲的婴儿相比,心率没有降低。之前的病例报告表明阿替洛尔对母乳喂养是有潜在危险的[30]。个案报告中的药物浓度水平与通过母乳喂养导致的可能药物浓度水平不一致。

美托洛尔是选择性 β_1 - 受体拮抗剂,其用药指征类似于阿替洛尔。非妊娠期时,美托洛尔在心脏科的应用更为广泛。因此,有相关疾病的女性妊娠后仍可能需要用美托洛尔治疗。美托洛尔是由非药物诱导的 CYP2D6 进行代谢的。CYP2D6 的活性在妊娠中期增加了 25.6%,至分娩时增加 47.8%。由于遗传多态性,其代谢情况有相当大的个体差异[31]。妊娠晚期美托洛尔的口服清除率增加了 292%,并且患者个体差异明显[32]。因此,在妊娠期使用美托洛尔颇有挑战性。不仅是清除率增加,而且清除率峰值出现在临近分娩时,并且清除率及其变化情况的个体差异也很大。通过监测心率,可以作出适当的剂量调整。总剂量可能需要增加 3 ~ 4 倍来实现相等的药效作用。给药频率必须增加。

拉贝洛尔是 α,β - 受体双重拮抗剂。这是一种有外消旋的,并由两对非对应异构体组成的手性药物。(RR) - 拉贝洛尔负责 β 阻断活性;(SR) - 拉贝洛尔负责 α - 阻断活性。拉贝洛尔经由 UDP - 葡萄糖醛酸转移酶介导的葡萄糖醛酸化清除。针对高血压妊娠期女性的一个小规模研究发现,口服给药后的终末消除半衰期为(1.7 ± 0.27)小时而未妊娠者为 6 ~ 8 小时[33]。在分析不同立体异构体清除情况的较大规模研究中,发现差异取决于给药途径[19]。静脉注射时,(RR) - 拉贝洛尔(β - 阻断活性)和(SR) - 拉贝洛尔(α - 阻断活性)是相同的〔0.8L/（h·kg）比 0.9L/（h·kg）〕。当口服给药时，（RR）-拉贝洛尔（β-阻断活性）的表观口服清除率比（SR）-拉贝洛尔（α-阻断活性）大 1.7 倍〔2.9 L/（h·kg）比 4.4L/（h·kg）〕。妊娠期拉贝洛尔清除的增加需要上调剂量和增加给药次数。立体异构体清除情况的差异显示药效学差异与给药方式有关。预计口服给药比静脉给药阻断活性弱。通过监测心率可以评估药效学的影响。如果 β 效应是必需的，口服拉贝洛尔可能并不是最佳的选择。

硝苯地平是一种二氢吡啶类钙离子通道拮抗剂。它作为一种通过血管扩张而发挥作用的降压药在妊娠期使用。它也被用来抑制子宫收缩。硝苯地平由 CYP3A 代谢，后者在妊娠期活性增加[27]。咪达唑仑作为一种 CYP3A 活性的标志物，与产后相比，其表观口服清除率在妊娠期增加了 108%。在一项针对妊娠高血压女性的小规模比较研究中，妊娠组表观口服清除率比非妊娠对照组高出 4 倍[34]。与之前情况一样，妊娠期清除率的增加导致需要上调剂量和增加给药次数。有关 CYP3A 和硝苯地平的数据可以推广到其他可作为 CYP3A 底物的钙通道拮抗剂。

西地那非是一种环鸟苷酸特异性磷酸二酯酶抑制剂，用于肺动脉高血压的治疗。通过增加肺小动脉 NO 水平而达到舒张血管的药理作用。肺动脉高血压是一种罕见但致命的妊娠并发症。报道的产妇死亡率为 20%～50%。西地那非适宜的稳态剂量是至关重要的。与 β 受体拮抗剂的药效影响可以通过心率监测不同，西地那非的影响不能在临床监测。鉴于妊娠期该疾病的稀有性和严重性，不太可能进行广泛的药代动力学的研究。西地那非的代谢主要由 CYP3A 介导。基于对咪达唑仑的研究结果，预计西地那非在妊娠期清除率增加。经验性地上调总剂量和更频繁地给药是合理的。

可乐定用于妊娠期的降压处方。它是一种中枢 α-受体激动剂，通过类似于甲基多巴的中枢肾上腺素释放抑制作用达到降压效果。如前所述，其血流动力学作用是多样化的。在非妊娠期，50%～60%的药物以原型形式通过尿排泄。在妊娠期女性中，表观口服清除率增加约 83%，只有 36% 以原型形式通过尿排泄[35]。基于这些观察结果，通过人类微粒体研究证明了可乐定是 CYP2D6 的底物,这导致其在妊娠期清除加快[35]。同样的,妊娠期清除率的增加导致需要上调剂量和增加给药次数。在可乐定的案例中,由于妊娠期 CYP2D6 活性的增加,一条之前未关注的清除途径成为药物的主要清除途径。其他药物,特别是老药,可能存在与妊娠相关的、未被注意过的代谢途径。

妊娠期会发生重要的血流动力学变化,健康女性对此有良好的耐受性,而本身患有基础病的女性则可能出现失代偿的情况。妊娠也与临床上显著的药物清除途径改变有关,这将影响心血管药物的剂量。为了达到所需的治疗效果,临床医生必须建立治疗目标,并认识到药物代谢的变化将影响药物的目标疗效。由于妊娠期女性的血流动力学和药物代谢在妊娠过程中动态变化,因此妊娠期的治疗策略也必须动态调整以顺应这些变化。剂量可能需要增加,给药次数可能需要更加频繁。在某些情况下,治疗可以参考特定情况下的数据。在许多情况下,做出经验性决定需要对血流动力学作用和药物代谢机制的归类理解,而后必须重新评估预期疗效。

关键点

■ 妊娠期会发生心血管系统的实质性生理变化,可能需要进行药物干预或改变现有用药的剂量。

■ 血流动力学活性药物相关的药效学变化是发生在整个妊娠期和产后阶段基线条件改变的背景下。

■ 血流动力学活性药物相关的药效学变化可以影响子宫 - 胎盘灌注,从而影响胎儿安全。

■ 妊娠期药物的药代动力学变化源自母体肾小球滤过率的增加、CYP3A 和 CYP2D6 途径上调等导致的药物代谢增强以及 P - 糖蛋白表达上调等导致的转运增加。

■ 妊娠期药物代谢次要途径的上调可能会实质性地改变药物分布的主要机制。

■ 特定药物在妊娠期间的具体药效学和药代动力学信息可能是缺乏的。可以从作用机制和体内分布角度进行推断并用于指导治疗。

治疗的有效性必须通过临床实践得到证实。

(阎姝 译)

参考文献

[1] Easterling TR, Benedetti TJ, Schmucker BC, Millard SP. Maternal hemodynamics in normal and preeclamptic pregnancies: a longitudinal study. Obstet Gynecol 1990;76:1061–9.

[2] Bosio PM, McKenna PJ, Conroy R, O'Herlihy C. Maternal central hemodynamics in hypertensive disorders of pregnancy. Obstet Gynecol 1999;94:978–84.

[3] Robson S, Dunlop W, Boys R, Hunter S. Cardiac output during labour. BMJ 1987;295:1169–72.

[4] Robson S, Boys R, Hunter S, Dunlop W. Maternal hemodynamics after normal delivery and delivery complicated by postpartum hemorrhage. Obstet Gynecol 1989;74:234–9.

[5] Clark S, Phelan J, Greenspoon J, et al. Labor and delivery in the presence of mitral stenosis: central hemodynamic observations. Am J Obstet Gynecol 1985;152:384.

[6] Davison J, Lindheimer M. Volume homeostasis and osmoregulation in human pregnancy. Baillieres Clin Endocrinol Metab 1989;3:451–72.

[7] Altman D, Carroli G, Duley L, Farrell B, Moodley J, Neilson J, et al. Do women with pre-eclampsia, and their babies, benefit from magnesium sulphate? The Magpie Trial: a randomised placebo-controlled trial. Lancet 2002;359:1877–90.

[8] Magee LA, Duley L. Oral beta-blockers for mild to moderate hypertension during pregnancy. Cochrane Database Syst Rev 2003; CD002863.

[9] Carr DB, Koontz GL, Gardella C, Holing EV, Brateng DA, Brown ZA, et al. Diabetic nephropathy in pregnancy: suboptimal hypertensive control associated with preterm delivery. Am J Hypertens 2006;26:5005–12.

[10] von Dadelszen P, Ornstein MP, Bull SB, Logan AG, Koren G, Magee LA. Fall in mean arterial pressure and fetal growth restriction in pregnancy hypertension: a meta-analysis. Lancet 2000:35587–9.

[11] Easterling TR, Benedetti TJ, Carlson KL, Brateng DA, Wilson, Schmucker BC. The effect of maternal hemodynamics on fetal growth in hypertensive pregnancies. Am J Obstet Gynecol 1991;165:902–6.

[12] Easterling TR, Carr DB, Brateng D, Diederichs C, Schmucker B. Treatment of hypertension in pregnancy: effect of atenolol on maternal disease, preterm delivery, and fetal growth. Obstet Gynecol 2001;98:427–33.

[13] al Kasab SM, Sabag T, al Zaibag M, Awaad M, al Bitar I, Halim MA, et al. Beta-adrenergic receptor blockade in the management of pregnant women with mitral stenosis. Am J Obstet Gynecol 1990;16:337–40.

[14] Easterling TR, Benedetti TJ, Schmucker BC, Carlson KL. Antihypertensive therapy in pregnancy directed by noninvasive hemodynamic monitoring. Am J Perinat 1989;6:86–9.

[15] Easterling TR, Carr DB, Davis C, Diederichs C, Brateng DA, Schmucker B. Low dose, short acting angiotensin converting enzyme inhibitors: use in pregnancy. Obstet Gynecol 2000;96:956–61.

[16] Scardo JA, Vermillion ST, Hogg BB, Newman RB. Hemodynamic effects of oral nifedipine in preeclamptic hypertensive emergencies. Am J Obstet Gynecol 1996;175:336-8.

[17] Serra-Serra V, Kyle PM, Chandran R, Redman CW. The effect of nifedipine and methyldopa on maternal cerebral circulation. Br J Obstet Gynecol 1997;104:532-7.

[18] Carr DB, Gavrila D, Brateng D, Easterling TR. Maternal hemodynamic changes associated with furosemide treatment. Hypertens Pregnancy 2007;26:173-8.

[19] Rothberger S, Carr D, Brateng D, Hebert M, Easterling TR. Pharmacodynamics of clonidine therapy in pregnancy: a heterogeneous maternal response impacts fetal growth. Am J Hypertens 2010;231:234-40.

[20] Carvalho TM, Cavalli RC, Cunha SP, Baraldi CO, Marques MP, Antunes NJ, et al. Influence of gestational diabetes mellitus on the stereoselective kinetic disposition and metabolism of labetalol in hypertensive patients. Eur J Clin Pharmacol 2011;67:55-61.

[21] MacCarthy EP, Bloomfield SS. Labetalol: a review of its pharmacology, pharmacokinetics, clinical uses and adverse effects. Pharmacotherapy 1983;3: 193-219.

[22] Butters L, Kennedy S, Rubin PC. Atenolol in essential hypertension during pregnancy. BMJ 1990;301(6752):587-9.

[23] Easterling TR, Brateng D, Schmucker B, Brown Z, Millard SP. Prevention of preeclampsia: a randomized trial of atenolol in hyperdynamic patients prior to the onset of hypertension. Obstet Gynecol 1999;93(5):725-33.

[24] Easterling TR, Carr DB, Davis C, Diedrichs C, Brateng DA, Schmucker B. Low dose, short acting angiotensin converting enzyme inhibitors: use in pregnancy. Obstet Gynecol 2000;96:956-61.

[25] Cooper WO, Hernandez-Diaz S, Arbogast PG, Dudley JA, Dyer S, Gideon PS, et al. Major congenital malformations after first-trimester exposure to ACE inhibitors. N Engl J Med 2006;354:2443-51.

[26] Lennestål R, Olaussonb PO, Källén B. Maternal use of antihypertensive drugs in early pregnancy and delivery outcome, notably the presence of congenital heart defects in the infants. Eur J Clin Pharmacol 2009;65: 615-25.

[27] Hebert M, Easterling T, Kirby B, Carr D, Buchanan M, Rutherford T, et al. Effects of pregnancy on CYP3A and P-glycoprotein activities as measured by disposition of midazolam and digoxin: a University of Washington Specialized Center of Research Study. Clin Pharmacol Ther 2008;84:248-53.

[28] Hebert MF, Carr DB, Anderson GD, Blough D, Green GE, Brateng DA, et al. Pharmacokinetics and pharmacodynamics of atenolol during pregnancy and postpartum. J Clin Pharmacol 2005;45:25-33.

[29] Eyal S, Kim JD, Anderson GD, Buchanan ML, Brateng DA, Carr D, et al. Atenolol pharmacokinetics and excretion in breast milk during the first 6 to 8 months postpartum. J Clin Pharmacol 2010;50:1301-9.

[30] Schimmel MS, Eidelman AI, Wilschanski MA, Shaw Jr D, Ogilvie RJ, Koren G. Toxic effects of atenolol consumed during breast feeding. J Pediatr 1989:114476-8.

[31] Tracy TS, Venkataramanan R, Glover DD, Caritis SN. Temporal changes in drug metabolism (CYP1A2, CYP2D6 and CYP3A Activity) during pregnancy. Am J Obstet Gynecol 2005;192:633-9.

[32] Yep T, Eyal S, Easterling TR, Shen DD, Kelly EJ, Hankins GDV, et al. The pharmacokinetics of metoprolol during pregnancy. Abstract 2011 Annual Meeting American College of Clinical Pharmacology, Pittsburgh, PA, October 16–19.

[33] Rogers RC, Sibai BM, Whybrew WD. Labetalol pharmacokinetics in pregnancy-induced hypertension. Am J Obstet Gynecol 1990;162:362–6.

[34] Prevost RR, Aki SA, Whybrew WD, Sibai BM. Oral nifedipine pharmacokinetics in pregnancy-induced hypertension. Pharmacotherapy 1991;12:174–7.

[35] Buchanan ML, Easterling TR, Carr DB, Shen DD, Risler LJ, Nelson WL, et al. Clonidine pharmacokinetics in pregnancy. Drug Metab Dispos 2009;37: 702–5.

第 18 章

妊娠期抗抑郁药物

Elizabeth M. LaRusso，Marlene P. Freeman

18.1 引言

抑郁症在妊娠期女性中很常见，对患病率的估计显示，14% ~ 23% 的女性在妊娠期间会经历抑郁症[1]。虽然妊娠期是一个加强健康保健的时期，相比非妊娠期女性，妊娠期女性更不太可能接受精神治疗，并且有很大一部分患有精神疾病的女性在妊娠期间既不进行确诊也不给予治疗[2]。关于精神药物在妊娠期间安全性的文献的规模、复杂性和不一致性令人生畏，因此许多医生不愿意参与妊娠期精神病的治疗。未经治疗的孕产妇抑郁症可能与高发病率有关，甚至导致母婴死亡，并且精神疾病和精神药物必须定义为胎儿暴露剂。需要对妊娠期女性精神药物的处方进行复杂的风险 – 利益计算，平衡精神疾病不给予治疗和妊娠期间给予药物治疗对母体和胎儿的风险。理想的情况下，这一过程需要患者和精神科、产科和（或）初级保健提供者之间共同决策。本章的目的是概述妊娠期间抑郁症的治疗，并总结影响临床决策的最相关的问题。

抑郁症的症状包括至少持续 2 周的情绪低落、快感缺失，伴随症状包括睡眠、食欲、活力、专注度、精神活动的变化，内疚感或无价值感和（或）自杀意念[3]。对妊娠期女性抑郁症的诊断是复杂的，现实情况中抑郁症的症状与正常妊娠的症状叠加在了一起。因此，情感症状如罪恶感或无价值感、快感缺失的存在以及自杀的想法可能会更有力地支持对妊娠期女性抑郁症的诊断。患围生期抑郁症的风险因素包括母体遗传因素、激素/生殖史、目前的压力和生活经历等。始终与增加风险相关的生物性因素包括抑郁或经前焦虑症和抑郁症家族史。社会心理因素,包括压力性生活事件以及缺少社会支持,也一直被用来预测围生期抑郁症[4]。

18.2 未经治疗的围生期抑郁症对女性和儿童的影响

未经治疗的围生期抑郁症与母－婴不良产科结果相关的高发病率有关,这是孕产妇健康状况较差、产前护理不足及产后抑郁的一个危险因素[5,6]。营养不良、暴露于药物或草药的概率增加、酒精和烟草使用的增加、产前护理依从性降低,这些方面与未经治疗的妊娠期精神疾病相关[7]。高血压、先兆子痫和妊娠糖尿病发病率的增加也与未经治疗的母体抑郁症有关[8]。因妊娠期间未经治疗的抑郁症而造成的特定不良产科结果的相关数据是不一致的。流产、胎儿生长的影响(低出生体重和宫内生长受限)和早产都与未经治疗的母体抑郁症相关。最相关的似乎是早产。然而,由于现有数据的方法局限性,对于未经治疗的母体抑郁症和这些不良的生殖结果两者之间的关联,目前还不能得出明确的结论[7,9]。

除了对妊娠结果的潜在负面影响,围生期抑郁症与母婴结合中断、易怒、注意力下降和新生儿面部表情减少相关[1,10,11]。患有抑郁症母亲所生的儿童和青少年具有认知和语言发展延迟、智力低下、精神病和情绪问题的风险[1,7,11,12]。妊娠期间开始的抑郁症在分娩后通常会持续或恶化。

18.3 治疗方法

目前的指南由美国精神病协会联合专案组(APA)创建,并且美国妇产科学会(ACOG)推荐对患有轻度至中度抑郁症的妊娠期女性给予个人或团体治疗,以此作为初始的治疗方法[1]。对于无法访问或没有回应循证心理治疗、正在经历在妊娠期间中度至重度抑郁症和(或)

有复发性重度抑郁症或自杀史的女性,对于这类患者可以给予精神药物的治疗和维持[1]。

理想情况是对有精神病史的女性进行妊娠前评估,从而为其制备一个个性化的治疗计划。然而,在美国由于50%的妊娠是未经计划的,上述的评估在现实中往往是不可行的[13]。妊娠期间停用抗抑郁药是很常见的,这与复发率的显著增加有关。在一项大型研究中,与26%持续用药的女性相比,停止使用抗抑郁药的女性其复发率为68%[14]。一般情况下,患者和医生会关注药物潜在的致畸或其他不良的新生儿结果,而这样则掩盖了对与未经治疗的母亲精神疾病相关的风险的考虑。这个决策过程被几个因素复杂化,包括在妊娠不同阶段胎儿风险的改变、美国食品和药物管理局(FDA)药物分类系统的不充分以及目前关于妊娠期间抗抑郁类药物食用安全性的可用数据有限[1,7]。

在妊娠期间抗抑郁药的用药方法可以由几项一般原则指导。治疗的目标是缓解抑郁症状,尽管抑郁症患者的胎儿与其母亲的疾病和药物暴露之间相关风险处理不当。选择一种既定安全的、有有效疗效历史的药物,能够最大限度地提高症状反应的潜力,并最大限度地减少潜在的胎儿风险。相比使用较低剂量的多种药物,高剂量的单种药物是首选,这样是为了减少胎儿接触到的药物种类;妊娠期女性应服用单一抗抑郁药的最小有效剂量[1,7]。

整个妊娠期间抗抑郁药的给药剂量可能会需要增加,这是因为受细胞色素酶3A4和2D6诱导的结果,这种诱导会增加妊娠期女性妊娠后半期的药物代谢速率[1,15]。虽然仅有有限的文献揭示了妊娠晚期许多女性体内的三环类抗抑郁药(TCA)和选择性5-羟色胺再摄取抑制剂(SSRI)的血药浓度低,但妊娠期这些药物的药代动力学变化是因人而异的。目前,对于妊娠期间抗抑郁药的给药剂量改变和治疗监测没有相应的循证指南[16]。

考虑到妊娠期间抗抑郁药物代谢增加的可能性,必须密切监测妊娠期女性再度出现抑郁症状,尤其是在妊娠晚期。一部分女性在妊娠晚期可能需要更高剂量的抗抑郁药的可能性与临床方法相矛盾,临床方法提倡分娩前逐渐减少抗抑郁药的使用,以减轻药物潜在的不良新生儿影响。临近分娩前减少抗抑郁药剂量并没有显示出能够降低妊娠晚期与药物使用相关的新生儿并发症的潜在风险[17]。停用抗抑郁药会显著增加抑郁症状的复发,目前 APA 和 ACOG 两者都不建议在分娩前逐渐减少抗抑郁药剂量[1, 7, 14]。

　　除了在妊娠期间抗抑郁药的剂量需求可能会变化,对于围生期情绪和焦虑症的优化管理包括认识到潜在的产后疾病。对没有进行心理治疗的女性应提供转介,开始以抑郁为重点的心理治疗,特别是认知行为疗法(CBT)或人际心理治疗(IPT),对于围生期抑郁症的这两种方法都被进行了良好的研究[16]。对支持动态心理治疗在妊娠期间的研究很少,但如果 CBT 和 IPT 不可用,那么它也可以作为一种合理的治疗方法[1]。

　　除了关于妊娠期间使用抗抑郁药的具体考虑,医生应该熟悉目前一般治疗抑郁症的临床指南。没有优于其他种类而作为特定抗抑郁类的药物,药物的选择应根据药物的副作用、安全性、耐受性以及患者个体对药物的先前反应[16]。抗抑郁药应该从低剂量开始,并且滴定过程应随着时间逐渐起效。滴定的速度取决于药物相关副作用的严重程度。通常,患者需要进行 4~8 周的抗抑郁治疗,中度抑郁症状才会有所缓解。一旦已达到抑郁症状缓解目的,先前抑郁症发作少于 3 次的患者应该至少持续服用 4~9 个月的抗抑郁药才能考虑停止用药,而发作 3 次以上的患者可能需要长期维持服用抗抑郁药[16]。抗抑郁药的减量过程应该至少持续两周,抑郁症复发的风险和抗抑郁药停止综合征的严重程度(流行性感冒样症状、感觉异常、失眠)这两者与 SSRI 类药物半衰期短密切相关[16,18]。减量或停止用药的决定应当与处方医生协商,并且患者需要接受监测以评估抑郁症状复发的可能性。

18.4　妊娠期使用选择性 5 – 羟色胺再摄取抑制剂(SSRI)的潜在风险

　　由于 SSRI 类药物的疗效、耐受性和安全性,目前其属于抑郁症治疗的一线药物。最近的数据表明,高达 13% 的美国妊娠期女性接受抗抑郁药的治疗[19]。所有的 SSRI 类药物,事实上所有的精神药物,都能够透过胎盘和分泌到乳汁中[7]。SSRI 类药物的妊娠期生殖安全性已经得到广泛研究。然而,所得到的数据通常是矛盾的,这受到几个因素限制,包括缺乏随机对照试验、样本量小、许多研究的能力有限、缺少母亲疾病状态的相关信息以及对影响生殖结果的多个混杂变量的控制失败[1]。下面对目前在生殖毒性主要领域的现有数据进行总结。

18.4.1　产科结果

如同妊娠期未经治疗的抑郁症,流产、胎儿生长影响以及早产与妊娠期使用 SSRI 的相关性不确定[1,9]。APA 和 ACOG 治疗指南报告指出,目前没有足够的证据来证明妊娠早期 SSRI 的使用与流产之间的关系[1]。似乎有足够的证据支持低出生体重和妊娠期使用 SSRI 之间确实存在关联。然而,目前还没有足够的证据支持两者之间因果关系,并且对潜在的障碍和其他混杂因素的影响也必须加以考虑[1,6]。最后,出现了越来越多的文献支持早产和妊娠期使用 SSRI 类药物之间存在关联,其中至少有一项试图控制母体的抑郁症的研究[1,9]。确实证明早产和妊娠期使用 SSRI 类药物之间存在关联,但对早产的影响很小,胎儿胎龄较少小于或等于一周[1]。目前,仍然难以区分观察到的不良产科结果是否与抗抑郁药治疗或抑郁症本身相关,充分控制潜在疾病状态的研究是支持或反驳这些关联所必需的。

18.4.2　先天畸形

SSRI 类药物与主要先天性畸形风险的增加没有关联,并且有大量的证据支持这一结论[1,6,7,9]。有一些证据表明,个体使用 SSRI 可能与轻微畸形的极低风险有关。然而,这一发现并未得到广泛验证[1,6,11,20]。2005 年开始出现对帕罗西汀的使用与先天性心脏畸形之间关系的特别关注,这是由于来自葛兰素史克公司的一项报告指出在妊娠早期接触帕罗西汀的婴儿出现心脏房室间隔缺损的概率增加了1.5 ~ 2 倍。这个发现促使帕罗西汀药物的 FDA 妊娠分级由 C 变为

D。当前的推荐意见是,如果可能处于妊娠早期和计划妊娠的女性应避免使用帕罗西汀。自 2005 以来,其他研究不支持帕罗西汀和心脏畸形之间的关联。然而,存在着足够的不确定性,应继续建议避免妊娠早期胎儿接触帕罗西汀,并且对已经接触的胎儿进行超声心动图监测[1,7]。总之,大量的数据表明先天畸形的绝对风险与妊娠早期使用 SSRI 有关,但是即使确实存在风险,这种风险也很小。因此,认为 SSRI 类药物没有致畸作用[1,6,7,9]。

18.4.3　新生儿持续肺动脉高压(PPHN)

　　PPHN 是一种临床综合征,是正常胎儿型循环过渡至新生儿型循环发生障碍引起的,导致动脉导管和卵圆孔水平的血液自右向左分流,出现新生儿缺氧。肺动脉高压是一种罕见的疾病:基线人口率是 1000 名活产婴儿中有 1~2 例婴儿,或 0.1%~0.2% 的患病率。一项 2006 名的病例对照研究指出了母体妊娠 20 周后使用 SSRI 药物与 PPHN 风险增加之间存在关联,调整后的比值比约为 6,绝对风险提高至 1000 名新生儿中有 6~12 例[20]。后来的研究则表明要么降低了绝对风险要么没有关联,迄今为止没有研究能够确定妊娠晚期使用 SSRI 与 PPHN 之间的因果关系[1,7]。2011 年 12 月,FDA 发布的药物安全通讯认为目前还没有足够的证据支持妊娠期使用 SSRI 和 PPHN 之间的潜在联系,建议医生继续根据其当前的临床实践治疗妊娠期的抑郁症。总之,大多数的证据表明,PPHN 和妊娠晚期使用 SSRI 之间没有关联,尽管已有报道指出。然而,即使这种联系被证明是真实的,绝对的风险仍然很低,目前尚无证据表明分娩前期逐渐减小 SSRI 的剂量能够降低这一潜在风险。

18.4.4　新生儿适应能力差

　　妊娠晚期接触 SSRI 类药物还与短暂性新生儿窘迫有关,包括相关的呼吸急促、神经过敏、肌张力差、哭声弱、烦躁。这种系列症状通常被称为“新生儿适应能力差”或“新生儿戒断”,分娩后会持续几个小时到 2 周。在母体妊娠晚期使用 SSRI 的婴儿中,新生儿适应能力差的发生率为 15% ~30% ,并且症状通常是轻微的、短暂的,特殊护理婴儿室会提供支持性护理。所有关于 SSRI 的症状都已被报道,但出现这种综合征报告率最多的药物是氟西汀和帕罗西汀[1,7,10]。目前尚不清楚的是,这些症状是否代表新生儿血清素毒性、停药现象,或一些研究结果中尚未发现的机制,并且妊娠结束时逐渐减少抗抑郁药的剂量并没有减轻新生儿症状[17]。未来对新生儿接触 SSRI 潜在影响的研究必须控制母体精神疾病的影响,因为行为症状,如烦躁、注意力下降,也同样与母体抑郁症治疗不佳密切相关[1,10,11]。

18.4.5 神经发育的结果

产前长期服用抗抑郁药对孩子的认知、行为和运动后果的影响还没有被广泛地研究。尽管一般信息不足,但可用的数据在很大程度上是令人放心的。大多数研究表明,在子宫内接触抗抑郁药和没有接触抗抑郁药的对照组相比,在测量孩子的智力、语言和行为方面并没有显著性差异 。两项研究表明缓慢延迟精神运动的发育。然而,这些研究具有明显的方法论问题。需要大型的、精心设计的研究,并增加随访时间来支持或反对宫内 SSRI、暴露与神经发育之间的相关性[11]。

18.5 妊娠期使用非 SSRI 类抗抑郁药的潜在风险

与 SSRI 类药物相比,非 SSRI 类抗抑郁药包括安非他酮、度洛西汀、米氮平、萘法唑酮、曲唑酮和万拉法新,将它们作为一个整体研究的更少。目前可用的数据没有显示非 SSRI 类抗抑郁药增加不良产科后果、严重的先天性畸形或妊娠期 PPHN 类的风险。新生儿适应不良综合征的记录归因于在妊娠晚期母亲使用了非 SSRI 类抗抑郁药,在药物暴露的儿童中,事实上没有信息表明他们存在长期神经认知后果[1,7,11,20]。这种普遍缺乏的阴性结果应谨慎解释,因为目前它反映的是数据匮乏,而不是真实情况下的风险。一般来说,非 SSRI 类抗抑郁药不应该被视为妊娠期抑郁症治疗的一线用药,除非有令人信服的临床使用它们的理由而不是在建立药物使用安全的文件。这样的适应证或许包括在个别患者身上反映的历史疗效、不能耐受SSRI类药物或缺乏反应、妊娠早期胎儿暴露于非SSRI类抗抑郁剂或患者的偏好。

18.6　妊娠期间使用老年抗抑郁药的潜在风险

在20世纪80年代末SSRI引入之前,三环抗抑郁药(TCA)是治疗抑郁症的主要药物并在妊娠期已得到了广泛的研究。由于用药过量产生的副作用和潜在致命性,它们不再是长期治疗抑郁症的一线用药。与SSRI类药物相似,关于产科并发症,如低出生体重、早产的潜在相关性也存在数据不一致,尽管大多数研究显示与先天畸形增长率没有相关性[1,7]。妊娠晚期TCA的使用与新生儿的毒性和戒断症状密切相关,戒断症状包括神经过敏、心动过速、轻度呼吸窘迫、肌张力增高、烦躁等。目前没有长期负面的神经行为后遗症的证据[1,7,12]。由于单胺氧化酶抑制剂(MAOI)严重的副作用,因此很少将其用于现代临床实践。由于在动物研究中可以增加先天性畸形率,并且在保胎药物需要推迟使用的前提下可诱发高血压危机的可能性,因此,它们基本上是妊娠禁忌。

18.7　焦虑

焦虑症,如广泛性焦虑、恐慌症、强迫症和创伤后紧张症可能独立存在或与抑郁性疾病并存。对妊娠期焦虑症的详细讨论超出了本章的范围。然而,妊娠期间管理焦虑的方法类似于管理抑郁的方法,抗抑郁类药物是目前对焦虑谱系疾病考虑的一线治疗药物。

18.8　总结

妊娠期抑郁症与女性和婴儿的重大风险相关,治疗的目标应该是缓解。对妊娠期抑郁症的理想治疗包括非药物治疗的最大化,例如对于中度至重度抑郁症的妊娠期女性为了缓解严重的抑郁症状采用心理治疗法和利用抗抑郁药物。最佳的患者护理包含个体化的治疗方法,使对妊娠期女性和胎儿未经治疗存在的潜在风险与抗抑郁药物暴露的潜在风险之间达到平衡。避免重复用药,在个体化治疗的历史进程中使用药物的最低有效剂量,并且随着时间的推移,监测患者的反应是一种可以减轻潜在风险的策略。

(汤湧 译)

参考文献

[1] Yonkers KA, Wisner KL, Stewart DE, Oberlander TF, Dell DL, Stotland N, et al. The management of depression during pregnancy: a report from the American Psychiatric Association and the American College of Obstetricians and Gynecologists. Obstet Gynecol 2009;114(3):703–13.

[2] Vesga-Lopez O, Blanco C, Keyes K, Olfson M, Grant BF, Hasin DS. Psychiatric disorders in pregnant and postpartum women in the United States. Arch Gen Psychiatry 2008;65(7):805–15.

[3] American Psychiatric Association. Diagnostic and Statistical Manual of Mental Disorders, 4th ed, Text Revision. Washington, DC: American Psychiatric Association; 2000.

[4] Miller LJ, LaRusso EM. Preventing postpartum depression. Psychiat Clin N Am 2011;34:53–65.

[5] Bonari L, Pinto N, Ahn E, Einarson A, Steiner M, Koren G. Perinatal risks of untreated depression during pregnancy. Can J Psychiatry 2004;49(11):726–34.

[6] Wisner KL, Zarin DA, Holmboe ES, Appelbaum PS, Gelenberg AJ, Leonard HL, et al. Risk–benefit decision making for treatment of depression during pregnancy. Am J Psychiatry 2000;157(12):1933–40.

[7] ACOG Practice Bulletin. Use of psychiatric medications during pregnancy and lactation. Obstet Gynecol 2008;111(4):1001–20.

[8] Grote NK, Bridge JA, Gavin AR, Melville JL, Iyengar S, Katon WJ. A meta-analysis of depression during pregnancy and the risk of preterm birth, low birth weight, and intrauterine growth restriction. Arch Gen Psychiatry 2010;67(10):1012–24.

[9] Wisner KL, Sit DKY, Hanusa BH, Moses-Kolko EL, Bogen DL, Hunker DF, et al. Major depression and antidepressant treatment: impact on pregnancy and neonatal outcomes. Am J Psychiatry 2009;166(5):557–66.

[10] Moses-Kolko EL, Bogen D, Perel J, Bregar A, Uhl K, Levin B, et al. Neonatal signs after late in utero exposure to serotonin reuptake inhibitors: literature review and implications for clinical applications. JAMA 2005;293(19):2372–83.

[11] Gentile S, Galbally M. Prenatal exposure to antidepressant medications and neurodevelopmental outcomes: a systematic review. J Affect Disord 2011;128:1–9.

[12] Nulman I, Rovet J, Stewart DE, Wolpin J, Pace-Asciak P, Shuhaiber S, et al. Child development following exposure to tricyclic antidepressants or fluoxetine throughout fetal life: a prospective, controlled study. Am J Psychiatry 2002;159(11):1889–95.

[13] Finer LB, Henshaw SK. Disparities in rates of unintended pregnancy in the United States, 1994 and 2001. Perspect Sex Reprod Health 2006;38:90–6.

[14] Cohen LS, Altshuler LL, Harlow BL, Nonacs R, Newport DJ, Viguera AC, et al. Relapse of major depression during pregnancy in women who maintain or discontinue antidepressant treatment. JAMA 2006;295(5):499–507.

[15] Sit DK, Perel JM, Helsel JC, Wisner KL. Changes in antidepressant metabolism and dosing across pregnancy and early postpartum. J Clin Psychiatry 2008;69(4):652–8.

[16] Work Group on Major Depressive Disorder. Practice guidelines for the treatment of patients with major depressive disorder. Am J Psychiatry 2010;167(10):S9–118.

[17] Warburton W, Hertzman C, Oberlander TF. A register study of the impact of stopping third trimester selective serotonin reuptake inhibitor exposure on neonatal health. Acta Psychiatr Scand 2010;121(6):471–9.

[18] Baldessarini RJ, Tondo L, Ghiani C, Lepri B. Illness risk following rapid versus gradual discontinuation of antidepressants. Am J Psychiatry 2010;167(8):934–41.

[19] Cooper WO, Willy ME, Pont SJ, Ray WA. Increasing use of antidepressants in pregnancy. Am J Obstet Gynecol 2007;196(544):e1–5.

[20] Chambers DC, Hernandez-Diaz S, Van Marter LJ, Werler MM, Louik C, Lyons Jones K, et al. Selective serotonin-reuptake inhibitors and risk of persistent pulmonary hypertension of the newborn. N Engl J Med 2006;354(6):579–87.

第 19 章

子宫收缩药物和宫缩抑制药物

Courtney D. Cuppett, Steve N. Caritis

19.1 引言

人类分娩是一个复杂的过程,至今还没有完全弄清楚这一过程。分娩可以通过不同的途径进行。"分娩"在能够被临床监测到之前就开始了。生物化学和激素等因素使子宫和宫颈为胎儿产出做好准备。医生们一直致力于发现能够诱导和控制分娩的药物。目前应用的这类药物分别指子宫收缩药物和宫缩抑制药物。有些药物有其他的适应证,如治疗子宫收缩乏力或宫颈成熟。这些药物多数没有被 FDA 批准,它们在产科的应用属于"标签外使用"。本章从适应证、作用机制、给药剂量及应用证据等方面对最普遍应用于产科中的子宫收缩药物及宫缩抑制药物进行介绍。

19.2 子宫收缩药物(宫缩剂)

分娩过程中,子宫收缩药物是目前为止最常用的药物。临床上,宫缩剂主要用于引产或帮助分娩,以及控制产后出血。所有的这类药物都会引起子宫收缩,但作用机制不同,有必要对每种药物进行充分了解,因为每种药物都会造成一定的副作用。

19.2.1 催产素

催产素是最有效的子宫收缩药物之一。目前被批准应用于引产(例如胎膜早破、糖尿病、高血压、子痫前期等)、辅助分娩,以及作为不完全流产或难免流产的辅助治疗。此外,催产素也是治疗产后出血的一线治疗药物,它在这方面的作用仅次于在宫缩乏力或子宫复旧不全方面的作用[1]。

催产素是一种由 9 个氨基酸构成的多肽类药物。其结构与内源性催产素的结构相同。催产素通过增加细胞内钙离子而引起子宫收缩。催产素是与位于子宫肌层细胞膜的催产素受体结合,激活磷脂酶 C(图 19.1)。这导致三磷酸肌醇的产生增多,进而调动细胞内钙离子从肌浆网内释放增多[2]。此外,与催产素受体结合后还可引起细胞外钙离子通过非选择性阳离子通道进入子宫肌层细胞膜内[2]。随后,细胞内的钙离子与钙调蛋白结合构成钙 – 钙调蛋白复合物。这一复合物可以激活平滑肌收缩的关键调控因子——肌球蛋白轻链激酶(MLCK)[3]。MLCK 磷酸化肌球蛋白后再结合到肌动蛋白上,引起子宫平滑肌收缩。

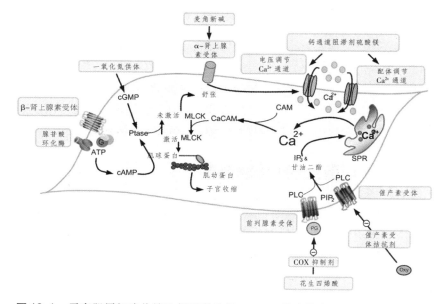

图 19.1　子宫肌层细胞收缩和舒张的途径。Ptase,磷酸激酶;MLCK,肌球蛋白轻链激酶;CaCAM,钙 – 钙调蛋白复合物;CAM,钙调蛋白;PLC,磷脂酶 C;PIP₂,4,5 – 二磷酸磷脂酰肌醇;IP3,三磷酸肌醇;Pg,前列腺素;Oxy,催产素;SPR,肌浆网。

催产素在细胞外液中广泛分布,半衰期仅为 3 ~ 10 分钟[4-7]。催产素主要经肾脏代谢,在血浆消除迅速。代谢迅速的部分原因是妊娠期间的肾小球滤过率增加了 50%。此外,在妊娠晚期及哺乳期时,经催产素酶的分解使得催产素的半衰期更加缩短[7]。

至少需要 4 ~ 5 个半衰期的持续静脉输注才能使药物达到稳态血药浓度[8,9],当血浆药物浓度达到稳定状态时才能达到药物最强的药理作用。因此,推荐催产素增加到持续输注 40 分钟(4 倍半衰期)。然而,当输注速度为 1mU/min 时,要达到临床疗效则需要较长的时间。因此,临床上基本都通过增加给药次数缩短起效时间,同时增强对产妇及胎儿的监测。

目前,关于催产素在引产和辅助分娩中发挥最佳疗效的给药剂量仍未达成一致。低剂量和高剂量给药方案都显示是安全有效的[10]。Meta 分析和一项随机对照试验报道表明,高剂量的给药方案以及高的给药频次能缩短分娩时间,降低绒毛膜羊膜炎,降低剖宫产及难产的发生率,并能降低新生儿脓毒症[11,12]。然而,这些给药方案也与胎儿心动过速相关[11,12]。

建议催产素起始剂量为 0.5 ~ 6mU/min,每 15 ~ 40 分钟增加 1 ~ 6mU/min。研究表明催产素输注速率为 6mU/min 时与自然分娩时达到的血药浓度类似[13]。催产素的最大给药剂量仍没有规定,但多数给药方案都不超过 42mU/min[14]。

在妊娠早期和妊娠中期,催产素也被用作不完全流产、难免流产以及选择性流产的辅助治疗。可以在胎儿产出后给药帮助子宫收缩和止血。这可以通过产后应用标准的催产素给药方案实现(10 单位的催产素溶解在 500mL 生理盐水中,输注 3 ~ 4 小时)。在妊娠中期引产时高剂量的给药方案也被证明与其他方法具有类似的效果。可以通过查看 Ramsey 及 Owen 编写的综述《妊娠中期宫颈成熟及引产》(*Midtrimester cervical ripening and labor induction*)查看相关细节[15]。

在产后,催产素是治疗子宫收缩乏力的一线药物,可以通过静脉注射 3 ~ 6 单位,或者把 10 ~ 40 单位催产素用 1L 生理盐水溶解后通过持续输注控制子宫收缩乏力(10 ~ 80U/L 生理盐水,高剂量被认为是安全的);或者可以通过肌内注射来控制,如用 10 单位直接注射大腿肌肉、臀部肌肉或子宫肌层[16]。

催产素被划分为妊娠期 C 类药物,因为在子宫收缩过速的情况下可引起胎儿缺氧。应采取适当的措施(如通过静脉泵给药、持续的胎儿及子宫监测、产科医生及时采取有效措施)保证患者安全。产妇应用催产素的不良反应包括恶心、呕吐、高血压、低血压,另外,催产素还有一个罕见的但是很严重的不良反应,其可引起产妇水中毒,这是由催产素的抗利尿特性引起的。这一不良反应在应用催产素第五天和(或)高剂量长时间给药时(>20mU/min)有报道。为避免这些不良反应,催产素应使用等渗生理盐水溶解,出入量应该严密监测,并且,药品标签应注明在 12 小时内应用总剂量不应超过 30 单位[1]。

19.2.2　甲基麦角新碱

甲基麦角新碱是一种半合成的麦角类生物碱,属于非常有效力的子宫收缩药物,低剂量应用时就能够增加子宫收缩的频率及强度。高剂量应用时,甲基麦角新碱能够增加基础子宫张力并引起子宫抽搐。在产科,甲基麦角新碱是产后出血、子宫收缩乏力或子宫复旧不全的治疗药物[17]。

人们熟知麦角类生物碱具有增强子宫收缩的功能已有数百年的时间了。早在 1582 年,Adam Louicer 就记载了麦角生物碱被用作分娩诱导剂[18]。尽管数百年前就已经发现了甲基麦角新碱对子宫的作用,但其引起子宫收缩的确切机制仍不明确。麦角类生物碱能够引起血管收缩、子宫收缩,以及兴奋中枢多巴胺受体[18]。麦角类能够结合 α 肾上腺素能受体、5 - 羟色胺(5-HT)受体及多巴胺 D1 受体[19]。根据几项研究结果表明,甲基麦角新碱可能主要作用于子宫肌层细胞的 α 肾上腺素能受体(图 19.1)。这一相互作用改变了跨细胞膜钙离子通道的活性,造成钙离子大量流入子宫肌细胞内并引起收缩级联反应[18,20,21]。

口服或肌内注射后,甲基麦角新碱迅速被吸收并分布到血液及细胞外液。肌内注射比口服给药大约可以多吸收 25% 的药物[17]。甲基麦角新碱经肝脏代谢,并通过尿液排泄,肌内给药时半衰期为 3.4 小时(1.5 ~ 12.7 小时)[17]。

出现产后出血时,甲基麦角新碱合适的给药途径为肌内注射,用法为每 2 ~ 4 小时 0.2mg,最高剂量为 5 剂。也可以直接注入子宫;但是,应该注意不要注入血管内,曾有报道血管内注射甲基麦角新碱可引起急性冠状血管痉挛和(或)心肌梗死[22-24]。另外,也可以通过每 6 ~ 8 小时口服 0.2mg 给药,连续口服 2 ~ 3 天(最多 7 天)。

甲基麦角新碱应避免用于妊娠期间的患者、高血压未控制的患者及对该药过敏的患者。应用于有先兆子痫的产后女性时要权衡利弊,常见不良反应有恶心、呕吐、高血压、低血压及头痛,患者服药后应该密切监测这些不良反应[17]。

19.2.3　前列腺素类

前列腺素具有子宫收缩作用,在产科应用广泛,如辅助妊娠中期流产、宫颈成熟、引产及治疗产后出血等。本节主要关注前列腺素在产后出血时对子宫的作用。常用于产后出血的前列腺素类药物包括 15 - 甲基 $PGF_{2\alpha}$(卡前列素、卡前列素氨丁三醇)、前列腺素 E_2(地诺前列酮)、前列腺素 E_1(米索前列醇、喜克馈)。

产科应用的前列腺素类药物为内源性前列腺素的合成类似物,为环形、不饱和 C_{20} 脂肪酸[25]。前列腺素类根据环戊烷取代基的不同进行分类(A ~ K),其中,F 亚型有两个羟基取代基,E 亚型含有一个酮基和一个羟基[25](图 19.2)。

前列腺素通过改变细胞膜通透性和增加细胞内钙离子浓度而引起子宫收缩[25-27]。前列腺素促进间隙连接的形成,促进信号在子宫肌细胞间进行传递[28]。另外,它还能够上调子宫催产素受体的表达,从而增强子宫收缩力[28](图 19.1)。

合成的前列腺素迅速被吸收并分布到全身血液。内源性前列腺素迅速被肺部和肝脏组织代谢,半衰期从数秒到数分钟不等。合成的前列腺素类药物半衰期则较长,如前列腺素 E_2(地诺前列酮),半衰期为 2.5 ~ 5 分钟,$PGF_{2\alpha}$(卡前列素氨丁三醇、卡前列素)半衰期为 35 ~ 40 分钟,而 PGE_1(米索前列醇、喜克馈)半衰期为 20 ~ 40 分钟[29-31]。所有此类药物均经过肾脏清除。

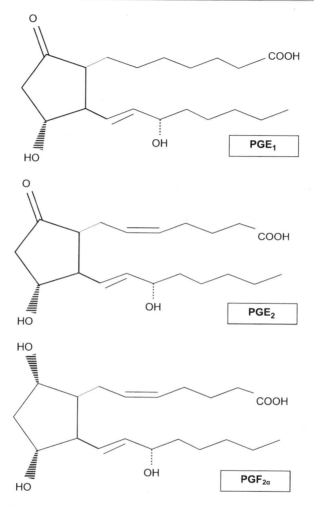

图 19.2 前列腺素 E_1 (PGE_1),前列腺素 E_2 (PGE_2)和前列腺素 $F_{2\alpha}$ ($PGE_{2\alpha}$)。

在治疗产后出血时,根据患者并发症症状,前列腺素类药物为二线或三线药物。例如,对合并高血压的患者,除了催产素,前列腺素类药物为最合适的二线药物,优于麦角类生物碱。在各种前列腺素类药物中,因为副作用降低,第二代和第三代的药物(15 - 甲基 $PGF_{2\alpha}$ 和

PGE$_1$)要优于第一代药物(PGE$_2$)。

15 - 甲基 PGF$_{2\alpha}$(卡前列素氨丁三醇、卡前列素)每 15 ~ 90 分钟肌内注射(或子宫肌内注射)0.25mg,最多给 8 剂(2mg)。PGE$_1$(米索前列醇、喜克馈)经直肠给药,每次 800 ~ 1000μg。前列腺素 E$_2$(地诺前列酮)可以通过直肠或阴道栓剂给药,每次 20mg(表 19.1)。

有两项研究表明,米索前列醇直肠给药在防治第三产程出血方面与催产素同样有效[32,33]。然而,由于考虑到不良反应及价格等因素,催产素仍为首选的一线治疗药物。

由于 15 - 甲基 PGF$_{2\alpha}$(卡前列素氨丁三醇、卡前列素)可引起急性支气管收缩,应避免用于哮喘或患有肺部疾病的患者。前列腺素 E$_2$(地诺前列酮)因可引起舒张压剧烈降低,应避免用于患有低血压的女性。除了考虑 PGE$_1$(米索前列醇、喜克馈)治疗产后出血时的药物敏感性问题,无绝对禁忌证。

上述前列腺素类药物的一般不良反应包括腹痛、腹泻、恶心、呕吐、头痛、感觉异常、发热及寒战。随着第二代和第三代前列腺素类药物(PGF$_{2\alpha}$ 和 PGE$_1$)的上市,上述不良反应有所减少。所有患者应用上述药物治疗后都应当进行不良反应监测。

19.2.4　子宫收缩药物小结

(1)这类药物是产科备用品中的强效工具,可以用来引产/辅助分娩,并控制产后出血。

(2)所有这类药物有广泛的不良反应,并对产妇和(或)胚胎有潜在的毒性。因此,掌握好这类药物的用法和用量对安全、合理使用此类药物非常重要。

子宫收缩药物:催产素、甲基麦角新碱和前列腺素类药物。

(3)通常,这类药物通过增加细胞内钙离子浓度促进子宫肌肉收缩。

(4)催产素通过磷脂酶 C/IP$_3$ 途径增加细胞内钙离子浓度。

(5)甲基麦角新碱通过与子宫肌层细胞的 α 肾上腺素能受体结合影响跨膜钙离子通道活性,导致钙离子内流。

表 19.1　子宫收缩药物

药物	临床适应证	途径	剂量	频次	注意事项
催产素	引产/辅助分娩	静脉内	低剂量给药方案:从 0.5~1mU/min 开始	每15~40 分钟增加 1~2mU/min,最大剂量为42mU/min	根据产妇反应及胎儿增加耐受程度逐渐增加剂量
			高剂量给药方案:从 4~6mU/min 开始	每15~40 分钟增加 4~6mU/min,最大剂量为42mU/min	根据产妇反应及胎儿增加耐受程度逐渐增加剂量
	产后出血	静脉内	3~6IU 推注	1次	监测低血压反应,特别是静脉注射给药
		静脉内	10~80IU 溶解在 1L 生理盐水中	持续	
		肌内注射	10IU(大腿、臀部、子宫肌层)	1次	
甲基麦角新碱	产后出血	肌内注射	0.2mg	每2~4 小时重复 1 次,最高 5 剂	避免用于高血压未经控制的女性,只有益处大于风险时可用于先兆子痫或高血压女性
		口服	0.2mg	每6~8 小时重复 1 次,连用 2~3 天(最多7天)	

(待续)

表 19.1　（续）

药物	临床适应证	途径	剂量	频次	注意事项
		静脉内	—	—	避免，可引起严重高血压，中枢神经和冠状动脉痉挛和出血
卡前列素氨丁三醇（15-甲基 $PGF_{2\alpha}$）	产后出血	肌内注射 子宫内注射	0.25mg 0.25mg	每15~90分钟重复1次（最高8剂或2mg）	可引起支气管痉挛，避免用于哮喘或有肺部疾病患者
喜克馈（米索前列醇，PGE_1）	产后出血	直肠内	800~1000mg	单剂量	除考虑药物的敏感性，无绝对禁忌证
地诺前列酮（前列腺素 E_2）	产后出血	直肠内或阴道栓剂	20mg	1次	避免用于低血压患者

HTN，高血压；CNS，中枢神经系统。

（6）前列腺素类药物不仅可以通过改变跨膜通透性增加细胞内钙离子，还可以促进间隙连接形成及上调催产素受体表达。

19.3　子宫松弛剂（宫缩抑制药物）

早产是全世界范围内最主要的新生儿发病和致死的原因。引起子宫收缩和宫颈扩张继而引起新生儿早产的病因有许多，保胎的目的是抑制子宫收缩，延长妊娠时间，从而有机会服用类固醇类药物并能够转诊到三级医疗中心。治疗的目的是抑制子宫收缩，并不一定要与引起子宫收缩分娩的机制相符合。应该认识到评估宫缩抑制药物的研究非常有限，很难分析次要与重要的偏差及内在设计的缺陷。另外，缺乏安慰剂－对照试验评价这类药物的疗效。目前，关于宫缩抑制药物最佳的给药方案资料有限，现有的给药方案是参照可获得的最佳证据制定的。目前，这类药物针对这一适应证未经 FDA 批准，用药都为"标签外使用"（表 19.2）。

19.3.1　硫酸镁（$MgSO_4$）

因硫酸镁可以在体内和体外降低子宫收缩，在 20 世纪 60 年代首次作为宫缩抑制药物使用[34]。镁离子通过细胞内及细胞外机制降低细胞内钙离子浓度，阻止收缩反应[35]。然而，大量的随机对照试验和 Meta 分析表明，与安慰剂相比，硫酸镁在预防早产方面没有优越性[36,37]。另外，与其他影响细胞内钙离子的宫缩抑制药物相比，镁离子具有类似的疗效，但由于产妇应用后的不良反应较大，其停止用药的概率较高。因此，我们仅是回顾该药的应用历史，并不推荐该药用作宫缩抑制药物。

19.3.2　β－肾上腺素受体激动剂

已有数个随机对照试验比较了 β－肾上腺素受体激动剂与安慰剂或其他宫缩抑制药物的疗效。关于这些研究的一项 Meta 分析对 β－肾上腺素受体激动剂与安慰剂进行了比较，结果表明 β－肾上腺素受体激动剂引以显著延迟分娩并降低早产儿和低体重儿出生率[38]。但是在

表 19.2 宫缩抑制药物

药物	适应证*	途径	剂量	频次	注意事项
硝苯地平	急性安胎（48~72小时）	口服（短效）	负荷剂量：每15~30分钟 10~20mg（第一小时最大剂量40mg）	每6~8小时给予 10~20mg，持续 48~72小时	监测产妇不良反应，包括低血压、脸红、恶心、头痛、眩晕、焦虑、咳嗽、呼吸困难
		舌下/口服（短效和长效）	负荷剂量：舌下含服 10~40mg 短效药物	每日 60~160mg 长效药物	
特布他林	急性安胎（48~72小时）	皮下	每20~30分钟给予 250μg，直到子宫收缩停止（最高 4 剂）	一旦宫缩抑制药物发挥作用，可以每3~4小时重复 1 次，持续24~48小时	监测产妇不良反应，包括心动过速、低血压/高血糖、高血压、肺水肿/ARDS、心肌缺血/梗死
		静脉内	2.5~5μg/min 持续输注	每20~30 分钟增加 2.5~5μg/min，最高 25μg/min	产妇心率不超过120次/min 滴注至子宫停止收缩或产妇生不良反应。产妇心率不超过 120次/min
	收缩过速	皮下	250μg	通常为单次给药	
	收缩过速	静脉内	125μg	通常为单次给药	

（待续）

表 19.2（续）

药物	适应证*	途径	剂量	频次	注意事项
吲哚美辛	急性安胎（48～72小时）	口服/直肠	负荷剂量50～100mg	每4～6小时25mg	可引起产妇血糖指数显著升高，应监测胎儿至少48小时
硝酸甘油	急性子宫或宫颈松弛	静脉内	50～200μg	如果疗效不满意可在1～4分钟后重复给药	监测低血压反应及子宫张力缺乏
阿托西班[†]	急性安胎（48～72小时）	静脉内	推注6.75mg后，300μg/min持续输注3小时	100μg/h，最多输注45小时	美国未批准使用该药物
硫酸镁[‡]	急性保胎（48～72小时）	静脉内	负荷剂量4～6g	2～4g/h直至生子宫疗效及产妇有毒性反应	同时使用钙离子通道抑制剂及患有重症肌无力的患者禁用。仅作为参考，用于宫缩抑制疗效不佳

* 所有药物未经 FDA 批准，用药都为"标签外使用"。

† 美国未批准使用该药物。

‡ 药物对宫缩抑制疗效不佳。

围生期/新生儿死亡及呼吸窘迫综合征方面没有显著下降。接受 β - 肾上腺素受体激动剂的产妇,在 48 小时内早产儿出生率降低了 37%(RR 0.63;95% CI 0.53~0.75)。然而,7 天内的出生数量无明显差异。

β - 肾上腺素受体激动剂通过与子宫肌层细胞 β2 - 肾上腺素受体结合抑制子宫收缩(图 19.1)。这一相互作用增加环磷酸腺苷表达进而激活蛋白激酶。蛋白激酶使肌球蛋白轻链激酶失活从而阻止子宫收缩[39]。

β - 肾上腺素受体激动剂中,利托君和特布他林曾是用于抑制分娩最常用的两种药物。历史上,利托君是唯一被 FDA 批准用于抑制子宫收缩的药物。然而,由于利托君引起产妇死于肺水肿被报道后,利托君主动退出了美国市场[40,41]。目前,在美国唯一用于抑制子宫收缩的 β - 肾上腺素能受体激动剂是特布他林。最近,美国 FDA 针对特布他林作为宫缩抑制药物发布了黑框警告。警告称口服特布他林不应用于阻止早产或治疗早产,因为该药未能表现出疗效,而且可能引起产妇严重的心脏问题及死亡。由于类似的安全问题,注射用特布他林也不应用于预防或延长早产的治疗(>48~72 小时)[42]。

通常,特布他林用于急性分娩期子宫收缩过速引起的胎儿窘迫。另外,特布他林可应用于对子宫进行松弛后进行外部头位倒转术和(或)产妇/胎儿外科手术。

抑制宫缩预防早产时,250μg 特布他林可以每 20~30 分钟通过皮下给药,最高给予 4 剂,或直至达到宫缩抑制。然后在 24~48 小时内根据子宫活性和产妇血流动力学变化,每 3~4 个小时重复给予 250μg 特布他林[43]。在子宫收缩过速并引起胎儿心率变化时,可以用 250μg 特布他林皮下注射或 125μg 静脉内注射进行紧急安胎。如果产妇心率每分钟大于 120 次,应停止使用该药物[44]。药物吸收迅速,皮下注射 5~15 分钟后就能起效。静脉内注射起效更快。妊娠期该药的半衰期为 3.7 小时[45]。大部分药物以原形经肾脏排泄[46]。

该药也可以通过持续静脉输注给药,可以逐渐增加剂量。输注时通常以 2.5~5μg/min 速度开始给药;可以每 20~30 分钟增加 2.5~5μg/min,最大剂量为 25μg/min[44,47]。可以持续给药直到子宫静止或产妇产生不良反应。一旦达到子宫静止,输注可以从 2.5~5μg/min

减少到最低维持剂量使子宫保持静止。另外,产妇心率不应超过 120
次/分。

该药物有广泛的副作用,包括心动过速、脸红、紧张、头晕、高血
糖、低钾血症和甲状腺功能亢进症。更严重的副作用包括心律失常、
低血压/高血压,肺水肿/急性呼吸窘迫综合征,而且有报道称心肌缺
血/梗死的发生率为 0.3% ~ 5% 。据报道,长期应用已引起产妇死亡
(注射或口服)[40,41]。患有糖尿病的产妇给予特布他林应注意监护;
特布他林应该避免用于既往有或有妊娠相关心脏病的妊娠期女性。

19.3.3　NO 供体

NO 为多种细胞产生的可以扩张血管及引起平滑肌松弛的小分
子。NO 通过与鸟苷酸环化酶作用松弛平滑肌(图 19.1)。这一相互
作用增加了环鸟苷酸(cGMP)表达,继而灭活肌球蛋白轻链激酶引起
平滑肌松弛[48,49]。

硝酸甘油(NG)普遍用于如子宫内翻、辅助外部胎儿头位倒转术、
剖宫产时辅助分娩、胎儿手术时子宫松弛和(或)者阴道臀位分娩时解
除胎儿头部压迫等情况下的急性子宫松弛。静脉给予 100 ~ 200μg 已
经被证明对子宫/宫颈可以起到很好的松弛作用[50]。硝酸甘油半衰
期非常短,仅有 1 ~ 4 分钟[51]。常见不良反应有低血压、脸红、头痛。
用药后可能会引起子宫收缩乏力,因此,应该准备好宫缩剂备用。

有随机对照试验对硝酸甘油作为宫缩抑制药物进行了研究。研究
表明,作为宫缩抑制药物,静脉注射硝酸甘油的疗效比不上硫酸镁[52]。
硝酸甘油贴膜被证明优于安慰剂,可以延迟分娩达 48 小时,与利托君效
果类似[53,54]。虽然已经证明硝酸甘油能够延迟分娩,但是考虑到其可
以引起产妇严重低血压,硝酸甘油作为宫缩抑制药物是受到限
制的[55]。

19.3.4　钙离子通道阻滞剂

钙离子通道阻滞剂是用于抑制急性宫缩的一线药物。钙离子通
道阻滞剂通过直接阻断子宫肌层细胞的钙离子内流和阻止细胞内钙

离子从肌浆网的释放来松弛平滑肌(图 19.1)。钙离子是肌球蛋白轻链激酶(MLCK)介导磷酸化的必要条件。当钙离子缺乏时,MLCK 失活引起子宫平滑肌松弛[56,57]。

硝苯地平是最常应用于快速抑制宫缩的钙离子通道阻滞剂。一篇包含 26 项随机对照试验共 2179 名产妇的系统综述比较了硝苯地平与其他宫缩抑制类药物[58]。与 β－肾上腺素能受体激动剂相比,硝苯地平能降低接受治疗后 7 天内的分娩率和妊娠 34 周前的出生率。该研究还指出,硝苯地平可以减少新生儿呼吸窘迫综合征、坏死性小肠结肠炎、脑室出血、新生儿黄疸、入住新生儿重症监护病房的发生率。硝苯地平抗早产效力与硫酸镁无差异,但硝苯地平表现出了更好的母体耐受性。与安慰剂及不给予任何治疗相比,硝苯地平在维持抑制宫缩(>48 小时)延迟分娩及改善新生儿预后方面未显示出疗效。目前为止,没有安慰剂对照的试验对硝苯地平快速抑制宫缩的疗效及安全性进行研究。

关于硝苯地平抑制宫缩的最佳给药剂量仍未达成共识。因为在妊娠期间,产妇的药物清除率增加,许多研究报道硝苯地平的峰浓度及半衰期显著降低[59]。给予妊娠期女性的药物在 30 ~ 60 分钟达峰浓度,半衰期为 1 ~ 2 小时(未妊娠女性为 2 ~ 4 小时)。大约 40% 药物在肝脏首次代谢时被灭活(CYP3A4) ;70% ~ 80% 的代谢物经肾脏排出[59]。硝苯地平在妊娠女性药代动力学的变化使其作用时间仅为 6 小时,需要增加给药次数[59]。

硝苯地平用于抑制宫缩时通常给予口服 10 ~ 20mg 负荷剂量,最初 1 小时内每隔 15 ~ 30 分钟给药 1 次(最初 1 小时内最大剂量为 40mg)。也可以给予口服 20mg 负荷剂量,90 分钟后再口服 20mg。维持治疗时(48 ~ 72 小时)可以每 4 ~ 8 小时给予 10 ~ 20mg,在保证达到宫缩治疗效果前提下,为减少产妇的不良反应可以适当减少给药剂量和频次。另外,研究证明联合舌下含服及长效的硝苯地平可以达到与静脉注射利托君同样的治疗效果[60,61]。这一方案为每天舌下含服 10 ~ 40mg 的硝苯地平,之后给予 60 ~ 160mg 的长效硝苯地平。无论采用哪种给药方案,虽然有报道采用更高的剂量,我们仍建议每天的最大剂量不超过 120mg[62]。

　　常见的不良反应包括低血压、脸红、恶心、头痛、头晕、焦虑、咳嗽和呼吸困难。因此,应对患者进行告知并建议监测这些不良反应。此外,应对产妇血压进行密切监测,因急性低血压可导致胎儿心率的变化并会导致产妇晕厥。

19.3.5　环氧合酶抑制剂(COX 抑制剂)

　　环氧合酶抑制剂普遍用于产科抑制分娩,干预早产宫颈缩短。COX 抑制剂阻滞花生四烯酸转化为前列腺素。前列腺素在分娩过程中对加强子宫平滑肌间隙连接的形成并提高细胞内钙离子的浓度发挥重要的作用[63]。因此,COX 抑制剂通过抑制前列腺素的形成阻止分娩(图 19.1)。

　　最常用的 COX 抑制剂为吲哚美辛。吲哚美辛通常口服或直肠给予50～100mg 的负荷剂量,然后每 4～6 小时口服 25mg[64-66]。吲哚美辛口服吸收迅速并分布到全身血液,其中 99% 与白蛋白结合[67]。该药的半衰期大约为 4.5 小时[67]。经代谢作用、肾脏及胆汁排泄消除[67]。

　　两项随机对照试验比较了吲哚美辛与安慰剂抑制宫缩的效果[68,69]。首先,30 例患者随机接受吲哚美辛或安慰剂治疗早产[68]。这一研究报道称预防 24 小时内早产的成功率,吲哚美辛显著优于安慰剂(1/15 的吲哚美辛组治疗失败,而安慰剂组为 9/15 治疗失败)。尽管吲哚美辛预防早产效果显著,然而,两组在分娩时的胎龄或新生儿预后方面无显著差异。另一项研究随机将 34 名产妇分为吲哚美辛组和安慰剂组进行早产的治疗[69]。该研究主要的结果是围产儿死亡率及新生儿发病率。与安慰剂相比,吲哚美辛延长分娩时间大于 48小时的成功率更高(81% 的吲哚美辛组对 56% 的安慰剂组)。另外,在围产儿死亡率及新生儿发病率上,两组无显著差异。其他的研究表明吲哚美辛、硫酸镁及 β-肾上腺素能受体激动剂治疗早产的效果类似(延迟分娩 48 小时)[66,70-72]。所有的这些研究中,吲哚美辛的耐受性更好。最近,一项比较临床疗效的研究表明吲哚美辛急性安胎效果不如硝苯地平(2 小时内消除症状),但是延迟分娩到 48 小时或 7 天的效果与硝苯地平类似[73]。吲哚美辛同样可以延长子宫颈过短产妇的妊娠周期。然而，支持这个结果的资料是有限的，而且大多是回顾性的。

　　长期应用吲哚美辛需要密切监测胎儿。吲哚美辛可引起胎儿动脉导管早闭和羊水过少。妊娠 34 周前短期应用（≤48 小时）没有报道可以引起上述并发症；然而，有长期应用引起上述并发症的报道[74-76]。一项最近的回顾性队列研究报道了 124 名产妇在产前较长的时间应用吲哚美辛，其中 6.5% 发生了导管收缩，7.3% 发生了羊水过少[77]。

　　吲哚美辛为强效的胎儿血管收缩剂。吲哚美辛可阻断前列腺素生成，而前列腺素可以维持动脉导管开放，这将导致导管收缩或关闭。吲哚美辛通过减少胎儿肾脏灌注引起羊水过少，从而也减少了胎儿尿量。灌注减少可能是由于肾素活性降低和（或）肾脏动脉血管收缩[78]。停用吲哚美辛可以终止胎儿动脉导管关闭和羊水过少。

　　因此，应用吲哚美辛超过 48 小时的产妇应当每周进行胎儿超声心动图来监测胎儿导管狭窄或关闭（24～32 周），并每周进行超声监测预防羊水过少。如果监测结果出现异常或者到了 30～32 孕周，都需要停止药物治疗。虽然早期的观察性研究还报道了产前应用吲哚美辛引起坏死性小肠结肠炎、脑室出血等，但一项近期由 Loe 等发起的一项 Meta 分析，报道了 1621 名产前暴露于吲哚美辛的新生儿并没有发现脑室内出血、动脉导管关闭、坏死性小肠结肠炎及死亡率等风险的增加[79]。该研究结论支持吲哚美辛用于安胎，但指出仍需要更加充分有力的随机对照试验来进一步进行验证。

　　胃肠道不良反应为产妇应用吲哚美辛常见的不良反应。因此，我们建议长期应用的产妇可使用 H_2 受体阻滞剂或质子泵抑制剂预防胃肠道疾病。

19.3.6　催产素受体拮抗剂（阿托西班）

　　阿托西班未在美国上市应用。目前主要在欧洲用于安胎治疗。阿托西班为选择性催产素－抗利尿激素受体拮抗剂，可以完全抑制催产素与子宫肌层及子宫蜕膜上的催产素受体结合（图 19.1）。

　　数项研究对阿托西班与安慰剂或其他宫缩抑制药物进行了比较。

一项包含 1695 名产妇的 Meta 分析发现与安慰剂相比,阿托西班未能降低早产的发生率或改善新生儿预后[80]。美国一项随机对照研究报道接受阿托西班治疗的产妇胎儿死亡率更高[81]。这些结果可能受感染、极度早产等因素所影响;然而,阿托西班的因素不能被排除。因此,考虑到安全因素,美国 FDA 拒绝批准阿托西班用于安胎[82]。

19.3.7　宫缩抑制药物小结

（1）关于宫缩抑制药物的资料非常多;然而,这些研究大多是有缺陷的, 研究结果难以解释,很难在临床实践中应用。

（2）根据疗效和安全性选择宫缩抑制药物是很重要的,应该根据病情和具体情况进行选择（如不要将吲哚美辛应用于大于 32 周孕龄的产妇或为合并轻度低血压的患者调整硝苯地平的应用剂量）。

（3）当需要时一定要对胎儿进行监测,特别是应用吲哚美辛时。

宫缩抑制剂:硫酸镁、β-肾上腺素能受体激动剂、NO 供体、钙离子通道阻滞剂、COX 抑制剂、催产素受体拮抗剂。

（4）镁被认为是钙通道阻滞剂,可以降低细胞内钙离子,阻止子宫肌层收缩。

（5）β-肾上腺素能受体激动剂与子宫肌层细胞 β2 肾上腺素能受体结合。这一作用导致 cAMP 表达增加,激活蛋白激酶。蛋白激酶灭活 MLCK 并阻止子宫收缩。

（6）NO 供体通过与鸟苷酸环化酶相互作用松弛平滑肌,这导致 cGMP 增加和 MLCK 灭活。

（7）钙离子通道阻滞剂直接阻断钙离子进入子宫肌层细胞,并阻止细胞内钙离子从肌浆网释放。

（8）COX 抑制剂阻止前列腺素的形成从而阻断其对子宫肌层的收缩。

（9）催产素受体拮抗剂通过与催产素受体结合完全抑制催产素的作用。

（刘玉波　译）

参考文献

[1] Pitocin [Package Insert]. Rochester, MI: JHP Pharmaceuticals; 2011.

[2] Zeeman GG, Khan-Dawood FS, Dawood MY. Oxytocin and its receptor in pregnancy and parturition: current concepts and clinical implications. Obstet Gynecol 1997;89(5 Pt 2):873-83.

[3] Egarter CH, Husslein P. Biochemistry of myometrial contractility. Baillieres Clin Obstet Gynaecol 1992;6(4):755-69.

[4] Ryden, G, Sjoholm I. The metabolism of oxytocin in pregnant and non-pregnant women. Acta Obstet Gynecol Scand 1971;(Suppl. 9):37.

[5] Saameli K. An indirect method for the estimation of oxytocin concentration and half-life in pregnant women near term. Am J Obstet Gynecol 1963;85(2):186-92.

[6] Parker KL, Schimmer BP. Pituitary hormones and their hypothalamic releasing factors. In: Brunton LL, Lazo JS, Parker KL, editors. Goodman and Gilman's: The Pharmacological Basis of Therapeutics. 11th ed. New York: McGraw-Hill; 2006. p. 1489-1510.

[7] Leake RD, Weitzman RE, Fisher DA. Pharmacokinetics of oxytocin in the human subject. Obstet Gynecol 1980;56:701-3.

[8] Pippenger CE. Principles of therapeutic drug monitoring. In: Wong SHY, editor. Therapeutic Drug Monitoring and Toxicology by Liquid Chromatography. Boca Raton, FL: CRC Press; 1985. p. 11-36.

[9] Moyer TP, Shaw LM. Therapeutic drugs and their management. In: Burtis C, Ashwood E, Bruns D, editors. Tietz Textbook of Clinical Chemistry and Molecular Diagnostics. 4th ed. Philadelphia, PA: Saunders; 2005. p. 1237-80.

[10] ACOG Committee on Practice Bulletins – Obstetrics. ACOG Practice Bulletin No. 107: Induction of labor. Obstet Gynecol 2009;114(2 Pt 1): 386-97.

[11] Crane JM, Young DC. Meta-analysis of low-dose versus high-dose oxytocin for labour induction. J Soc Obstet Gynaecol Can 1998;20:1215-23.

[12] Satin AJ, Leveno KJ, Sherman ML, Brewster DS, Cunningham FG. High-versus low-dose oxytocin for labor stimulation. Obstet Gynecol 1992;80:111-6.

[13] Shyken JM, Petrie RH. Oxytocin to induce labor. Clin Obstet Gynecol 1995;38(2):232-45.

[14] Battista LR, Wing DA. Abnormal labor and induction of labor. In: Gabbe SG, editor. Obstetrics: Normal and Problem Pregnancies. 5th ed. Philadelphia: Elsevier; 2007. p. 331.

[15] Ramsey PS, Owen J. Midtrimester cervical ripening and labor induction. Clin Obstet Gynecol 2000;43(3):495-512.

[16] Francois KE, Foley MR. Antepartum and postpartum hemorrhage. In: Gabbe SG, editor. Obstetrics: Normal and Problem Pregnancies. 5th ed. Philadelphia: Elsevier; 2007. p. 468.

[17] Product Information. Methergine® oral tablets, IM, IV injection, methylergonovine maleate oral tablets, IM, IV injection. East Hanover, NJ: Novartis Pharmaceuticals Corporation; 2007.

[18] deGroot AN, van Dongen PW, Vree TB, Hekster YA, van Roosmalen J, Ergot alkaloids. current status and review of clinical pharmacology and therapeutic use compared with other oxytocics in obstetrics and gynaecology. Drugs 1998;56(4):523-35.

[19] Westfall TC, Westfall DP. Adrenergic agonists and antagonists. In: Brunton LL, Chabner BA, Knollmann BC, editors. Goodman and Gilman's: The Pharmacological Basis of Therapeutics. 12th ed. New York: McGraw-Hill; 2011. p. 277–334.

[20] Forman A, Gandrup P, Andersson KE, Ulmsten U. Effects of nifedipine on spontaneous and methylgometrine-induced activity post partum. Am J Obstet Gynecol 1982;144:442–8.

[21] Saameli K. Effects on the uterus. In: Berde B, Schild HO, editors. Ergot Alkaloids and Related Compounds. Berlin: Springer Verlag; 1978, (Handbook of Experimental Pharmacology 49). p. 233–319.

[22] Thorp JM. Clinical aspects of normal and abnormal labor. In: Creasy RK, Resnik R, Iams JD, editors. Maternal-Fetal Medicine, Principles and Practice. 6th ed. Philadelphia, PA: Elsevier; 2009. p. 698.

[23] de Labriolle A, Genee O, Heggs LM, Fauchier L. Acute myocardial infarction following oral methyl-ergometrine intake. Cardiovas Toxicol 2009;9:46–8.

[24] Hayashi Y, Ibe T, Kawato H, Futamura N, Koyabu S, Ikeda U, et al. Postpartum acute myocardial infarction induced by ergonovine administration. Intern Med 2003;42(10):983–6.

[25] Winkler M, Rath W. A risk–benefit assessment of oxytocics in obstetric practice. Drug Safety 1999;20(4):323–45.

[26] Young RC, Schumann R, Zhang P. The signaling mechanisms of long distance intracellular calcium waves (far waves) in cultured uterine myocytes. J Muscle Res Cell Motil 2002;23:279–84.

[27] Payton RG, Brucker MC. Drugs and uterine motility. JOGNN 1999;28(6): 628–38.

[28] Chan WY, Berezin I, Daniel EE. Effects of inhibition of prostaglandin synthesis on uterine oxytocin receptor concentration and myometrial gap junction density in parturient rats. Biol Reprod 1988;39:1117–28.

[29] Dinoprostone [Package Insert]. St. Louis, MO: Forest Pharmaceuticals; 2000.

[30] Carboprost [Package Insert]. Kirkland. Quebec: Pfizer; 2004.

[31] Misoprostol [Package Insert]. New York, NY: Pfizer; 2009.

[32] Bugalho A, Daniel A, Faundes A, Cunha M. Misoprostol for prevention of postpartum hemorrhage. Int J Gynecol Obstet 2001;73:1–6.

[33] Gerstenfeld TS, Wing DA. Rectal misoprostol versus intravenous oxytocin for the prevention of postpartum hemorrhage after vaginal delivery. Am J Obstet Gynecol 2001;185:878–82.

[34] Kumar D, Zourlas PA, Barnes AC. In vitro and in vivo effects of magnesium sulfate on human uterine contractility. Am J Obstet Gynecol 1963;86: 1036–40.

[35] Fomin VP, Gibbs SG, Vanam R, Morimiya A, Hurd WW. Effect of magnesium sulfate on contractile force and intracellular calcium concentration in pregnant human myometrium. Am J Obstet Gynecol 2006;194:1384–90.

[36] Cox SM, Sherman ML, Leveno KJ. Randomized investigation of magnesium sulfate for prevention of preterm birth. Am J Obstet Gynecol 1990;163:767–72.

[37] Crowther CA, Hiller JE, Doyle LW. Magnesium sulphate for preventing preterm birth in threatened preterm labour. Cochrane Database Syst Rev 2002;4; CD001060.

[38] Anotayanonth S, Subhedar NV, Garner P, Neilson JP, Harigopal S. Betamimetics for inhibiting preterm labour. Cochrane Database Syst Rev 2004;4; CD004352.

[39] Simhan HN, Caritis SN. Prevention of preterm delivery. N Engl J Med 2007;357(5):477-87.

[40] Barden TP, Peter JB, Merkatz IR. Ritodrine hydrochloride: a betamimetic agent for use in preterm labor. Obstet Gynecol 1980;56(1):1-6.

[41] Benedetti TJ. Maternal complications of parenteral beta-sympathomimetic therapy for premature labor. Am J Obstet Gynecol 1983;145:1-6.

[42] United States Food and Drug Administration. FDA Drug Safety Communication: New warnings against use of terbutaline to treat preterm labor Feb 2011;17; 23 Aug 2011. http://www.fda.gov/Drugs/DrugSafety/ucm243539.htm#ds.

[43] Simhan, HS., Caritis, SN. Inhibition of acute preterm labor [updated 2011 March]. In: UpToDate, Basow, D.S. (ed.). UpToDate, Waltham, MA, 2011.

[44] Terbutaline [Internet]. In: Porter, RS., and Kaplan, JL., The Merck Manual of Diagnosis and Therapy, 18th ed. [Updated 2011 June; cited 2011 Aug 31]. Available from: <http://www.merckmanuals.com/professional/lexicomp/terbutaline.html>

[45] Lyrenas S, Graham A, Linberg B, et al. Pharmacokinetics of terbutaline during pregnancy. Eur J Clin Pharmacol 1986;29:619-23.

[46] Terbutaline [Package Insert]. Schaumburg, IL: APP Pharmaceuticals; 2011.

[47] Travis BE, McCullough JM. Pharmacotherapy of preterm labor. Pharmacotherapy 1993;13(1):28-36.

[48] Yallampalli C, Dong YL, Gangula PR, Fang L. Role and regulation of nitric oxide in the uterus during pregnancy and parturition. J Soc Gynecol Investig 1998;5:58-67.

[49] Ledingham MA, Thomson AJ, Greer IA, Norma JE. Nitric oxide in parturition. BJOG 2000;107:581-93.

[50] Axemo P, Xin F, Lindberg B, Ulmsten U, Wessen A. Intravenous nitroglycerin for rapid uterine relaxation. Acta Obstet Gynecol Scand 1998;77:50-3.

[51] Product Information. Nitroglycerin in 5% Dextrose. Lake Forest, IL: Hospira; 2004.

[52] El-Sayed YY, Riley ET, Holbrook RH, Cohen SE, Chitkara U, Druzin ML. Randomized comparison of intravenous nitroglycerin and magnesium sulfate for treatment of preterm labor. Obstet Gynecol 1999;93:79-83.

[53] Smith GN, Walker MC, McGrath MJ. Randomized, double-blind, placebo controlled pilot study assessing nitroglycerin as a tocolytic. Br J Obstet Gynaecol 1999;106:736-9.

[54] Lees CC, Lojacono A, Thompson C, Danti L, Black RS, Tanzi P, et al. Glyceryl trinitrate and ritodrine in tocolysis: an international multicenter randomized study. Obstet Gynecol 1999;94:403-8.

[55] de Heus R, Mulder EJH, Derks JB, Visser GHA. Acute tocolysis for uterine activity reduction in term labor, a review. Obstet Gynecol Surv 2008;63(6): 383-8.

[56] Wray S, Jones K, Kupittayanant S, Li Y, Matthew A, Monir-Bishty E, et al. Calcium signaling and uterine contractility. J Soc Gynecol Investig 2003;10:252-64.

[57] Forman A, Andersson KE, Maigaard S. Effects of calcium channel blockers on the female genital tract. Acta Pharmacol Toxicol (Copenh) 1986;58(Suppl. 2): 183-92.

[58] Conde-Ajudelo A, Romero R, Kusanovic JP. Nifedipine in the management of preterm labor: a systematic review and metaanalysis. Am J Obstet Gynecol 2011;204:134. e1-20.

[59] Tsatsaris V, Cabrol D, Carbonne B. Pharmacokinetics of tocolytic agents. Clin Pharmacokinet 2004;43(13):833-44.

[60] Papatsonis DN, Van Geijn HP, Ader HJ, Lange FM, Bleker OP, Dekker GA. Nifedipine and ritodrine in the management of preterm labor: a randomized multicenter trial. Obstet Gynecol 1997;90:230-4.

[61] Garcia-Velasco JA, Gonzalez-Gonzalez A. A prospective, randomized trial of nifedipine vs. ritodrine in threatened preterm labor. Int J Gynaecol Obstet 1998;61(3):239-44.

[62] Nassar AH, Aoun J, Usta IM. Calcium channel blockers for the management of preterm birth: a review. Am J Perinatol 2011;28(1):57-65.

[63] Sanborn BM. Hormones and calcium: mechanisms controlling smooth muscle contractile activity. Exp Physiol 2001;86(2):223-37.

[64] Niebyl JR, Blake DA, White RD, Kumor KM, Dubin NH, Robinson JC, et al. The inhibition of premature labor with indomethacin. Am J Obstet Gynecol 1980;136(8):1014-9.

[65] Zuckerman H, Shalev E, Gilad G, Katzuni E. Further study of the inhibition of premature labor by indomethacin. Part II double blind study. J Perinat Med 1984;12(1):25-9.

[66] Morales WJ, Smith SG, Angel JL, O'Brien WF, Knuppel RA. Efficacy and safety of indomethacin vs. ritodrine in the management of preterm labor: a randomized study. Obstet Gynecol 1989;74(4):567-72.

[67] Indomethacin [Package Insert]. Piscataway, NJ: Camber Pharmaceuticals; 2011.

[68] Neibyl JR, Blake DA, White RD, Kumor KM, Dubin NH, Robinson JC, et al. The inhibition of premature labor with indomethacin. Am J Obstet Gynecol 1980;136(8):1014-9.

[69] Panter KR, Hannah ME, Amankwah KS, Ohlsson A, Jefferies AL, Farine D. The effect of indomethacin tocolysis in preterm labour on perinatal outcome: a randomized placebo-controlled trial. Br J Obstet Gynaecol 1999;106(5): 467-73.

[70] Besinger RE, Neibyl JR, Keyes WG, Johnson TR. Randomized comparative trial of indomethacin and ritodrine for the long-term treatment of preterm labor. Am J Obstet Gynecol 1991;164(4):981-6.

[71] Bivins HA, Newman RB, Fyfe DA, Campbell BA, Stramm SL. Randomized trial of oral indomethacin and terbutaline sulfate for the long-term suppression of preterm labor. Am J Obstet Gynecol 1993;169(4):1065-70.

[72] Morales WJ, Madhav H. Efficacy and safety of indomethacin compared with magnesium sulfate in the management of preterm labor: a randomized study. Am J Obstet Gynecol 1993;169(1):97-102.

[73] Kashanian M, Bahasadri S, Zolali B. Comparison of the efficacy and adverse effects of nifedipine and indomethacin for the treatment of preterm labor. Int J Gynaecol Obstet 2011;113(3):192-5.

[74] Zuckerman J, Shalev E, Gilad G, Katzuni E. Further study of the inhibition of premature labor by indomethacin. Part I. J Perinat Med 1984;12:19-23.

[75] Dudley DK, Hardie NJ. Fetal and neonatal effects of indomethacin used as a tocolytic agent. Am J Obstet Gynecol 1985;151:181-4.

[76] Niebyl JR, Witter FR. Neonatal outcome after indomethacin treatment of preterm labor. Am J Obstet Gynecol 1986;155:747-9.

[77] Savage AH, Anderson BL, Simhan HS. The safety of prolonged indomethacin therapy. Am J Perinatol 2007;24(4):207-13.

[78] Abou-Ghannam G, Usta IM, Nassar AH. Indomethacin in pregnancy: application and safety. Am J Perinatol 2012;29(3):175–86.

[79] Loe SM, Sanchez-Ramos L, Kaunitz AM. Assessing the neonatal safety of indomethacin: a systematic review with meta-analysis. Obstet Gynecol 2005;106(1):173–9.

[80] Papatsonis D, Flenady V, Cole S, Liley H. Oxytocin receptor antagonists for inhibiting preterm labor. Cochrane Database Syst Rev 2005;3:CD004452.

[81] Romero R, Sibai BM, Sanchez-Ramos L, Valenzuela GJ, Vellie JC, Tabor B, et al. An oxytocin receptor antagonist (atosiban) in the treatment of preterm labor: a randomized, double-blind, placebo-controlled trial with tocolytic rescue. Am J Obstet Gynecol 2000;182:1173–83.

[82] www.fda.gov/ohrms/dockets/ac/98/transcpt/3407t1.rtf (accessed August 27, 2011).

加 入 本 书 读 者 交 流 群

学习妊娠期药理知识，与同行共进步

▶ 入群指南详见本书 最后一页

第 20 章

妊娠期甲状腺疾病和药物治疗

Shannon M. Clark，Gary D. V. Hankins

20.1 妊娠期甲状腺功能和生理

在妊娠期,由于妊娠引起的正常生理变化与甲状腺功能紊乱的症状相似,所以甲状腺功能异常很容易被忽略。因此,在整个妊娠过程中,甲状腺功能和甲状腺变化的基础知识是必不可少的。甲状腺及其激素的调节是通过下丘脑和垂体前叶的内分泌反馈回路来控制的[1]。下丘脑通过释放促甲状腺激素释放激素(TRH)来激发这条反馈回路,促甲状腺激素释放激素再来调节由垂体前叶的促甲状腺细胞分泌的促甲状腺激素(TSH)。TSH 促使甲状腺释放甲状腺激素 T4 和 T3。妊娠期患者 T4 和 T3 异常会发生甲状腺功能减退和甲状腺功能亢进,T4 和 T3 水平异常有多种病因。

妊娠期的生理改变在许多方面影响着甲状腺功能。甲状腺大小增加,在体检中是可以摸得出的。这种大小的增加是由于甲状腺体积的增加、新的甲状腺结节的形成和(或)不断增加的碘流失[2,3]。发生这些变化通常甲状腺激素水平不发生大的改变。虽然甲状腺结节的形成可能发生在妊娠期间,但是明显的结节应通过甲状腺超声进行评估[1]。碘流失和母体碘储备消耗的增加主要原因是胎儿对母体碘的使用和母体对碘的肾脏清除率增加所导致的血清碘的减低,这导致妊娠期女性甲状腺大小增加了 15%[4-6]。随着妊娠期的进展,母体对碘的肾脏清除率增加,是由于肾血流量和肾小球滤过率增加,这进一步增加了碘的清除[7]。妊娠期甲状腺的检查是至关重要的,特别是如果患者表现出潜在的甲状腺功能紊乱的症状或体征,更要引起注意(表 20.1)。

表 20.1　正常妊娠期甲状腺功能检查和相关生理改变

增加	减少	不变
TBG	TSH	FT3
TT3	血清碘	FT4
甲状腺大小	肝脏清除	
hCG		
白蛋白		

特别是在妊娠早期,甲状腺功能的生理改变是有文献记载的。TSH 和人绒毛膜促性腺激素(hCG)是一些具有相似 α 亚基的糖蛋白。这种 α 亚基间的相似性导致了 hCG 对脑垂体的负反馈以及 TSH 合成减少[5,8]。在妊娠早期,随着 hCG 水平的持续升高,TSH 水平下降 25% ~ 50%,在妊娠期 8 ~ 14 周下降最多[5,9,10]。实际上,高达 20% 没有临床症状的女性 TSH 水平也许会降低到正常值的下限[8]。因为 TSH 下降,FT4 和 FT3 水平可能会略有提高,甚至达到正常值上限水平。TSH、FT4 和 FT3 水平所发生的变化被认为是短暂亚临床甲状腺功能亢进或者妊娠期一过性甲状腺毒症(GTT)。10% ~ 20% 的妊娠期女性会患有这种疾病,通常是不需要治疗的[1,11]。在妊娠中期和妊娠晚期,由于碘的肾脏清除率和甲状腺激素的胎盘降解率增加,TSH 水平开始上升,FT3 和 FT4 水平下降到正常范围[1](表 20.1 和表 20.2)。

表 20.2　妊娠期女性甲状腺疾病与 TSH 和 FT4 的关系

	TSH	FT4
亚临床甲状腺功能亢进(或 GTT)	下降	正常到正常值高限
甲状腺功能亢进	下降	上升
亚临床甲状腺功能减退	上升	正常到正常值低限
甲状腺功能减退	上升	下降

虽然循环的 T3 和 T4 主要(>99%)与载体蛋白甲状腺结合球蛋白

(TBG)和白蛋白结合,这种游离激素(<1%)是有生物活性的。妊娠期间,由于雌激素增加以及肝脏清除率下降的影响,使 TBG 合成增加,从而使血清 TBG 水平增加了 2~3 倍[5,8,12]。TBG 增加导致了总 T3(TT3)和 T4(TT4)浓度在妊娠 6 周时增加大约 50%,而游离的 T3(FT3)和 T4(FT4)浓度没有发生显著变化[1,6,13,14]。此外,hCG 的促甲状腺作用可能导致 TT3 和 TT4 浓度的进一步增加[15]。由于 FT3 和 FT4 是有生物活性的激素,FT3 和 FT4 水平不改变从理论上讲有利于妊娠期患者保持甲状腺功能正常。虽然在妊娠初期由于 hCG 水平升高以及它和 TSH 相互作用,可能 FT4 会有一个短暂的上升,但是 TSH 在妊娠后期开始上升,这导致了 FT4 的下降[16]。总之,FT4 水平应该保持在正常范围内,FT3 水平应该和 FT4 水平相同,也保持在正常参考范围内[16](表 20.1)。

20.2　妊娠期甲状腺功能亢进

0.2% 的妊娠期女性会出现甲状腺功能亢进,或者说每 1000~2000 名妊娠期女性就会有 1 名出现甲状腺功能亢进[13,17,18]。引起甲状腺功能亢进的原因有很多种,包括结节性甲状腺肿、甲状腺毒性腺瘤、妊娠滋养细胞病、亚急性和慢性淋巴细胞性甲状腺炎,以及垂体或卵巢肿瘤[8]。毒性弥漫性甲状腺肿(Graves 病)是妊娠期出现甲状腺功能亢进最常见的原因,85%~95% 患有甲状腺功能亢进的妊娠期患者都会出现 Graves 病[8,19]。Graves 病是一种由自身抗体或促甲状腺素受体抗体(TRAb)所导致的自身免疫性疾病,这种抗体可以激活 TSH 受体,刺激甲状腺产生过多的甲状腺激素[1]。虽然抗体活性水平与疾病严重程度没有相关性,但是这些 TRAb 可以引起甲状腺功能亢进和甲状腺肥大[8]。如果患者在妊娠早期出现甲状腺功能亢进,诊断特别困难,但是甲状腺功能亢进的特异性症状有助于确诊。这些症状包括心动过速、紧张、震颤、怕热、消瘦、甲状腺肿大、大便次数增多、多汗、失眠、心悸、高血压、眼病、皮肤病[8,20]。出现上述这些的任何症状,同时实验检测(TSH、FT4)异常并存在 TRAb 应该就可以确诊。

如前所述,由于 TSH 和 hCG 的 α 亚基的交叉反应,GTT 可能发生在妊娠早期。在这期间,区分 GTT 和真正的 Graves 病是至关重要的,因为前者有望不需要进行干预而自愈,而后者则需要治疗干预。如果 TSH 降低,FT4 升高,可以明确诊断为甲状腺功能亢进,而且 TRAb、促甲状腺免疫球蛋白(TSI)或促甲状腺激素结合球蛋白(TBⅡ)的实验检测结果可能会出现异常。如果 TSH 降低,FT4 正常并达到正常值高限,应考虑实验检测 TRAb,特别是如果不易确诊甲状腺功能亢进和 GTT[21]。如果 TRAb 正常,诊断为 GTT 或亚临床甲状腺毒症。如果 TRAb 水平升高,诊断为甲状腺功能亢进。此外,TRAb 水平升高对于胎儿和新生儿甲状腺毒症有预测价值,因为 TRAb 可通过胎盘,母亲患有 Graves 病,1%～5% 的新生儿可能患有新生儿甲状腺毒症[10,21]。如果在妊娠晚期 TRAb 持续升高,胎儿或新生儿甲状腺功能亢进很有可能会发展[22]。如果妊娠期女性 Graves 病已难控制,或诊断延迟,那么很有可能出现并发症[6]。一旦确诊为甲状腺功能亢进,要考虑对妊娠早期 TRAb 水平的评估,同时建议对妊娠晚期新生儿疾病的潜在危险进行评估[21](表 20.2 和表 20.3)。

表20.3　母体甲状腺疾病、甲状腺抗体和对新生儿的影响

甲状腺功能亢进	甲状腺功能减退
促甲状腺素受体抗体(TRAb) 　– 促甲状腺免疫球蛋白(TSI):可能引起新生儿甲状腺毒症 　– 促甲状腺激素结合球蛋白(TBⅡ):可能引起甲状腺功能减退或短暂新生儿甲状腺功能减退	抗甲状腺球蛋白抗体(TgAb) 抗甲状腺过氧化物酶抗体(TPOAb) 　– 两者都不影响胎儿甲状腺功能

如果没有出现 TRAb、甲状腺结节、甲状腺肿或眼病,并且母体没有 Graves 病,可以诊断为 GTT(TSH 下降,FT4 为正常值高限)[15,21]。一旦确诊为 GTT,患者可以放心,临床症状和实验室检查异常不需要采取干预措施。值得注意的是,hCG 的增加与 GTT 相关,对妊娠剧烈呕吐(HG)的发生有促进作用。然而,在妊娠早期 GTT 所特有的是 FT4 和 FT3 短暂升高,与 TSH 下降有关,而 HG 被视为妊娠早期恶心和呕吐(NVP)更严重的形式[21]。甲状腺功能检测异常与在 GTT 所观察到的情

况相似,包括 FT4 升高,以及 TSH 下降或无法检测到,这种情况发生在大约 60% 的伴有 HG 的女性,往往出现在妊娠 16 ~ 20 周以后,并且这些女性的甲状腺功能检测正常[23]。最终,新诊断的具有明确甲状腺功能亢进的患者可能伴有 HG 或 NVP,这些患者有必要进行甲状腺功能检测。在这种情况下,一旦开始治疗,治疗成功后症状也会随之消失[6]。

不控制或控制不佳的妊娠期甲状腺功能亢进对母体和胎儿(新生儿)有重要的影响。母亲的并发症包括心衰、先兆子痫和甲状腺危象,这些并发症可能由分娩、感染或先兆子痫所引发。当考虑到胎儿时,胎儿出生缺陷、低体重儿、早产和先天性畸形胎儿的比例将会增加[24,25]。如前所述,TRAb 通过胎盘转运可能会使新生儿受到影响[26,27]。此外,胎儿在子宫内也会由于这些抗体的存在而发生心动过速和甲状腺肿,严重者可能出现心衰和胎儿水肿。关于是否要对 Graves 病患者 TRAb 进行常规监测还未达成普遍共识。然而,如果患者控制不佳,仍然有症状,或是依从性差,应充分考虑对 TRAb 进行评估。

20.3 妊娠期硫脲类药物治疗

一旦诊断为甲状腺功能亢进,建议应迅速给予硫脲类药物进行治疗。硫脲类药物通过干扰甲状腺过氧化物酶介导的甲状腺球蛋白上的酪氨酸残基的碘化从而抑制甲状腺激素的合成,这是 T3 和 T4 合成的重要步骤[28]。丙硫氧嘧啶(PTU)和甲巯咪唑(MMI)是妊娠期甲状腺功能亢进的主要治疗药物。历来在美国 PTU 的使用更普遍,因为 PTU 比 MMI 通过胎盘的量更少,这是由于 PTU 的蛋白结合率更高,因此减少了胎儿甲状腺功能减退和胎儿畸形的概率。此外,MMI 和皮肤发育不全、胎儿头皮缺损和"MMI 胚胎病相关",表现为面部畸形和后鼻孔闭锁、生长迟缓、发育异常及食管闭锁(气管食管瘘),因此这种药物在美国的使用已大大减少[29]。建议在妊娠早期使用 PTU,之后再使用 MMI,然后在产后继续使用 MMI 治疗[30]。

尽管事实上已经证明,PTU 和 MMI 都可以通过胎盘,其导致胎儿和(或)新生儿甲状腺功能减退、甲状腺肿及胎儿畸形的概率均等,相比

MMI,仍然更倾向于在妊娠期使用 PTU[31-33]。对 643 例母亲患有 Graves 病的新生儿进行分析,结果显示,在母亲服用 MMI 的婴儿中,Momotani 等未能证明任何明显的致畸作用[24]。事实上,患有甲状腺功能亢进的母亲如果未接受治疗或控制不佳,新生儿才会出现明显畸形。最后,Chen 等做了一个病例对照研究,2830 例患有甲状腺功能亢进的母亲和 14 150 名年龄匹配者进行对照,比较在这些妊娠期女性之间接受 PTU、MMI 治疗的妊娠期女性和未接受药物治疗的妊娠期女性发生不良妊娠结局的危险性[34]。他们发现,服用 PTU 的妊娠期女性与没有接受治疗的妊娠期女性相比,低体重儿的风险增加。相反,在妊娠期间服用 MMI 的女性与没有接受治疗的女性相比,不良妊娠结局的风险并没有增加。

　　治疗的目标是保持患者甲状腺功能正常,母亲的 FT4 维持在标准上限的范围内,或者妊娠特异参考区间的 1/3 上限,以避免胎儿甲状腺功能亢进、甲状腺肿以及由于硫脲类药物通过胎盘所致的胎儿大脑发育异常[8,30]。最终,应该使用最低剂量的 PTU 或 MMI,以达到合理的控制甲状腺功能亢进患者的症状和体征。MMI 可以每日 1 次给药,因为它比 PTU 的作用时间更长。MMI 的口服给药方案通常起始剂量为每天 10~15mg,并根据实际情况做相应的调整,每日最大剂量为 40mg。随着症状改善,每天 5~15mg 维持剂量通常就足够了。由于与 MMI 相比,PTU 的半衰期短、甲状腺的组织浓度低,以及最大浓度减少,所以在妊娠期 PTU 要求每天 2~3 次给药。对于依从性差的患者,PTU 不是理想的药物,很难确定并给予合适的剂量。PTU 的起始剂量为每 8~12 小时 100~150mg,之后可增加到每天 600~800mg 的最大剂量[18,35]。每天的剂量维持在 50~150mg 是合理的。如果患者要求每天大于 300mg 的剂量,建议每 4~6 小时服用 1 次[36]。建议症状较轻的患者在治疗开始后每 4 周应检测 1 次甲状腺功能(TSH、FT4、FT3)。如果患者甲状腺功能正常,可每 6 周检测 1 次甲状腺功能。虽然 PTU 和 MMI 治疗妊娠期甲状腺功能亢进疗效的资料有限,但是到目前为止的研究表明它们同样有效。在一项由 Wing 等开展的回顾性队列研究中,观察 185 例接受 PTU 和 MMI 治疗的甲状腺功能亢进患者的母婴结局,发现两种药物同样有效,甲状腺激素水平恢复正常的比例相似[37]。最后,在所涉及的有限的研究中,妊娠期和非妊娠期患者服用 PTU 和 MMI 的药代动力学没有表现出显著的差异。

为了使病情得到更快的控制,PTU 和 MMI 治疗的起始剂量可以为中等剂量,例如巨大甲状腺肿或者症状明显的患者。MMI 起始剂量为每天 20~30mg,分次服用;PTU 的起始剂量为 100mg,每天 3 次,服用 2~3 天,一旦症状控制可以减量。PTU 和 MMI 需使用 6~8 周,方能看到临床症状和实验室检测评估出现变化。开始高剂量治疗后,应在 2 周内检测甲状腺功能(TSH、FT4、FT3),以后根据治疗效果每 4~6 周对甲状腺功能进行一次评估。评估疗效时 FT4 达标优于 FT3,以 FT4 作为药物剂量的调整的指标更好[38]。然而,随着 FT4 达标,母亲的 TSH 仍然在几周到几个月内低于正常[21]。为了避免过度治疗及胎儿出现甲状腺功能亢进和甲状腺肿,时常监测妊娠期母体的甲状腺功能是非常重要的,尤其在母体服用高剂量药物时[21]。大约 25% 的新生儿患有短暂性甲状腺功能亢进,他们患病的原因是母体患有甲状腺功能亢进并且使用硫脲类药物进行治疗,过度地使用硫脲类药物可能会造成胎儿严重的神经心理损害[31]。

尽管母体 Graves 疾病与 TRAb 通过胎盘进入胎儿体内相关,但是否在妊娠期检测抗体水平还存在争议。那些有 Graves 病史的妊娠期患者,虽然她们不在疾病的活动期,也不需要治疗,但是新生儿也许仍然会发生甲状腺功能亢进[16]。结果认为应对 TRAb 进行检测,如果 TRAb 水平高,应在妊娠早期和 32~36 周对胎儿进行评估。如果在 32~36 周可以检测到 TRAb,那么有必要针对甲状腺功能亢进对新生儿进行评估[16]。如果患者进入妊娠期已接受恰当的治疗并且无临床症状,通常不需要测定 TRAb,因为临床和实验室检测母体甲状腺功能可以对胎儿的甲状腺状态进行可靠的评估,并且在这些患者中新生儿甲状腺功能亢进的发生率是非常低的[16]。如果母亲和胎儿状态平稳并且可以中止治疗,应该在不迟于妊娠 36~37 周时中止使用 PTU 或 MMI,即可以停止对这些患者的治疗[39]。无论是否监测 TRAb,建议监测胎儿的甲状腺超声和心率来评估妊娠期胎儿是否出现心动过速、甲状腺肿大和肿块[39](表 20.3)。

在妊娠期,硫脲类药物常见和少见副作用的发生频率没有表现出变化。大约 5% 的患者发生少见的副作用,包括丘疹性荨麻疹、瘙痒、关节疼痛、头痛、恶心和脱发[36,40,41]。这些副作用经常可以通过服用抗组胺药、改变治疗方案或终止治疗来缓解[28]。然而,如果出现关节痛,可能预示着会出现严重的短暂性关节炎,或者"抗甲状腺关节炎综合征",建议中止使用硫脲类药物治疗[28]。常见的副作用包括药物热、支气管痉挛、粒细胞缺乏症、肝毒性和血管炎(如狼疮样综合征)[8,42,43]。大约0.35%服用硫脲类药物和0.1%服用PTU的患者会出现粒细胞缺乏症,这种不良反应被认为是由自身免疫介导的[8,44]。粒细胞缺乏症与高剂量使用MMI相关,但是与PTU的使用剂量无关。粒细胞缺乏症是使用硫脲类药物进一步治疗的禁忌证[8]。在开始治疗前应首先测定白细胞计数,如果出现发热且喉咙痛,应该怀疑粒细胞缺乏症并立即停止治疗。有报道称0.1%~0.2%的患者会出现肝毒性,表现为过敏性肝炎继发肝细胞损伤,服用PTU的患者更常见[40]。血管炎也是常见的副作用,相比MMI,服用PTU的患者更常见,血管炎被认为是自身免疫介导的粒细胞缺乏症(表20.4)。

表20.4 使用硫脲类药物的母体副作用

少见(5%的患者)	常见
丘疹性荨麻疹	关节痛—严重短暂性关节炎或者"抗甲状腺关节炎综合征"
瘙痒	药物热
关节疼痛	支气管痉挛
头痛	粒细胞缺乏症— 0.35%(PTU 更常见)
恶心	肝毒性— 0.1%~0.2%(PTU 更常见)
脱发	血管炎—狼疮样综合征(PTU 更常见)

20.4 妊娠期甲状腺功能减退

有2.5%的妊娠期女性患甲状腺功能减退,1%~2%进入产前护理的患者已经采用甲状腺替代疗法治疗甲状腺功能减退[45,46]。大多数患者在妊娠期没有明显症状,但产前筛查时发现TSH升高[16]。患有自身免疫性甲状腺炎(AITD)的TSH异常的妊娠期女性比例是40%~

60%,相比之下,相同年龄段呈现抗体阳性的非妊娠期女性的患病率为 7%~11%[45]。妊娠期女性的 TSH 是甲状腺疾病的初筛试验,尤其是高危女性人群更应该进行监测,即那些患有其他自身免疫性疾病(如糖尿病)、甲状腺结节、甲状腺肿、暴露于辐射,或个人或家族史患甲状腺疾病的妊娠期女性[1]。值得注意的是,患者在妊娠初期会出现硬的无痛性甲状腺肿并且甲状腺功能正常,但是随着妊娠的进展逐渐发展成为甲状腺功能减退[8]。

妊娠期甲状腺功能减退最常见的原因是桥本甲状腺炎或者慢性自身免疫性甲状腺疾病(AITD)所致的甲状腺功能异常,自身免疫性甲状腺疾病是由于出现了甲状腺抗体导致的[15]。这些患者往往甲状腺球蛋白抗体(TgAb)升高 50%~70%,几乎所有患者都会生成甲状腺过氧化物酶抗体(TPOAb)[47]。10% 甲状腺功能正常的女性在妊娠早期阶段也可检测出甲状腺过氧化物酶抗体,这种抗体与妊娠期女性发生甲状腺功能减退相关[48]。此外,如果在孕 32 周检测出甲状腺过氧化物酶抗体,即使母亲甲状腺功能正常,孩子的智商也可能显著下降[49]。虽然甲状腺球蛋白抗体和甲状腺过氧化物酶抗体可在妊娠晚期通过胎盘,但是这两种抗体对胎儿的甲状腺功能影响不大[15]。相反,促甲状腺受体抗体和促甲状腺激素结合抑制免疫球蛋白也可通过胎盘,如果患者这两种抗体有一种升高或两种同时升高,那么胎儿就有发生甲状腺功能减退或新生儿短暂性甲状腺功能减退的风险[50,51]。在不足 1% 的妊娠期女性体内发现促甲状腺受体抗体,这些妊娠期女性被证实患有 Graves 病[19](表 20.3)。

妊娠期女性和非妊娠期女性甲状腺功能减退的症状和体征相似,一些症状是妊娠高代谢状态的正常反应[45]。这些症状包括适度的体重增加、嗜睡、运动减少、怕冷、便秘、声嘶、脱发、皮肤干燥、甲状腺肿或深部腱反射延迟松弛等[8]。出现上述症状会被认为是明显的甲状腺功能减退,或者如果症状很轻微,也可认为是妊娠期正常的生理变化。如果在妊娠期任何时候怀疑患有甲状腺功能减退,那么应该去检测血清 TSH 和血清游离甲状腺素(FT4)。如果 TSH 高于正常值和(或)FT4 低于正常值,那么应怀疑患有甲状腺功能减退。检测甲状腺抗体、TgAb 和 TPOAb 对诊断甲状腺功能减退是有帮助的,尤其当 TSH 和 FT4 的水平不适合作为诊断甲状腺功能减退的条件时。如果血清 TSH >4mU/L 和(或) FT4 低于正常值,那么不管是否出现甲状腺抗体,都有可能出现甲状腺功能低下,并且可以开始替代治疗[45]。如果 TSH <2mU/L,那么无论甲状腺抗体水平如何,都不需要治疗,但是需要在整个妊娠期间监测甲状腺功能。如果 TSH 在 2~4mU/L 之间,并且甲状腺抗体阳性,通常需要治疗。是否需要治疗应该取决于 FT4 的水平。如果 FT4 降低到低于正常值,那么治疗可获益[45]。综上所述,在妊娠早期出现 TPOAb 并且 TSH 水平达到正常值高限时表明有出现妊娠期甲状腺功能减退的风险[21]。如果决定不启动治疗,那么建议在妊娠期监测 TSH 和 FT4。

高达 2.5% 的妊娠期女性出现亚临床甲状腺功能减退(TSH 升高伴 FT4 正常到低于正常),大多数患者无临床症状[10]。对于这些患者是否需要进行治疗存在争议[46]。然而,最近有研究表明,这种情况下采用甲状腺激素替代疗法不仅对妊娠期女性和胎儿无害,反而有可能让他们获益[52-55]。母亲甲状腺功能正常对于胎儿大脑和神经系统的发育是至关重要的[39]。因此考虑到胎儿神经系统的发育,诊断为亚临床甲状腺功能减退后应给予甲状腺替代治疗,以维持母体 FT4 和 FT3 在正常值到正常值高限的范围内[45,55-60]。此外,亚临床甲状腺功能减退与其他不良母婴预后相关。在一个将近 26 000 名妊娠期女性参与的回顾性队列研究中,对这些妊娠期女性进行了 TSH 水平的筛查,那些有亚临床甲状腺功能减退的妊娠期女性流产的发生率要高出 3 倍,小于 34 周早产的发生率要高出几乎两倍[55,61]。最后,62 名妊娠期女性的 TSH 水平在 98% 或以上,她们的孩子在 7~9 岁时进行 IQ 测试显示,其测试结果与对照组相比表现稍差[55]。虽然美国妇产科医师协会(ACOG)不建议常规筛查亚临床甲状腺功能减退,但是其他协会有做推荐[62]。在这个时候,是否进行筛查则取决于医师的偏好。

虽然世界范围内造成甲状腺功能减退症状最常见的原因是碘缺乏,但在美国这不是造成膳食补碘的典型原因[8]。众所周知,在妊娠早期母体通过胎盘向胎儿转运 T4,这对于胎儿的大脑发育是必需的,随着胎儿甲状腺开始发育,就能够自身合成甲状腺激素了。因此,在妊娠早期女性碘缺乏可能导致胎儿神经发育受损。此外,如果已经开始发育的胎儿的甲状腺缺乏碘原料,胎儿将无法自身合成甲状腺激素[8]。事实上,在妊娠中期,随着胎儿大脑的发育,胎儿的甲状腺激素几乎完全来源于母体[45,63]。如果女性妊娠时体内碘水平较低,由于妊娠期碘的肾清除率及胎盘–胎儿单位对可用碘的竞争会有所增加,则可用碘会进一步降低[64,65]。在妊娠早期严重碘缺乏会导致呆小病,婴儿表现为严重的智力发育迟缓、耳聋、哑和锥体束征[8]。妊娠期女性甲状腺功能减退的其他原因包括 Graves 病或甲状腺切除术、亚急性病毒性甲状腺炎、化脓性甲状腺炎和继发垂体性甲状腺功能减退症等疾病放射性碘治疗史[8,66]。一些药物,如氨基磺酸亚铁、硫糖铝、卡马西平、苯妥英钠、利福平,还可以抑制甲状腺功能减退引起的症状。

妊娠期造成甲状腺功能减退无法识别和治疗不足有很多重要的原因。一般来说,甲状腺功能减退与生育功能降低有关,主要归因于促性腺激素、雌二醇、睾酮和性激素结合球蛋白(SHBG)等激素水平改变所致的排卵障碍[45,67]。当患有甲状腺功能减退的女性妊娠时,流产、贫血、产后出血、先兆子痫、胎盘早剥、生长迟缓、早产、死胎、新生儿呼吸窘迫、胎儿神经发育受损的发生率就会增加[8,68]。此外,母体循环中甲状腺抗体的存在可使早产和低体重儿的风险增加 2～3 倍[69]。母体循环中甲状腺抗体的存在还可使甲状腺功能减退患者和甲状腺功能正常患者的早期自发性流产率增加[70,71]。因此,甲状腺免疫标记物的存在是高危妊娠的独立危险因素[45]。最后,因为糖尿病和甲状腺疾病都是自身免疫性疾病,对患有糖尿病的甲状腺功能减退患者的监测很重要。

20.5　妊娠期左甲状腺素药物治疗

一旦确诊为甲状腺功能减退,应给予甲状腺激素替代治疗,可以使潜在的不良产科事件最小化,尤其是可以将胎儿神经发育异常降到最低。左甲状腺素(LT4)是妊娠期甲状腺激素替代治疗的首选药物。合成 LT4 是甲状腺激素的左旋异构体,与内源性甲状腺激素具有相同的活性[72]。它有很长的半衰期(6 ~ 7 天),可以每日 1 次给药[73]。在母体循环中 LT4 可以转化为具有活性的 T3 发挥作用,T3 浓度上升比 T4 更慢,这是因为 T4 向 T3 转化需要一定的时间[72,73]。初始剂量通常为每天 100 ~ 150μg,每 4 周进行 1 次剂量调整,保持 TSH 在正常值下限,FT3 和 FT4 在正常值上限[8]。治疗的目标是保持 TSH 在 0.5 ~ 2.5mIU/L 之间,FT4 在正常范围值上限。通过检测母体血清 TSH 和 FT4 来对甲状腺功能进行监测。

如果患者在妊娠期诊断为甲状腺功能减退,并且有症状和明显的甲状腺功能异常,可以给予进行 LT4 治疗,剂量为估算的维持剂量的 2 ~ 3 倍,疗程为 2 ~ 3 天[45]。这种方法可以使总 T4 和循环 T4 水平快速达标,更快达到甲状腺功能正常[45]。在这种情况下,TSH 和 FT4 应该在治疗两周后而不是治疗 4 周后进行评估。随着妊娠的进展,母体对 T4 的需求量增加,以及 T4 肠道吸收减少与服用铁剂相关,这是很普遍的[8]。因此,应该指导患者服用铁剂,至少与甲状腺激素间隔 4 小时,使 T4 肠道吸收减少效应最小化(表 20.2)。

服用 LT4 治疗的妊娠期女性往往要求在第 5 周增加剂量以维持甲状腺功能正常[21,59,60]。理想情况下,这应该在妊娠之前完成,但患者一旦妊娠,可以立即增加妊娠前维持剂量。随着妊娠进展,LT4 剂量可能需要进一步增加。这是血清甲状腺素结合球蛋白(TBG)浓度雌激素依赖性增加的结果,增加 Ⅱ 型和 Ⅲ 型脱碘酶的胎盘产物,这两种酶可以降解 T4 和增加 T4 的组织分布,这些都有助于降低母体血清 T4 水平[5,74,75]。75% ~ 85% 的患者有必要增加 40% ~ 50% 的剂量(每天 50 ~ 100μg),应该在妊娠早期增加剂量,以减少产妇因治疗不足所导致的相关性甲状腺功能减退复发[16,21,60,76,77]。有甲状腺功能亢进病史并接受放射性碘治疗的女性往往需要更大剂量的 LT4,而患有 AITD 的患者通常需要更小剂量[45]。患有亚临床甲状腺功能减退的女性,只需要服用小剂量的 LT4,整个妊娠期都不需要调整剂量[45]。

20.6　总结

到目前为止,关于甲状腺和产妇生理以及两者在妊娠过程中如何相互作用已经有了深入的了解;然而,妊娠的生理改变不仅使妊娠期女性甲状腺疾病的诊断变得困难,而且也使合理用药更具有挑战。对甲状腺功能亢进和甲状腺功能减退的适当治疗不仅可以治疗母亲,而且对胎儿的正常神经发育也是必要的。尽管有大量的证据表明甲巯咪唑(MMI)和丙硫氧嘧啶(PTU)一样安全,但甲巯咪唑能否在妊娠早期或整个妊娠期应用仍然存在争议。目前迫切需要通过试验来消除这些担忧。此外,目前仍然缺乏在不同妊娠阶段对每一种药物药代动力学和药效学的研究,MMI能否安全应用,尤其在妊娠早期,在这些领域中,我们需要更多的信息来消除这些担忧。就甲状腺功能减退而言,大量的数据表明治疗亚临床甲状腺功能减退可使胎儿获益。然而,虽然许多妊娠期女性诊断为亚临床甲状腺功能减退,但仍然没有开展治疗。为了使亚临床甲状腺功能减退的治疗在产科变得普遍,应将开展更多的研究来证明治疗会使患者获益。最后,和抗甲状腺药物一样,为了更好地理解妊娠如何对药物治疗学产生影响,需要对甲状腺替代治疗药物进行药动学和药效学研究。

(孙岩 兰贺燕 译)

参考文献

[1] Spitzer TLB. What the obstetrician/gynecologist should know about thyroid disorders. Obstet Gynecol Surv 2011;65:779–85.
[2] Kung AWC, Chau MT, Lao TT, Tam SC, Low LC. The effect of pregnancy on thyroid nodule formation. J Clin Endocrinol Metab 2002;87:1010–4.
[3] Davies TF, Cobin R. Thyroid disease in pregnancy and the postpartum period. Mt Sinai J Med (NY) 1985;52:59–77.
[4] Ferris TF. Renal disease. In: Burrow GN, Ferris TF, editors. Medical Complications during Pregnancy. Philadelphia: WB Saunders; 1988.
[5] Burrow GN, Fischer DA, Larsen PR. Maternal and fetal thyroid function. N Engl J Med 1994;331:1072–8.
[6] Wang KW, Sum CF. Management of thyroid disease in pregnancy. Sing Med J 1989;30:476–8.
[7] Poppe K, Velkeniers B, Glinoer D. Thyroid disease and female reproduction. Clin Endocrinol (Oxf) 2007;66:309–21.

[8] Neale D, Burrow G. Thyroid disease in pregnancy. Obstet Gynecol Clin 2004;31:893–905.

[9] Glinoer D. What happens to the normal thyroid during pregnancy? Thyroid 1999;9:631–5.

[10] Lazarus JH. Thyroid function in pregnancy. Br Med Bull 2011;97:137–48.

[11] Glinoer D, De Nayer P, Robyn C, Lejeune B, Kinthaert J, Meuris S. Serum levels of intact human chorionic gonadotropin (HCG) and its free alpha and beta subunits, in relation to maternal thyroid stimulation during normal pregnancy. J Endocrinol Invest 1993;16:881–8.

[12] Ain KB, Mori Y, Refetoff S. Reduced clearance of thyroxine-binding globulin (TBG) with increased sialylation: a mechanism for estrogen-induced elevation of serum TBG concentration. J Clin Endocrinol Metab 1987;65:689–96.

[13] Demers LM. Thyroid disease: pathophysiology and diagnosis. Clin Lab Med 2004;24:19–28.

[14] Seth J, Beckett G. Diagnosis of hyperthyroidism: the newer biochemical tests. Clin Endocrinol Metab 1985;14:373–96.

[15] Sack J. Thyroid function in pregnancy–maternal–fetal relationship in health and disease. Ped Endocrinol Rev 2003;1:170–6.

[16] Lazarus JH. Thyroid disorders associated with pregnancy. Treat Endocrinol 2005;4:31–41.

[17] Nader S. Thyroid disease and other endocrine disorders in pregnancy. Obstet Gynecol Clin N Am 2004;31:257–85.

[18] Mandel SJ, Cooper DS. The use of antithyroid drugs in pregnancy and lactation. J Clin Endocrinol Metab 2001;86(6):2354–9.

[19] Marx H, Amin P, Lazarus JH. Hyperthyroidism and pregnancy. BMJ 2008;22:663–7.

[20] ACOG Practice Bulletin No. 37: Thyroid disease in pregnancy. Int J Gynaecol Obstet 2002;79(2):171–80.

[21] Chen YT, Khoo DHC. Thyroid disease in pregnancy. Ann Acad Med Singapore 2002;31:296–302.

[22] McGregor AM, Hall R, Richards C. Autoimmune thyroid disease and pregnancy. Br Med J 1984;288:1780–1.

[23] Goodwin TM, Montoro M, Mestman JH. Transient hyperthyroidism and hyperemesis gravidarum: clinical aspects. Am J Obstet Gynecol 1992;167:648–52.

[24] Momotani N, Ito K, Hamada N, Ban Y, Nishikawa Y, Mimura T. Maternal hyperthyroidism and congenital malformation in the offspring. Clin Endocrinol 1984;21:81–7.

[25] Mestman JH. Hyperthyroidism in pregnancy. Clin Obstet Gynecol 1997;40:45–64.

[26] McKenzie JM, Zakarija M. Fetal and neonatal hyperthyroidism and hypothyroidism due to maternal TSH receptor antibodies. Thyroid 1992;2(2):155–9.

[27] Weetman AP. Graves' disease. N Engl J Med 2000;343:1236–48.

[28] Cooper DS. Antithyroid drugs. N Engl J Med 2005;352(9):905–17.

[29] Di Gianantonio E, Schaeffer C, Mastroiacovo PP, Cournot MP, Benedicenti F, Reuvers M, et al. Adverse effects of prenatal methimazole exposure. Teratology 2001;64:262–6.

[30] Azizi F, Amouzegar A. Management of hyperthyroidism during pregnancy and lactation. Eur J Endocrinol 2011;164:871–6.

[31] Momotani N, Noh JY, Ishikawa N, Ito K. Effects of propylthiouracil and methimazole on fetal thyroid status in mothers with Graves' hyperthyroidism. J Clin Endocrinol Metab 1997;82(11):3633-6.

[32] Gardner DF, Cruishank DP, Hays PM, Cooper DS. Pharmacology of propylthiouracil (PTU) in pregnant hyperthyroid women: correlation of maternal PTU concentrations with cord serum thyroid function tests. J Clin Endocrinol Metab 1986;62(1):217-20.

[33] Mortimer RH, Cannell GR, Addison RS, Johnson LP, Roberts MS, Bernus I. Methimazole and propylthiouracil equally cross the perfused human term placental lobule. J Clin Endocrinol Metab 1997;82(9):3099-102.

[34] Chen C-H, Xirasagar S, Lin C-C, Wang L-H, Kou YR, Lin H- C. Risk of adverse perinatal outcomes with antithyroid treatment during pregnancy: a nationwide population-based study. BJOG 2011;118:1365-73.

[35] Mestman J. Hyperthyroidism in pregnancy. Baillieres Best Pract Res Clin Endocrinol Metab 2004;18(2):267-88.

[36] Farwell AP, Braverman LE. Thyroid and antithyroid drugs. In: Hardman JG, Limbird LE editors. Goodman and Gilman's The Pharmacological Basis of Therapeutics. 10th ed. New York: McGraw-Hill; 2001. p. 1563-96.

[37] Wing DA, Millar LK, Koonings PP, Montoro MN, Mestman JH. A comparison of propylthiouracil versus methimazole in the treatment of hyperthyroidism in pregnancy. Am J Obstet Gynecol 1994;170(1):90-5.

[38] Mestman JH. Hyperthyroidism in pregnancy. Endocrinol Metab Clin North Am 1998;27:127-49.

[39] Lao TT. Thyroid disorders in pregnancy. Curr Opin Obstet Gynecol 2005; 17:123-7.

[40] Cooper DS. The side effects of antithyroid drugs. Endocrinologist 1999;9: 457-76.

[41] Jansson R, Dahlbeg PA, Winsa B. The postpartum period constitutes an important risk for development of clinical Graves' disease in young women. Acta Endocrinol 1987;116:321-5.

[42] Cooper DS. Which anti-thyroid drug. Am J Med 1986;80:1165-8.

[43] Meyer-Gessner M, Benker G, Lederbogen S, Olbricht T, Reinwein D. Antithyroid drug-induced agranulocytosis: clinical experience with ten patients treated at one institution and review of the literature. J Endocrinol Invest 1994;17(1):29-36.

[44] Tajiri J, Noguchi S. Antithyroid drug-induced agranulocytosis: special reference to normal white blood cell count agranulocytosis. Thyroid 2004;14: 459-62.

[45] Glinoer D. Management of hypo- and hyperthyroidism during pregnancy. Growth Horm IGF Res 2003;13:S45-54.

[46] Klein RZ, Haddow JE, Faixt JD, Brown RS, Hermos RJ, Pulkkinen A, et al. Prevalence of thyroid deficiency in pregnant women. Clin Endocrinol (Oxf) 1991;35:41-6.

[47] Weetman AP, McGregor AM. Autoimmune thyroid disease: further developments in our understanding. Endocr Rev 1994;15:788-830.

[48] Mandel SJ. Hypothyroidism and chronic autoimmune thyroiditis in the pregnant state: maternal aspects. Best Pract Res Clin Endocrinol Metab 2004;18:213-4.

[49] Pop VJ, de Vries E, van Baar AL, Waelkens JJ, de Rooy HA, Horsten M, et al. Maternal thyroid peroxidase antibodies during pregnancy a marker of impaired child development. J Clin Endocrinol Metab 1995;80:3561-6.

[50] Brown RS, Bellisario RL, Botero D, Fournier L, Abrams CA, Cowger ML, et al. Incidence of transient congenital hypothyroidism due to maternal thyrotropin-receptor blocking antibodies in over one million babies. J Clin Endocrinol Metab 1996;81:1147–51.

[51] Matsuura N, Konishi J, Harada S, Yuri K, Fujieda K, Kasagi K, et al. The prediction of thyroid function in infants born to mothers with thyroiditis. Endocrinol Japan 1989;36:865–71.

[52] Glinoer D. The systematic screening and management of hypothyroidism and hyperthyroidism in pregnancy. Metab 1998;9:403–11.

[53] Glinoer D, Rihai M, Grun JP, Kinthaert J. Risk of subclinical hypothyroidism in pregnant women with autoimmune thyroid disorders. J Clin Endocrinol Metab 1994;79:197–204.

[54] Wasserstrum N, Anania CA. Perinatal consequences of maternal hypothyroidism in early pregnancy and inadequate replacement. Clin Endocrinol 1995;42:353–8.

[55] Haddow JE, Palomaki GE, Allan WC, Williams JR, Knight GJ, Gagnon J, et al. Maternal thyroid deficiency during pregnancy and subsequent neuropsychological development of the child. N Engl J Med 1999;341:549–55.

[56] Pop VJ, Kuijpens JL, van Baar AL, Verkerk G, van Son MM, de Vijlder JJ, et al. Low maternal free thyroxine concentrations during early pregnancy are associated with impaired psychomotor development in early infancy. Clin Endocrinol 1999;50:149–55.

[57] Andersen S, Bruun NH, Pedersen KM, Laurberg P. Biologic variation is important for interpretation of thyroid function tests. Thyroid 2003;13:1069–78.

[58] Pop VJ, Brouwers EP, Vader HL, Vulsma T, van Baar AL, de Vijlder JJ. Maternal hypothyroxinemia during early pregnancy and subsequent child development: a 3-year follow-up study. Clin Endocrinol 2003;59:282–8.

[59] Shah MS, Davies TF, Stagnaro-Green A. The thyroid during pregnancy: a physiological and pathological stress test. Minerva Endocrinologica 2003;28:233–45.

[60] Alexander EK, Marqusee E, Lawrence J, Jarolim P, Fischer GA, Larsen PR. Timing and magnitude of increases in levothyroxine requirements during pregnancy in women with hypothyroidism. N Engl J Med 2004;351:241–9.

[61] Casey BM, Dashe JS, Wells CE, McIntire DD, Byrd W, Leveno KJ, et al. Subclinical hypothyroidism and pregnancy outcomes. Obstet Gynecol 2005;105:239–45.

[62] ACOG Committee Opinion No. 381. Subclinical hypothyroidism in pregnancy. Obstet Gynecol 2007;110:959–60.

[63] Vulsma T, Gons MH, de Vijlder JJM. Maternal–fetal transfer of thyroxine in congenital hypothyroidism due to a total organification defect in thyroid agenesis. N Engl J Med 1989;321:13–6.

[64] Aboul-Khair SA, Crooks J, Turnball AC, Hytten FE. The physiological changes in thyroid function during pregnancy. Clin Sci 1964;27:195–207.

[65] Fisher DA. Maternal–fetal thyroid function in pregnancy. Clin Perinatol 1983;10:615–26.

[66] Okosieme O, Marx H, Lazarus JH. Medical management of thyroid dysfunction in pregnancy and the postpartum. Expert Opin Pharmacother 2008;9:2281–93.

[67] Redmond GP. Thyroid dysfunction and women's reproductive health. Thyroid 2004;14(Suppl. 1):S5–15.

[68] Idris I, Srinivasan R, Simm A, Page RC. Maternal hypothyroidism in early and late gestation: effects on neonatal and obstetric outcome. Clin Endocrinol 2005;63:560-5.

[69] Gartner R. Thyroid diseases in pregnancy. Curr Opin Obstet Gynecol 2009;21:501-7.

[70] Prummel MF, Wiersinga WM. Thyroid autoimmunity and miscarriage. Eur J Endocrinol 2004;150:751-5.

[71] Glinoer D. Editorial: miscarriage in women with positive anti-TPO antibodies: is thyroxine the answer? J Endocrinol Metab 2006;91:2500-1.

[72] Mandel SJ, Brent GA, Larsen PR. Levothyroxine therapy in patients with thyroid disease. Ann Intern Med 1993;119:492-502.

[73] Bach-Huynh TG, Jonklaas J. Thyroid medications in pregnancy. Ther Drug Monit 2006;28:431-441.

[74] Frantz CR, Dagogo-Jack S, Ladenson JH, Gronowski AM. Thyroid function during pregnancy. Clin Chem 1999;45:2250-8.

[75] Mestman J, Goodwin TM, Montoro MM. Thyroid disorders of pregnancy. Endocrinol Metab Clin North Am 1995;24:41-71.

[76] Glinoer D. The regulation of thyroid function in pregnancy: pathways of endocrine adaptation from physiology to pathology. Endocr Rev 1997;18:404-33.

[77] Kaplan MM. Management of thryoxine therapy during pregnancy. Endocr Pract 1996;2:281-6.

第 21 章

皮肤疾病的药物和局部治疗

Maria-Magdalena Roth，Caius Solovan

21.1 引言

随着妊娠期或产后机体内恒定状态发生变化,医生在实际的临床工作中会遇到各种各样的皮肤状况。在这种状况下,当面对妊娠期或者哺乳期(或者准备妊娠)的患者,医生的临床选择组合一般包括:①延迟治疗,尤其是一些常见的皮肤疾病不需要立即给予治疗;②保守治疗,并且需要在严格的监督下治疗(应用的药物在妊娠期使用是否安全,以及对胎儿是否没有致畸的风险);③调整治疗方案并寻找安全的治疗方案;④治疗期间暂停母乳喂养(及时抽吸出乳汁),治疗结束后再恢复母乳喂养。

然而,伦理学的原因导致妊娠期间安全用药的基础研究和临床试验较为缺乏,同时,多而不统一的妊娠危险评估系统(如澳大利亚、瑞士、丹麦、瑞典等)严重增加了治疗的难度和复杂性。

本章为临床上常见的特定皮肤疾病如痤疮,银屑病,细菌、病毒、真菌、寄生虫皮肤感染提供最新的治疗方法,包括所有涉及药物的推荐使用剂量。筛选妊娠期治疗方案的原则是最小化任何可能的胎儿风险和母体体重增加的风险。此外,本章的内容包括止痒剂、糖皮质激素、免疫调节剂、镇痛剂和防腐剂的使用和管理方法。

21.2 痤疮

21.2.1 痤疮的全身治疗

一些重要的安全相关规范指出,妊娠期痤疮全身治疗的抗生素应用可选择红霉素(B 类)[1]。需要特别指出的是,有研究表明,红霉素在妊娠的各个时期都要避免使用[2],因为长期使用该药(超过 3 周)会引发母体亚临床肝毒性(淤胆型肝炎),比例高达 10% ~ 15%。此外,由于母体口服红霉素类药物后存在心血管系统致畸的风险,因此临床医生应该避免在妊娠早期应用这类药物[3-5]。

这类药物可以在哺乳期使用(尽管 50% 的药物可以进入乳汁),通常于餐前 1 小时空腹口服[6],推荐剂量是每 8 小时 400mg(最高剂量2g/d)[2]。

注意,四环素(D 类),非妊娠期患者治疗的首选药物,对妊娠期和哺乳期的患者非常不安全。大量的研究表明,在妊娠早期使用四环素类药物会造成后代骨骼生长减缓、牙齿着色脱落,以及母体脂肪性肝萎缩(一种罕见的综合征)[1-3]。

用于一般痤疮治疗的其他全身性药物,如异维 A 酸或他扎罗汀,在妊娠期和哺乳期禁止使用(他们属于 X 类)。异维 A 酸在妊娠期使用可能造成胎儿畸形,如中枢神经系统缺陷、颅面缺陷、心血管缺陷和胸腺缺陷等。尤其是,因为只需一个剂量的异维 A 酸就有可能导致胚胎畸形,所以只有育龄期患者在停药最少 1 个月后才能够妊娠。另一方面,尽管有临床证据显示 6 名女性在服用了他扎罗汀之后生育了健康婴儿,但动物实验证明服用该药会造成许多维 A 酸类畸形[1,2],因此应保持对妊娠期或哺乳期非常危险、绝对禁忌药品的分类管理。

21.2.2 痤疮的局部治疗

无论是妊娠期还是哺乳期女性,一般都不会等到产后或哺乳期后再进行痤疮的治疗,首选的治疗方案是局部治疗。在这种情况下,给予含有 1% ~3% 红霉素(B 类)的凡士林组成的处方药,每天 1 次;含有 1% 克林霉素(B 类)的药物,每天 1 次;或含有 2.5% 过氧化苯甲酰(C 类)的药物,每天 1 次,所有的临床病史都证明了这些药物的安全性[2,7]。在对痤疮和酒糟鼻的治疗上,人们认为外用 0.75% 甲硝唑(B 类)每天 1 次也是安全的选择[1]。由于动物实验没有发现致突变、致畸或胚胎副作用,壬二酸(同属于 B 类)成为另一种可供选择的治疗方案[8],并且一次用药的全身吸收少于 4%[2]。然而,正如任何具有短期市场历史的物质一样,至少一段时间内建议这种方案仅作为一个边际选择。

此外,目前并没有关于应用维 A 酸(C 类)的科学共识。尽管该类药物一般归类为妊娠期的安全替代疗法[7],但发表的一些案例报告显示妊娠期女性妊娠早期的药物摄入量与随后出现的婴儿畸形有关,因此建议避免使用[9,10]。在另一种局部应用维 A 酸阿达帕林(C 类)的案例中也记录了类似的情况,该药物的使用可能会引起先天性眼部异常[11]。他扎罗汀(X 类)是绝对禁忌(见痤疮的全身治疗)。

21.3　银屑病

21.3.1　银屑病的全身治疗

环孢霉素(C 类)—主要抑制 T 辅助淋巴细胞的免疫抑制剂—被认为是治疗妊娠期银屑病患者的一种可行的替代方案(剂量为 3 ~ 5mg/(kg·d)[12,13],因为进行器官移植的妊娠期患者使用后并没有出现致畸效应[14]。然而,应该慎重考虑其介绍中潜在的利益大于潜在风险的程度。最重要的是要了解这种药物在哺乳期禁用的事实,这是由于其可能的免疫抑制维度及其对胎儿生长和癌变的未知影响[15]。非妊娠银屑病患者的一线方案,基于阿曲汀(X 类)或甲氨蝶呤(X 类)的其他全身性疗法,在妊娠期是绝对禁用的。阿曲汀,一种系统性维 A 酸,已知其具有明显的致畸效应和脂肪组织长期留存,因此建议使用该药长达 3 年的患者避免妊娠。甲氨蝶呤是一种叶酸拮抗剂,同时已知其有致畸效应,能够导致胎儿畸形,如无脑、腭裂、耳朵异常或骨骼异常[1]。由于这些原因,育龄期患者只有在停药最少 1 个月之后才能考虑妊娠。

另一方面,生物制剂作为治疗妊娠期银屑病的相对边界选择方案,因为关于其安全性方面的数据有限,从而限制了这些药物的地位。

然而,当选择了生物制剂时,可选择的治疗方案包括 B 类药物,如阿法西普、英夫利昔、阿达木单抗和依那西普[1,3]。这种情况下,有关动物繁殖研究[依法利珠单抗的鼠标模拟(C 类)]的临床数据,以及不知已妊娠情况的女性在妊娠早期服用阿法西普(B 类)的报告中并没有证据证明其有致畸作用[16]。同样,依那普利(B 类)也被认为在妊娠期使用是安全的,在动物研究和有记录的治疗类风湿性关节炎的人体数据报告中没有报道有致畸作用[17]。针对 65 名给予依那西普(B类)或英夫利昔(B 类)药物的妊娠期患者进行的另一项临床研究显示,两种药物都没有显示出致畸作用[18]。Carter 等[19]的研究非常有趣,他们报告了抗肿瘤坏死因子治疗(依那西普或英夫利昔)的不良反应,包括在 61 名妊娠期女性中 41 人出现先天性畸形。59% 的新生儿表现出一种或多种称为 VACTERL 综合征的先天异常,包括椎骨异常(V)、肛门闭锁(A)、心血管缺陷(C)、气管(T)、食管(E)、肾脏系统(R)及肢体(L)异常。

21.3.2　银屑病的局部治疗

如果仅仅是短期的小面积皮肤用药,认为给予每天 1 次角质软化剂(含有 2%～10% 浓度水杨酸的凡士林)是安全的[20]。同样,治疗局部银屑病最有效的一线外用疗法是以轻至中度的外用糖皮质激素(C类)和卡泊三醇(C 类)的药物疗法为基础的,也认为这种方案在妊娠期应用是安全的[21,22]。值得注意的是,药代动力学显示正常皮肤外用糖皮质激素 8 小时后会吸收 3%,而银屑斑块皮肤外用卡泊三醇药膏其全身吸收约为 6%[1]。然而,局部应用超强效/强效糖皮质激素需要特别谨慎,因为身体大面积地使用糖皮质激素与使用类固醇全身治疗的效果是一样的[2]。动物繁殖研究分析后显示,他克莫司(C 类)是妊娠期银屑病局部治疗的另一种安全选择,这是一种已有报道没有致畸或胎儿损失影响的外用钙调磷酸酶抑制剂[6,22]。非妊娠银屑病患者频繁使用的其他类药物,像地蒽酚(C 类)(一种蒽化合物)或煤焦油产品(C 类),由于这些药物具有相对较高的致突变和致癌危险,必须避免使用[23,24]。

21.3.3 光线疗法

窄带紫外线 B 治疗通常概念上认为是局部银屑病的二线疗法[25]。特别是当外用糖皮质激素和卡泊三醇软膏治疗无效和病情加重的情况下,紫外线 B 光线疗法(窄带或宽带)可以作为治疗的一种选择方案[22,25]。然而,在这种情况下,治疗时必须谨慎以防止治疗过程中出现任何过热现象。

另一方面,妊娠期患者无论何时都应该尽可能避免使用补骨脂素加长波紫外线光化学(PUVA)疗法,这是因为尽管在 30 多名使用补骨脂素加长波紫外线光化学疗法的女性研究报道中没有发现不良反应[27,29],但是该疗法有致突变的可能[26-28]。特别有趣的一点是,采用局部补骨脂素加长波紫外线光化学疗法后,尤其是对于患有局部掌跖银屑病的患者,其8 - 甲氧基补骨脂素血液水平没有上升[28]。

21.4 细菌感染

21.4.1 细菌感染的全身治疗

妊娠期使用抗生素类的一线治疗包括红霉素(B 类)和青霉素(B 类)。总的来说,红霉素(红霉素单独用药除外)归为妊娠期和哺乳期的安全药物,但应严格避免在妊娠早期使用(用量和说明见 21.2.1)[4,5]。青霉素的长期临床历史也使其成为妊娠期和哺乳期的另一种安全治疗的选择。皮肤疾病如梅毒、湿疹、丹毒或脓包病,青霉素 G 给药剂量为肌内注射(非常疼)1 200 000～6 000 000UI/d 或静脉注射每 4～6 小时 1 次。排入母乳中的药物浓度可达到 2%～20%[3]。

对于细菌感染的全身治疗,头孢菌素(B 类)和阿奇霉素(B 类)是安全的选择。头孢菌素类药物的使用,如头孢氨苄(B 类)为每 6～12 小时给药 500mg,头孢克洛(B 类)每 8 小时给药 250～500mg,头孢拉啶(B 类)每 6～12 小时给药 250～500mg 到 1g,头孢曲松钠(B 类)肌内注射或静脉注射 1～2g,一般认为没有致畸作用,大量研究报告显示使用该类药物后并没有对胎儿产生不利的影响,即使是在妊娠早期使用。然而,一项特殊研究表明[6],先天性畸形的产生与妊娠早期使用上述头孢菌素有关[6]。总之,为了避免任何风险大于收益的情况,最安全的治疗方法就是尽可能在妊娠早期后使用头孢菌素类药物。阿奇霉素(B 类)疗法(每天给药剂量为 250～500mg)也被认为是安全的一线治疗的替代疗法。妊娠期动物的实验研究表明,接触高剂量的这类药物并没有副作用产生[1]。

随着许多安全替代疗法的出现,应该避免使用克拉霉素(C 类)或地红霉素(C 类)。氟喹诺酮类药物,如环丙沙星、诺氟沙星、左氧氟沙星或萘啶酸(所有均为 C 类)也应该避免使用,因为其会损害软骨发育[1,30]。

同样,四环素(D 类)和米诺环素(D 类)应避免在整个妊娠期间使用,尤其是妊娠中期和妊娠晚期,因为这类药物会造成后代牙釉质发育不全(牙齿着色)及骨骼生成减少,并且会造成母亲脂肪肝萎缩(一种罕见综合征)[31]。

最后,不应该用于细菌感染全身治疗的临床无效药物的名单包括磺酰胺类药(通常为 B 类,但近期也有将其归为 D 类)。在这种情况下,近期医生应避免应用这类药物,尤其是在妊娠晚期,这是由于磺酰胺类药物会增加新生儿核黄疸、高胆红素血以及溶血性贫血的风险[尤其是如果缺乏 6－磷酸葡萄糖(G6PD)][32]。

21.4.2　细菌感染的局部治疗

总的来说,局部抗菌治疗遵循全身治疗的基本原则,尤其是公认规则声明,任何能够安全用于全身治疗的抗生素对于局部使用同样安全。例如,红霉素(B 类),用于全身治疗的一线治疗药物,也能够安全地用于局部治疗,给药剂量为:含有 0.5～2g 药物的凡士林软膏每天 1 次给药 50～100g,但仅限短期使用。此外,杆菌肽(C 类)或莫匹罗星(C 类)被认为是可接受的治疗选择[2]。根据第二公认规则,局部使用抗生素后临床医生应该一直关注潜在的致敏作用和细菌抗药性,若出现这类情况则停止药物治疗[31]。

21.5 病毒性感染

21.5.1 病毒性感染的全身治疗

阿昔洛韦(B 类)给药剂量为 1g/d(每 4 小时 200mg),是治疗妊娠期或哺乳期单纯疱疹病毒感染的一线药物。据报道,妊娠期使用该类药物,即使是在妊娠早期使用,也没有造成任何不良影响[15]。由于新的临床病史,抗病毒药物,例如泛昔洛韦(B 类)或伐昔洛韦(B 类),暂时仍然只是病毒性感染治疗组合中的次要替代疗法。值得注意的是,由于有限的临床数据,不建议妊娠期女性接种人类乳头状瘤病毒疫苗[20]。

21.5.2 病毒感染的局部治疗

物理方法,如冷冻疗法、电干燥法或 CO_2 激光疗法,被认为是治疗妊娠期人乳头状瘤病毒感染最安全的疗法。当临床表现为小疣时,以酒精作为溶媒,用浓度达 85% 的三氯乙酸或二氯乙酸进行治疗也是安全的治疗选择[1]。

新型抗病毒药物,5% 咪喹莫特(B 类)乳膏则作为次要备选方案,标准使用方法是每周 3 次;对这种药物的使用持强烈的保留意见,这是因为其用于妊娠期抗病毒感染治疗的安全性数据有限。到目前为止,一些报告显示局部用药之后该药物的最低全身吸收对胎儿没有任何不利的影响[34-36]。

此外,绝对禁忌的药物名单包括盾叶鬼臼树脂/鬼臼毒素(C 类)以及博来霉素(D 类),这类药物会导致多种胎儿畸形症状,甚至死亡[37-39]。

21.6 真菌感染

21.6.1 真菌感染的全身治疗

尽管两性霉素 B(B 类)具有较高毒性,但长期使用没有发现有胚胎毒性或致畸作用,因此这种药物逐渐演变为用于治疗大范围和严重的真菌感染。推荐给药剂量为 0.5~1.5mg/d,疗程为 4~12 周[40]。没有可用的哺乳期使用数据。最能与其媲美的药物是特比萘芬(B 类),是妊娠期和哺乳期的安全替代药物,给药剂量为 250mg/d。动物繁殖实验显示这种药物没有胚胎毒性,但是缺少妊娠期或哺乳期人类患者的临床数据[6,26,40]。

妊娠期禁忌或禁止使用的药品名单包括灰黄霉素(C 类),动物实验研究表明这种药物有明显的副作用;还包括其他抗真菌类药物,如酮康唑(C 类)、氟康唑(C 类)或伊曲康唑(C 类)。已经证实酮康唑具有胚胎毒性和致畸作用,以及能够抑制雄激素合成从而造成男胎儿性别不明[2]。应用氟康唑和伊曲康唑的临床报道有时显示差异较大,有时结果模棱两可。例如,氟康唑是一种新型的咪唑类药物,对 226 名妊娠早期女性应用该药物,受试者使用低剂量(50~150 mg)治疗阴道念珠菌病,没有造成先天畸形或有其他不良反应。然而,据证实当给药剂量为 400mg/d 的高剂量时会造成胎儿畸形。同样,伊曲康唑在动物实验研究中也被证实应用高剂量后出现致畸作用[5],然而前瞻性队列研究结果显示妊娠期使用是安全的[41]。

21.6.2 真菌感染的局部治疗

当真菌感染确实需要治疗时,较低的经皮吸收率使得局部治疗成为真菌感染的选择疗法。制霉菌素(B 类)每天 1 次或 2 次给药,克霉唑(B 类)每天 1 次或 2 次给药,以及咪康唑(C 类)每天 1 次或 2 次给药,这是抗真菌感染治疗的一线治疗方法,并且妊娠期患者使用后没有相关致畸作用或胚胎毒性影响的报告。那他霉素(C 类)、益康唑(C 类)、联苯苄唑(C 类)是局部抗真菌治疗的二线治疗药物[20]。

21.7　寄生虫感染

21.7.1　寄生虫感染的全身和局部治疗

5% 氯菊酯(B 类)乳膏是妊娠期和哺乳期治疗疥疮的一线药物。正确的使用方法是全身涂抹乳膏(从头到脚趾),涂药 12 小时之后洗去,然后 1 周之后重复这个过程。另外,1% 的氯菊酯洗液可用于虱病的治疗;建议在晚上将洗液涂抹在干头发上进行治疗,持续约 12 小时(晚上可以戴浴帽包裹头发),1 周之后重复上述操作。其他抗疥疮的代表药物,包括 25% 苯甲酸苄酯(N 类)和 0.5% 马拉硫磷(B 类),尽管这些药物在妊娠期使用是安全的,但疗效不好。由于缺乏临床对照试验,克罗米通(N 类)乳膏和 10% 洗液治疗还没有成为可供选择的治疗方案。动物繁殖研究证明高剂量的伊佛菌素(C 类)有致畸的作用,应避免使用[1,42]。此外,由于在人体治疗蛲虫感染的研究中没有报道显示主要的致畸风险,所以甲苯达唑(C 类)作为一种抗线虫药物(包括蛲虫、钩虫、十二指肠虫、鞭虫和蛔虫)[43],可用于妊娠期(除妊娠早期以外)的治疗。

阿苯达唑(C 类),一种抗棘球蚴病的药物,通常禁用于妊娠期治疗,因为动物试验的临床数据指出这类药物存在致畸作用[6],但是其他研究显示在整个妊娠晚期使用该药物对胎儿并没有产生任何致畸作用,因此在病情十分严重的情况下可以考虑使用[44,45]。最后,其他的抗寄生虫药物如噻苯达唑(C 类)不建议用于妊娠期的治疗,这是因为缺乏可以证明其妊娠期使用安全的相关临床数据。

21.8 止痒类药物

21.8.1 全身止痒类药物

回溯数几十年的临床病史,人们认为第一代 H_1 抗组胺药,如氯苯那敏(B 类)、右旋氯苯那敏二甲茚定(B 类)、美海洛林(C 类)和氯马斯汀(C 类),在妊娠期使用是相对安全的。然而,由于没有关于哺乳期使用的相关数据,医生应该更多关注能够治疗这个时期疾病的其他治疗方法。总之,这些药物被认为是治疗妊娠早期所有过敏性皮肤疾病的一线治疗药物[2,33]。重要的是,每当使用这些药物时,医师应考虑药物对中枢神经系统可能的副作用(如镇静效应),因为这可能是造成患者生活质量变化的重要原因[46]。在这种情况下,标准处方治疗包括药物摄入量,每天 1 次,睡前服用。当在第一代 H_1 抗组胺药的治疗组合中选择一种治疗药物时,一些作者建议使用(右)氯苯那敏(B 类)[46],而另一些作者则建议苯海拉明(B 类)[47];后者在妊娠的最后 2 周应避免使用[6,26],因为静脉注射或服用过量的苯海拉明可能会引发类似催产素的效应,造成子宫连续收缩和胎儿缺氧[48]。此外,已有报道显示使用苯海拉明会引起戒断综合征[49]。另一方面,其他的第一代 H_1 抗组胺药,例如羟嗪(C 类),若在妊娠早期使用,在 5.8% 的患者中会引起胎儿畸形[6,50,51],应避免使用。

除了氯雷他定(B 类)和西替利嗪(B 类)之外,缺乏在妊娠期间使用第二代和第三代 H_1 抗组胺类药物的相关临床数据。氯雷他定和西替利嗪可以用于治疗妊娠晚期和哺乳期过敏性皮肤疾病,不存在风险。特别是,动物繁殖试验[2]和人体临床试验(例如,Schaefer 等对 4000 名妊娠期女性的研究)[20]都显示氯雷他定的使用不会造成任何致畸影响。而一项瑞典的研究显示用药后可能会引起尿道下裂[52],但后来被认为这是随机无关出现的疾病[53]。

止痒类药物名单(部分)被排除用于妊娠期和哺乳期女性的任何治疗,包括 H_2 抑制剂如西咪替丁(C 类),这种药物已经被证实高剂量使用时会产生抗雄激素作用,这种状况可能造成男性胎儿女性化;以及多塞平(C 类),一种三环类抗抑郁药,妊娠晚期使用可能会导致多种副作用,如心律失常、呼吸窘迫、麻痹性肠梗阻或胎儿(新生儿)烦躁不安[26]。

21.8.2　局部止痒类药物

局部止痒类药物如薄荷醇(N 类)、聚多卡醇(C 类)、樟脑(N 类)或尿素润肤剂(3% ~10%)是终止瘙痒的辅助疗法,妊娠期使用是安全的[33]。

21.9　糖皮质激素

21.9.1　全身糖皮质激素的应用

尽管事实证明妊娠期全身糖皮质激素治疗的药代动力学发生改变,但临床经验表明泼尼松(C 类)、泼尼松龙(C 类)或甲泼尼龙(C 类)在妊娠早期常规剂量使用后,不存在任何胎儿致畸风险[6]。然而,动物繁殖实验研究表明,高剂量的全身糖皮质激素应用可能会导致腭裂。此外,一系列临床报告显示,如果妊娠早期女性服用倍他米松(C 类)和地塞米松(C 类)药物,会造成胎儿宫内生长迟缓或罕见的唇腭裂[54-56],主要是由于两种药物透过胎盘的剂量高于如泼尼松、泼尼松龙和甲泼尼龙这些药物。由于这个特殊的临床表现,倍他米松和地塞米松可以用来诱导胎儿肺成熟。

总之,治疗妊娠期或哺乳期严重炎症性皮肤病的一线治疗药物包括泼尼松、泼尼松龙和甲泼尼龙。以泼尼松龙(一种泼尼松的代谢产物)为基础的初始处方治疗的初始给药剂量为0.5 ~1mg/(kg・d)。病情严重的情况下,这样的给药剂量并不能达到预期的临床治疗目的,医生可以将给药剂量增加到2mg/(kg・d),但这种方案仅适用于短期(几周)治疗。泼尼松龙给药的重要原则包括避免长时间给予高剂量[2mg/(kg・d)]治疗,并且应对新生儿肾上腺功能以及胎儿的生长发育进行监测[33]。

21.9.2 局部糖皮质激素的应用

一线局部治疗方案包括每日(半日)应用轻度至中度强效糖皮质激素,如1%醋酸氢化可的松(C类)或0.1%戊酸倍他米松(C类),这种治疗不能超过几周[57]。另一方面,关于治疗妊娠期女性炎症性皮肤病的二线局部治疗药物的总体安全评价并没有达成学术共识,即关于强效或更强效的糖皮质激素如氯倍他索丙酸盐(C类)的治疗,特别是由于妊娠早期使用该药物会有婴儿唇腭裂的风险[58],并且有可能会造成低出生体重。

21.10 免疫调节剂(免疫抑制剂的治疗)

在治疗特应性皮炎时,如果没有替代的治疗方案并且如果母体潜在的收益大于胎儿潜在的风险,局部钙调磷酸酶抑制剂如他克莫司(C类)或吡美莫死(C类)可以用于妊娠期治疗,每天1次。根据目前的临床数据,他克莫司不会造成人体胎儿畸形[6],对吡美莫司也得出类似的结论,但对吡美莫司的结论仅限于动物繁殖研究的结果[59]。然而,缺乏哺乳期应用该药物的安全性数据。

另一方面,对于妊娠期患者最安全的治疗方案是免疫血浆提取法,这是一种新型的血浆提取法,包括除去血清中的循环免疫球蛋白;这种治疗方案对于严重的自身免疫性皮肤病尤其适合[33]。

21.11 镇痛药

21.11.1 全身镇痛药

对乙酰氨基酚(扑热息痛)属于B类解热镇痛药,通常认为在整个妊娠期和哺乳期使用是安全的。标准治疗方案包括母体每6~8小时口服500mg,但仅限短期用药。用药30~60分钟后,血药浓度达到峰值,并且扩散到身体的各个组织。乙酰水杨酸(阿司匹林),属于C

类药物,是解热镇痛类药物中的次要选择。处方药物治疗为每 6 小时给药 500mg,饭后口服。阿司匹林主要的副作用是,当妊娠早期服用时会增加腹裂的风险[60]。

另一种可能的治疗选择是可待因(C 类),常用于镇痛或止咳,当被选择用于治疗妊娠期患者时该药物只有部分是安全的。特别是,关于人类胎儿呼吸系统畸形的临床报道,而造成这种状况的主要原因是母体在妊娠早期服用了这类药物[1],停药后会出现戒断综合征,尤其是如果在妊娠晚期给予了高剂量,这种情况更容易出现。然而,低剂量的可待因(7.5 ~ 15mg)可以偶尔用于妊娠期患者疾病的治疗[26]。

非甾体类抗炎药物(NSAID)(酪洛芬、布洛芬、双氯芬酸、萘普生、吲哚美辛)被归类为妊娠早期和妊娠中期的 B 类药物,但在妊娠晚期则属于 D 类,这是由于这类药物能够抑制前列腺素合成,这种情况下会出现的副作用有羊水过少、滞产或动脉导管提早关闭(收缩)[2]。如果需要抗炎治疗,其标准处方为布洛芬,200 ~ 400mg,每天 3 次,饭后服用,或双氯芬酸,50mg,每天 2 ~ 3 次,饭后服用,但这种方案仅适用于处于妊娠早期、妊娠中期或哺乳期的患者。从妊娠 28 周开始,这些药物作为 D 类药物,禁止使用[1]。

此外,如果妊娠期偶尔给予小剂量的阿片类药物不会引起胎儿畸形[26]。然而,吗啡(C 类)是禁用的,因为如果母体产生药物依赖,会造成新生儿戒断综合征[26,61]、新生儿呼吸抑制[26]或儿童腹股沟疝[62]。

21.11.2　局部镇痛药(麻醉)

妊娠期或哺乳期进行切除或皮肤活检而进行的局部麻醉不必引起担忧,因为利多卡因(B 类)无论使用还是不使用肾上腺素(B 类)都认为是安全的。另一种局部镇痛类药物可以被看作是局部麻醉剂共溶性合剂(利多卡因 2.5% 以及丙胺卡因 2.5%),这种药物同样被归为 B 类。使用 C 类药物甲哌卡因和丁哌卡因的治疗方案已经被上述提到的更安全的治疗方案远远超过[1]。

21.12　抗菌类药物(消毒剂)

消毒剂的一线治疗组合包括醇类,如乙醇(C 类)或异丙醇(N

类),局部应用于皮肤、黏膜或伤口。氯己定(B 类)也认为是同样安全的,特别是用于未受损伤的皮肤和黏膜时。含碘药物(C 类),理论上会引起胎儿甲状腺功能障碍(短暂性甲状腺功能减退),如果应用该药的区域包括体腔则应该避免使用这类药物[20]。

(汤湧 孙晓梅 译)

参考文献

[1] Al Hammadi A, Al-Haddab M, Sasseville D. Dermatologic treatment during pregnancy: practical overview. J Cutan Med Surg 2006;10(4):183–92.

[2] Hale EK, Keltz Pomeranz M. Dermatological agents during pregnancy and lactation. An update and clinical review. Int J Dermatol 2002;41:197–203.

[3] Zip C. A practical guide to dermatological drug use in pregnancy. Skin Therapy Lett 2006;11(4):1–7.

[4] Kallen BA, Otterblad Olausson P. Maternal drug use in early pregnancy and infant cardiovascular defect. Reprod Toxicol 2003;17(3):255–61.

[5] Kallen BA, Otterblad Olausson P, Danielsson BR. Is erythromycin therapy teratogenic in humans? Reprod Toxicol 2005;20(2):209–14.

[6] Briggs GG, Freeman RK, Yaffe SJ. Drugs in Pregnancy and Lactation. 6th ed. Baltimore: Williams and Wilkins; 2001.

[7] Koren G, Pastuszak A, Itu S. Drugs in pregnancy. N Engl J Med 1998;338:1128–37.

[8] Nazzaro-Porro M. Azelaic acid. J Am Acad Dermatol 1987;17:1033–41.

[9] Navarre-Belhassen C, Blanchet P, Hillaire-Buys D, Sarda P, Blayac JP. Multiple congenital malformations associated with topical tretinoin. Ann Pharmacother 1998;32(4):505–6.

[10] Colley SM, Walpole I, Fabian VA, Kakulas BA. Topical tretinoin and fetal malformations. Med J Aust 1998;168(9):467.

[11] Autret E, Berjot M, Jonville-Berra AP, Aubry MC, Moraine C. Anophthalmia and agenesis of optic chiasma associated with adapalene gel in early pregnancy. Lancet 1997;350:339.

[12] Feldman S. Advances in psoriasis treatment. Dermatol Online J 2000;6(1):4.

[13] Koo YM. Current consensus and update on psoriasis therapy: a perspective from the United States. J Dermatol 1999;26:723–33.

[14] Cockburn I, Krupp P, Monka C. Present experience of Sandimmune in pregnancy. Transplant Proc. 1989;21:3730–2.

[15] American Academy of Pediatrics Committee on Drugs. The transfer of drugs and other chemicals into human milk. Pediatrics 2011;108(3):776–1030.

[16] Amevive (alefacept) Product Monograph. Biogen Idec Canada Inc. 2004.

[17] Chambers CD, Johnson DL, Lyons Jones K. Pregnancy outcome in women exposed to anti TNF-alpha medications: the OTIS rheumatoid arthritis in pregnancy study. Arthritis Rheum 2004;50(9):S479–80.

[18] Chakravarty EF, Sanchez-Yamamoto D, Bush TM. The use of disease modifying antirheumatic drugs in women with rheumatoid arthritis of childbearing age: a survey of practice patterns and pregnancy outcomes. J Rheumatol 2003;30:241–6.

[19] Carter JD, Ladhani A, Ricca LR, Valeriano J, Vasey FB. A safety assessment of tumor necrosis factor antagonists during pregnancy: a review of the Food and Drug Administration database. J Rheumatol 2009;36(3):635–41.

[20] Schaefer C, Peters P, Miller RK. Drugs during Pregnancy and Lactation. 2nd ed. London: Elsevier; 2007.

[21] Lebwohl M. Topical application of calcipotriene and corticosteroids: combination regimens. J Am Acad Dermatol 1997;37:S55–8.

[22] Tauscher AE, Fleischer Jr AB, Phelps KC, Feldman SR. Psoriasis and pregnancy. J Cutan Med Surg 2002;6(6):561–70.

[23] Ashton RE, Andre P, Lowe NJ, Whitefield M. Anthralin historical and current perspectives. J Am Acad Dermatol 1983;9:173–92.

[24] Jurecka W, Gebhart W. Drug prescribing during pregnancy. Semin Dermatol 1989;8:30–9.

[25] Feldman SR, Mellen BG, Housman TS, Fitzpatrick RE, Geronemus RG, Friedman PM, et al. Efficacy of the 308-nm excimer laser for treatment of psoriasis: results of a multicenter study. J Am Acad Dermatol 2002;46:900–6.

[26] Reed B. Dermatologic drugs during pregnancy and lactation. In: Wolverton SE, editor. Comprehensive Dermatologic Drug Therapy. Philadelphia: W.B. Saunders Company; 2001. p. 817–47.

[27] Stern RS, Lange R. Outcome of pregnancies among women and partners of men with history of exposure to PUVA for the treatment of psoriasis. Arch Dermatol 1991;127:347–50.

[28] Pham CT, Kuo JY. Plasma levels of 8-methoxypsoralen after topical paint PUVA. J Am Acad Dermatol 1993;28:460–6.

[29] Gunnarskog JG, Kallen AJ, Lindelof BG, Sigurgeirsson B. Psoralen photochemotherapy (PUVA) and pregnancy. Arch Dermatol 1993;129(3):320–3.

[30] Shaefer C, Amoura-Elefant E. Pregnancy outcome after prenatal quinolone exposure. Evaluation of a case registry of the European Network of Teratology Information Service (ENTIS). Eur J Obstet Gynecol Reported Biol. 1996;69:83–9.

[31] Cohlan SQ. Tetracycline staining of teeth. Teratology 1977;15:127–30.

[32] Stirrat GM. Prescribing problems in the second half of pregnancy and during lactation. Obstet Gynecol Surv 1976;1:311–7.

[33] Roth MM. Pregnancy dermatoses: diagnosis, management, and controversies. Am J Clin Dermatol 2011;12(1):25–41.

[34] Buck HW. Imiquimod (Aldara) cream. Infect Dis Obstet Gynecol 1998;6:49–51.

[35] Maw RD. Treatment of external genital warts with 5% imiquimod cream during pregnancy: a case report. BJOG 2004;111(12):1475.

[36] Einarson A, Costei A, Kalra S, Rouleau M, Koren G. The use of topical 5% imiquimod during pregnancy: a case series. Reprod Toxicol 2006;21(1):1–2.

[37] Drugs for sexually transmitted infections. Med Lett Drugs Ther 1999;41: 85–90.

[38] Arena S, Marconi M, Frega A, Villani C. Pregnancy and condyloma. Evaluation about therapeutic effectiveness of laser CO2 on 115 pregnant women. Minerva Ginecol 2001;53:389-96.

[39] Centers for Disease Control and Prevention. Sexually transmitted disease treatment guidelines. MMWR Recomm Rep 2002;51(RR-6):1-78.

[40] Sobel JD. Use of antifungal drugs in pregnancy: a focus on safety. Drug Saf 2000;23:77-85.

[41] Bar-Oz B, Moretti ME, Bishai R, Mareels G, Van Tittelboom T, Verspeelt J, et al. Pregnancy outcome after in utero exposure to itraconazole: a prospective cohort study. Am J Obstet Gynecol 2000;183:617-20.

[42] Pacque M, Munoz B, Poetschke G, Foose J, Greene BM, Taylor HR. Pregnancy outcomes after ivermectin treatment during community based distribution. Lancet 1990;336:1486-9.

[43] Diav-Citrin O. Pregnancy outcome after gestational exposure to mebendazole: a prospective controlled cohort study. Am J Obstet Gynecol 2003;188:5-6.

[44] Reuvers-Lodewijks WE. ENTIS. Study on antihelmintics during pregnancy. Presentation on the 10th Annual Meeting of the European Network of Teratology Information Services. Madrid; 1999.

[45] Gyapong JO, Chinbuah MA, Gyapong M. Inadvertent exposure of pregnant women to ivermectin and albendazole during mass drug administration for lymphatic filariasis. Trop Med Intl Health 2003;8:1093-101.

[46] Chi CC, Kirtschig G. Clues to the safety of dermatological treatments in pregnancy. US Dermatology 2008;1(3):14-7.

[47] Schatz M, Petitti D. Antihistamines and pregnancy. Ann Allergy Asthma Immunol 1997;78:157-9.

[48] Brost BC, Scardo JA, Newman RB. Diphenhydramine overdose during pregnancy: lessons from the past. Am J Obstet Gynecol 1996;175:1376-7.

[49] Parkin DE. Probable Benadryl withdrawal manifestations in a newborn infant. J Pediatr 1974;85:580.

[50] Prenner BM. Neonatal withdrawal syndrome associated with hydroxyzine hydrochloride. Am J Dis Child 1977;131:529-30.

[51] Serreau R, Komiha M, Blanc F, Guillot F, Jacqz-Aigrain E. Neonatal seizures associated with maternal hydroxyzine hydrochloride in late pregnancy. Reprod Toxicol 2005;20:573-4.

[52] Kallen B, Olausson PO. Monitoring of maternal drug use and infant congenital malformation. Does loratadine cause hypospadias? Int J Risk Safety Med 2001;14:115-9.

[53] Kallen B, Olausson PO. No increased risk of infant hypospadias after maternal use of loratadine in early pregnancy. Int J Med Sci 2006;3:106-7.

[54] Walker B. Induction of cleft palate in rats with anti-inflammatory drugs. Teratology 1971;4:39-42.

[55] Carmichael SL, Shaw GM. Maternal corticosteroid use and risk of selected congenital anomalies. Am J Med Genet 1999;86(3):242-4.

[56] Rodriguez-Pinilla E, Martinez-Frias ML. Corticosteroids during pregnancy and oral clefts: a case-control study. Teratology 1998;58(1):2-5.

[57] Chi C, Lee C, Wojnarowska F, Kirtschig G. What do we know about the safety of topical corticosteroids in pregnancy? Br J Dermatol 2007;157 (Suppl.1):66-7.

[58] Edwards MJ, Agho K, Attia J, Diaz P, Hayes T, Ilingworth A, et al. Case-control study of cleft lip or palate after maternal use of topical corticosteroids during pregnancy. Am J Med Genet A 2003;120:459–63.

[59] Elidel (pimecrolimus) Product Monograph. Novartis Pharmaceuticals Canada Inc. 2003.

[60] Kozer E. Aspirin consumption during the first trimester of pregnancy and congenital anomalies, a meta-analysis. Am J Obstet Gynecol 2002;184:1623–30.

[61] Levy M, Spino M. Neonatal withdrawal syndrome: associated drugs and pharmacologic management. Pharmacotherapy 1993;13:202–11.

[62] Heinonen OP, Slone D, Shapiro S. Birth Defects and Drugs in Pregnancy: Maternal Drug Exposure and Congenital Malformations. Littleton, MA: Publishing Sciences Group; 1977.

第 **22** 章

维生素、矿物质和微量元素的饮食补充

Jean-Jacques Dugoua

22.1 引言

　　相比于非妊娠期女性,妊娠期女性具有特有的生理状态。由于存在胎儿畸形的潜在风险,我们要关注妊娠期女性在整个妊娠过程中所接触的药物。一项关于 295 名妊娠期女性服用药物的研究发现,她们中有 37% 的人没有遵守用药方案,这是因为她们对妊娠期是否可以用药存有顾虑[1]。在类似的研究中,通过将妊娠期间服用抗抑郁类药物的女性与对照组相比,尽管妊娠期使用抗抑郁类药物已经有可靠的相关安全性的信息作为证据支持,但 15% 的妊娠期患者仍选择停用药物[2]。另一项研究发现,大多数妊娠期女性对药物和化学品潜在的致畸风险相关的知识存在误解和扭曲[3]。

　　在这种情况下,妊娠期女性对其用药方案存在疑虑或选择停止用药,她们可能服用天然保健品(NHP)替代药物治疗。"NHP"是一种"保护伞",这一术语就像补充剂、膳食补充剂、天然药物或其他这样的常用名称一样,其中包含:维生素、矿物质、草药、脂肪酸、氨基酸、益生菌和保健品。本章将术语 NHP 用于代表这类化合物。

　　对许多女性来说,NHP 似乎是替代药物治疗的一种合理选择,因为她们可能将"自然"一词等同于很安全来理解。世界许多其他地区,即使有西医加入,女性在生育和分娩时仍然使用草药进行治疗[4,5]。

传统中药中,大约有 20 种草药可以用于妊娠期[6]。对北美本土的药用植物研究发现有超过 100 种植物可用于堕胎,大约有 350 种植物可用于女性妇科疾病的救助[7]。妊娠期女性使用 NHP 的比例在 7% ~ 55% 之间[8]。对美国 734 名妊娠期女性的调查发现,有 7.1% 的女性在妊娠期使用草药;最常见的如紫锥菊、贯叶连翘和麻黄[9]。美国一项对 242 名妊娠期女性的调查研究发现,其中 9.1% 的人在妊娠期间使用草药补充剂,并且有 7.5% 的女性至少每周使用 1 次;最常见的有大蒜、芦荟、洋甘菊、薄荷、姜、紫锥菊、南瓜子和人参[10]。美国另一项对 150 名妊娠期女性的调查研究发现,其中 13% 的人在妊娠期间使用膳食补充剂;最常见的是紫锥菊、妊娠茶和姜[11]。南非一项对 229 名妊娠期女性的调查研究发现,55% 的女性在妊娠期间服用草药[12]。

虽然存有顾虑,但部分医疗机构可能会建议女性在妊娠期间使用草药。一项对 242 名内科医生、自然疗法医生和学生的调查显示,实际上只有一位内科医生向一位妊娠患者推荐了一种草药产品,然而有 49% 的自然疗法医生认为这样做会觉得安心[13]。根据美国对助产士的调查显示,有 45% ~ 93% 的助产士会给妊娠期女性开处方,提供几种形式的 NHP[14]。使用草药制剂的助产士,有 64% 使用蓝升麻,45% 使用黑升麻,63% 使用红莓,93% 使用蓖麻油和 60% 使用月见草油[14]。

尽管妊娠期女性普遍使用 NHP,但人们对妊娠期使用 NHP 的安全性和有效性的认识上有很大的差距。对于妊娠期使用的草药,许多现代和经典的资料对 1/3 这类药物的使用提出警示,并在其专著中列出了这些药物的名单[15-18]。然而,除了有关草本植物作为堕胎药或子宫兴奋剂或关于遗传毒性或致畸性的动物实验数据的历史报告,很少有资料提供有关生殖毒性数据的信息[15-18]。在某些情况下,倾向于 NHP 治疗的妊娠期女性在妊娠期和哺乳期会寻求医生的建议。在其他情况下,她们可能会从互联网上搜索需要的信息。由于妊娠期和哺乳期应用 NHP 安全性证据的相关知识很缺乏,临床药理学家通常会左右为难,因为不知道该如何建议这些女性。

考虑到这一点,本章的目的是针对妊娠期间 NHP 的一般应用,综述现有的临床和药理数据。本章将根据整个妊娠期间的妊娠期划分介绍关于所提出的一些 NHP 的临床研究。

22.2　妊娠早期

妊娠早期可以说是女性妊娠过程中最危险的时期。身体系统中大多数器官是在这一阶段发育形成的,其中一部分的发育过程会持续到妊娠中期。女性容易受到致畸作用的损害,可能会造成婴儿出生缺陷。这个阶段女性同样会有流产的风险。这一节中将会讨论 NHP 中最常用于预防和治疗的药物,以及最常见的有潜在致畸作用的药物。

22.2.1　维生素 B_6(吡哆醇)

维生素 B_6,也称为吡哆醇,是维生素 B 族中的一种水溶性维生素。在体内,维生素 B_6 是氨基酸、碳水化合物、脂类代谢、神经递质合成(5 - 羟色胺和去甲肾上腺素)和髓鞘形成所必需的。通过一系列的代谢反应,吡哆醇转化为辅酶磷酸吡哆醛和吡哆胺磷酸。

临床上,吡哆醇以治疗妊娠期恶心和呕吐而著称。人们对 59 名妊娠期女性进行了随机对照试验(RCT),其中 31 名女性在 72 小时中每隔 8 小时给予口服 25mg 盐酸吡哆醇片剂,28 名女性以同样给药方案给予口服安慰剂[19]。研究结果发现,吡哆醇组和安慰剂组关于恶心症状的平均评分出现了显著性差异($P < 0.01$)[19]。安慰剂组的 28 名女性中有 15 人出现呕吐反应,相比之下,吡哆醇组的 31 名女性中只有 8 人出现呕吐($P < 0.05$)[19]。在另一项随机对照试验中,对 342 名妊娠期女性进行随机分组,给予每 8 小时 10mg 口服盐酸吡哆醇或安慰剂[20]。经过治疗后,相比于安慰剂组,吡哆醇组的恶心症状平均评分显著降低($P < 0.01$)[20]。但相比于安慰剂组,吡哆醇组患者的呕吐发作次数并未明显减少($P = 0.0552$)[20]。

生姜也常用于妊娠止吐,有关吡哆醇和生姜的对比研究,主要是对其治疗妊娠引起的恶心、呕吐的有效性进行比较。一项研究显示,两者在疗效上并没有差别；然而另一项研究的结果显示生姜效果更好。对 138 名妊娠期女性（GA ≤ 16 周）进行了一项为期 3 天的随机对照试验，一部分受试者给予 500mg 生姜口服，每天 3 次；一部分给予 10mg 吡哆醇，每天 3 次[21]。研究结果显示，生姜和吡哆醇均能显著降低恶心症状的评分（$P < 0.001$）和呕吐的发作次数（$P < 0.01$）[21]。对比二者疗效，生姜和吡哆醇在治疗妊娠期恶心和呕吐的疗效方面并没有显著差异[21]。对 126 名妊娠期女性进行了为期 4 天的随机对照试验，随机分为两组，一组给予 650mg 生姜，另一组则给予 25 mg 吡哆醇，均为每天 3 次[22]。结果显示，生姜和吡哆醇均能显著降低恶心和呕吐的评分（$P < 0.05$），生姜治疗组平均分的变化比吡哆醇组的变化更加显著（$P < 0.05$）[22]。

维生素 B_6 对于新生儿和母亲还能起到预防疾病的作用。一项病例对照研究显示，妊娠期间使用维生素 B_6 治疗对胎儿并没有致畸风险，反而可能对心血管畸形提供一定的防护作用[23]。维生素 B_6 口服胶囊或含片降低了妊娠期女性蛀牙的风险［胶囊：相对危险度（RR）0.84（0.71 ~ 0.98）；含片：RR 0.68（0.56 ~ 0.83）］[24]。

在妊娠期，维生素 B_6 的作用似乎很重要，当它缺少时可能会增加出现某些情况和症状的风险。一项研究发现，妊娠期的口腔病变和维生素 B_6 缺乏有关[25]。另一项研究发现，母体缺乏维生素 B_6 的婴儿相比母体维生素 B_6 充足的婴儿，其新生儿评分更低[26]。

通常妊娠期对维生素 B_6 具有良好的耐受性，报道的轻微副作用有镇静、胃灼热和心律失常[22]。一项小型的临床试验报道，妊娠期补充吡哆醇，其婴儿的出生体重降低[27]。虽然在科学文献中存在相互矛盾的证据和分歧，但母体摄入高剂量吡哆醇可能会导致新生儿癫痫[28-31]。

22.2.2　维生素 B_9（叶酸）

维生素 B_9 通常称为叶酸或叶酸盐（通用术语为叶酸），是维生素 B 族中的一种水溶性维生素。叶酸在细胞内的代谢中起关键作用，即它在 DNA 合成过程中发挥作用。叶酸以妊娠期预防神经管缺陷而著称。2007 年已就关于妊娠前、妊娠期和哺乳期叶酸的给药剂量提出了新建议[24]。这些建议总结在表 22.1 和表 22.2 中。

表22.1　妊娠前、妊娠期和哺乳期补充叶酸的方案[24]

1　对于育龄期女性,尤其是想要妊娠的女性,在健康观察期(重新开始避孕、巴氏涂片检查和每年体检)除了建议她们补充复合维生素,也应建议她们补充叶酸。

2　建议女性应该保持健康的饮食,推荐参照加拿大饮食指南中的健康饮食部分(加拿大卫生部)。优秀良好的含有叶酸的食物,包括强化谷物、菠菜、扁豆、鹰嘴豆、芦笋、花椰菜、豌豆、芽甘蓝、玉米和橘子。然而,单独的饮食不太可能提供类似于多种叶酸维生素剂的补充。

3　女性服用含有叶酸的复合维生素时,不建议超过维生素补充剂的一日剂量,即产品标签上注明的剂量。

4　计划妊娠的女性在没有经济或其他困扰下应该尽可能广泛补充叶酸和多种维生素,以确保额外的补充水平。

5　补充叶酸 5mg 并不会弥补维生素 B_{12} 的缺乏(恶性贫血),并且在调查(检查或试验)前不需要补充。

6　为计划妊娠 ± 补充依从性的女性推荐的预防先天性异常复发(无脑畸形、脊髓脊膜突出、脑脊髓膜突出、口腔面裂、结构性心脏病、肢体缺陷、尿路异常和脑积水)的策略,据报道在妊娠前或妊娠早期口服叶酸 ± 复合维生素补充剂降低了先天性异常复发的发生率。每日额外补充含 5mg 叶酸的多种维生素的叶酸补充饮食,至少应该在妊娠前 3 个月开始,直到妊娠后 10 ~ 12 周。从妊娠 12 周到整个妊娠期和产后(4 ~ 6 周或整个哺乳期),都应该补充含叶酸的多种维生素补充剂(0.4 ~ 1.0mg)。

From Wilson et al. (2007). Pre-conceptional vitamin/folic acid supplementation 2007: the use of folic acid in comnination with a multivtamin supplement for the prevention of neural tube defects and other congenital anomalies. J Obstet Gynaecol Can Dec 29 (12):1003 – 26.

表22.2　妊娠前、妊娠期和哺乳期补充叶酸的方案(选项 A、B 或 C)

● 选项 A:对没有个人健康风险、计划妊娠并且有良好依从性的女性,至少在妊娠前的 2 ~ 3 个月到整个妊娠期,再到产后(4 ~ 6 周或整个哺乳期),应安排含叶酸多的食物的健康饮食,并且每天补充含叶酸的多种维生素补充剂(0.4 ~ 1.0mg)。

● 选项 B:患者的健康风险,包括癫痫、胰岛素依赖型糖尿病、$BMI > 35kg/m^2$ 的过度肥胖、神经管缺陷的家族史,有上述疾病的女性属于高风险人群,需要增加摄入高叶酸的食物并每天补充 5mg 含叶酸的多种维生素补充剂,这个过程至少从妊娠前的 3 个月开始并持续到妊娠后的 10 ~ 12 周。从妊娠后 12 周到整个妊娠期和产后期(4 ~ 6 周或整个哺乳期),都应该补充含叶酸的多种维生素补充剂(0.4 ~ 1.0mg)。

(待续)

表22.2(续)

- 选项C:具有药物治疗顺从型差的病史、存在饮食不规律的生活方式方面的问题、没有一致地进行避孕,以及可能接触了有致畸作用的物质(酒精、烟草、非处方娱乐性药物),有以上情况的患者需要咨询有关预防出生缺陷和叶酸及多种维生素补充剂服用的健康问题。应该给予高剂量叶酸(5mg)连同多种维生素补充的给药方案,因为这样随着不规则的维生素/叶酸摄入可能能够达到更充足的血清红细胞叶酸水平,同时这种方案的额外健康风险是最小的。

From Wilson et al. (2007). Pre-conceptional vitamin/folic acid supplementation 2007: the use of folic acid in comnination with a multivtamin supplement for the prevention of neural tube defects and other congenital anomalies. J Obstet Gynaecol Can Dec 29 (12):1003 – 26.

叶酸除了有助于预防畸形,在唐氏综合征的发展上也可能发挥作用。针对31名患有妊娠唐氏综合征的女性进行了病例对照研究,收集她们的血样并与60名年龄相仿的未流过产或没有妊娠异常的女性进行比较[32]。患有唐氏综合征母体体内的同型半胱氨酸血浆水平显著增高($P = 0.004$),并且其叶酸的血清水平显著降低($P = 0.0001$)。组间观察显示,维生素 B_{12} 和维生素 B_6 水平并没有显著差异[32]。基于这些结果,血清叶酸浓度低及同型半胱氨酸血浆水平高可能是导致唐氏综合征发生的原因[32]。

有一些相互矛盾的证据表明妊娠期补充叶酸可能增加或者减轻儿童的特异反应性和哮喘的风险。一项关于出生的前瞻性队列研究($n = 557$)发现,妊娠晚期补充叶酸会增加3.5岁儿童患哮喘[相对危险度(RR) $= 1.26(1.08 \sim 1.43)$]和持续性哮喘[RR $= 1.32(1.03 \sim 1.69)$]的风险[33]。在5.5岁阶段,儿童哮喘水平变化没有达到统计学意义[RR $= 1.17(0.96 \sim 1.42)$][33]。但是 KOALA 的出生队列研究($n = 2834$)得出了相反的结果[34]。在这项研究中,妊娠期母体补充叶酸并不会增加后代喘息、肺功能、哮喘或相关过敏性结果的风险[34]。妊娠期母体细胞内高水平的叶酸往往能轻微地降低患哮喘的风险,也就是以剂量依赖的形式,在 6 ~ 7 岁时患哮喘风险与其成反比关系(趋势 $P = 0.05$)[34]。在埃文亲子纵向研究(ALSPAC)中,他们发现亚甲基四氢叶酸还原酶(MTHFR)基因常见多态性的变应性致敏作用与膳食叶酸摄入量无关[35]。

22.2.3 维生素 A

维生素 A 是一种脂溶性维生素,与人的视力、基因转录、皮肤健康和免疫功能有关。在妊娠期,维生素 A 的致畸作用与剂量应用方式相关。一项临床试验研究显示妊娠期每日摄入 6000IU 的维生素 A 不会增加胎儿畸形的发生率[36]。每天摄入量超过 10 000IU 的维生素 A,可能会有致畸作用。对 22 748 名妊娠期女性进行的前瞻性队列研究发现,每天消耗维生素 A > 15 000IU 和 > 10 000IU 的女性与只消耗 5000IU 的女性相比,患脑神经脊缺陷的概率较高;大约在 57 个新生儿中就会有 1 个因为维生素 A 的补充而出现畸形[37]。据观察,若母体在妊娠前 7 周内具有较高的维生素 A 消耗水平,胎儿畸形的发生率最高[37]。针对 1000 名婴儿进行的病例对照研究结果显示,接触高剂量的维生素 A 可能会引起致畸作用(每日 > 40 000IU),特别是在妊娠早期[38]。另一方面,针对 955 名新生儿的病例对照研究发现,每天接触 > 8000IU 或 > 10 000IU 的维生素 A 与一般的畸形、脑神经脊缺陷或神经管缺陷并没有关系[39]。在当前研究的基础上,建议妊娠期间女性摄入维生素 A 的剂量不应超过 6000IU。应该注意的是,大多数妊娠期多种维生素或矿物质产品规定的每天摄入剂量为不超过 6000IU 或更低;在某些情况下,β - 胡萝卜素完全取代了维生素 A 成分,β - 胡萝卜素是维生素 A 的前体。临床医生应该注意的是,需要确保计划妊娠的女性服用的是妊娠期专用的多种维生素或矿物质产品,而不是"普通"的多种维生素或矿物质产品,普通的产品中维生素 A 的含量要更高。

尽管维生素 A 有致畸的风险,但对妊娠有很多好处。对 5 项试验(包括 23 426 名女性)的系统评价发现,每周摄入维生素 A 补充剂能够降低至产后 12 周的母体死亡率,以及夜盲症的发生[40]。一项关于习惯性流产的女性研究表明,其维生素 A 的水平与对照组相比明显更低[41]。

特别注意,对患有艾滋病病毒感染或获得性免疫缺陷综合征(AIDS)的女性更应该加强补充维生素 A。存在相互矛盾的证据表明,维生素 A 或者可能会增加胎儿垂直传播艾滋病病毒的风险,或者不会影响垂直传播[42 - 46]。一项发表在 Cochrane 系统评价数据库的系统回顾性研究和 Meta 分析研究结果显示,基于目前最有说服力的证据,产前或产后补充维生素 A 可能对艾滋病病毒母婴传播的影响很小或者根本没有影响[47]。

22.2.4 维生素 E

维生素 E 是一种脂溶性维生素,似乎没有特定的代谢作用。维生素 E 的主要功能是作为一种断链抗氧化剂,能够防止自由基的生成;因此,大部分它的活动是由于其抗氧化的性能。妊娠期间,在妊娠早期摄入维生素 E 可能存在潜在的问题。一项病例对照研究比较了 276 名患有先天性心脏缺陷(CHD)孩子的母亲与 324 名健康孩子的母亲[48]。在妊娠期的前 8 周,维生素 E 摄入在 14.9mg/d 以上患 CHD 的风险可能会增加1.7~9 倍[48]。

一项关于对比 50 名自发流产女性和正常终止妊娠女性的研究表明,个体血清 α - 生育酚的值高于正常限度 0.50mg/100mL 的女性流产率显著提高[49]。然而,一项将 40 名习惯性流产女性与对照组比较的研究表明,习惯性流产女性的维生素 E 水平明显较低[41]。基于当前发表的科学文献,除了妊娠期使用的多种维生素或矿物质产品,对于妊娠早期维生素 E 使用的安全剂量尚不明确。

22.2.5 钙

钙是人体内发现的一种矿物质,特别是骨骼、牙齿、血液、细胞外液、肌肉和其他组织中。钙对神经传输、肌肉收缩、血管收缩、血管舒张、腺体分泌、细胞膜和毛细血管通透性、酶反应、呼吸、肾脏功能和凝血功能至关重要[50]。在妊娠期间,钙改善骨矿化的作用已经进行了相关研究。

一项关于妊娠期钙剂补充影响的系统评估和 Meta 分析研究,重点分析了妊娠期高血压疾病与相关的母婴预后[51]。一项涉及 15 730 名妊娠期女性,包括 13 项随机对照试验的 Meta 分析研究中,将妊娠期每日至少补充 1g 钙剂的女性与服用安慰剂的女性进行了对比[51]。与安慰剂组相比,钙剂补充降低了妊娠期女性如下的平均风险:高血压[RR = 0.65(-0.53~0.81)]、先兆子痫[RR = 0.45(0.31~0.65)]、早产[RR = 0.76(0.60~0.97)]、先兆子痫高危女性中的早产[RR=0.45(0.24～0.83)],以及妊娠期女性死亡或严重发病综合结果[RR=0.80(0.65～0.97)][51]。钙剂的保护作用在患有高危高血压病的女性[RR=0.22(0.12～0.42)]和低钙摄入量的女性[RR=0.36(0.20～0.65)]中效果最好[51]。钙剂组死亡1例,安慰剂组死亡6例,在统计学上并没有显著性差异[RR=0.17(0.02～1.39)][51]。后代中,钙剂补充降低了收缩压,大于第95百分位的儿童收缩压有所降低[RR=0.59(0.39～0.91)][51]。这些随机对照试验研究中,大多数女性患高血压疾病的风险低,并且在基线水平摄入低钙饮食[51]。

22.3 妊娠中期

经历了晨吐、流产和出生缺陷预防之后,通常妊娠中期是妊娠期女性的缓和期。尽管如此,新生儿骨矿化是一个重要的问题,就像妊娠期并发症的治疗,例如妊娠期糖尿病。本节将讨论与这类疾病有关的天然保健品。

22.3.1 钙

一项随机对照试验对256名妊娠期女性进行了相关研究,从妊娠22周直至分娩时给予妊娠期女性每天2000mg的钙元素或安慰剂[52]。治疗后,试验组之间在胎龄、出生体重、婴儿身高、全身或腰椎的矿物质含量方面并没有显著性差异[52]。然而,与对照组相比,母亲以膳食钙摄入最低量的1/5(＜600mg/d)进行钙剂补充时,其后代的全身骨矿物质含量显著较高[52]。因此,对于膳食低钙摄入量的女性在妊娠中期或妊娠晚期每天补充2000mg钙能增加胎儿骨矿化[52]。对贫困社会经济群体的87名妊娠期女性进行了前瞻性队列研究,相比母体未进行钙剂补充的新生儿,母体自妊娠20周至分娩时每日补充300mg和600mg的钙元素,其新生儿骨骼骨密度显著增加[53]。

22.3.2 维生素C、维生素E和锌

人们对7项相关研究进行了Meta分析,研究对5969名有先兆子痫风险的妊娠期女性给予维生素C和维生素E[54]。Meta分析研究发

现,组合补充维生素 C 和维生素 E 对母婴预后并没有潜在益处,反而对于有先兆子痫风险[RR = 1.3(1.08 ~ 1.57)]和新生儿低出生体重风险[RR = 1.13(1.004 ~ 1.270)]的女性,会增加其患妊娠期高血压疾病的风险[54]。

母亲在妊娠期间摄入含有维生素 E 和锌的食物,能够降低发育中儿童患喘息和哮喘的风险[55]。一项纵向队列研究,包括了 1861 名儿童,其母亲在妊娠期间被招募并继续随访了 5 年[55]。通过食物食用频率问卷和血浆水平评估妊娠期女性的营养状况[55]。妊娠期间母体维生素 E 的摄入量与上一年喘息[OR = 0.82(0.71 ~ 0.95)]、哮喘史[OR = 0.84(0.72 ~ 0.98)]、上一年的哮喘和喘息[RR = 0.79(0.65 ~ 0.95)]以及持续性喘息[OR = 0.77(0.63 ~ 0.93)]呈现负相关[55]。妊娠期母体锌的摄入量与哮喘史[OR = 0.83(0.71 ~ 0.78)]和活跃性哮喘[OR = 0.72(0.59 ~ 0.89)]呈负相关[55]。

22.3.3 铬

铬是一种重要的微量元素,最常用于 2 型糖尿病的治疗。针对 8 名患有妊娠糖尿病的妊娠期女性进行了一项小型研究,给药剂量为吡啶甲酸铬每天 8 μg/kg,结果显示改善了血糖控制[56]。

22.3.4 辅酶 Q10(CoQ10)

辅酶 Q10(CoQ10)也是一种泛醌,是发现于人类细胞线粒体中的一种维生素脂溶性物质。CoQ10 参与了电子传递链和三磷酸腺苷(ATP)的生成。一项研究表明,妊娠期间 CoQ10 补充可以预防高危女性先兆子痫[57]。一项随机对照试验对 235 名有先兆子痫风险的女性进行了相关研究,自妊娠 20 周直到分娩给予 200mg CoQ10 或安慰剂[57]。结果显示先兆子痫的发生显著降低($P = 0.035$)[RR = 0.56(0.33 ~ 0.96)],其中对照组中有 30 名女性(25.6%)出现先兆子痫,而 CoQ10 组有 17 名女性(14.4%)出现先兆子痫[57]。

22.4 妊娠晚期

妊娠晚期是另一个危险阶段,因为妊娠期女性会有早产和许多分娩并发症的风险。本节讨论的大多数 NHP 是草药和脂肪酸,脂肪酸主要用于引产。

22.4.1 蓖麻油(蓖麻)

蓖麻油是通过冷榨蓖麻种子而得来的。与种子不同,蓖麻油不含有致命的蓖麻毒素[58]。蓖麻油通常以强大的润肠通便作用而闻名。在妊娠期应用蓖麻油可以诱导分娩,在美国93%的助产士报告称使用蓖麻油进行引产[14]。

一项前瞻性队列研究对 103 名胎膜完整的妊娠期女性在妊娠40~42 周进行了相关研究[59]。对妊娠期女性进行随机分配,一组给予单剂量口服蓖麻油(60mL),另一组不进行治疗[59]。对组间 24 小时内的开始分娩、分娩的方式、胎粪染色羊水的存在、阿普伽新生儿评分和新生儿出生体重进行了比较。服用蓖麻油之后,52 名女性中有 30 名女性(57.7%)开始有效分娩;而未接受治疗组,48 名女性中只有 2 名(4.2%)开始有效分娩[59]。蓖麻油成功启动分娩时,有 83.3%(25/30)的女性经由阴道分娩[59]。蓖麻油似乎通过让肠道充血从而作用于子宫,引起子宫的反射性刺激[60]。蓖麻油也会增加前列腺素的产生,从而刺激子宫的活动[59]。

有一些关于分娩时蓖麻摄入的负面影响的案例。有一例报道了急剧危险的分娩、羊水胎粪污染和羊水栓塞造成的心脏呼吸骤停[61]。一项关于美国得克萨斯州助产士的调查显示蓖麻油更容易造成不良反应,包括胎盘早剥、严重的胃痉挛、腹泻和脱水,并因此实施了急救剖宫产[62]。

(夏亚飞　译)

参考文献

[1] van Trigt AM, Waardenburg CM, Haaijer-Ruskamp FM, de Jong-van den Berg LT. Questions about drugs: how do pregnant women solve them? Pharm World Sci 1994;16(6):254–9.
[2] Bonari L, Koren G, Einarson TR, Jasper JD, Taddio A, Einarson A. Use of antidepressants by pregnant women: evaluation of perception of risk, efficacy of evidence based counseling and determinants of decision making. Arch Women's Ment Health 2005;8(4):214–20.

[3] Koren G, Bologa M, Pastuszak A. How women perceive teratogenic risk and what they do about it. Ann NY Acad Sci 1993;678:317–24.

[4] Mabina MH, Moodley J, Pitsoe SB. The use of traditional herbal medication during pregnancy. Trop Doct 1997;27(2):84–6.

[5] Quijano NJ. Herbal contraceptives: exploring indigenous methods of family planning. Initiatives Popul 1986;8(2):22,31–5.

[6] Wong HB. Effects of herbs and drugs during pregnancy and lactation. J Singapore Paediatr Soc 1979;21(3–4):169–78.

[7] Moerman DE. Native American Ethnobotany. Portland, OR: Timber Press; 1988.

[8] Tiran D. The use of herbs by pregnant and childbearing women: a risk–benefit assessment. Complement Ther Nurs Midwifery 2003;9(4): 176–81.

[9] Hepner DL, Harnett M, Segal S, Camann W, Bader AM, Tsen LC. Herbal medicine use in parturients. Anesth Analg 2002;94(3):690–3; table of contents.

[10] Gibson PS, Powrie R, Star J. Herbal and alternative medicine use during pregnancy: a cross-sectional survey. Obstet Gynecol 2001;97(4 suppl. 1):S44.

[11] Tsui B, Dennehy CE, Tsourounis C. A survey of dietary supplement use during pregnancy at an academic medical center. Am J Obstet Gynecol 2001;185(2):433–7.

[12] Mabina MH, Pitsoe SB, Moodley J. The effect of traditional herbal medicines on pregnancy outcome. The King Edward VIII Hospital experience. S Afr Med J 1997;87(8):1008–10.

[13] Einarson A, Lawrimore T, Brand P, Gallo M, Rotatone C, Koren G. Attitudes and practices of physicians and naturopaths toward herbal products, including use during pregnancy and lactation. Spring Can J Clin Pharmacol 2000;7(1): 45–9.

[14] McFarlin BL, Gibson MH, O'Rear J, Harman P. A national survey of herbal preparation use by nurse-midwives for labor stimulation. Review of the literature and recommendations for practice. J Nurse Midwifery 1999;44(3):205–16.

[15] Newall CA, Anderson LA, Phillipson JD. Herbal Medicines: A Guide for Health-care Professionals. London UK: Pharmaceutical Press; 1996.

[16] McGuffin M, Hobbs C, Upton R, Goldberg A. American Herbal Products Association's Botanical Safety Handbook. Boca Raton, FL: CRC Press; 1997.

[17] Brinker F. Toxicology of Botanical Medicines. Sandy, OR: Eclectic Medical Publications; 2000.

[18] Farnsworth NR, Bingel AS, Cordell GA, Crane FA, Fong HH. Potential value of plants as sources of new antifertility agents I. J Pharm Sci 1975;64(4):535–98.

[19] Sahakian V, Rouse D, Sipes S, Rose N, Niebyl J. Vitamin B6 is effective therapy for nausea and vomiting of pregnancy: a randomized, double-blind placebo-controlled study. Obstet Gynecol 1991;78(1):33–6.

[20] Vutyavanich T, Wongtrangan S, Ruangsri R. Pyridoxine for nausea and vomiting of pregnancy: a randomized, double-blind, placebo-controlled trial. Am J Obstet Gynecol 1995;173(3 Pt 1):881–4.

[21] Sripramote M, Lekhyananda N. A randomized comparison of ginger and vitamin B6 in the treatment of nausea and vomiting of pregnancy. J Med Assoc Thai 2003;86(9):846–53.

[22] Chittumma P, Kaewkiattikun K, Wiriyasiriwach B. Comparison of the effectiveness of ginger and vitamin B6 for treatment of nausea and vomiting in early pregnancy: a randomized double-blind controlled trial. J Med Assoc Thai 2007;90(1):15–20.

[23] Czeizel AE, Puho E, Banhidy F, Acs N. Oral pyridoxine during pregnancy: potential protective effect for cardiovascular malformations. Drugs R D 2004;5(5):259–69.

[24] Hillman RW, Cabaud PG, Schenone RA. The effects of pyridoxine supplements on the dental caries experience of pregnant women. Am J Clin Nutr 1962;10:512–5.

[25] Bapurao S, Raman L, Tulpule PG. Biochemical assessment of vitamin B6 nutritional status in pregnant women with orolingual manifestations. Am J Clin Nutr 1982;36(4):581–6.

[26] Schuster K, Bailey LB, Mahan CS. Vitamin B6 status of low-income adolescent and adult pregnant women and the condition of their infants at birth. Am J Clin Nutr 1981;34(9):1731–5.

[27] Temesvari P, Szilagyi I, Eck E, Boda D. Effects of an antenatal load of pyridoxine (vitamin B6) on the blood oxygen affinity and prolactin levels in newborn infants and their mothers. Acta Paediatr Scand 1983;72(4):525–9.

[28] Gordon N. Pyridoxine dependency: an update. Dev Med Child Neurol 1997;39(1):63–5.

[29] Baxter P, Aicardi J. Neonatal seizures after pyridoxine use. Lancet 1999;354: 2082–3.

[30] South M. Neonatal seizures after pyridoxine use – reply. Lancet 1999;354:2083.

[31] Bernstein AL. Vitamin B6 in clinical neurology. Ann NY Acad Sci 1990;585: 250–60.

[32] Takamura N, Kondoh T, Ohgi S, et al. Abnormal folic acid-homocysteine metabolism as maternal risk factors for Down syndrome in Japan. Eur J Nutr 2004;43(5):285–7.

[33] Whitrow MJ, Moore VM, Rumbold AR, Davies MJ. Effect of supplemental folic acid in pregnancy on childhood asthma: a prospective birth cohort study. Am J Epidemiol 2009;170(12):1486–93.

[34] Magdelijns FJ, Mommers M, Penders J, Smits L, Thijs C. Folic acid use in pregnancy and the development of atopy, asthma, and lung function in childhood. Pediatrics 2011;128(1):e135–144.

[35] Granell R, Heron J, Lewis S, Davey Smith G, Sterne JA, Henderson J. The association between mother and child MTHFR C677T polymorphisms, dietary folate intake and childhood atopy in a population-based, longitudinal birth cohort. Clin Exp Allergy 2008;38(2):320–8.

[36] Dudas I, Czeisel AE. Use of 6000 IU vitamin A during early pregnancy without teratogenic effect. Teratology 1992;45:335–6.

[37] Rothman KJ, Moore LL, Ringer MR, Nguyen UDT, Mannino S, Milunsky A. Teratogenicity of high vitamin A intake. N Engl J Med 1995;333:1369–73.

[38] Martinez-Frias ML, Salvador J. Epidemiological aspects of prenatal exposure to high doses of vitamin A in Spain. Eur J Epidemiol 1990;6(2):118–23.

[39] Mills JL, Simpson JL, Cunningham GC, Conley MR, Rhoads GG. Vitamin A and birth defects. Am J Obstet Gynecol 1997;177(1):31–6.

[40] van den Broek N, Kulier R, Gülmezoglu AM, Villar J. Vitamin A supplementation during pregnancy (Cochrane Review). The Cochrane Library 2004(3).

[41] Simsek M, Naziroglu M, Simsek H, Cay M, Aksakal M, Kumru S. Blood plasma levels of lipoperoxides, glutathione peroxidase, beta carotene, vitamin A and E in women with habitual abortion. Cell Biochem Funct 1998;16(4):227–31.

[42] Kumwenda N, Miotti PG, Taha TE, et al. Antenatal vitamin A supplementation increases birth weight and decreases anemia among infants born to human immunodeficiency virus-infected women in Malawi. Clin Infect Dis 2002;35(5):618–24.

[43] Coutsoudis A, Pillay K, Spooner E, Kuhn L, Coovadia HM. Randomized trial testing the effect of vitamin A supplementation on pregnancy outcomes and early mother-to-child HIV-1 transmission in Durban, South Africa. South African Vitamin A Study Group. AIDS 1999;13(12):1517–24.

[44] Fawzi WW, Msamanga GI, Spiegelman D, et al. Randomised trial of effects of vitamin supplements on pregnancy outcomes and T cell counts in HIV-1-infected women in Tanzania. Lancet 1998;351(9114):1477–82.

[45] Fawzi WW, Msamanga GI, Hunter D, et al. Randomized trial of vitamin supplements in relation to transmission of HIV-1 through breastfeeding and early child mortality. AIDS 2002;16(14):1935–44.

[46] Burger H, Kovacs A, Weiser B, et al. Maternal serum vitamin A levels are not associated with mother-to-child transmission of HIV-1 in the United States. J Acquir Immune Defic Syndr Hum Retrovirol 1997;14(4):321–6.

[47] Wiysonge CS, Shey M, Kongnyuy EJ, Sterne JA, Brocklehurst P. Vitamin A supplementation for reducing the risk of mother-to-child transmission of HIV infection. Cochrane Database Syst Rev 2011(1); CD003648.

[48] Smedts HP, de Vries JH, Rakhshandehroo M, et al. High maternal vitamin E intake by diet or supplements is associated with congenital heart defects in the offspring. BJOG 2009;116(3):416–23.

[49] Vobecky JS, Vobecky J, Shapcott D, Cloutier D, Lafond R, Blanchard R. Vitamins C and E in spontaneous abortion. Int J Vitam Nutr Res 1976;46(3):291–6.

[50] Calcium Monograph. Therapeutic Research Faculty. 2011. Accessed August 2011.

[51] Hofmeyr GJ, Lawrie TA, Atallah AN, Duley L. Calcium supplementation during pregnancy for preventing hypertensive disorders and related problems. Cochrane Database Syst Rev 2010(8); CD001059.

[52] Koo WW, Walters JC, Esterlitz J, Levine RJ, Bush AJ, Sibai B. Maternal calcium supplementation and fetal bone mineralization. Obstet Gynecol 1999;94(4):577–82.

[53] Raman L, Rajalakshmi K, Krishnamachari KA, Sastry JG. Effect of calcium supplementation to undernourished mothers during pregnancy on the bone density of the neonates. Am J Clin Nutr 1978;31(3):466–9.

[54] Rahimi R, Nikfar S, Rezaie A, Abdollahi M. A meta-analysis on the efficacy and safety of combined vitamin C and E supplementation in preeclamptic women. Hypertens Pregnancy 2009;28(4):417–34.

[55] Devereux G, Turner SW, Craig LC, et al. Low maternal vitamin E intake during pregnancy is associated with asthma in 5-year-old children. Am J Respir Crit Care Med 2006;174(5):499–507.

[56] Jovanovic-Peterson L, Gutierry M, Peterson CM. Chromium supplementation for gestational diabetic women (GDM) improves glucose tolerance and decreases hyperinsulinemia. Diabetes 1996;43(337a).

[57] Teran E, Hernandez I, Nieto B, Tavara R, Ocampo JE, Calle A. Coenzyme Q10 supplementation during pregnancy reduces the risk of pre-eclampsia. Int J Gynaecol Obstet 2009;105(1):43–5.

[58] Castor Monograph. Therapeutic Research Faculty. 2011. Accessed August 2011.

[59] Garry D, Figueroa R, Guillaume J, Cucco V. Use of castor oil in pregnancies at term. Altern Ther Health Med 2000;6(1):77–9.

[60] Gennaro A. Remington: The Science and Practice of Pharmacy. 19th ed. Philedelphia, PA: Lippincott: Williams & Wilkins; 1996.

[61] Steingrub JS, Lopez T, Teres D, Steingart R. Amniotic fluid embolism associated with castor oil ingestion. Crit Care Med 1988;16(6):642–3.

[62] Bayles BP. Herbal and other complementary medicine use by Texas midwives. J Midwifery Womens Health 2007;52(5):473–8.

第 **23** 章

草药和替代疗法

Henry M. Hess

妊娠期间是使用草药和替代疗法的理想时间。草药往往是天然化合物中比较温和的制剂,只适用于妊娠期的一些不适和疾病。多项研究表明,多达 50% 的女性会选择草药和替代疗法作为妊娠期的治疗方法[8,13-15,18]。

虽然草药疗法已经使用了几个世纪,但草药是许多化合物的复杂混合物,并且一些草药对妊娠期女性和胎儿有潜在的严重负面影响。在由 Schaefer、Peters 和 Miller 主编的《妊娠期和哺乳期药物》(*Drugs during Pregnancy and Lactation*)第二版中[13],我们关注的是草药在妊娠期间应用的安全性,并建议医护工作者在妊娠期间应用某些草药会有明显的风险,这取决于草药的种类、制备的纯度、妊娠期间的用药时机。本章中我们专注于讨论草药和替代疗法对于妊娠期间许多症状治疗的安全性和有效性。使用现有的最佳科学证据,基于证据和传统,我们对能安全、有效地用于治疗妊娠期常见疾病和不适的草药、补充剂以及其他替代疗法列出并进行了分类。

我们用表格的形式列出了草药和补充剂的剂型和剂量。重要的是要认识到,草药是植物或植物根的提取物,因此其中包括了许多化合物。这与药物制剂有很大的区别,药物制剂通常是单一的活性成分。不同形式的草药制剂包含不同的化合物,并且浓度取决于从植物或植物根部提取的方法。草药制剂通常有以下形式:茶类或浸剂类(干草药的热水提取物)、胶囊、干浸膏和酊剂(干草药的乙醇提取物)。妊娠期使用的最常见草药形式是茶类或浸剂类。这类剂型通常所含的化合物浓度最低、种类最少,因此是最安全的。人们最常用的其他剂型是胶囊和干浸膏。妊娠期间应该避免使用酊剂,因为其浓度含量过高并且使用乙醇作为溶媒。

草药或补充剂和药物制剂之间的使用存在着显著区别,表现在特殊草药或补充制剂的完整性和纯度上[13]。由于食品和药品管理局(FDA)没有对这些产品进行监管,因此患者和供应商需要通过某些来源搜索产品选择的指南,例如 ConsumerLab. com[3]。我们强烈建议对个人准备的充足性经常进行评估。

我们还讨论了催眠和冥想作为妊娠期和分娩时常见不适和疾病的替代疗法的使用,否则可能需要进行药物治疗。

23.1 妊娠期间经常使用的草药茶

妊娠期间最常用的草药是茶类或浸剂类。一些草药茶有特定的适应证;而其他类的茶剂则作为患者的一般健康补品。尽管有关草药茶可获得的临床试验资料很少以及以西方医学标准为基础的安全性和有效性的循证证据很少,但其应用的时间已经有几个世纪,并且认为妊娠期间使用是安全、有效的。一般建议[13],妊娠期间每天限制饮用两杯草药茶。这类似于咖啡饮用的安全数据。当大量饮用时,其安全性未知。以下几种草药茶在妊娠期间饮用是安全、有效的[1,5,13,15]:

(1)红莓叶可缓解恶心、增加产奶量、增加子宫张力和缓解阵痛。人们对在妊娠早期是否适合使用红桑子叶存在争议,主要是因为担心刺激子宫,从而引起流产。通常认为在妊娠中期和妊娠晚期使用是安全的。

(2)薄荷可缓解恶心、腹胀。茶剂是最常用的,也使用肠溶衣片(最大给药剂量187mg,每天3次)。薄荷可能会引起胃食管反流。

(3)洋甘菊(德国)可缓解胃肠道刺激、失眠和关节刺激。

(4)蒲公英,一种温和的利尿剂,可滋养肝;含有大量的维生素 A、维生素 C 和铁、钙、钾以及微量元素。

(5)苜蓿,一般的妊娠期补品;维生素 A、维生素 D、维生素 B、维生素 K 以及矿物质和消化酶的含量较高;认为能够降低妊娠晚期产后出血的风险。

(6)燕麦和燕麦秸秆含有钙和镁,有助于缓解焦虑、烦躁不安、失眠和皮肤过敏。

（7）荨麻叶,传统妊娠期补品;含有大量的维生素 A、维生素 C、维生素 K、钾、钙、铁。注:荨麻根不同于荨麻叶;荨麻根用于诱导人工流产,妊娠期使用不安全。

（8）赤榆皮可缓解恶心、胃灼热和阴道刺激。

23.2　妊娠期间用作芳香疗法的精油

一部分精油经常被用于妊娠期芳香疗法,基于传统和历史中的应用,认为下文所列出几种精油在妊娠期间使用是安全、有效的。使用过程中应当始终谨慎,将精油稀释到适当的浓度,加入芳香疗法扩散器中。这些精油不应口服摄入。下面列出了这些精油及应用[1,13,15]:

（1）洋甘菊用于呼吸道疾病。

（2）橘子:解痉药、减充血剂、一般松弛剂。

（3）葡萄柚:兴奋剂、抗抑郁药。

（4）天竺葵用于皮炎、激素失衡、情绪障碍和病毒感染。

（5）玫瑰:收敛剂,用于口腔和咽部黏膜轻度炎症。

（6）夹明:兴奋剂、抗抑郁和焦虑。

（7）依兰用于抗痉挛、心律失常、焦虑、抑郁、脱发和肠道问题。

（8）薰衣草用于食欲缺乏、紧张和失眠。

23.3　制成胶囊或干浸膏使用的草药

23.3.1　姜

（1）用于妊娠期间的恶心和呕吐。剂量:250mg,每天 3 ~ 4 次。

（2）姜是最以证据为基础应用的草药,数据显示其在妊娠期间使用安全、有效。认为当姜的剂量为 250mg,每天应用 3 ~ 4 次时,对于妊娠期恶心和呕吐,以及妊娠剧吐是安全有效的[1,6,8,13-15,18]。人们通常认为大部分的止吐活性来自 6 - 姜醇,这种成分能够直接作用于胃肠道。姜萜内酯成分也作用于回肠部位的 5-HT3 受体,这也是一部分处方止吐药作用的受体。姜的止吐剂活性也可能涉及中枢神经系统,这是因为 6-姜醇和姜萜内酯成分能够作用于中枢神经系统中的5-羟色胺受体[18]。

23.3.2　蔓越莓

(1)泌尿道感染的防治。剂量:300~400mg,每天 3 次。可能引起胃肠不适。

(2)蔓越莓是妊娠期间最常用的草药之一,主要用于泌尿道感染的预防和治疗。尽管妊娠期蔓越莓安全有效使用的历史悠久,但其循证医学数据很少[1,8,13-15,18,24]。文献显示,蔓越莓胶囊比蔓越莓汁更有效。关于蔓越莓的药理学研究表明,蔓越莓中的原花青素能够干扰泌尿道上皮细胞的细菌黏附[18]。

23.3.3　紫锥菊

(1)上呼吸道感染、阴道炎和单纯疱疹病毒的预防与治疗。剂量:900mg 的干根或对等物,每天 3 次。

(2)紫锥菊在妊娠期安全、有效使用的历史悠久[1,7,8,13-15,17,18]。两项科学研究经常被引用作为循证研究表明其在妊娠期使用的安全性[9,18]。其疗效是基于传统,而不是基于证据。紫锥菊被熟知的作用是能够抑制流感病毒和单纯疱疹病毒 I 和 II。已经证实它能够促进脾脏和骨髓中吞噬细胞的增殖、刺激单核细胞、增加多形核白细胞的数量、促进多形核白细胞黏附于内皮细胞以及激活巨噬细胞[18]。

23.3.4　贯叶连翘

(1)能够用于治疗轻度至中度抑郁、焦虑和季节性情绪失调。剂量:标准提取物 300mg,每天 3 次。

(2)尽管贯叶连翘在妊娠期安全、有效使用的循证医学证据极少,但德国 E 委员会、美国草药产品协会以及很多传统文献认为妊娠期间使用贯叶连翘是安全的[1,7,8,13-15,17,18]。常用于治疗妊娠期间的轻度到中度抑郁症。研究表明,贯叶连翘作为一种 SSRI,能够抑制 5 - 羟色胺、去甲肾上腺素和多巴胺的再摄取。同样重要的是,贯叶连翘中的金丝桃素能够诱导细胞色素 P450 酶,可能会干扰类似代谢的其他药物的代谢过程[1,18]。贯叶连翘能够造成光致敏,因此必须谨慎使用,指导患者用药[1]。

23.3.5 缬草

（1）治疗焦虑和失眠。剂量:睡前服用,胶囊剂或茶剂,2 ~ 3g。

（2）在妊娠期也常用缬草根,但是缺乏循证医学证据证明其安全性和有效性。一些科学出版物以及世界卫生组织[1]建议妊娠期间应谨慎使用缬草,因为其安全性尚未得到临床上的确认。然而,德国 E 委员会[1,7,13]、《植物安全手册》(*Botanical Safety Handbook*)[17]以及几篇文章和书籍,支持妊娠期间使用缬草,通常认为按照上述剂量,偶尔使用是安全、有效的。缬草具有镇静、抗焦虑、抗抑郁、抗惊厥、降血压和解痉的作用。缬草的主要成分有缬草素和阔叶缬草甘醇,能够对动物起到镇静作用。其中缬草素可以抑制负责 γ - 氨基丁酸(GABA)的分解代谢的酶系统,从而增加 GABA 浓度并降低中枢神经活动[18]。

23.3.6 奶蓟草/水飞蓟

（1）治疗妊娠期肝内胆汁淤积症、酒精及非酒精性肝硬化、慢性和急性病毒性肝炎、药物引起的肝毒性、肝脂肪变性。剂量:标准水飞蓟提取物 400mg,每天分 2 ~ 3 次服用。建议只在妊娠中期或妊娠晚期使用[11,18,20,21]。

（2）在自然和草药类文献中有很多关于妊娠期使用奶蓟草治疗肝功能障碍及增加母乳生成量的参考[18]。人们对可能存在的明显副作用也有顾虑和担忧,目前的循证医学证据不足以支持在妊娠期使用奶蓟草。然而,这些少量的循证医学证据确实支持针对上述症状使用这种草药是安全、有效的。在 4 项研究中,没有证据证明会造成母亲和后代的不良反应[18,20,21]。没有有关影响胎儿雌激素的报道,但是存在一个潜在的安全问题,因为奶蓟草的成分中含有黄酮木脂素类化合物[18]。尽管已经有很多关于作用机制的推测,但已经证实水飞蓟宾能够促进 RNA 聚合酶 A 和 DNA 的合成,以增加肝脏的再生能力。水飞蓟素作为活性成分,认为能够竞争性地结合一部分毒素,并作为一种自由基清除剂发挥作用[18]。临床上已经显示定期服用奶蓟草能够降低肝酶升高[18]。

23.3.7 番泻叶

(1)治疗便秘。剂量:10~60mg,睡前服用,最长使用 10 天,妊娠中期和妊娠晚期使用[10,13,14,18]。

(2)关于妊娠期使用番泻叶是非常有争议的,因为番泻叶属于蒽醌类泻药的一种,这在妊娠期是禁忌,因为过度刺激肠或膀胱对子宫有潜在的刺激或兴奋作用,这样可能会引起早产,甚至在妊娠早期造成流产[13]。《草药安全纲要》(*Compendium on Herbal Safety*)提出的观点是妊娠期应避免使用番泻叶[13,18]。然而,在文献中没有报告显示妊娠期使用番泻叶是禁忌。一篇综述性文章显示番泻叶或许是适合妊娠期应用的刺激性泻药,这是因为相比其他蒽醌类泻药,番泻叶经肠吸收很少[10,18]。传统的使用经验表明应当谨慎使用番泻叶,在妊娠中期和妊娠晚期使用番泻叶的风险最小。当然,并没有研究显示在妊娠早期使用存在风险,但基于其可能是一种潜在的堕胎药,建议避免在妊娠早期使用[12]。文献报道,番泻苷通过刺激大肠内壁,导致其收缩和排泄。番泻苷 A 和 B 也能够诱导结肠液分泌,软化粪便,并可能诱导前列腺素使得结肠更有效地收缩。一般给药后 8~12 小时会达到通便效果,但有时可能需要长达 24 小时才能起效。重要的是,妊娠期间不要过度使用番泻叶。已经有引起腹泻、脱水、电解质失衡以及药物习惯性的相关报道[18]。

23.3.8 七叶树

(1)慢性静脉功能不全以七叶亭栗浸膏进行延缓,300mg,每天两次(七叶树籽提取物 240~290mg,七叶素标准品 50mg)。注:不要使用未经加工的原七叶树制剂。成人服用未经加工的制剂可能会产生很大的毒性,并且可能是致命的[18,22]。

（2）文献显示口服七叶树能够显著降低腿部水肿、静脉曲张和慢性静脉功能不全[1,18,22]。虽然已经发现口服七叶树非常有用,但推荐给妊娠期女性使用时应当谨慎,因为关于妊娠期使用的安全性和有效性的循证医学研究很少。然而,有一项随机安慰剂 – 对照试验研究,研究包括 52 名因妊娠引起静脉功能不全引起下肢水肿症状的女性,结果发现七叶树能够改善症状,并且两周后文献作者并没有观察到任何严重的不良反应[18,22]。

23.4 妊娠期草药外用制剂

23.4.1 芦荟凝胶

（1）治疗皮肤烧伤。仅限于局部外用[1,7,13,15,18]。

（2）在妊娠期,芦荟凝胶安全、有效的局部外用的历史已经很久了,但是没有相关的循证医学研究。

23.4.2 七叶树

（1）治疗妊娠期重度痔疮。局部外用 2% 凝胶（七叶素）,每天 2 ~ 4 次[4,18]。

（2）少数研究表明外用七叶树是安全、有效的,特别是对于妊娠期重度痔疮患者。

23.5 妊娠期非草药补充剂

23.5.1 鱼油

（1）维护母体和婴儿的健康,包括通过母体服用从而预防婴儿感冒,对婴儿心脏、免疫系统及炎症应答进行维护,对婴儿脑、眼睛及中枢神经系统的发育进行维护。剂量:每天 300 ~ 400mg DHA（二十二碳六烯酸）和 100 ~ 220mg EPA（二十碳五烯酸）。鱼油的新鲜度很重要,因为变质鱼油的气味极其难闻,并且也可能会失效[3,18]。

(2)发现 Ω-3 脂肪酸对婴儿的神经和早期视觉发育是必不可少的。研究证实,妊娠期女性在饮食中加入 Ω-3 脂肪酸,对后代的视觉和认知发育有积极作用。研究还表明,大量使用 Ω-3 脂肪酸可降低胎儿过敏的风险,有助于预防早产和分娩,降低先兆子痫的风险,可能会增加胎儿出生体重,以及可能会降低产妇产前和产后抑郁的发病率[3,18]。Ω-3 脂肪酸属于长链多不饱和脂肪酸,是健康和发育必不可少的营养物质。它不能在人体中合成,必须通过饮食或补充剂获得。典型的美国饮食中 Ω-3 脂肪酸非常缺乏。两种最有益的 Ω-3 脂肪酸是 EPA 和 DHA,它们在体内一起发挥作用[3]。

(3)由于汞及其他潜在污染物对鱼油的潜在污染,使用经过纯化的鱼油是非常必要的[3]。妊娠期不能用亚麻籽代替鱼油,这是因为亚麻籽中的成分具有潜在的雌激素性质[13,18]。

23.5.2　益生菌

(1)预防和治疗阴道感染(酵母性阴道炎和细菌性阴道炎)。剂量:每天至少40亿益生菌,至少包括乳酸菌、双歧杆菌和酵母菌每种10亿[3,5,18]。

(2)能够预防因这些感染引起的妊娠晚期早产。在面对妊娠相关的症状时能够维护消化系统,这些症状包括腹泻、便秘、痔疮,同时还能够增强免疫系统。研究也表明,当母亲服用益生菌时,婴儿和幼儿到 2 岁时患湿疹或特应性皮炎的可能性降低了40%。有限的研究也表明,益生菌有助于限制妊娠期女性体重的过度增加。

23.6　用于诱导分娩的草药

在传统的文献中[16,23],有报道可用于诱导分娩的草药和草药混合物。最近的文献表明[16,18],在美国和世界上许多其他地方的助产士都使用草药混合物诱导分娩。虽然没有循证医学文献能够证明所使用草药的安全性和有效性,但是一部分文献声明对其可能引起的重大风险和不良后果表示担忧。目前没有充足的安全性方面的证据,用以推荐使用这些治疗方法。

23.7　妊娠期针灸和按摩治疗

　　大量文献中都有关于妊娠期针灸和按摩治疗的使用、安全性和有效性的循证医学[2,8]。

　　针灸和穴位按摩的实践应用可以追溯到 5000 年前。针灸是基于一种理念,即称之为"气"的生命能量沿着全身通道流动,这些通道称为经络。沿着这些经络会有大约 2000 个穴位,细针扎入(或按压)这些穴位能够缓解症状、治愈疾病并恢复机体平衡。

　　妊娠期间,针灸和按摩治疗对母体和婴儿都有益处。针灸成功地用于妊娠期健康的维护、治疗先前存在的健康问题以及妊娠相关问题(包括妊娠期间的心理问题、身体问题、疲劳、晨吐、胃灼热、便秘、痔疮、背痛及坐骨神经痛、水肿、腕管综合征和妊娠期鼻炎)。穴位按摩对于缓解妊娠期恶心和呕吐很有效果。它同样成功地用于帮助臀位移位以及分娩时的镇痛。针灸法还对许多产后疾病有效,如疲劳、产后阴道分泌物、产后抑郁症、乳腺炎、母乳不足或过量以及术后愈合。一位训练有素、经验丰富的针灸医生应了解并清楚妊娠期间的针扎穴位,特别是针对妊娠相关问题的治疗。这种治疗的疗效是显著的,并且目前没有已知的风险。针灸(和穴位按摩)可能对妊娠相关症状非常有效,若无效则有必要进行药物治疗。

23.8　妊娠期冥想和催眠

　　冥想[19]和催眠疗法[12]是极好的能够调理妊娠期健康的自然疗法,包括妊娠和分娩时的不适以及疾病的预防和治疗。这类疗法已经使用了几个世纪,有近期和长期的循证研究证明其安全性和有效性。就像其他自然疗法,这类疗法在妊娠期和产后女性中非常受欢迎。互联网上的几个网站还有 CD 产品,这些途径使患者学习和练习正念冥想及自我催眠变得更容易。

意识冥想和催眠有很多相似之处。催眠是一个稍微深入的过程,暗示更容易被潜意识整合接受。催眠已被用于妊娠相关的症状包括阵痛和分娩,并且自 20 世纪 30 年代以来变得越来越普及。循证医学数据表明,催眠特别有助于使分娩过程变得容易并且减轻痛苦。研究表明,妊娠期间冥想能够减轻压力,促进机体产生内啡肽,这种物质能够减轻身体疼痛。它还能够增加脱氢表雄酮(DHEA)的生成,这种物质能够刺激机体 T 和 B 淋巴细胞的生成,从而支持免疫系统。DHEA 也能够减轻产前、产后的悲伤和抑郁。研究还表明,冥想有助于增加机体褪黑素的水平、支持免疫系统、提高睡眠质量和改善情绪。机体内啡肽也同样增加,其在分娩预备时有显著的缓解疼痛的效果。研究表明,正念冥想能够非常有效地降低血压和心率,并且有可能降低先兆子痫的风险。

(夏亚飞　译)

参考文献

[1] Blumenthal M, editor. The ABC Clinical Guide to Herbs. New York, NY: Thieme Medical Publishing; 2003.
[2] Carlsson CP. Manual acupuncture reduces hyperemesis gravidarum: a placebo controlled, randomized, single-blind, crossover study. Pain Symptom Manag 2000;41:273–9.
[3] https://www.consumerlab.com.
[4] Damianov L, Katsarova M. Our experience in using the preparation Proctosedyl from the Roussel firm in pregnant women with hemorrhoids. Akush Ginekol 1993;32:71.
[5] Dugoua JJ, Machado M, Xu Z, Chen X, Koren G, Einarson TR. Probiotic safety in pregnancy: a systematic review and meta-analysis of randomized controlled trials of Lactobacillus, Bifidobacterium, and Saccharomyces spp. J Obstet Gynaecol Can 2009;31(6):542–52.
[6] Fischer-Rasmussen W, Kojer SK, Dahl C, Asping U. Ginger treatment of hyperemesis gravidarum. Eur J Obstet Gynecol Reprod Biol 1990;38: 19–24.
[7] Thomson H, editor. Physician's Desk Reference for Herbal Medicines. 4th ed. Montvale, NJ: Thomson Reuters Publishing; 2007.
[8] Fugh-Berman A, Kronenberg F. Complementary and Alternative Medicine (CAM) in reproductive-age women: a review of randomized controlled trials. Reprod Toxicol 2003;17:137–52.
[9] Gallo M, Koren G. Can herbal remedies be used safely during pregnancy? Focus on Echinacea. Can Fam Physician 2001;47:1727–8.

[10] Gattuso JM, Kamm MA. Adverse effects of drugs used in the management of constipation and diarrhea. Drug Saf 1994;10:47–65.

[11] Giannola C, Buogo F, Forestiere G. A two-center study on the effects of silymarin in pregnant women and adult patients with so-called minor hepatic insufficiency. Clin Ther 1998;114:129–35.

[12] Harms RW. Hypnobirthing: how does it work? Mayo Clinic, April 14, 2011. http://www./mayoclinic.com/health/hypnobirthing/AN02138.

[13] Hess HM, Miller RK. Herbs during pregnancy. In: Schaefer C, Peters P, Miller RK, editors. Drugs during Pregnancy and Lactation. 2nd ed. San Diego, CA: Academic Press; 2007. p. 485–501.

[14] Holst L, Wright D, Haavick S, Nordeng H. Safety and efficacy of herbal remedies in obstetrics, review and clinical implications. Midwifery 2011;27:80–6.

[15] Low Dog T, Micozzi MS. Women's Health in Complementary and Integrative Medicine: Clinical Guide. Oxford: Elsevier; 2005.

[16] McFarlin BL, Gibson MH, O'Rear J, Harmon P. A national survey of herbal preparation use by nurse-midwives for labor stimulation. J Nurse Midwifery 1999;44:205–16.

[17] McGuffin M, Hobb C, Upton R, Goldberg P. American Herbal Products Association's Botanical Safety Handbook. Boca Raton, Fl: CRC Press; 1998.

[18] Mills E, Dugoua JJ, Perri D, Koren G. Herbal Medicines in Pregnancy & Lactation. An Evidence-Based Approach. Boca Raton, Fl: Taylor and Francis; 2006.

[19] Murphy M, Donovan S. The Physical and Psychological Effects of Meditation: A Review of Contemporary Research with a Comprehensive Bibliography. 1931–1996, 2nd ed. San Francisco CA: Institute of Noetic Sciences Press; 1997.

[20] Reys H. The spectrum of liver and gastrointestinal disease seen in cholestasis of pregnancy. Gastrointestinal Clin North Am 1992;21:905–21.

[21] Reyes H, Simon FR. Intrahepatic cholestasis of pregnancy. An estrogen-related disease. Semin. Liver Dis 1993;13:289–301.

[22] Steiner M. Untersuchungen Zur Odemvermindernden und Odemportektiven Wirking von ro Kastanienoamenextrakt. Phlebol Prookto 1990;19:239–42.

[23] Weed S. Wise Women Herbal for the Childbearing Year. Woodstock, NY: Ash Tree Publishing; 1986.

[24] Wing DA, Rumney PJ, Preslicka CW, Chung JH. Daily cranberry juice for the prevention of asymptomatic bacteriuria in pregnancy: a randomized, controlled pilot study. J Urol 2008;180:367–1372.

第 24 章

妊娠期间毒液蜇入和抗毒血清的应用

Steffen A. Brown，William F. Rayburn

24.1 毒液蜇入的一般原则

毒液蜇入指直接接触被蛇、蝎子、蜘蛛、昆虫等动物或海洋生物咬伤或刺伤后产生的毒素。有关毒液蜇入信息通常从患者或者家属处间接获得，其额外风险可能未被报道。

美国毒物中心协助评估和管理毒液蜇入，国家数据库是相关病例人口数据和临床数据的来源，但这些数据有限。由于没有强制性报告的要求，这些数据不全，临床效果和治疗的信息来源为间接获得，通常不完整并且具有可变性的[1]。表 24.1 所示为美国毒物控制中心常见的妊娠期间动物毒素数据。

表 24.1 2000—2011 年美国毒物中心数据库提供的妊娠期间动物毒素数据

动物毒素	常见动物名称	例数
蝎子		2 136
蜘蛛		217
	黑寡妇	214
	褐隐蛛	1
蛇		161
	身份不明	57
	铜斑蛇	51
	响尾蛇	39
	大蟒	10
总计		2 514

　　毒液蜇入往往会产生特征性反应,妊娠期患者与非妊娠期患者可能相同,也可能由于生理变化而不同,这取决于涉及的有毒动物。例如,黑寡妇蜘蛛毒素在妊娠期和非妊娠期都可能产生高血压、心动过速、出汗和其他肾上腺素过剩现象。然而,肌肉收缩的影响可能会导致妊娠期子宫收缩及其他后果[17]。

　　毒液蜇入的药物治疗主要是针对症状进行具体的治疗和护理。在一般情况下,为了避免混淆临床评估,根据患者症状选用药物的最低有效剂量[3]。对于妊娠期患者使用破伤风毒素的风险应进行评估和管理。人体的研究结果表明妊娠期女性接种破伤风毒素不会明显增加不良结果[3]。毒液蜇入后常规使用抗生素(如双氯西林、头孢唑林、甲硝唑)是有争议的,除非存在感染迹象[4],但在毒液蜇入后24～48小时内不太可能受到感染。即使是接触到蛇毒,患者存在大面积组织损伤的情况,也没有证据支持预防性使用抗生素,除非出现组织坏死,才会考虑使用抗生素。妊娠期间任何短期标准的抗生素治疗都认为是安全的。

　　任何使用特定解毒疗法(如抗蛇毒血清)的决定必须考虑潜在的过敏反应,即1型(过敏反应或过敏样反应)或3型(血清疾病),以及妊娠期的风险－效益评估,如对胎儿潜在的不利影响。在一些情况下抗蛇毒血清通常会被应用[1],包括:出现系统性中毒的症状(例如,神经毒性、凝血功能障碍、横纹肌溶解症、持续性低血压或肾衰竭)[2]或局部严重的中毒反应,例如,蛇咬伤所引起的大范围局部组织损伤[5,6]。虽然没有专供妊娠期患者使用的抗蛇毒血清,长期经验证明抗蛇毒血清没有任何特定风险,一般情况下,妊娠期女性使用该药物是非常有利的。在治疗被毒蛇咬伤的妊娠期患者时建议咨询毒物中心及其医学毒理学专家或其他有治疗毒液蜇入专业知识的临床医师。毒物中心可以帮助获取医院药房中没有的、不常见的或非本地的(外来的)抗蛇毒血清。

　　建议接触过毒物的任何处于生育年龄阶段的女性都接受妊娠检查。任何特定毒液蜇入的常规评估可指导其他的实验室研究。另外,根据患者的情况和临床症状可能需要进行血清测试(电解质、凝血试验、肝酶等)。例如,响尾蛇亚科(响尾蛇、铜斑蛇、水腹蛇)咬伤应获得完整的血液计数、血小板和凝血功能研究。

由于对妊娠或明显与妊娠相关的风险或影响的关注,可能会使得观察员在紧急情况下观察中毒患者更长的时间,或允许他们进入医院以进行监测或额外治疗。在大部分毒液蜇入事件中有关妊娠结果的数据很少。一些研究和报告指出,世界其他地区的胎儿高死亡率可能是由于使母体或胎儿具有较高毒性的有毒动物导致的,或者是在当地环境下缺乏适当的医疗护理。在美国,毒液蜇入后出现重大、不良妊娠结果的报道很少,除非是出现了母体有严重毒性的情况。不管怎样,在患者出院前的治疗应该是连续的,当病情没进一步发展时,可以给予口服药物治疗,通过口服药物对患者的任何痛苦进行充分控制。应给予妊娠期女性无妊娠风险、适当的出院指导和随访护理。鼓励对个别案例进行更长期的评估以更好地描述基于妊娠的特异性在特定毒液蜇入后的长期影响,确定不同于标准治疗的其他额外治疗方案。

24.2　蛇咬伤

世界上每年约有 125 000 人因蛇咬伤死亡[7]。主要有 5 种科属的蛇:穴蝰蛇科、游蛇科、眼镜蛇科、海蛇科和蝰蛇科。在美国,蝰蛇代表性的有 3 个属 30 多种响尾蛇亚科物种(响尾蛇、铜斑蛇、水腹蛇),以及眼镜蛇科中的两个属 3 种,还有珊瑚蛇。蝮蛇亚科的蛇咬伤会造成以局部组织损伤为特点的一系列综合征,可能会涉及坏死和血液毒性,包括血小板减少症、低纤维蛋白原血症和其他凝血异常。这种情况有可能造成全身毒性作用,如恶心、发汗或低血压,很少有神经毒性,如肌颤或肌无力,通常也不会导致呼吸抑制。珊瑚蛇是一种典型的眼镜蛇,一般不会造成明显的局部组织影响,主要是产生神经毒性,包括呼吸骤停。世界上其他地区的眼镜蛇可能会导致严重的局部组织损伤、横纹肌溶解、肾损伤和其他影响[8]。了解当地蛇物种的分布及毒性知识是至关重要的,当治疗被毒蛇咬伤的妊娠期患者,若临床医生对毒蛇咬伤的治疗不熟悉或者出现严重的或不常见的影响时,应寻求专家的帮助。

　　蛇的外观差别很大,但临床医生能鉴别得很少。在安全范围内拍摄数码照片可能是有用的。毒液检测试剂盒有助于确定适当的单价抗蛇毒血清[9]。如果不能确定蛇的种类,对患者的治疗应按未确定蛇种咬伤的方案进行处理。

24.2.1 妊娠期管理

　　最初的急救主要是针对减少毒液扩散,并快速将患者转移到适当的医疗中心[10,11]。应将被咬伤患者搬离蛇的领域,使其能够保持体温且可以适当休息,并安慰患者。身体受伤的部位应固定在低于心脏水平的功能位。与非妊娠的成年人一样,对妊娠患者进行持续治疗在很大程度上是受到支持的,但可能会伴随严重的过敏现象。研究显示对蛇毒进行吸取或设备移除的做法并没有额外获益,因此不建议此种做法[11]。

　　全身性或严重的局部毒液蛰入应用抗蛇毒血清的情况下,应考虑预防性给予糖皮质激素、肾上腺素或抗组胺类药物。糖皮质激素常被用于过敏反应的早期和末期。长期使用糖皮质激素会影响人类胎儿的生长[12]。这些药物在动物实验中会增加唇腭裂的风险,故不可能在人类中进行试验[13,14]。预防用药,尤其是肾上腺素,应在抗蛇毒血清过敏发生率较高或者不具备急性过敏反应抢救措施的情况下使用[9]。在动物实验中,注射肾上腺素会干扰胚胎发育,可能是通过干扰血流动力学效应而降低子宫的血流量导致的[15]。人类研究证实,在妊娠期间吸入β拟交感神经药物,并不会增加出生缺陷的风险[16]。

　　妊娠期间被蛇咬伤可能会出现凝血异常,因此医院长期监测凝血功能是可以理解的[16-19]。如果处于妊娠可行阶段(通常从24周开始),我们建议应进行最低8小时的胎儿心律(FHR)监测[18]。临床上关于严重咬伤后几天内胎动减少和胎儿死亡的报道也提示我们应每天对患者进行门诊FHR监测,持续1周,这样可能有助于发现妊娠风险的不良后果[20,21]。

24.2.2　妊娠期报道

一些关于妊娠期蛇咬伤的报道所显示的妊娠结果是正常的,即使是在必须使用抗蛇毒血清的情况下[16,22,23]。不良妊娠影响可能很大程度上与母体的疾病有关。例如,有胎盘早剥的病例报告,与蛇咬伤后妊娠期母体血液的高凝状态有关[24,25]。另一份报告中,一位妊娠期女性被蛇咬伤后死亡,认为与主动脉下腔静脉压迫引起的仰卧位低血压有关,而不完全是由于毒液本身造成的[9]。第三个病例是一位被蝮蛇咬伤的妊娠 10 周的女性[19]。虽然这名妊娠期女性的全身症状恢复了,但 1 周后超声检查证实胎儿已死亡。

1985 年,一封来自斯里兰卡的读者来信间接证明了妊娠期女性没有症状的时候胎盘转运对胎儿是有害的[26]。蛇咬伤的 4 例报告证实在母亲发病前或未发病的情况下出现了胎动减少或停止。其中 3 例蛇咬伤发生在妊娠 32 ~ 36 周,胎儿最后顺利分娩并存活下来。第 4 例未指明胎龄,但直到胎动减慢后母体才出现致命的疾病。在母体疾病症状发作后,胎儿在母体去世前一天死于腹中。

一份 2010 年来自尼泊尔的报告描述了一位妊娠 33 周的女性被绿树蝰蛇咬伤的情况[24]。她出现了阴道出血、贫血和凝血功能严重异常的情况。当她接受治疗的时候,胎儿已经死亡。在进行凝血曲线修正后,对其进行引产,患者随后恢复。

1992 年的一篇报告综述了美国 50 名妊娠期女性被非响尾蛇类毒蛇咬伤后,产妇死亡率为 10% ,胎儿死亡率为 43%[17]。2002 年,39 例蛇咬伤的妊娠期女性中胎儿死亡率为 30%[20]。2010 年,利用美国中毒控制中心协会(AAPCC)数据库,我们对有关响尾蛇咬伤的特别报告中显示妊娠期短期风险低于以前的报告[18]。61 个毒物控制中心共报道了 8413 例响尾蛇咬伤患者,其中 767 例(9.1%)为育龄女性;11 例(1.4%)为妊娠期女性。妊娠期女性与其他患者相比在住院率、抗蛇毒血清的使用或总体预后方面没有明显差异。妊娠期女性使用抗蛇毒血清未出现不良反应;在医院和毒物控制中心随访期间未出现妊娠期女性和胎儿死亡的情况。

24.3　蜘蛛咬伤

蜘蛛咬伤是罕见的医学事件,因为只有极少数的物种会对人类造成损伤[2]。蜘蛛中只有极少的几个种类能够强大到足以穿透人体皮肤,大部分的蜘蛛只在罕见的情况下才会咬人。此外,大多数蜘蛛的毒液对人类的影响很小或根本没有影响[59]。最可能对人类造成严重咬伤的是黑寡妇、假黑寡妇和隐士蜘蛛。

蜘蛛咬伤通常表现为急性局部孤立性丘疹、脓疱或水疱。全身症状可能伴随中毒反应[2]。过敏反应通常是由于接触蜘蛛造成的。黑寡妇蜘蛛的咬伤会引起不起眼的局部损伤,但是有时会伴随剧烈的、向近侧蔓延的疼痛,以及局部发汗。隐士蜘蛛因被其咬伤后会造成组织坏死而臭名昭著。

大多数患者的蜘蛛咬伤报告是不可靠的。蜘蛛咬伤的诊断是受到高度质疑的,除非患者真实地看到是蜘蛛造成的咬伤,并且可以追踪以进行鉴别。那些不能证明的蜘蛛咬伤应该推测有其他的干扰因素,且发现多重皮肤损伤的情况基本可以排除是蜘蛛咬伤。出现丘疹和脓疱应仔细无误培养以确定感染的原因。常见的感染可能会被误认为是蜘蛛咬伤,包括金黄色葡萄球菌和链球菌感染,包括早期莱姆病、非典型的带状疱疹或单纯性疱疹引起的皮肤病变。

24.3.1　妊娠期管理

对大多数蜘蛛咬伤的患者只需进行局部治疗(用温和的肥皂水清洗;用冷敷包,而不是冰敷包;提高受累的身体部位)。中、重度患者会出现中毒症状,如被黑寡妇蜘蛛咬伤后可能出现严重的局部或全身症状,需要支持性护理并监测并发症的发生。在妊娠期短期内可以安全使用口服镇痛药、肠外给予苯二氮䓬类、破伤风毒素[2]。

隐士蜘蛛咬伤的患者可能出现中心暗淡或其他进展性坏死的迹象,不建议进行早期手术切除或清创处理。有报道显示,大约 1000 名妊娠期女性使用氨苯酚治疗后未出现不良反应[60-63]。然而,这些综述和病例报告并没有进行明确的设计以研究氨苯砜对生殖系统可能的影响,并且氨苯砜使用的剂量和时机也不是很明确。一些报告显示,在接触氨苯砜后母体及其后代出现溶血性贫血,这种情况主要发生在妊娠期和哺乳期[61,64]。

黑寡妇蜘蛛咬伤后患者死亡率很低,但咬伤后可能会出现剧烈疼痛,需要住院治疗[59]。抗毒血清可以减轻痛苦和住院率,尤其是当其他治疗失败时[65]。有几种黑寡妇蜘蛛抗毒血清可在市场上买到,虽然它们与黑寡妇蜘蛛的毒素有足够的化学相似性,但只能在某种程度上缓解毒性。抗毒血清治疗的典型症状包括以下几个:剧烈和持续的局部疼痛或肌肉痉挛、延伸到直接叮咬部位之外的剧烈疼痛或发汗、生命体征的改变、呼吸困难、恶心和呕吐。

24.3.2 妊娠期报告

黑寡妇蜘蛛咬伤妊娠期女性事件是非常罕见的,短期结果似乎是有利的[66]。有 4 例妊娠期女性被黑寡妇蜘蛛咬伤的病例报告,孕周从 16 周到 38 周不等[67]。此外,我们报告了一项大型的观察研究,数据来源于 2003—2007 年的 AAPCC 数据库[68]。在 12 640 例被黑寡妇蜘蛛咬伤的患者中,有 3 194 人(25.3%)为育龄期女性,其中 97 例为妊娠期女性。妊娠期和非妊娠期女性相比,在推荐和管理治疗方法上没有明显差异。与非妊娠期女性相比,在医院接受治疗的妊娠期女性比例更高。这些患者要么出院(36.1% 对 19.9%,$P < 0.001$),要么被收治(13.4% 对 4.0%,$P < 0.001$)。在一系列报告中没有直接妊娠损失的记录。

有 6 例妊娠期女性被隐蛛属(隐士蜘蛛)咬伤的病例报告。虽然受害者出现了明显的不适,但所有病例的妊娠结果都是良好的[69,70]。我们找不到任何有关妊娠期使用隐蛛属抗毒血清的参考依据。

24.4 蝎子蜇伤

虽然蝎子引起的中毒通常不是一个严重的问题,但被墨西哥雕像木蝎(刺尾蝎)刺伤会造成严重的神经毒性。墨西哥雕像木蝎主要出现在墨西哥北部和美国西南部(例如亚利桑那州、新墨西哥、得克萨斯州西部、加利福尼亚州东南部、米德湖附近及内华达州)。其龙虾状身体的毒刺处结节有助将这种高神经毒性的蝎子与其他种类蝎子区分开[27,28]。

蝎子毒素蛋白作为一种神经毒素注入被咬伤者体内而引起中毒[29]。这些毒素造成神经细胞膜上不完全的钠离子通道失活,从而造成膜的过度兴奋,随之出现轴突的重复不受控制的发射信号[30]。突触和神经肌肉接头处神经递质释放增多,导致过度的神经肌肉活动和自主神经功能障碍[31]。

被墨西哥雕像木蝎刺伤后,患者立即就会出现症状,咬伤后 5 小时内症状最严重,在不使用抗毒血清治疗的情况下,症状可持续 9~30 小时[32]。局部疼痛和感觉异常主要集中在刺伤部位。最初刺伤伤口很小以至于观察不到,通常不会出现局部炎症。症状经常在受累的肢体上向近端传播,但也可能会出现远端的广泛的感觉异常。中毒后很少出现脑神经或躯体骨骼神经肌肉的功能障碍。

24.4.1　妊娠期管理

大多数的蝎子刺伤都会造成轻微中毒[32]。妊娠期的处理方法并无不同,主要为清洗中毒部位,使用口服药物(如布洛芬 10mg/kg;单次最大剂量 800mg),并预防性注射破伤风。有报道称在妊娠早期使用布洛芬或萘普生会增加流产的风险,但数据的再分析降低了它们的相关性[33]。部分流行病学研究表明,妊娠期使用非甾体抗炎药包括布洛芬,可能会增加胎儿心脏缺陷和腹裂的风险。在妊娠晚期尽量避免使用这类药物,因为可能会出现早产儿的动脉导管闭合[33,34]。

妊娠期患者应观察大约 4 个小时,确保症状没有出现进一步的恶化。那些不常见但重要的全身症状包括心神不安、肌肉震颤、流涎或脑神经麻痹,需要立即进行支持干预[35]。呼吸道处理,包括频繁吸取口腔分泌物或气管插管,对于肺水肿伴低氧血症或明显呼吸困难的患者,应保持气道通畅。保持母体的充足氧合对胎儿是至关重要的。对存在严重症状的妊娠期患者进行密切监测并治疗心肌缺血状况也是很重要的。妊娠期短期治疗包括静脉注射芬太尼(1μg/kg)以缓解疼痛,以及静脉注射苯二氮䓬类药物(劳拉西泮或连续输注咪达唑仑)以达到镇静作用并治疗肌肉痉挛。

在美国,由于中毒后的低死亡率(即使是给予适当支持性护理的严重中毒)、FDA 批准的抗毒血清供应不足以及抗毒血清约有 3% 的过敏风险(不可用)使得抗毒血清的使用一直存在着争议[35]。抗毒血清(Nasacort®,美国;Alacrity®,墨西哥)在墨西哥被广泛使用并被美国批准使用[36]。从墨西哥有关成人、儿童接受抗毒血清治疗的研究来看未发现速发型过敏反应、血清病和死亡的报告[32]。

24.4.2　妊娠期报道

有关妊娠期女性被蝎子刺伤中毒的自然史和治疗的证据主要来源于动物实验。对妊娠期啮齿类动物的实验研究得到的结果很混杂。土耳其的研究报道,妊娠期大鼠被利比亚金蝎刺伤后,毒液被胎儿吸收、骨化缺陷和体重降低的发生概率均会升高[27]。放射性标记毒液的使用表明只有一小部分(0.08~0.331/0)毒物在胎儿或胎盘中检测到[27]。在妊娠 5~10 天的大鼠皮下注射巴西钳蝎毒液 0.3μg/kg 或 1μg/kg,显示并未对后代产生不良影响[37]。妊娠期大鼠接触巴西钳蝎毒液,即使毒液量并未对其后代产生毒性,也会改变其后代生长发育的时间[38]。

某些蝎子毒液中的 5 - 羟色胺可能会兴奋子宫而导致流产[39-41]。也有报道称妊娠期女性接受抗毒血清治疗并没有出现不良反应[42]。对于这些药物中可能会造成的生育和哺乳的不良影响,我们还无法明确参考标准。

24.5　膜翅目

临床上膜翅目昆虫包括有翅膀的昆虫,如蜜蜂、黄蜂、大黄蜂,以及无翅膀昆虫,如红火蚁等。膜翅目昆虫叮咬后其毒液会引起剧烈疼痛,这会引起患者的注意。尽管大多数膜翅目昆虫咬伤只需要缓解急性疼痛症状,但在发生过敏反应的患者中发生超敏反应的概率为 0.3% ~3%[43]。

24.5.1　有翅膀的膜翅目昆虫

接触到有翅膀的膜翅目昆虫的毒液是比较常见的。根据不同的环境,56.6%~94.5% 的成年人都会被膜翅目昆虫蜇伤至少一次以上,包括蜜蜂科(蜜蜂、大黄蜂)和胡蜂科(胡蜂、黄蜂)[44]。有翅膀的膜翅目昆虫的毒液中含有 95% 的水溶性蛋白质,这种物质是引起人体过敏反应的底物[45]。在处理膜翅目昆虫毒液过敏(HVA)时,特别是对于蜜蜂科和胡蜂科刺伤所导致的危及生命的严重过敏反应,可以使用单个或多个剂量的肾上腺素进行处理[46,47]。膜翅目毒液过敏反应是由 IgE 介导的。其临床表现起因于肥大细胞或嗜碱粒细胞的脱粒,这是由这些细胞表面过敏原与特定 IgE 结合触发的。

被膜翅目昆虫蜇伤后,在 HVA 的情况下,大部分患者在蜇伤部位会出现局部反应,有的甚至会出现危及生命的过敏反应[48]。被有翅膀的膜翅目昆虫蜇伤后的最初处理,包括去除异物如脱落的皮刺或"毒刺",并进行冷敷。简单的局部反应应在几个小时内解决。局部反应较重的可以给予口服泼尼松和抗组胺治疗[49]。被有翅膀的膜翅目昆虫蜇伤后引发致命性过敏反应是很少见的,而且最严重的反应可能难以用单个或多个剂量的肾上腺素进行治疗[46,47]。

24.5.2　红火蚁

红火蚁是具有攻击性的有毒昆虫,主要分布在美国南部,从佛罗里达州到加利福尼亚州[50]。当蚁巢被扰乱或食物供应不足时,这些蚂蚁会聚集在一起发起攻击。强有力的下颚和下颌骨的毒刺使得蚂蚁能够有力地注入毒液,且轮流注射很多次[51]。红火蚁叮咬后产生的即刻灼烧感与它的名字十分吻合。他们的毒液主要由具有溶血和细胞毒性作用的生物碱类化合物组成。少量的水溶性蛋白质会引起全身反应和过敏反应,而生物碱类成分很可能是唯一与人类受到大规模攻击蜇伤所相关的化合物[52]。

这种刺伤的最初处理方式与翼膜翅目昆虫蜇伤的处理措施是相似的。通常是无菌脓疱,如果是被特殊的红火蚁所叮咬,会产生剧烈的瘙痒。局部外用类固醇和抗组胺药是适用的,为防止感染应保证脓疱完整,不能刺破。

24.5.3　妊娠期管理

妊娠患者与普通患者一样,被膜翅目昆虫咬伤后最主要是诊断鉴别并治疗危及生命的过敏反应。在此背景下,妊娠期患者心肺状态的优化是主要关注的问题。对过敏反应迹象(广泛的荨麻疹、哮喘、气道阻塞或精神状态改变)应采取标准的治疗方法,包括早期大腿前外侧肌内注射肾上腺素。我们建议采取头低脚高位或左侧斜卧位,这对低心脏回流特别重要,通常低心脏回流被认为是过敏性死亡的最后一个阶段[53]。妊娠期患者过敏性死亡已经被主要归因于子宫静脉回流压迫[53]。

对于之前有大面积局部或全身反应的刺伤患者,对其毒液过敏反应的远期预防措施应用免疫疗法的方案已经大约有 30 年时间了,并且这种方案非常有效[54]。过敏症专业医生通常会避免对妊娠期患者采取毒液免疫疗法,因为缺乏相关的安全数据,尽管有限的报告表明对妊娠期患者使用免疫疗法不会增加不良后果的风险。照此情况,如果在妊娠前已经开始治疗,妊娠期女性可能会同意继续进行毒性免疫疗法[55]。进行免疫疗法治疗时应注意监测早产迹象,因为有几例报告显示使用毒液免疫治疗过程中或治疗后出现了子宫收缩现象[44]。被膜翅目昆虫咬伤后的患者,若出现全身反应或严重的局部反应,应寻求免疫学家的帮助以进行病情评估,并尽可能采取免疫疗法的治疗[56]。

24.5.4　妊娠期报道

在产科的文献报道中有少数几例膜翅目昆虫咬伤的病例,且都预见性地关注了临床过敏反应等重大事件。膜翅目昆虫的毒液会使妊娠期患者全身反应增加还是减少是未知的。不利的结果是最有可能被报道的,而毒液对胎儿的影响是推测性的。

一份来自克罗地亚的病例报告描述了一位妊娠 27 周女性被黄蜂刺伤后出现过敏反应。笔者记录中说明尽管采取了安胎和环扎术,该妊娠期女性在 35 周时还是发生了提前分娩,这种情况归因于"后过敏反应"。分娩后孩子发育正常[57]。

另一个不良反应报道了蜜蜂蜇伤后的过敏反应。一位妊娠 30 周的 31 岁女性出现了严重的过敏反应。随后发现胎儿双顶径增加,胎动减少。妊娠 35 周时出现了自发性早产,生出的婴儿出现青紫和肌张力低下的症状。婴儿在出生后 64 天死亡,尸检显示脑内白质的囊性空泡与缺氧损伤一致。胎儿脑软化是由于母亲被蜇伤后的过敏反应导致的[58]。

一份来自阿拉伯联合酋长国的病例报告显示,蚂蚁叮咬后最终导致胎盘早剥,胎儿在宫内死亡。一位 21 岁的妊娠期女性在妊娠 40 周被萨姆松蚂蚁刺伤后出现呼吸困难和肿胀。她接受了抗过敏治疗,16小时后出现了阴道大出血。超声诊断胎盘剥离和胎儿死亡。胎盘后凝块在娩出后得到证实[59]。

24.6　水母

水母蜇伤的风险和后遗症比其他的海洋生物更严重。水母伤人事件在美国和澳大利亚的温暖和寒冷沿海水域都较常见[83]。仅佛罗里达州海岸每年就有 60 000～200 000 人被水母蜇伤[71]。已有超过100 种已知的水母会引起人类中毒反应,临床诊断中最相关的物种包括澳大利亚箱型水母、伊鲁坎奇水母和僧帽水母[72]。

水母蜇伤的损伤机制从皮肤 - 触手接触开始,使得多个被称为刺丝囊的毒液囊发生转移。刺丝囊通过接触迅速排出刺细胞,然后在皮内注射蛋白质类毒素[73]。随后出现局部和潜在的全身反应,包括从轻微损伤到心肌损伤或伊鲁坎奇综合征,这是由于全身超敏反应造成的危及生命的多系统器官功能衰竭的级联反应[74]。

如果怀疑或确诊为水母蜇伤,通常唯一必要的治疗措施是缓解症状并进行观察。蜇伤后应利用塑料物体如信用卡将触角和刺丝囊移除,然后用海水清洗。用力揉搓并浸泡在寒冷的淡水中可以避免触发潜在的刺丝囊放电[75]。在加热到 110°F ~ 113°F(43℃ ~ 45℃)的热水中浸泡,并用乙酸(家用醋)处理受伤区域,已证明是有效的[76]。

严重的水母蜇伤出现全身反应需要立即进行医疗处理并应用抗毒血清进行治疗[77]。在澳大利亚,大型箱形水母(澳大利亚箱型水母)蜇伤已造成超过 70 人死亡。大触手接触可产生心脏毒性、神经毒性、皮肤坏死和溶血作用[78]。在澳大利亚、夏威夷、佛罗里达州的伊鲁坎奇水母可引起心肌损伤和肺水肿等超敏反应,被称为伊鲁坎奇综合征[72]。对于患者的心源性休克、肺水肿或恶化的危急状况,绵羊抗毒血清和无水硫酸镁可以发挥重要作用[79]。

延迟性超敏反应可能发生在水母蜇伤后 7 ~ 14 天。症状包括丘疹、荨麻疹和水母触手形状的红斑[78]。建议使用抗组胺药和外用皮质类固醇。尽管一些反应比较顽固,这些症状一般在 10 天内消失。

24.6.1　妊娠期管理

我们建议限制妊娠期接触水母。防护服和商用安全海洋乳液被证实能够减少蜇伤的频率[80,82]。妊娠期女性有小面积的轻微蜇伤及轻度的局部症状时不需要采取医疗措施,只需要去除触角,用海水和醋清洗,以及对症的局部处理。

任何全身反应的迹象都应该受到重视,包括住院评估或长期观察。如果存在或怀疑有心肺损害,应该与非妊娠期患者一样开始支持干预。如果预期对母体有益,在危及生命的严重情况下如气道狭窄或心衰可以考虑使用绵羊抗毒血清[79]。认为在妊娠期间使用无水硫酸镁辅助治疗是安全的,这种药物在其他产科的治疗中也常用。

24.6.2　妊娠期报告

在产科文献中只发现一例严重的水母蜇伤报告。这个病例是一位 20 岁妊娠 34 周的澳大利亚女性[16]。她被澳大利亚箱形水母蜇伤后出现了脸色苍白和精神状态变化。一位公园工作人员报告她出现了呼吸困难和发绀症状。他用变性酒精把触角清除,开始通过人工呼吸进行心肺复苏(CPR)。一名恰好处于妊娠 37 周的护士也被招去进行救援,她发现患者出现发绀,然后进行心肺复苏,使患者进行自主呼吸。在进行处理时,处于妊娠期的护士被黏附的触手蜇伤。第一名受伤者由救护车运送到医院,并在蜇伤后 30 分钟内给予抗毒血清治疗,于 4 天后康复出院。两名妊娠期女性随后都分娩出足月婴儿[81]。

上述的案例太有限,不可能得出结论。然而,两例妊娠期水母蜇伤的病例并没记录表明对胎儿有不利影响。此外,有关妊娠期严重水母蜇伤的单一病例报告证明了抗毒血清值得使用。

24.7　妊娠期使用抗毒血清

2003 年发表了妊娠期使用抗毒血清的系统性综述[52]。大多数报道都属于轶事证据。大多数报道的经验都来自蛇咬伤,有限的病例报告中的观察是可靠的。关于响尾蛇抗毒血清的动物实验研究还未报道。除已有的解毒剂外,黑寡妇蜘蛛抗毒血清无明显的不良反应[53]。虽然母亲给予黑寡妇蜘蛛抗毒血清治疗后对孩子长期的评估是有限的,但这似乎是通过临床评估后给予的合理治疗。

目前的证据表明,抗毒血清是有效的,可以大大减轻患者痛苦并缩短住院时间。抗毒血清用于中度至重度且对其他治疗方法不敏感的症状包括:严重和持久的局部疼痛或肌肉痉挛、从叮咬部位延伸的剧烈疼痛或发汗、生命体征改变、呼吸困难、恶心和呕吐。使用抗毒血清前建议咨询医学毒理学专家或其他对治疗各种毒液蜇入有经验的医生。有几种抗毒血清可能有市售,在医院药房没有的可以请毒理学家帮忙订购。

无论是否处于妊娠期,使用抗毒血清后过敏反应和迟发型血清病样反应的发生率被推测为没有差异。如果出现过敏反应应立即停止静脉输注抗毒血清(如适用)并采取适当的对症治疗。在使用任何抗毒血清前,应准备好用于过敏反应的急救药物和医疗设备,包括静脉输注的液体、肾上腺素、气管插管设备。迟发型血清病样反应不太可能发生。然而,任何接受抗毒血清治疗的患者都应告知可能出现的血清病症状(皮疹、瘙痒、关节痛、发热),如果出现这种情况建议寻求医疗护理。

硫汞撒(硫柳汞;邻乙汞硫基苯酸钠)是一种抗感染药和防腐剂,已被用于许多生物添加剂、疫苗和抗毒血清中[61]。没有足够的数据证明硫柳汞与患者后代出生缺陷风险增加之间存在因果关系。流行病学研究也未证实硫柳汞和自闭症或自闭症疾病障碍之间有因果关系。生产商提示硫柳汞(每小瓶汞含量为0.11mg)可能会产生与汞相关的毒性,包括胎儿、幼童的神经系统毒性和肾功能损害[61]。另外,在标准剂量下使用汞不会对胎儿造成伤害。

总结

在育龄女性中,不管妊娠与否,被蛇、蜘蛛、蝎子、膜翅目昆虫或水母等咬伤中毒的频率相似。尽管成年人更容易受伤,但孩子受伤后可能会发展成更严重的疾病。此外,对胎儿不利的影响可能不直接来源于胎儿血液循环中的毒液,而是间接由于母体疾病或胎盘危害造成。正是因为这些原因,更长时间或更频繁地监测患者及其胎儿是有道理的。保守治疗和药物治疗的基本原则同样适用于妊娠期女性。非常有限的抗毒血清治疗经验表明,妊娠期采取标准的预防措施是可以接受的。对需要长期监测或住院治疗的个别病例有必要进行前瞻性评估,特别是对使用抗毒血清治疗的患者,这样可以更清楚地了解长期妊娠结果。

(田书霞　译)

参考文献

[1] Cases of Envenomation in Pregnancy, 2000–2011. American Association of Poison Control Centers Database.

[2] Vetter RS, Isbister GK. Medical aspects of spider bites. Annu Rev Entomol 2008;53:409–29.

[3] Kroger AT, Atkinson WL, Marcuse EK, Pickering LK. Advisory Committee on Immunization Practices (ACIP) Centers for Disease Control and Prevention (CDC). General recommendations on immunization: recommendations of the Advisory Committee on Immunization Practices (ACIP). MMWR Recomm Rep 2006;55(RR-15):1–48.

[4] Kularatne SA, Kumarasiri PV, Pushpakumara SK, Dissanayaka WP, Ariyasena H, Gawarammana IB, et al. Routine antibiotic therapy in the management of the local inflammatory swelling in venomous snakebites: results of a placebo-controlled study. Ceylon Med J 2005;50:151–5.

[5] Bailey B. Are the teratogenic risks associated with antidotes used in the acute management of poisoned pregnant women? Birth Defects Res (Part A) 2003;67:133–40.

[6] Cheng AC, Winkel KD. Antivenom efficacy, safety and availability: measuring smoke. Med J Aust 2004;180:5–6.

[7] Chippaux JP. Snake-bites: appraisal of the global situation. Bull World Health Organ 1998;76:515–24.

[8] Gold BS, Dart RC, Barish RA. Bites of venomous snakes. N Engl J Med 2002;347:347–56.

[9] Sutherland SK. Antivenom use in Australia. Premedication, adverse reactions and the use of envenom detection kits. Med J Aust 1992;157:734–9.

[10] Cheng AC, Currie BJK. Venomous snakebites worldwide with a focus on the Australia-Pacific region: current management and controversies. J Intensive Care Med 2004;19:259–69.

[11] Principles of snakebite management worldwide. Up To Date 2011. www.uptodate.com.

[12] Pirson Y, Van Lierde M, Ghysen J, Squifflet JP, Alexandre GP, van Ypersele de Strihou C. Retardation of fetal growth in patients receiving immunosuppressive therapy. N Engl J Med 1985; 313:328.

[13] Pinsky L, DiGeorge AM. Cleft palate in the mouse: a teratogenic index of glucocorticoid potency. Science 1965;147:402–3.

[14] Carmichael SL, Shaw GM, Ma C, Werler MM, Rasmussen SA, Lammer EJ. Maternal corticosteroid use and orofacial clefts. Am J Obstet Gynecol 2007;197:585. e1–7.

[15] Norris MC, Grieco W, Arkoosh VA. Does continuous intravenous infusion of low-concentration epinephrine impair uterine blood flow in pregnant ewes? Reg Anesth 1995;20(3):206–11.

[16] Schatz M, Zeiger RS, Harden KM, Hoffman CP, Forsythe AB, Chilingar LM, et al. The safety of inhaled (beta)-agonist bronchodilators during pregnancy. J Allergy Clin Immunol 1988;82:686–95.

[17] Kravitz J, Gerardo CJ. Copperhead snakebite treated with crotalidae polyvalent immune fab (ovine) antivenom in third trimester pregnancy. Clin Toxicol (Phila) 2006;44(3):353–4.

[18] Dunnihoo DR, Rust BM, Wise RB, Brooks GG, Otterson WN. Snake bite poisoning in pregnancy: a review of the literature. J Reprod Med 1992;37:653–8.

[19] LaMonica GE, Selfert SA, Rayburn WF. Rattlesnake bites in pregnant women. J Reprod Med 2010;55(11–12):520–2.

[20] Nasu K, Sueda T, Miyakawa I. Intrauterine fetal death caused by pit viper venom poisoning in early pregnancy. Gynecol Obstet Invest 2004;57(2):114–6.

[21] Hanprasertpong J, Hanprasertpong T. Abruptio placentae and fetal death following a Malayan pit viper bite. J Obstet Gynecol Res 2008;34(2):258–61.

[22] Sutherland SK, Duncan AW, Tibballs J. Death from a snake bite associated with the supine hypotensive syndrome of pregnancy. Med J Aust 1982;2: 238–9.

[23] Habib AG, Abubakar SB, Abubakar IS, Larnyang S, Durfa N, Nasidi A, et al. Envenoming after carpet viper (Echis ocellatus) bite during pregnancy: timely use of effective antivenom improves maternal and fetal outcomes. Trop Med Int Health 2008;13(9):1172–5.

[24] Duru M, Helvaci M, Peker E, Dolapcioglu K, Kaya E. Reptile bite in pregnancy. Hum Exp Toxicol 2008;27(12):931–2.

[25] Pant HP, Poudel R, Dsovza V. Intrauterine death following green tree viper bite presenting as antepartum hemorrhage. Int J Obstet Anesth 2010;19(1): 102–3.

[26] Zugaib M, de Barros AC, Bittar RE, Burdmann EA, Neme B. Abruptio placentae following snake bite. Am J Obstet Gynecol 1985;151:754–5.

[27] James RF. Snake bite in pregnancy (letter). Lancet 1985;2:731.

[28] Ismail M, Ellison AC, Tilmisany AK. Teratogenicity in the rat of the venom from the scorpion Androctonus amoreuxi (Aud. & Sav.). Toxicon 1983;21:177–89.

[29] LoVecchio F, McBride C. Scorpion envenomations in young children in central Arizona. J Toxicol Clin Toxicol 2003;41:937–40.

[30] Sofer S. Scorpion envenomation. Intensive Care Med 1995;21:626–628.

[31] Boyer LV, Theodorou AA, Berg RA, et al. Antivenom for critically ill children with neurotoxicity from scorpion stings. N Engl J Med 2009;360:2090–98.

[32] Clark RF, Wethern-Kestner S, Vance MV, Gerkin R. Clinical presentation and treatment of black widow spider envenomation: a review of 163 cases. Ann Emerg Med 1992;21:782–7.

[33] LoVecchio F. Scorpion stings in the United States and Mexico 2011www.upt odate.com.

[34] Nielsen GL, Sorensen HT, Larsen H, Pedersen L. Risk of adverse birth outcome and miscarriage in pregnant users of non-steroidal anti-inflammatory drugs; population based observational study and case–control study. BMJ 2001;322:266–70.

[35] Ofori B, Oraichi D, Blais L, Rey E, Berard A. Risk of congenital anomalies in pregnant users of non-steroidal anti-inflammatory drugs: a nested case–control study. Birth Defects Res B Dev Reprod Toxicol 2006;77:268–79.

[36] LoVecchio F, Welch S, Klemens J, Curry SC, Thomas R. Incidence of immediate and delayed hypersensitivity to Centruroides antivenom. Ann Emerg Med 1999;34:615–9.

[37] US Food and Drug Administration. August 4, 2011 Approval Letter - Anascorp. http://www.fda.gov/BiologicsBloodVaccines/BloodBloodProducts/ApprovedP roducts/LicensedProductsBLAs/FractionatedPlasmaProducts/ucm266726.htm.

[38] Cruttenden K, Nencioni ALA, Bernardi MM, Dorce VAC. Reproductive toxic effects of Tityus serrulatus scorpion venom in rats. Reprod Toxicol 2008;25:497–503.

[39] Dorce AL, Bellot RG, Dorce VA, Nencioni AL. Effects of prenatal exposure to Tityus bahiensis scorpion venom on rat offspring development. Reprod Toxicol 2009;28(3):365-70.

[40] Osman OH, Ismail M, El-Asmar MF, Ibrahim SA. Effect on the rat uterus on the venom from the scorpion Leiurus quinquestriatus. Toxicon 1972;10: 363-6.

[41] Marei ZA, Ibrahim SA. Stimulation of rat uterus by venom from the scorpion L. quinquestriatus. Toxicon 1979;17:251-8.

[42] Langley RL. A review of venomous animal bites and stings in pregnant patients. Wilderness Environ Med 2004;15:207-15.

[43] Ismail M, Abd-Elsalam MA, al-Ahaidib MS. Androctonus crassicauda (Olivier), a dangerous and unduly neglected scorpion, 1: pharmacological and clinical studies. Toxicon 1994;32:1599-618.

[44] Bilo BM, Bonifazi F. Epidemiology of insect-venom anaphylaxis. Curr Opin Allergy Clin Immunol 2008;8:330-7.

[45] Antonicelli L, Bilò MB, Bonifazi F. Epidemiology of Hymenoptera allergy. Curr Opin Allergy Clin Immunol 2002;2:341-6.

[46] Baer H, Liu TY, Anderson MC, Blum M, Schmid WH, James FJ. Protein components of fire ant venom (Solenopsis invicta). Toxicon 1979;17:397-405.

[47] Hunt KJ, Valentine MD, Sobotka AK, Benton AW, Amodio FJ, Lichtenstein LM. A controlled trial of immunotherapy in insect hypersensitivity. N Engl J Med 1978;299:157-61.

[48] Smith PL, Kagey-Sobotka A, Bleecker ER, Traystman R, Kaplan AP, Gralnick H, et al. Physiologic manifestations of human anaphylaxis. J Clin Invest 1980;66:1072-80.

[49] Bonadonna P, Zanotti R, Muller U. Mastocytosis and insect venom allergy. Curr Opin Allergy Clin Immunol 2010;10(4):347-53.

[50] Severino M, Bonadonna P, Passalacqua G. Large local reactions from stinging insects: from epidemiology to management. Curr Opin Allergy Clin Immunol 2009;9(4):334-7.

[51] Kemp SF, deShazo RD, Moffitt JE, Williams DF, Buhner 2nd WA. Expanding habitat of the imported fire ant (Solenopsis invicta): a public health concern. J Allergy Clin Immunol 2000;105(4):683-91.

[52] Goddard J. Personal protection measures against fire ant attacks. Ann Allergy Asthma Immunol 2005;95(4):344-9.

[53] La Shell MS, Calabria CW, Quinn JM. Imported fire ant field reaction and immunotherapy safety characteristics: the IFACS study. J Allergy Clin Immunol 2010;125(6):1294-9.

[54] Brown SG. Cardiovascular aspects of anaphylaxis: implication for treatment and diagnosis. Curr Opin Allergy Clin Immunol 2005;5(4):359-64.

[55] Golden DB. Insect sting anaphylaxis. Immunol Allergy Clin North Am 2007;27(2):261-72; vii.

[56] Schwartz HJ, Golden DB, Lockey RF. Venom immunotherapy in the Hymenoptera-allergic pregnant patient. J Allergy Clin Immunol 1990;85(4): 709-12.

[57] Bilò MB, Bonifazi F. The natural history and epidemiology of insect venom allergy: clinical implications. Clin Exp Allergy 2009;39(10):1467-76.

[58] Habek D, Cerkez-Habek J, Jalsovec D. Anaphylactic shock in response to wasp sting in pregnancy. Zentralbl Gynakoi 2000;122(7):393-4.

[59] Erasmus, Blackwood W, Wilson J. Infantile multicystic encephalomalacia after maternal bee sting anaphylaxis during pregnancy. Arch Dis Child 1982;57:785-7.

[60] Rizk D, Mensah-Brown E, Lukic M. Placental abruption and intrauterine death following an ant sting. Int J Gynaecol Obstet 1998;63(1):71-2.

[61] Vetter RS, Swanson DL, White J. Bites of widow spiders. www.uptodate.com. 2011.

[62] Kahn G. Dapsone is safe during pregnancy. J Am Acad Dermatol 1985;13: 838-9.

[63] Thimerosol in vaccines. Last online update July 1, 2009. http://www.fda.gov/cber/vaccine/thimfaq.

[64] Sanders SW, Zone JJ, Flotz RL, Tolman KG, Rollins DE. Haemolytic anemia induced by dapsone transmitted through breast milk. Ann Intern Med 1982;90:465-6.

[65] Lyde CB. Pregnancy in patients with Hansen disease. Arch Dermatol 1997;133:623-7.

[66] Brabin BJ, Eggelte TA, Parise M, Verhoeff F. Dapsone therapy for malaria during pregnancy: maternal and fetal outcomes. Drug Saf 2004;27:633-48.

[67] Handel CC, Izquiredo LA, Curet LB. Black widow spider (Lactrodectus mactans) bite during pregnancy. West J Med 1994;160:261-2.

[68] Sherman RP, Groll JM, Gonzalez DI, Aerts MA. Black widow spider (Lactrodectus mactans) envenomation in a term pregnancy. Curr Surg 2000;57:346-8.

[69] Scalzone JM, Wells SL. Lactrodectus mactans (black widow spider) envenomation: an unusual cause for abdominal pain in pregnancy. Obstet Gynecol 1994;83:830-1.

[70] Russell FE, Marcus P, Streng JA. Black widow spider envenomation during pregnancy: report of a case. Toxicon 1979;17:188-9.

[71] Wolfe MD, Myers O, Caravati EM, Rayburn WF, Seifert SA. Black widow spider envenomation in pregnancy. J Matern Fetal Neonatal Med 2011;24(1):122-6.

[72] Anderson PC. Loxoscelism threatening pregnancy: five cases. Am J Obstet Gynecol 1991;165:1454-6.

[73] Elghblawi E. Loxoscelism in a pregnant woman. Eur J Dermatol 2009;19(3):289.

[74] Burnett JW. Human injuries following jellyfish stings. Md Med J 1992;41:509-13.

[75] Macrokanis CJ, Hall NL, Mein JK. Irukandji syndrome in northern Western Australia: an emerging health problem. Med J Aust 2004;181:699-702.

[76] Fox JW. Venoms and poisons from marine organisms. In: Goldman, editor. Cecil Textbook of Medicine. 21st ed. W.B. Saunders; 2000; ch. 437.

[77] Huynh TT, Seymour J, Pereira P, et al. Severity of Irukandji syndrome and nematocyst identification from skin scrapings. Med J Aust 2003;178:38-41.

[78] Townsend RL. Marine bites and stings. Sabiston Textbook of Surgery. 16th ed. W.B. Saunders; 2001, 372.

[79] Lopez EA, Weisman RS, Bernstein J. A prospective study of the acute therapy of jellyfish envenomations. J Toxicol Clin Toxicol 2000;38:513.

[80] Currie BJ. Marine antivenoms. J Toxicol Clin Toxicol 2003;41:301-8.

[81] Currie BJ, Jacups SP. Prospective study of Chironex fleckeri and other box jellyfish stings in the "Top End" of Australia's Northern Territory. Med J Aust 2005;183:631-6.

[82] Corkeron MA. Magnesium infusion to treat Irukandji syndrome. Med J Aust 2003;178:411.

[83] Williamson JA, Callahan VI, Hartwick RF. Serious envenomations by the northern Australian box-jellyfish. Med J Aust 1980;1:13-5.

第 **25** 章

消化道疾病

Noel Lee，Veronika Gagovic，Sumona Saha

25.1 胃食管反流病

30%～50%妊娠期女性有胃灼热症状。有些人群中,这种病症的发病率高达80%[1]。妊娠期出现胃灼热的风险因素包括胎龄增长、孕产次增加和胃灼热病史[2]。尽管"胃灼热"和"胃食管反流病"(GERD)这两种说法经常互换,但两者并不相同。胃灼热是一种症状,但GERD是一种伴随症状的疾病,最常见的是胃灼热症状和潜在的并发症[3]。

GERD的病理生理机制认为是由多种因素造成的。由于雌激素和孕激素的影响使得食管括约肌(LES)静息压力降低和生理刺激敏感度下降,这被认为是引起妊娠期GERD的重要因素[4]。其他因素还包括由于激素和机械的变化引起的食管蠕动降低、食管运动功能障碍和胃排空延迟[5]。

虽然大多数妊娠期女性在妊娠早期都有胃灼热的经历,但一部分人可能是患有GERD[6]。大多数患者病程是良性的,只有少数患者出现GERD相关的并发症,如胃肠道出血或狭窄形成。一般情况下,症状在妊娠早期结束时出现,随着妊娠过程逐渐加重,在分娩后会及时恢复。

25.1.1 治疗

25.1.1.1 治疗性改变生活方式

妊娠期 GERD 的治疗应遵循"递升"方式。治疗应从治疗性改变生活方式开始,包括戒烟、禁酒,避免深夜进餐、饭后躺卧及进食禁忌食物(如辛辣或酸性食物、碳酸饮料、咖啡和巧克力)。一天内少食多餐及休息时将床头抬高 6 英寸(1 英寸 ≈ 2.54cm)可能也有益处[7]。另外,有些药物也会引起 GERD,如抗胆碱药、镇静药、茶碱、前列腺素和钙通道阻滞剂,如果可以,应尽量停用这些药物。据估计,25% 的患者通过这些生活方式的改变可以改善无并发症的 GERD 的症状[8]。

25.1.2 抗酸剂

对于保守治疗失败的患者,抗酸剂和褐藻酸为一线治疗药物。美国 FDA 没有对铝、镁、钙抗酸剂的妊娠安全性进行分级,一般妊娠期使用是安全的。含钙抗酸剂会增加钙的摄入量,有利于预防先兆子痫[9]。

患者服用抗酸剂,应注意在服用含铝抗酸剂时可能引起便秘,服用含镁抗酸剂时可能引起腹泻[10]。在妊娠晚期应避免使用含镁抗酸剂,因为这类药物可能造成分娩异常,诱发癫痫发作。为了保证铁离子在胃酸 pH 环境下达到最大程度的吸收,应避免铁离子和抗酸剂同时服用。碳酸氢钠有造成母亲和胎儿代谢性碱中毒及液体过量的风险,所以不应在妊娠期使用[11]。

褐藻酸对于大多数妊娠期女性来说是有效、快速的抗酸剂。尽管还没有对其进行广泛的研究,但由于这类药物不会被全身吸收所以认为使用是安全的。一项开放性试验报告表明,女性服用褐藻酸 10 分钟内会感觉"很好"或"好",症状有所减轻[12]。

25.1.3 硫糖铝

硫糖铝(FDA B 类)是一种硫酸化的二糖铝盐。它在胃肠道的吸收很差,主要作用是作为局部黏膜的保护剂。一项随机对照试验研究证实,对妊娠期女性来说,相比单纯的生活方式干预和饮食调整,硫糖铝能够更好地改善胃灼热和反流症状[13]。

25.1.4　促胃肠动力剂

甲氧氯普胺(FDA B 类)为多巴胺受体激动剂促动力药,它通过增加食管括约肌压力、改善食管酸清除率及促进胃排空来治疗 GERD。甲氧氯普胺由于耐受性差及引起锥体外系副作用的风险而限制使用。这类药物也会造成罕见的迟发性运动障碍,因此 FDA 在 2009 年对于该药的使用加了黑框警告。大剂量或长期使用该药,使得发生这种并发症的风险增加,即使药物停用后出现并发症的风险仍存在。

25.1.5　H_2 受体拮抗剂

H_2 受体拮抗剂(H_2-RA)是进行进一步治疗的选择。4 种 H_2 受体拮抗剂(雷尼替丁、西咪替丁、法莫替丁和尼扎替丁;FDA B 类)被认为在妊娠期使用是安全的。最近 Gill 等的 Meta 分析研究中,将 2398 名服用 H_2 受体拮抗剂的妊娠期患者和 119 892 名未服用的妊娠期患者进行比较,并未发现 H_2 受体拮抗剂有增加胎儿畸形的风险[14]。也未发现会增加自然流产、早产和小胎龄的风险。

尽管 H_2 受体拮抗剂可以长期服用,但随机、双盲试验证明只有雷尼替丁(剂量为:150mg,每天两次)在妊娠期治疗 GERD 是有效的[15]。西咪替丁可能有同样的疗效,但由于这种药物在动物实验和非妊娠期患者中出现了抗雄激素作用,一些专家反对妊娠患者使用[16,17]。尽管妊娠期使用法莫替丁似乎是安全的,但妊娠期使用的相关安全数据较少,现作为 H_2 受体拮抗剂的二线药物在妊娠期中使用。最近尼扎替丁妊娠期 FDA 妊娠分类从 C 类调整为 B 类。虽然它被批准用于妊娠期,但一些动物实验表明服用高剂量会导致流产、胎儿成活率下降和低体重胎儿[18],因此妊娠期患者使用 H_2 受体拮抗剂时很少考虑这种药物[6]。

25.1.6　质子泵抑制剂

　　质子泵抑制剂(PPI)通常用于生活方式干预和老一代药物治疗无效的严重患者。5 种质子泵抑制剂中有 4 种(兰索拉唑、雷贝拉唑、泮托拉唑、埃索美拉唑)的 FDA 妊娠分类为 B 类。另外,奥美拉唑 FDA妊娠分类为 C 类,因为这类药物的动物实验研究中发现有胎儿毒性。

　　尽管质子泵抑制剂按分类来看,在妊娠期使用是比较安全的,但考虑到它的长期安全性限制了它的使用。然而,现在有大量的数据说明妊娠期使用质子泵抑制剂是安全的。Gill 等 2009 年的 Meta 分析研究中,将 1530 名服用质子泵抑制剂的妊娠期患者与 133 410 名未服用的妊娠期患者进行比较,并未发现妊娠早期使用质子泵抑制剂能够增加胎儿严重畸形、流产或早产的风险[19]。

　　丹麦的一项队列研究,考察了 840 968 例安全分娩的妊娠期女性,其中有 5082 例患者在受妊娠前 4 周到妊娠早期服用 PPI,用药组(3.2%)和非用药组(2.6%)在新生儿畸形方面差别微小(校正后OR 值,1.23;95% CI,1.05 ~ 1.44)[20]。对妊娠早期服用 PPI 患者的进一步分析研究中并未发现新生儿出生缺陷的风险增加。

　　因此,基于现有的数据,妊娠期使用 PPI 似乎是安全的。但是在妊娠早期也应尽量避免使用,因为有增加胎儿畸形风险的可能性。虽然大多数患者每天用药 1 次即可有效,但有些患者可能需要每天用药两次。

　　GERD 的各种治疗药物总结见表 25.1。

25.2　消化性溃疡

　　已有研究证据表明妊娠期消化性溃疡(PUD)的发病率较低[21]。然而,报告的 0.005% 的发病率可能是低估了,这是由于患者不报告症状以及不愿意医生进行诊断检测而漏报了。引起妊娠期 PUD 的风险因素包括吸烟、使用非甾体抗炎药、酒精中毒、遗传易感性、胃炎、幽门螺杆菌感染和产妇高龄[21]。

表 25.1　胃食管反流病的药物治疗

药物	FDA 妊娠分类	妊娠期用药建议	哺乳期用药建议
抗酸剂			
钙基类		安全	
镁基类	无	孕晚期应避免使用含镁抗酸剂，因为可能导致分娩异常，诱发癫痫发作；可能引起腹泻	
铝基类		可能会导致便秘和胎儿神经毒性	兼容
褐藻酸钠类		安全	
碳酸氢钠类		禁忌，因为可能导致母体体液过量及代谢性碱中毒	
硫糖铝	B	安全	兼容
甲氧氯普胺	B	避免长期、高剂量使用，可能导致迟发型运动障碍	人体应用数据有限，有潜在毒性
H₂ 受体拮抗剂	B		
雷尼替丁		妊娠期优先选用的 H₂ 受体拮抗剂	
西咪替丁		有抗雄性激素作用	
法莫替丁		可能安全	除尼扎替丁外均可安全使用
尼扎替丁		可能安全，但使用较少	
质子泵抑制剂	除奥美拉唑（C）外，其他均为 B	用于重症患者；避免孕早期使用	不建议使用
奥美拉唑			
兰索拉唑			
泮托拉唑			
雷贝拉唑			
埃索美拉唑			

25.2.1 治疗

H₂ 受体拮抗剂是治疗消化性溃疡的一线药物。对于治疗效果不满意的患者可以使用质子泵抑制剂。这类药物在胃食管反流病部分已进行了详细介绍。如果检查中发现患者受到幽门螺杆菌感染,一般等妊娠期和哺乳期结束后再进行治疗。

最常见的治疗方案为三联疗法,质子泵抑制剂、阿莫西林和克拉霉素,每天两次,疗程 10 天。青霉素过敏患者或者抗菌药耐药患者可以选用四联疗法,质子泵抑制剂、甲硝唑、铋剂和四环素,每天两次。在极特殊情况下,需要在妊娠期间进行治疗,此时不应该使用四环素和铋剂。铋剂会在后面进行讨论,而抗菌药治疗幽门螺杆菌感染会在"胃肠道感染"一节中进行讨论,并总结在表 25.3 中。

25.2.1.1 碱式水杨酸铋

碱式水杨酸铋(FDA C 类)在胃肠道分解成难吸收的有机铋盐和易吸收的水杨酸。虽然还没有有关铋剂会引起人类胎儿畸形的报道,但动物实验研究表明酒石酸铋长期给药会造成不良后果[22]。此外,妊娠期长期摄入水杨酸盐可能导致胎儿畸形、子宫内动脉导管过早闭合、胎儿宫内生长迟缓[23]。因此,碱性水杨酸铋不能用于妊娠期和哺乳期。

25.2.1.2 胰腺炎

急性胰腺炎在妊娠人群和非妊娠人群中的发病率相近。在妊娠期,最常见的病因是胆结石[24]。一般采用对症支持治疗和护理。如果患者需要镇痛,优先选择哌替啶(FDA B 类)和芬太尼(FDA C 类)。有时候,患者需要给予抗菌药物治疗以进行选择性肠道净化。这通常是坏死性病症患者的治疗方法。这种情况下可以考虑使用氟喹诺酮类药物(FDA C 类)、两性霉素 B(FDA B 类)和(或)亚胺培南(FDA C 类)。这些抗菌药物会在"胃肠道感染"一节中讨论,并总结在表 25.3 中。

慢性胰腺炎往往是酗酒引起的。应监测患者是否吸收不良。胰酶(FDA C 类)可以补充内源性胰酶的不足。妊娠期间使用可能是安全的,但由于安全性的数据有限,在不必要的情况下应避免使用。

25.2.1.3 肠易激综合征

肠易激综合征(IBS)是一系列功能性肠道疾病,表现为与排便或排便习惯改变有关的腹部不适或疼痛[25]。患者典型的症状为腹痛、腹胀、便秘或腹泻[26]。尽管女性 IBS 的患病率很高[26],但还未进行有关妊娠期 IBS 患者的大型研究,因此对于妊娠期的疾病自然史和药物治疗情况并不清楚[27]。下面讨论的是妊娠期 IBS 患者的常见症状和妊娠期的治疗建议。

25.3 便秘

便秘是妊娠期常见的一种胃肠道疾病[28]。据估计有高达40%的妊娠期女性患有便秘[29]。妊娠期便秘的临床评价标准包括大便次数减少(每周 <3 次)、大便干燥和(或)排便困难[30]。

妊娠期便秘是由多种病理生理学因素导致的。结肠蠕动减缓,恶心、呕吐造成的食物和水分摄入减少,心理状态紧张,铁剂补充,妊娠子宫对直肠乙状结肠的机械压力,这些因素都有可能造成便秘[31]。

25.3.1 治疗

25.3.1.1 保守治疗

妊娠期便秘的初始治疗包括对患者的教育和保证妊娠期的正常排便功能。此外,患者应该增加运动量,通过凯格尔运动能更好地控制盆底肌肉,并利用胃肠反射安排餐后排便。患者应避免食用含铁和含钙的食物,应增加液体和纤维素的摄入量[32]。

25.3.1.2 粪便膨胀剂

粪便膨胀剂如甲基纤维素、洋车前子和麦麸是妊娠期治疗便秘的一线用药。因为它们不会在体内吸收，所以认为对发育中的胎儿和哺乳期的新生儿是安全的。粪便膨胀剂通过吸收肠道中的水分软化粪便，增加粪便的体积。最近 Cochrane 的系统评价发现补充纤维素能够改善排便频次（OR 0.18,95% CI 0.05 ~ 0.67），软化粪便[33]。

25.3.1.3 高渗剂

高渗剂通过增加渗透作用的张力，增加肠道内的分泌物。主要包括高渗盐（镁盐、钠盐）、含糖的高渗溶液（乳果糖、山梨醇）和聚乙二醇（PEG）。盐水渗透性泻药如柠檬酸镁（FDA C 类）、氢氧化镁（无 FDA 分类）和磷酸钠（FDA C 类），起效快，但只能短期、间歇性使用，不建议每天使用[34]。此外，柠檬酸镁和氢氧化镁会造成母体的水钠潴留，因此患有肾脏和心脏疾病的妊娠期患者禁用。这些药物常见的不良反应包括胃肠道不适、低血压和高镁血症[35]。

乳果糖（FDA B 类）和山梨醇（FDA C 类）在动物实验研究中没有显示出胎儿制畸作用，但缺乏人类的研究数据。这两种药都可以口服或经直肠给药，给药剂量相近。两种药物的不良反应主要包括腹痛、腹胀、电解质紊乱[35]。

聚乙二醇（PEG）（FDA C 类）为美国胃肠病协会推荐的妊娠期治疗慢性便秘的首选药物[36]。患者对其通常有很好的耐受性。

25.3.1.4 刺激性泻药

刺激性泻药直接刺激结肠平滑肌和（或）妨碍水和钠的重吸收。二苯基甲烷酚酞衍生物（比沙可啶）、蒽醌类（番泻苷、芦荟、二羟蒽醌、鼠李）和蓖麻油都属于刺激性泻药。随机对照试验研究发现治疗妊娠期便秘的刺激性泻药比粪便膨胀剂更有效（OR 0.30,95% CI 0.14 ~ 0.61），但不良反应也更多[33]。一项对 236 例母体在妊娠早期应用酚酞的研究显示，并未发现增加新生儿先天缺陷的风险[37]。

比沙可啶(FDA C 类)有口服剂型和栓剂。比沙可啶服用 1 小时内不应该给予含钙化合物,因为这样会造成药物释放提前,刺激胃部。最常见的不良反应包括电解质紊乱和体液失衡、腹部疼痛、恶心、呕吐。

未发现番泻叶(FDA C 类)会增加新生儿先天畸形和不良出生结局的风险[38]。可以给予短期应用[34]。不良反应主要包括腹部绞痛、腹泻、恶心及呕吐。二羟蒽醌是一种番泻苷,已经证实能够造成先天畸形[39,40]。因此不建议妊娠期使用。

蓖麻油(FDA X 类)起效迅速;然而因其会造成子宫收缩而禁用于妊娠期患者。

25.3.1.5　润滑性泻药

多库酯钠(FDA C 类)广泛用于治疗妊娠期便秘,但是缺乏妊娠期使用的疗效研究。它是一种非离子表面活性剂,辅助小肠液浸入粪便硬块,从而发挥软化粪便的作用。

矿物油(FDA X 类)的使用会造成母体脂溶性维生素包括维生素 K 的吸收减少,增加新生儿低凝血酶原血症及出血的风险[41]。因此这类药物在妊娠期禁用。

25.3.1.6　其他

替加色罗(FDA B 类)是一种 5-HT$_4$ 受体激动剂,最初推荐用于治疗女性便秘型肠易激综合征。因为上市后相关不良反应报告显示使用替加色罗会增加心血管事件的风险,因此该药暂停使用。现在可以通过治疗新药研究协议从 FDA 获得。替加色罗用于妊娠期和哺乳期的治疗经验有限,因此,在这些人群中不建议进行常规使用[27]。

鲁比前列酮(FDA C 类)是氯离子通道激活剂,可以增加肠液分泌。由于缺乏有关妊娠期应用的安全数据,因此不建议在妊娠期间使用。

25.4 腹泻

妊娠期腹泻的患病率还不确定。一项研究显示,有34%的妊娠期女性报告排便次数增加[42]。前列腺素,通过刺激平滑肌,增加胃肠道蠕动,从而增加肠道细胞分泌水和电解质,这可能是导致妊娠期腹泻的病理生理因素。与治疗便秘一样,治疗妊娠期腹泻首先应选择进行饮食调整。减少脂肪和奶制品的摄入是有效的。下面是针对持续性妊娠期腹泻患者治疗方案的讨论。

25.4.1 治疗

洛哌丁胺(FDA B 类)是治疗妊娠期腹泻的首选药物。洛哌丁胺是一种作用于外周的阿片类受体激动剂,能够增加肠道水和电解质的吸收,降低肠道运动,增强肛门括约肌的张力[43]。在妊娠早期使用洛哌丁胺并未发现有增加新生儿先天性缺陷的风险;然而20%的患者出现婴儿低体重[44]。地芬诺酯和阿托品(FDA C 类)在动物和人类实验中发现有致畸作用,因此不推荐在妊娠期使用[45]。

考来烯胺(FDA C 类)是一种胆汁酸螯合剂,可用于治疗腹泻。但是考来烯胺可以干扰脂溶性维生素的吸收,导致母体凝血功能障碍。

由于2003 年泻立停中加入了碱式水杨酸铋(FDA C 类)成分,因此妊娠期避免使用。碱式水杨酸铋在"消化性溃疡"一节中已进行讨论。

阿洛司琼(FDA B 类)是一种 5-HT$_3$ 受体拮抗剂,批准用于治疗腹泻性肠易激综合征。由于阿洛司琼能够导致缺血性结肠炎[46],所以应避免妊娠期使用。

25.5 腹痛

25.5.1.1 三环类抗抑郁药

阿米替林(FDA C 类)、地昔帕明(FDA C 类)、去甲替林(FDA D

类)和丙咪嗪(FDA D 类)是三环类抗抑郁药(TCA),低剂量应用这些药物可以治疗肠易激综合征。尽管有报道显示新生儿在子宫内接触三环类抗抑郁药出现了戒断症状,但一些欧洲联合畸胎信息的研究显示,妊娠期间使用抗抑郁药是安全的[47,48]。不过,目前这些药物只推荐妊娠期女性在肠易激综合征重度腹痛时使用[49]。

25.5.1.2 选择性 5 - 羟色胺再摄取抑制剂(SSRI)

SSRI(一般 FDA C 类)经常用于治疗妊娠期肠易激综合征,并被认为是安全的[50]。妊娠期应禁止使用帕罗西汀(FDA D 类),因为这类药物有导致胎儿心脏缺陷、新生儿持续肺动脉高压和其他不良反应的潜在风险[51]。与三环类抗抑郁药一样,只推荐妊娠期女性在肠易激综合征重度腹痛时使用 5 - 羟色胺再摄取抑制剂。

25.5.1.3 解痉药

解痉药用于治疗肠易激综合征腹痛。双环维林(FDA B 类)与抗组胺药多西拉敏联合使用时,会造成先天性畸形;然而致畸作用的发现并不是一致的[52]。莨菪碱(FDA C 类)在妊娠期的使用缺乏相关研究。不建议在妊娠期间常规使用。

治疗肠易激综合征的药物总结在表 25.2 中。

25.6 胃肠道感染

急性腹泻通常是由病毒或细菌感染引起的,往往为自限性疾病,因此无须特殊治疗。妊娠期间可能发生的其他胃肠道感染包括胆囊炎、胆管炎和阑尾炎。下面将对治疗胃肠道感染最常用的抗菌药物进行讨论。

25.6.1.1 阿莫西林

阿莫西林(FDA B 类)用于治疗幽门螺杆菌。在妊娠期使用认为是安全的。使用处方数据库,以妊娠期使用阿莫西林的人群为基础的研究显示,妊娠结果中并未发现使用阿莫西林会增加胎儿畸形或其他不良事件的风险[53]。

表 25.2 治疗肠易激综合征的药物

药物		FDA 妊娠分类	妊娠期用药建议	哺乳期用药建议
粪便膨胀剂	甲基纤维素	无	逐渐增加剂量避免腹胀;增加水分摄入	安全
	洋车前子麦麸			
	柠檬酸镁	C	安全但不可每天使用;肾病和心脏病患者禁用,可引起水钠潴留	兼容
高渗剂	氢氧化镁	无	安全但不可每天使用;肾病和心脏病患者禁用	
	磷酸钠	C	安全但不可每天使用	安全性未知
	聚乙二醇	C	妊娠期首选药物	风险低
	山梨糖醇	C	可能安全	
	乳果糖	B	可能安全	
刺激性泻药	比沙可啶	C	比沙可啶服用 1 小时内不应该服用含钙化合物,因为可引起药物释放提前,导致胃部刺激	母乳喂养可能引起婴儿绞痛
	番泻叶	C	可以短期使用	母乳喂养的婴儿可能会引起腹泻
	二羟蒽醌		禁用,有致畸风险	
	蓖麻油	X	禁用,可能会引起子宫收缩	可能不安全

(待续)

表 25.2(续)

药物	FDA 妊娠分类	妊娠期用药建议	哺乳期用药建议
润滑性泻药			
多库酯钠	C	妊娠期疗效数据有限	兼容
矿物油	X	禁用,会造成母体脂溶性维生素吸收减少,可能会导致新生儿低凝血酶原血症和出血风险增加	可能不安全
替加色罗	B	安全数据有限,不推荐	安全性未知
鲁比前列酮	C	安全数据缺乏,不推荐	人类研究数据有限,可能兼容
洛哌丁胺	B	妊娠期优先选用的抗腹泻药	人类研究数据有限,可能兼容
地芬诺酯/阿托品	C	可能有致畸作用,不推荐	人类研究数据有限;潜在毒性
消胆胺	C	干扰脂溶性维生素吸收,可能导致母体凝血功能障碍	兼容
泻立停	C	由于添加了铋剂,不安全	无人类研究数据;可能兼容
阿洛司琼	B	由于安全数据有限,不推荐	人类研究数据有限,可能兼容
三环类抗抑郁药			
阿米替林	C		
去甲替林	D		
地昔帕明	C		
丙咪嗪	D	只限症状严重患者使用	人类研究数据有限;潜在毒性

(待续)

表25.2(续)

药物	FDA 妊娠分类	妊娠期用药建议	哺乳期用药建议
选择性 5－羟色胺再摄取抑制剂	一般为 C;帕罗西汀为 D	一般安全;避免使用帕罗西汀;只限严重患者使用	人类研究数据有限;潜在毒性
解痉药 双环胺	B	由于安全数据有限,不推荐	人类研究数据有限;潜在毒性
莨菪碱	C		缺乏人类研究数据;可能兼容

25.6.1.2　克拉霉素

关于克拉霉素(FDA C 类)的动物生殖实验发现这种药物会增加胎儿心血管异常、唇腭裂以及胚胎死亡的风险。一项妊娠期使用克拉霉素的前瞻性研究结果显示,克拉霉素给药组和未给药组的轻度畸形率和重度畸形率没有显著差异;但是给药组的流产率显著高于未给药组[54]。基于这些数据,一些专家建议在妊娠早期过后或产后再使用[55]。

25.6.1.3　四环素

四环素(FDA D 类)在妊娠中期使用会造成新生儿牙齿着色[56],还会引起母体脂肪肝和黄疸[57]。因此妊娠期或哺乳期不推荐使用四环素。

25.6.1.4　甲硝唑

甲硝唑(FDA B 类)是治疗梭状芽孢杆菌、阿米巴病、贾第虫病的一线治疗药物。多项研究表明,妊娠期使用甲硝唑是安全的[58-60]。

25.6.1.5　氟喹诺酮类药物

氟喹诺酮类抗菌药物(环丙沙星、左氧氟沙星、诺氟沙星,所有的FDA 分类为 C 类)与胎儿软骨病有关,并可能导致儿童关节病。妊娠早期使用氟喹诺酮的 200 名妊娠期女性与对照组相比,并未发现重度畸形率增加,但是流产率增加[61]。不建议妊娠期长期使用氟喹诺酮类药物。

25.6.1.6　利福昔明

利福昔明(FDA C 类)是一种新型的非吸收性抗菌药,FDA 批准用于治疗旅行者腹泻和肝性脑病。这种药物也用于治疗肠易激综合征。利福昔明治疗的动物实验已经报告了这种药物有致畸作用;但人类研究数据缺乏。

25.6.1.7　两性霉素和亚胺培南

两性霉素不会增加先天畸形的概率,是妊娠期首选的抗真菌药。有关妊娠期使用亚胺培南的安全数据有限。由于亚胺培南在妊娠期的药代动力学发生变化,因此应调整妊娠期的给药剂量。

25.6.1.8　复方新诺明

复方新诺明[甲氧苄啶/磺胺甲恶唑(TMP/SMX),FDA C 类]应避免在妊娠期使用,这是由于甲氧苄啶具有抗叶酸作用,以及磺胺甲恶唑能够引起核黄疸。特别是,已有报道指出妊娠期使用 TMP/SMX 导致了心血管缺陷[62,63]。

25.6.1.9　万古霉素

万古霉素(FDA C 类)用于治疗难治性梭状芽孢杆菌结肠炎。经口服给药时,全身吸收率较低。认为在妊娠期使用风险比较低。

25.7　炎性肠病

炎性肠病(IBD)是慢性、特发性胃肠道炎性疾病。炎性肠病主要包括两种:克罗恩病和溃疡性结肠炎(UC)。由于女性通常是在生育年龄诊断出患有炎性肠病,因此妊娠期和哺乳期的用药安全问题很重要。

医生在为妊娠期女性提供有关炎性肠病用药安全的咨询服务时,首先必须要了解的是,患有克罗恩病或溃疡性结肠炎的妊娠期女性患并发症的概率更高,包括早产、流产、小胎龄儿以及剖宫产[64,65]。在妊娠前或妊娠期间停药,患者 1 年内复发的风险显著增高。因此,一般情况下,建议妊娠期女性在妊娠期间继续进行药物治疗。

25.7.1　治疗

25.7.1.1　氨基水杨酸

大多数氨基水杨酸药物(柳氮磺胺吡啶、大部分形式的美沙拉嗪、巴柳氮)FDA 妊娠分类为 B 类,除奥沙拉嗪妊娠分类为 C 类外。它们均是妊娠低风险药物。一项大型研究显示,胎儿在子宫内接触柳氮磺胺吡啶并没有明显增加新生儿先天畸形的概率[66]。然而,由于柳氮磺胺吡啶会抑制叶酸的新陈代谢,所以每天应给予 2mg 补充叶酸。不像其他的磺胺类药物,接触柳氮磺胺吡啶的新生儿并没有出现胆红素位移,且没有因此导致核黄疸。

前瞻性研究发现美沙拉嗪在妊娠期使用是安全的[67]。美沙拉嗪的副作用包括胃肠道不耐受、头痛、皮疹,以及少见出现胰腺炎和间质性肾炎。

25.7.1.2 抗菌药物

炎性肠病的妊娠患者应避免长期使用抗菌药物。然而,如果患者有腹部脓肿、蜂窝织炎紧急穿孔、爆发性或慢性肠炎则需要给予抗菌药物治疗。治疗炎性肠病最常用的抗菌药物有环丙沙星(FDA C 类)、甲硝唑(FDA B 类)和利福昔明(FDA C 类)。它们主要在"胃肠道感染"这一部分介绍,总结见表 25.3。

表 25.3 治疗胃肠道感染的药物

药物	FDA 妊娠分类	妊娠期用药建议	哺乳期用药建议
阿莫西林	B	安全	兼容
克拉霉素	C	避免妊娠早期和(或)分娩后使用,因为可能增加胎儿死亡风险	缺乏人类研究数据;可能兼容
四环素	D	不建议使用,由于会导致新生儿牙齿着色,增加母亲脂肪肝、黄疸的风险	兼容
甲硝唑	B	安全	安全
氟喹诺酮类	C	避免长期使用,由于会导致胎儿软骨病以及可能导致儿童关节病	人类研究数据有限;可能兼容
两性霉素	C	妊娠期抗真菌类药物首选	
亚胺培南	C	妊娠期需进行剂量调整	
利福昔明	C	可能安全,因为不能吸收	缺乏人类研究数据;可能兼容
复方新诺明	C	不安全,因为其抗叶酸性能及导致核黄疸风险	兼容
万古霉素	C	口服用药可能安全,因为全身吸收率较低	人类研究数据有限;可能兼容

25.7.1.3 糖皮质激素

糖皮质激素(FDA C 类)广泛用于治疗妊娠期各种炎性疾病。虽然已有报道其会增加唇腭裂的风险,特别是妊娠早期使用[68],但其他研究表明其有最小的致畸性[69]。对于妊娠期女性来说,不良反应和并发症主要包括母体高血糖、巨大儿和胎儿肾上腺抑制[70]。总而言之,妊娠期和哺乳期使用糖皮质激素对发育中婴儿构成的风险小,认为其是相对安全的。患者应该逐渐调整为最低有效剂量。

一项小型回顾性研究证实,炎性肠病患者在妊娠期间使用糖皮质激素布地奈德(FDA C 类)并未增加先天畸形和其他不良结局的风险[71]。妊娠期使用该药物可能是安全的。

25.7.1.4 巯嘌呤类药物

巯嘌呤(FDA D 类)、硫唑嘌呤和 6 - 巯基嘌呤(6-MP)是中度炎性肠病患者维持治疗的药物。虽然动物研究表明有致畸性,但在器官移植的妊娠期患者应用研究中未证实增加胎儿畸形的风险[72]。此外,针对妊娠期炎性肠病患者使用巯嘌呤的研究并未发现增加早产、自发性流产、先天畸形或儿童癌症的风险[73]。人类胎儿缺乏巯嘌呤肌苷焦磷酸化酶,其能保护他们在器官形成过程中免受潜在的危害,因为巯嘌呤需要在这种酶作用下转化为其活性代谢产物。专家们一致认为,妊娠期继续使用这些药物的益处大于潜在的风险[34]。巯嘌呤常见的不良反应包括胰腺炎和骨髓抑制。

25.7.1.5 甲氨蝶呤及沙利度胺

甲氨蝶呤及沙利度胺用于治疗中度或顽固性炎性肠病。因为已知的致畸风险,FDA 分为 X 类[74]。此外,甲氨蝶呤是一种堕胎药。这些药物应在年轻患者中谨慎使用,至少应在受孕前 3 ~ 6 月停用。

25.7.1.6 抗肿瘤坏死因子 - α

FDA 批准用于治疗炎性肠病的三种抗肿瘤坏死因子 α(抗 - TNFα)药物包括:英夫利昔单抗(FDA B 类)、阿达木单抗(FDA B 类)、妥珠单抗(FDA B 类)。这些药物中和膜并溶解肿瘤坏死因子 - α,从而减轻炎症。英夫利昔单抗和阿达木单抗尚未发现有致畸或导致流产的风险[75,76],认为在妊娠期和哺乳期使用是低风险的。然而,缺乏长期的安全数据,建议对接触过该药物的婴儿进行是否有特殊感染的密切观察[77]。

由于英夫利昔单抗和阿达木单抗在妊娠后半期会通过主动转运透过胎盘,因此应调整剂量以减少对胎儿的影响。专家建议在妊娠 32 周给予英夫利昔单抗最后剂量,在妊娠 34～36 周给予阿达木单抗最后剂量[77]。这个时间段不需要对赛妥珠单抗进行剂量调整,因为其胎盘转运是最小的。

25.7.1.7　那他珠单抗

那他珠单抗(FDA B 类)是一种针对 α 整合素 IgG_4 的单克隆抗体,被推荐用于治疗难治性的克罗恩病。由于妊娠期间使用那他珠单抗的数据有限,因此在治疗炎性肠病时并没有强烈推荐。

治疗炎性肠病的药物总结在表 25.4 中。

表 25.4　用于治疗炎性肠病的药物

药物	FDA 妊娠分类	妊娠期用药建议	哺乳期用药建议
美沙拉嗪	一般为 B	低风险	人类研究数据有限,母乳喂养的婴儿可能出现腹泻
柳氮磺胺吡啶	B	干扰叶酸代谢;需要给予 2mg 补充叶酸	人类研究数据有限,母乳喂养的婴儿可能出现腹泻
糖皮质激素	C	妊娠早期使用增加唇腭裂的风险,增加胎儿肾上腺皮质功能不全、巨大儿、胎膜早破的风险	兼容
硫唑嘌呤/6 - 巯基嘌呤	D	妊娠期继续使用可能是安全的,避免在妊娠开始时使用	不推荐
免疫抑制剂			
甲氨蝶呤	X	禁用,因为有致畸性;受孕前需停药 6 个月	禁用
沙利度胺	X	禁用,因为有致畸性	禁用

(待续)

表25.4(续)

药物	FDA 妊娠分类	妊娠期用药建议	哺乳期用药建议
抗肿瘤坏死因子			
英夫利昔单抗	B	低风险;在妊娠晚期需要	兼容
阿达木单抗		调整英夫利昔单抗和阿	
		达木单抗的给药剂量	
妥珠单抗			
那他珠单抗	B	缺乏人类研究数据	不推荐使用

▶ 妊娠期肝病

25.8 乙型肝炎

据估计,在美国每年有 24 000 名携带慢性乙型肝炎病毒(HBV)的女性进行分娩[78]。女性通常在产前常规检查中首次检测为乙肝病毒阳性,这种情况在美国是很普遍的。慢性乙型肝炎对妊娠的影响尚不清楚,但是,以色列和中国香港的研究报道了乙肝病毒是造成不良妊娠结局的风险因素[79,80]。

女性在妊娠期间初次诊断携带慢性乙型肝炎病毒,应根据疾病分期决定是否需要治疗。考虑到肝活检的侵袭性,妊娠期的医学治疗往往需要基于临床信息(如疾病持续时间)、血液检测(肝功能测试、凝血酶原时间、血小板计数)、乙型肝炎抗原状态和非侵入性成像(如右上象限的超声检查)[81]。如果肝脏疾病轻微,治疗可以推迟到分娩后。对于病情进展期或急性加重或肝功能衰竭的妊娠期患者,应立即进行治疗。另外,专家建议在妊娠中期结束时测定乙型肝炎病毒 DNA 载量,如果病毒载量高或者有围生期传播的病史,应在妊娠晚期考虑开始进行治疗[82]。

乙肝病毒治疗的女性妊娠后,如果有明显的肝脏疾病应继续治疗,如果停用药物可能会复发,这对母亲和胎儿可能是不利的[83]。

25.8.1 治疗

25.8.1.1 抗反转录病毒药物

FDA 批准用于治疗乙肝病毒的药物有:拉米夫定(FDA C 类)、阿德福韦酯(FDA C 类)、恩替卡韦(FDA C 类)、替比夫定(FDA B 类)、恩曲他滨和替诺福韦(FDA B 类)。妊娠期间治疗乙肝病毒药物的安全性数据主要来自抗反转录病毒药物妊娠登记处(APR)。登记处数据并未发现妊娠期女性使用抗病毒药后会增加先天畸形风险[84]。值得注意的是,大部分患病的女性服用拉米夫定或恩替卡韦进行治疗,因此对于其他种类的抗反转录病毒药物应用缺乏大量安全性的数据。抗反转录病毒药物的选用不仅要考虑安全性因素,还要考虑其疗效、耐药趋势和推荐的疗程等因素[82]。

拉米夫定是第一个被批准用于治疗乙型肝炎病毒的口服药物。最近的一项 Meta 分析和 Shi 等报道的系统性回顾分析显示,高病毒载量的乙型肝炎病毒妊娠期感染者在妊娠晚期使用拉米夫定治疗后,围生期的乙型肝炎病毒的传播率降低[85]。替诺福韦和恩替卡韦因为不易产生耐药菌株而被作为一线治疗药物。有数据表明相比恩替卡韦,妊娠期使用替诺福韦更安全。替比夫定也是一种比较好的治疗药物。Han 等人的研究发现,135 名高病毒载量的乙型肝炎病毒妊娠期感染者在妊娠 20~32 周服用替比夫定治疗,与 94 例对照组相比,可以显著降低 ALT 水平,且没有出现围生期传播。另外,治疗组的先天畸形风险也没有增加,也未发现其他不良反应[86]。

接受母乳喂养和配方奶粉喂养的婴儿中,乙型肝炎病毒的感染率相近;所以对感染乙型肝炎病毒的母亲来说母乳喂养不是禁忌[87]。但是如果母亲正进行抗病毒治疗,则不建议进行母乳喂养[81]。

25.8.1.2 干扰素

妊娠期使用干扰素 α(FDA C 类)是禁忌。虽然还没有发现这种药物对发育中胎儿有害,但是可获得数据有限。

25.9　丙型肝炎

在欧洲和美国北部,妊娠期间女性丙型肝炎病毒(HCV)感染率为0.2%~4.3%[88]。垂直传播是婴幼儿和儿童感染丙型肝炎病毒的主要原因[89]。几个因素会影响传播的风险,如母体丙肝病毒 RNA 水平、合并艾滋病病毒感染、丙型肝炎病毒基因型、延长膜破裂和产妇的血液接触。

25.9.1　治疗

目前,丙型肝炎的治疗方案是干扰素和利巴韦林联合应用。这两种药物都不建议在妊娠期间使用。干扰素在"乙型肝炎"第二节中已有讨论。利巴韦林(FDA X 类)的致畸作用是已知的。对多种动物给予利巴韦林后均表现出了致畸作用。

25.10　威尔逊病

威尔逊病是一种常染色体隐性遗传病,由铜积累引起,病变主要位于肝脏和大脑,会导致肝硬化的产生。已有报道指出接受或不接受治疗的威尔逊病患者都可以成功受孕或妊娠;但是患者的生育能力普遍较低,而且流产率也较高[89]。

25.10.1　治疗

目前建议威尔逊病的女性患者在妊娠后应继续进行稳定的药物治疗,一旦停止治疗将会导致疾病复发[90]。

25.10.1.1　青霉胺

青霉胺(FDA D 类)是一种铜螯合剂,在非妊娠患者中为威尔逊病的一线治疗药物。已有报道指出在子宫内接触过青霉胺的新生儿会出现皮肤松弛综合征、小颌畸形、低位耳和先天性甲状腺功能减退等疾病[91,92]。这些研究中的患者通常使用比威尔逊病的维持治疗所需的更高剂量进行治疗。此外,其他研究报告的妊娠结果良好[93]。

由于青霉胺也螯合铁和锌,患者不应该在服用药物的同时服用铁和锌的补充剂。但是患者应该补充吡哆醇(维生素 B_6),因为青霉胺会灭活吡哆醇。

25.10.1.2　曲恩汀

曲恩汀(FDA C 类)也是一种螯合剂。动物研究表明这种药物有致畸作用。然而,由于治疗威尔逊病可供选择的药物有限,一般认为应用曲恩汀的利大于弊[34]。与青霉胺一样,服用曲恩汀时应避免同时使用铁和锌补充剂。

25.10.1.3　锌

锌能够阻断肠细胞吸收铜,并且与螯合剂相比,能够达到更稳定的血清铜水平。动物实验研究中并没有发现这种药物有致畸作用,认为在妊娠期使用是安全的。最值得注意的副作用是妊娠期使用锌治疗会使母体偶尔出现胃部不适。

25.11　自身免疫性肝炎

自身免疫性肝炎是一种特发性疾病,女性比男性更常见。妊娠期自身免疫性疾病复发的情况比较常见,因此建议女性在妊娠期间继续进行免疫抑制治疗。另外,产后自身免疫性疾病复发也是非常普遍的,因此在产后也应继续进行免疫抑制剂治疗或可能的话采取升级治疗[94]。

治疗自身免疫性肝病最常用药物包括硫嘌呤(FDA D 类)和糖皮质激素(FDA C 类)。这两种药物均在"炎性肠病"一节中进行了讨论。

25.12　妊娠期肝内胆汁淤积症

妊娠期肝内胆汁淤积症(ICP)是最常见的与妊娠相关的肝脏疾病。虽然对母体来说这是一种良性的胆汁淤积性疾病,但其与胎儿的几种并发症相关,包括羊水粪染、早产、产时胎儿窘迫,甚至子宫内胎儿死亡[95]。因此采取积极降低胆汁酸的治疗是必要的。在母体症状严重或者出现明显胎儿窘迫的情况下,可能需要提早分娩。

25.12.1.1 熊去氧胆酸

熊去氧胆酸(UDCA)(FDA B 类)可调节胆汁酸池,使有毒的胆汁酸从肝细胞膜排出。最近一项随机试验发现熊去氧胆酸在治疗妊娠期肝内胆汁淤积引起的瘙痒症时,其疗效优于考来烯胺。此外,使用熊去氧胆酸的患者分娩进行的时间更短,其 5 分钟 Apgar 评分也较高[96]。

25.12.1.2 考来烯胺

考来烯胺(FDA C 类)能够治疗妊娠期肝内胆汁淤积引起的瘙痒症,但并不能改善胎儿的预后。考来烯胺在"肠易激综合征"一节中进行了讨论。

25.12.1.3 抗组胺药

抗组胺药如羟嗪(FDA C 类)可以缓解瘙痒症,但是可能会加重早产儿呼吸困难[97]。

25.12.1.4 其他药物

地塞米松(FDA C 类)也被用于降低妊娠期肝内胆汁淤积患者的血清胆汁酸浓度。在对子宫内接触地塞米松的儿童进行的长期随访调查中未见不良反应[98]。

利福平(FDA C 类)和苯巴比妥(FDA D 类)通常在一线药物无法缓解皮肤瘙痒症时应用,以缓解症状。利福平通过与胆汁酸结合消除胆汁酸。动物模型研究中发现给予高剂量药物的情况下有致畸作用。在人类的研究中没发现有致畸性;但是能够引起新生儿的出血性疾病[99]。苯巴比妥的作用与利福平相似。在两项观察研究中并未发现妊娠晚期接触苯巴比妥会引起胎儿并发症[98]。

25.13 原发性胆汁性肝硬化和原发性硬化性胆管炎

原发性胆汁性肝硬化(PBC)和原发性硬化性胆管炎(PSC)是破坏胆管的慢性胆汁淤积性疾病。有关两种疾病的妊娠期数据有限。尽管还没有妊娠期 PBC 和 PSC 的治疗指南,但推荐应用熊去氧胆酸(FDA B 类)[97]。在"妊娠期肝内胆汁淤积症"一节中讨论了熊去氧胆酸。

治疗肝脏疾病的药物总结见表 25.5。

表 25.5　用于治疗肝脏疾病的药物

药物	FDA 分类	妊娠期用药建议	哺乳期用药建议
抗反转录病毒药物			
阿德福韦酯	C	人类研究数据有限;可能安全	不推荐
恩替卡韦	C	人类研究数据有限;可能安全	不推荐
替诺福韦	B	可能安全	不推荐
替比夫定	B	人类研究数据有限	不推荐
拉米夫定	C	可能安全	不推荐
干扰素 α	C	不推荐	不推荐
利巴韦林	X	引起胎儿神经毒性,禁用	不推荐
青霉胺	D	高剂量可引起胎儿毒性;避免与铁或锌同服;可补充吡哆醇	可能兼容
曲恩汀	C	可能产生胎儿毒性;避免与铁或锌同服	可能兼容
熊去氧胆酸	B	低风险	可能兼容

（田书霞　译）

参考文献

[1] Richter JE. Gastroesophageal reflux during pregnancy. Gastroenterol Clin North Am 2003;32:235–61.

[2] Marrero JM, Goggin PM, de Caestecker JS, Pearce JM, Maxwell JD. Determinants of pregnancy heartburn. Br J Obstet Gynaecol 1992;99:731–4.

[3] Madanick RD, Katz PO. GERD and pregnancy. Pract Gastroenterol 2006;XXIX(6):30–9.

[4] Fisher RS, Robert GS, Grabowowski CJ, et al. Altered lower esophageal sphincter function during early pregnancy. Gastroenterology 1978;74:1233–7.

[5] Cappell MS. Clinical presentation, diagnosis and management of gastroesophageal reflux disease. Med Clin North Am 2005;89:243–91.

[6] Broussard CN, Richter JE. Treating gastro-oesophageal reflux disease during pregnancy and lactation: what are the safest therapy options? Drug Saf 1998;19:325–37.

[7] Richter JE. Review article: the management of heartburn in pregnancy. Aliment Pharmacol Ther 2005;23:749–57.

[8] Katz PO, Castell DO. Gastroesophageal reflux disease during pregnancy. Gastroenterol Clin North Am 1998;27:153–67.

[9] Ali RA, Egan LJ. Gastroesophageal reflux disease in pregnancy. Best Pract Res Clin Gastroenterol 2007;21(5):793–806.

[10] Christopher LA. The role of proton pump inhibitors in the treatment of heartburn during pregnancy. J Am Acad Nurse Pract 2005;17:4–8.

[11] Lewis JH, Weingold AB. The use of gastrointestinal drugs during pregnancy and lactation. Am J Gastroenterol 1985;80:912–23.

[12] Lindow SW, Regnell P, Sykes J, Little S. An open-label multi-center study to assess the safety and efficacy of a novel reflux supplement (Gaviscon advance) in the treatment of heartburn of pregnancy. Int J Clin Pract 2003;57:175–9.

[13] Ranchet G, Gangemi O, Petrone M. Sucralfate in the treatment of gravid pyrosis. G Ital Ostet Ginecol 1990;12:1–6.

[14] Gill SK, O'Brien L, Koren G. The safety of histamine 2 (H2) blockers in pregnancy: a meta-analysis. Dig Dis Sci 2009;154:1835–8.

[15] Larson JD, Patatanian E, Miner PB, Rayburn WF, Robinson MG. Double-blind, placebo controlled study of ranitidine for gastroesophageal reflux symptoms during pregnancy. Am J Obstet Gynecol 1978;90(1):83–7.

[16] Finkelstein W, Isselbacker KJ. Cimetidine. N Engl J Med 1978;229:992–6.

[17] Smallwood RA, Berlin RG, Castagnoli N, Festen HP, Hawkey CJ, Lam SK, et al. Safety of acid suppressing drugs. Dig Dis Sci 1995;40(Suppl.):63S–80S.

[18] Morton DM. Pharmacology and toxicity of nizatidine. Scand J Gastroenterol 1987;22(Suppl. 136):1–8.

[19] Gill SK, O'Brien L, Einarson TR, Koren G. The safety of proton pump inhibitors (PPIs) in pregnancy: a meta-analysis. Am J Gastroenterol 2009;104(6):1541–5.

[20] Pasternak B, Hviid A. Use of proton-pump inhibitors in early pregnancy and the risk of birth defects. N Engl J Med 2010;363:2114–23.

[21] Cappell MS. Gastric and duodenal ulcers during pregnancy. Gastroenterol Clin North Am 2003;32:263–8.

[22] James LF, Lazar VA, Binns W. Effects of sublethal doses of certain minerals on pregnant ewes and fetal development. Am J Vet Res 1966;27:132–5.

[23] Shapiro S, Siskind V, Monson RR, Heinonen OP, Kaufman DW, Slone D. Perinatal mortality and birth-weight in relation to aspirin taken during pregnancy. Lancet 1976;1:1375–6.

[24] Hernandez A, Petrov MS, Brooks DC, Banks PA, Ashley SW, Tavakkolizadeh A. Acute pancreatitis and pregnancy: a 10-year single center experience. J Gastrointest Surg 2007;11:1623–7.

[25] Tsynman DN, Thor S, Kroser JA. Treatment of irritable bowel syndrome in women. Gastroenterol Clin North Am 2011;40(2):265–90.

[26] American College of Gastroenterology Functional Gastrointestinal Disorders Task Force. Evidence-based position statement on the management of irritable bowel syndrome in North America. Am J Gastroenterol 2002;97(Suppl. 11):S1–5.

[27] Thukral C, Wolf JL. Therapy insight: drugs for gastrointestinal disorders in pregnant women. Nat Clin Prac Gastroenterol Hepatol 2006;3(5):256–66.

[28] Saha S, Manlolo J, McGowan C, Reinert S. Degli Esposti S. Gastroenterology consultations in pregnancy. J Womens Health 2011;20(3):359–63.

[29] Anderson AS. Constipation during pregnancy: incidence and methods used in treatment in a group of Cambridgeshire women. Health Visit 1984;57:363–4.

[30] Cullen G, O'Donoghue D. Constipation and pregnancy. Best Pract Res Clin Gastroenterol 2007;21(5):807–18.

[31] Mehta N, Saha S, Chien EKS. Degli Esposti S with Segal S Disorders of the gastrointestinal tract in pregnancy. In: Powrie RO, Greene MF, Camann W, editors. DeSwiet's Medical Disorders in Obstetric Practice. 5th ed. Wiley-Blackwell; 2010.

[32] Bonapace ES, Fisher RS. Constipation and diarrhea in pregnancy. Gastroenterol Clin North Am 1998;27:197-211.

[33] Jewell D, Young G. Interventions for treating constipation in pregnancy. Cochrane Database Syst Rev 2001; Issue 2. CD001142.

[34] Mahadevan U, Kane S. American Gastroenterological Association Institute technical review on the use of gastrointestinal medications in pregnancy. Gastroenterology 2006;131(1):283-311.

[35] Xing JH, Soffer EE. Adverse effects of laxatives. Dis Colon Rectum 2001;44:1201-9.

[36] Mahadevan U, Kane S. American Gastroenterological Association Institute medical position statement on the use of gastrointestinal medications in pregnancy. Gastroenterology 2006;131:278-82.

[37] Heinonen OP, Slone D, Shapiro S. Drugs taken for gastrointestinal disturbances. Birth Defects and Drugs in Pregnancy. Littleton, MA: Publishing Sciences Group; 1997. p. 384-7.

[38] Acs N, Bánhidy F, Puhó EH, Czeizel AE. Senna treatment in pregnant women and congenital abnormalities in their offspring – a population-based case-control study. Reprod Toxicol 2009;28(1):100-4.

[39] Nelson MM, Forfar JO. Association between drugs administered during pregnancy and congenital abnormalities of the fetus. Br Med J 1971;1:523-7.

[40] Heinonen OP, Stone D, Shapiro S. Birth Defects and Drugs in Pregnancy. Littleton, MA: Publishing Sciences Group; 1997. 384-7.

[41] Gatusso JM, Kamm MA. Adverse effects of drugs used in the management of constipation and diarrhea. Drug Saf 1994;10:47-65.

[42] Levy N, Lemberg E, Sharf M. Bowel habits in pregnancy. Digestion 1977;4:216.

[43] Wolf J. Acute diarrhea. In: Branch WT, editor. Office Practice of Medicine. 3rd ed. Philadelphia: WB Saunders; 1994.

[44] Einarson A, Mastroiacovo P, Arnon J, Ornoy A, Addis A, Malm H, et al. Prospective, controlled, multicentre study of loperamide in pregnancy. Can J Gastroenterol 2000;14:185-7.

[45] Wald A. Constipation, diarrhea, and symptomatic hemorrhoids during pregnancy. Gastroenterol Clin North Am 2003;32:309-22.

[46] Lotronex information. Center for Drug Evaluation and Research. http://www.fda.gov/cder/drug/infopage/lotronex/lotronex.htm; 2002.

[47] Misri S, Sivertz K. Tricyclic drugs in pregnancy and lactation: a preliminary report. Int J Psychiatry Med 1991;21:157-71.

[48] McElhatton PR, Garbis HM, Elefant E, et al. The outcome of pregnancy in 689 women exposed to therapeutic doses of antidepressants. A collaborative study of the EuropeanNetwork of Teratology Information Services (ENTIS). Reprod Toxicol 1996;10:285-94.

[49] Hasler WL. The irritable bowel syndrome during pregnancy. Gastroenterol Clin North Am 2003;32(1):385-90.

[50] Ericson A, Kallen B, Wiholm B. Delivery outcome after the use of antidepressants in early pregnancy. Eur J Clin Pharmacol 1999;55(7):503-8.

[51] Study EPIP083. GSK medicine GlaxoSmithKline. Bupropion and paroxetine. Epidemiology study: preliminary report on bupropion in pregnancy and the occurrence of cardiovascular and major congenital malformation. http://ctr.gsk.co.uk/summary/paroxetine/epip083.pdf, 2005.

[52] McCredie J, Kricker A, Elliott J, et al. The innocent bystander: doxylamine/dicyclomine/pyridoxine and congenital limb defects. Med J Aust 1984;140(9):525-7.

[53] Jepsen P, Skriver MV, Floyd A, et al. A population-based study of maternal use of amoxicillin and pregnancy outcome in Denmark. Br J Clin Pharmacol 2003;55(2):216–21.

[54] Einarson A, Phillips E, Mawji F, D'Alimonte D, Schick B, Addis A, et al. A prospective controlled multicentre study of clarithromycin in pregnancy. Amer J Perinatol 1998;15(9):523–5.

[55] Drinkard CR, Shatin D, Clouse J. Postmarketing surveillance of medications and pregnancy outcomes: clarithromycin and birth malformations. Pharmacoepidemiol Drug Saf 2009;9(7):549–56.

[56] Genot MT, Golan HP, Porter PJ, Kass EH. Effect of administration of tetracycline in pregnancy on the primary dentition of the offspring. J Oral Med 1970;25:75–9.

[57] Wenk RE, Gebhardt FC, Bhagavan BS, Lustgarten JA, McCarthy EF. Tetracycline-associated fatty liver of pregnancy, including possible pregnancy risk after chronic dermatologic use of tetracycline. J Reprod Med 1981;26:135–41.

[58] Burtin P, Taddio A, Ariburnu O, Einarson TR, Koren G. Safety of metronidazole in pregnancy: a meta-analysis. Am J Obstet Gynecol 1995;172:525–9.

[59] Caro-Paton T, Carvajal A, Martin de Diego I, Martin-Arias LH, Alvarez Requejo A, Rodríguez Pinilla E. Is metronidazole teratogenic? A meta-analysis. Br J Clin Pharmacol 1997;44:179–82.

[60] Piper JM, Mitchel EF, Ray WA. Prenatal use of metronidazole and birth defects: no association. Obstet Gynecol 1993;82:348–52.

[61] Loebstein R, Addis A, Ho E, Andreou R, Sage S, Donnenfeld AE, et al. Pregnancy outcome following gestational exposure to fluoroquinolones: a multicenter prospective controlled study. Antimicrob Agents Chemother 1998;42:1336–9.

[62] Schwethelm B, Margolis LH, Miller C, Smith S. Risk status and pregnancy outcome among medicaid recipients. Am J Prev Med 1989;5:157–63.

[63] Czeizel AE, Rockenbauer M, Sorensen HT, Olsen J. The teratogenic risk of trimethoprim-sulfonamides: a population based case–control study. Reprod Toxicol 2001;15:637–46.

[64] Norgard B, Hundborg HH, Jacobsen BA, Nielsen GL, Fonager K. Disease activity in pregnant women with Crohn's disease and birth outcomes: a regional Danish cohort study. Am J Gastroenterol 2007;102:1947–54.

[65] Mahadevan U, Sandborn WJ, Li DK, Hakimian S, Kane S, Corley DA. Pregnancy outcomes in women with inflammatory bowel disease: a large community-based study from northern California. Gastroenterology 2007;133: 1106–12.

[66] Norgard B, Czeizel AE, Rockenbauer M, Olsen J, Sørensen HT. Population-based case control study of the safety of sulfasalazine use during pregnancy. Aliment Pharmacol Ther 2001;15:483–6.

[67] Diav-Citrin O, Park YH, Veerasuntharam G, Polachek H, Bologa M, Pastuszak A, et al. The safety of mesalamine in human pregnancy: a prospective controlled cohort study. Gastroenterology 1998;114:23–8.

[68] Rodriguez-Pinella E, Martinez-Frias ML. Corticosteroids during pregnancy and oral clefts: a case–control study. Teratology 1998;58:2–5.

[69] Mogadam M, Dobbins WO, Korelitz BI, Ahmed SW. Pregnancy in inflammatory bowel disease: effect of sulfasalazine and corticosteroids on fetal outcome. Obstet Gynecol Surv 1981;36:385–6.

[70] Muirhead N, Sabharwal AR, Rieder MJ, Lazarovits AI, Hollomby DJ. The outcome of pregnancy following renal transplantation – the experience of a single center. Transplantation 1992;54:429–32.

[71] Bealieu DB, Ananthakrishnan AN, Issa M, Rosenbaum L, Skaros S, New-comer JR, et al. Budesonide induction and maintenance therapy for Crohn's disease during pregnancy. Inflamm Bowel Dis 2009;15:25-8.

[72] McKay DB, Josephson MA. Pregnancy in recipients of solid organs – effects on mother and child. N Engl J Med 2006;354:1281-93.

[73] Francella A, Dyan A, Bodian C, Rubin P, Chapman M, Present DH. The safety of 6-mercaptopurine for childbearing patients with inflammatory bowel disease: a retrospective cohort study. Gastroenterology 2003;124:9-17.

[74] Briggs GG, Freeman RK, Yaffe SJ. Drugs in Pregnancy and Lactation. 7th ed. Philadelphia, PA: Lippincott, Williams & Wilkins; 2005.

[75] Lichtenstein G, Cohen RD, Feagan BG, et al. Safety of infliximab in Crohn's disease: data from the 5000-patient TREAT registry. Gastroenterology 2004;126(Suppl.):A54.

[76] Vesga L, Terdiman JP, Mahadevan U. Adalimumab use in pregnancy. Gut 2005;54:890.

[77] Mahadevan U. Pregnancy and IBD: how to best communicate risks and benefits to patients and obstetricians. AGA Perspectives 2011;7(4):8-9.

[78] Euler GL, Wooten KG, Baughman AL, Williams WW. Hepatitis B surface antigen prevalence among pregnant women in urban areas: implications for testing, reporting and preventing perinatal transmission. Pediatrics 2003;111:1192-7.

[79] Wong S, Chan LY, Yu V, Ho L. Hepatitis B carrier and perinatal outcome in singleton pregnancy. Am J Perinatol 1999;16(9):485-8.

[80] Safir A, Levy A, Sikuler E, Sheiner E. Maternal hepatitis B virus or hepatitis C virus carrier status as an independent risk factor for adverse perinatal outcome. Liver Int 2010;30(5):765-70.

[81] Degli Esposti S, Shah D. Hepatitis B in pregnancy. Gastroenterol Clin North Am 2011;40(2):355-72.

[82] Bzowej NH. Hepatitis B therapy in pregnancy. Curr Hepatitis Rep 2010;9: 197-204.

[83] Núñez M, Soriano V. Hepatotoxicity of antiretrovirals: incidence, mechanisms and management. Drug Saf 2005;28(1):53-66.

[84] Antiretroviral Pregnancy Registry: http://www.apregistry.com

[85] Shi Z, Yang Y, Ma L, Li X, Schreiber A. Lamivudine in late pregnancy to interrupt in utero transmission of hepatitis B virus: a systematic review and meta-analysis. Obstet Gynecol 2010;116:147-59.

[86] Han G, Cao MK, Zhao W. A prospective and open-label study for the efficacy and safety of telbivudine in pregnancy for the prevention of perinatal transmission of hepatitis B virus infection. J Hepatol 2011;55:1215-21.

[87] Lok AS, McMahon BM. Chronic hepatitis B: update 2009. Hepatology 2009;50:1-36.

[88] Silverman NS, Jenkin BK, Wu C, McGillen P, Knee G. Hepatitis C virus in pregnancy: seroprevalence and risk factors for infection. Am J Obstet Gynecol 1993;169(3):583-7.

[89] Kumar S, Balki M, Williamson C, Castillo E, Money D. Disorders of the liver, biliary system and exocrine pancreas in pregnancy. In: Powrie RO, Greene MF, Camann W, editors. DeSwiet's Medical Disorders in Obstetric Practice. 5th ed. Wiley-Blackwell; 2010. p. 223-55.

[90] Shimono N, Ishihashi H, Ikematsu H, Kudo J, Shirahama M, Inaba S, et al. Fulminant hepatic failure during perinatal period in a pregnant woman with Wilson's disease. Gastroenterol Jpn 1991;26:69-73.

[91] Sinha S, Taly AB, Prashanth LK, Arunodaya GR, Swamy HS. Successful pregnancies and abortions in symptomatic and asymptomatic Wilson's disease. J Neurol Sci 2004;217:37–40.

[92] Hanukoglu A, Curiel B, Berkowitz D, Levine A, Sack J, Lorberboym M. Hypothyroidism and dyshormonogenesis induced by D-penicillamine in children with Wilson's disease and healthy infants born to a mother with Wilson's disease. J Pediatr 2008;153:864–6.

[93] Sternlieb I. Wilson's disease and pregnancy. Hepatology 2000;31(2):531–2.

[94] Buchel E, Van Steenbergen W, Nevens F, Fevery J. Improvement of autoimmune hepatitis during pregnancy followed by flare-up after delivery. Am J Gastroenterol 2002;97(12):3160–5.

[95] Riely C, Bacq Y. Intrahepatic cholestasis of pregnancy. Clin Liver Dis 2004;8:167–76.

[96] Kondrackiene J, Beuers U, Kupcinskas L. Efficacy and safety of ursodeoxycholic acid versus cholestyramine in intrahepatic cholestasis of pregnancy. Gastroenterology 2005;129:894–901.

[97] Matin A, Sass DA. Liver disease in pregnancy. Gastroenterol Clin North Am 2011;40(2):335–53.

[98] Bothamley G. Drug treatment for tuberculosis during pregnancy; safety considerations. Drug Saf 2001;24:553–65.

[99] Briggs GG, Freeman RK, Yaffe SJ. Drugs in Pregnancy and Lacation. A Reference Guide to Fetal and Neonatal Risk. 6th ed. Baltimore: Williams and Wilkins; 2002. p. 1222–5.

索　引

A

阿苯达唑　174,329

阿米替林　214

阿莫西林　18

阿曲库铵　123

阿替洛尔　17

氨基水杨酸　397

胺碘酮　52

昂丹司琼　151

奥沙拉嗪　397

奥司他韦　173

B

巴柳氮　397

倍他米松　20

苯甲酸苄酯　329

苯妥英钠　16

吡哆胺磷酸　340

吡喹酮　174

表柔比星　187

丙泊酚　122

丙米嗪　393

博来霉素　192

布地奈德　137

C

茶苯海明　151

长春瑞滨　188

长春新碱　188

D

地高辛　16

地塞米松　51

丁胺苯丙酮　110

E

二甲双胍　18

F

伐昔洛韦　173

芬太尼　372

氟胞嘧啶　165

氟伏沙明　110

氟卡尼　51

氟喹诺酮　388

氟替卡松　137

氟西汀　106

氟硝西泮　219

G

干扰素α　406

格列本脲　74

更昔洛韦　173

H

华法林　106

环孢霉素　16

环磷酰胺　106

环索奈德　137

黄体酮　8

磺胺多辛　166

J

加巴喷丁　16

甲氨蝶呤　399

甲硝唑　388

金刚烷胺　173

K

卡马西平　20

可乐定　258

L

拉莫三嗪　16

利多卡因　20

连翘　339

联苯苄唑　329

硫喷妥纳　122

硫唑嘌呤　400

氯胺　123

氯丙嗪　151

罗库溴铵　123

洛匹那韦　20

M

麻黄　339

吗啡　127

美克洛嗪　151

美沙拉嗪　397

美沙酮　106

美托洛尔　17

美维库铵　123

孟鲁司特　138

咪达唑仑　18

米托蒽醌　187

莫米松　137

N

奈非那韦　24

尼龙霉素　174

P

帕罗西汀　110

哌替啶　122,388

泮库溴铵　123

泼尼松　188

Q

氢考酮　213

氢可酮　213

曲恩汀　406

曲美苄胺　151

醛固酮　9

R

瑞芬太尼　122

S

噻嘧啶　174

沙利度胺　400

舍曲林　110

舒更葡糖　124

羧酸咪唑盐　121

索他洛尔　51

T

他克莫司　16

他莫昔芬　106

W

万古霉素　16,397

维库溴铵　123

维拉帕米　18

文法拉辛　110

X

西多福韦　173

西咪替丁　18

西酞普兰　110

西替利嗪　330

硝苯地平　18,109

哮喘　343

熊去氧胆酸　406

血浆渗透压　9

Y

药代动力学　5

伊达比星　187

依法韦仑　106

依他普仑　110

依托咪酯　122

胰岛素　243

异丙嗪　110

抑郁症　110

吲哚美辛　110,296

芮地那韦　24

英夫利昔单抗　400

Z

扎鲁司特　138

左甲状腺素　51

左乙拉西坦　16

其他

ABCB1　72

ABCB4　72

ABCC1　72

ABCC2　72

ABCC3　72

ABCC4　72

ABCC5　72

ABCC6　72

ABCC10　72

ABCC11　72

ABCG2　72

CVS　53

CYP19　56

CYP3A4　56

DES　67

FcR 受体　59

FNAIT　53

Graves 病　53

HIV - 1　67

IgG　59

NET　72

OAT1　72

OAT4　72

OATP1A2　72

OATP1B1　72

OATP2B1　72

OATP3A1　72

OATP4A1　72

OCT1　72

OCT2　72

OCT3　72

OCTN1　72

OCTN2　72

Rh 阳性　53

Rh 阴性　54

SERT　72

与同行一起学习交流
《妊娠期药理学》
·建/议/配/合/二/维/码/一/起/使/用/本/书/

★ 使用说明

本书配有"妊娠期药理学读者交流群",群内提供读书活动和资源服务,帮助读者学习妊娠期女性的药物治疗知识,即刻扫码加入!

★ 入群指南

01 微信扫描本页二维码;

02 根据提示加入妊娠期药理学读者交流群;

03 群内回复正文提示的关键词,参与读书活动,领取阅读资源。

★ 群资源介绍

【电子书】

获取本书 PDF 电子版资源,扩大学习场景,让你随时随地在线学习。

【读者交流群】

与同行交流阅读心得,分享临床经验,共同阅读,共同进步!

微信扫描二维码
加入本书交流群